中医师诊疗与处方手册

高俊杰　李艳红　主编

化学工业出版社
·北京·

图书在版编目（CIP）数据

中医师诊疗与处方手册/高俊杰，李艳红主编．—北京：化学工业出版社，2024.7（2025.3重印）

ISBN 978-7-122-45531-4

Ⅰ．①中… Ⅱ．①高…②李… Ⅲ．①验方-汇编 Ⅳ．①R289.5

中国国家版本馆CIP数据核字（2024）第087952号

责任编辑：王新辉　赵玉欣　　　　装帧设计：关　飞

责任校对：王　静

出版发行：化学工业出版社

（北京市东城区青年湖南街13号　邮政编码100011）

印　　装：大厂回族自治县聚鑫印刷有限责任公司

850mm×1168mm　1/32　印张18¼　字数550千字

2025年3月北京第1版第3次印刷

购书咨询：010-64518888　　　　售后服务：010-64518899

网　　址：http://www.cip.com.cn

凡购买本书，如有缺损质量问题，本社销售中心负责调换。

定　　价：69.80元

编写人员名单

主　　编：高俊杰　李艳红

副 主 编：柳　涛　张艾民　何　翔

编写人员　（按姓名拼音排序）

陈　旋（上海中医药大学附属曙光医院）

高俊杰（上海中医药大学附属曙光医院）

何　翔（上海中医药大学附属曙光医院）

何友成（上海中医药大学附属龙华医院）

呼明哲（上海中医药大学附属龙华医院）

李艳红（中国中医科学院广安门医院）

刘鲁炯（上海中医药大学附属曙光医院）

刘　莹（上海市松江区方塔中医医院）

柳　涛（上海中医药大学附属龙华医院）

卢　璐（上海中医药大学附属龙华医院）

秦保锋（上海中医药大学附属曙光医院）

陶乐维（上海中医药大学附属曙光医院）

王　磊（上海中医药大学附属龙华医院）

吴辉辉（上海中医药大学附属曙光医院）

吴建辉（上海市浦东新区妇幼保健院）

姚东升（上海中医药大学附属曙光医院）

袁建业（上海中医药大学附属龙华医院）

张艾民（山东省淄博市妇幼保健院）

张春伶（上海中医药大学附属曙光医院）

张新光（上海市中医医院）

朱小勤（上海中医药大学附属曙光医院）

秘　　书：张春伶

前言

中医学是一门临床医学，需要反复临证实践以发皇古义，融会新知。因此，学好中医药知识并能在临床实践中灵活运用是对中医师的基本要求。然而，要成长为一名合格的中医师需要一个较为漫长的过程。在这个过程中，大家可能都有过这样的心路历程：读书时雄心壮志，毕业初入临床后却无从下手，勉强开出处方又忧心忡忡、唯恐无效，患者反馈毁多誉少。于是带着疑惑和不甘，再去读书、跟师、思考，再去临证，如此反复。恰如唐代名医孙思邈所云："读方三年，便谓天下无病可治，及治病三年，乃知天下无方可用。"

俗话说："万事开头难。"对于中医初学者，如何系统全面地对不同疾病进行辨证、处方用药，确实不是一件容易的事。作为有过同样心路历程的、一直工作在中医临床一线、逐渐积累了一定经验的高年资医生，出版一本适合中医初学者、住院中医师、西学中医师、基层中医师的诊疗处方手册，帮助大家少走弯路，尽快建立完整的中医诊疗思维并提高诊疗水平，即是本书编者的初衷。

本书按照现代医学的疾病分类，选择涵盖了内科、外科、妇产科、儿科和皮肤科在内的各科临床常见病；重点介绍这些疾病的中医辨证分型、处方用药、常用的中成药及常用的中医适宜技术及日常调护，以确保本书的临床实用性。同时，为了更准确地把握和区分，也列出了这些疾病的西医诊断要点。语言力求简明扼要、通俗易懂，并体现中医特色。

本书的编者大多是目前仍工作在三级甲等医院临床一线的中医师或中西医结合医师。在编写过程中，编者本着严谨求实的科学态度，参考了多方资料，并结合自己和相关领域老专家的临床经验进行精心撰写。但是，鉴于编者水平有限，书中难免有不当之处，敬请大家在参阅过程中提出宝贵意见和建议，以便在今后再版时修正。

高俊杰

2024 年 1 月于上海浦东

目录

第一章　呼吸系统疾病 / 001

第二章　循环系统疾病 / 043

第三章　消化系统疾病 / 089

第四章　泌尿系统疾病 / 163

第五章　内分泌和代谢性疾病 / 204

第六章　风湿免疫系统疾病 / 228

第七章　神经系统疾病 / 254

第八章　血液系统疾病 / 280

第九章　皮肤类疾病 / 326

第十章　妇产科疾病 / 374

第十一章　儿科疾病 / 486

第一章

呼吸系统疾病

第一节　急性上呼吸道感染

急性上呼吸道感染，又称感冒，是包括鼻腔、咽或喉部急性炎症的总称。广义的上呼吸道感染不是一种疾病，而是一组疾病，包括普通感冒、流行性感冒、急性病毒性咽炎或喉炎、急性疱疹性咽峡炎、咽结膜热、细菌性咽-扁桃体炎。狭义的上呼吸道感染又称普通感冒，是最常见的急性呼吸道感染性疾病，多呈自限性，但发生率较高。

一、西医诊断要点

1. 临床表现

（1）普通感冒　普通感冒是急性上呼吸道感染最常见的病种之一，表现为鼻塞、流涕、打喷嚏、咽痛以及咳嗽等一系列症状。病原体以病毒为主，可并发细菌感染。

（2）流行性感冒　流行性感冒是流感病毒引起的一种急性呼吸道传染病，甲型和乙型流感病毒每年呈季节性流行。

（3）急性病毒性咽炎或喉炎

① 急性病毒性咽炎：多由鼻病毒、腺病毒、流感病毒、副流感病毒以及肠道病毒、呼吸道合胞病毒等引起。临床特征为咽部发

痒或灼热感，咳嗽少见，咽痛不明显。当吞咽疼痛时，常提示有链球菌感染。流感病毒和腺病毒感染时可有发热和乏力。腺病毒性咽炎可伴有眼结膜炎。体检咽部明显充血水肿，颌下淋巴结肿大且触痛。

② 急性病毒性喉炎：多由鼻病毒、甲型流感病毒、副流感病毒及腺病毒等引起。临床特征为声嘶、讲话困难、咳嗽时疼痛，常有发热、咽痛或咳嗽。体检可见喉部水肿、充血，局部淋巴结轻度肿大和触痛，可闻及喉部喘鸣音。

（4）急性疱疹性咽峡炎　常由柯萨奇病毒 A 型引起，表现为明显咽痛、发热。体检可见咽充血，软腭、悬雍垂、咽及扁桃体表面有灰白色疱疹及浅表溃疡，周围有红晕，以后形成疱疹。

（5）咽结膜热　主要由腺病毒、柯萨奇病毒等引起。临床表现有发热、咽痛、畏光、流泪，体检可见咽及结膜明显充血。病程 4～10 天，常发生于夏季，儿童多见，游泳者易于传播。

（6）细菌性咽-扁桃体炎　多由溶血性链球菌引起，其次为流感嗜血杆菌、肺炎球菌、葡萄球菌等。临床表现有起病急、明显咽痛、畏寒、发热（体温可达 39℃以上）。体检可见咽部明显充血，扁桃体肿大、充血、表面有黄色脓性分泌物，颌下淋巴结肿大、压痛，肺部无异常体征。

2. 实验室检查

（1）血常规　病毒性感染时，白细胞计数多正常或偏低，淋巴细胞比例升高；细菌感染时，白细胞计数常增多，有中性粒细胞增多或核左移现象。

（2）病原学检查　必要时可用免疫荧光法、酶联免疫吸附法、病毒分离鉴定、病毒血清学检查等确定病毒类型。细菌培养可判断细菌类型并做药物敏感试验以指导临床用药。

二、中医辨证论治

1. 风热犯卫

【症状】发热，咽红不适，轻咳少痰，口干。舌边尖红，苔薄或薄腻，脉浮数。

【治法】疏风解表，清热解毒。

【方药】银翘散加减。

金银花 15g	连翘 15g	桑叶 10g	菊花 10g
桔梗 10g	牛蒡子 15g	芦根 30g	薄荷 6g后下
荆芥 10g	生甘草 3g		

7 剂

用法：每日 1 剂，水煎服，一日分 2～3 次服。

【随症加减】苔厚腻加藿香 10g、佩兰 10g；咳嗽重加苦杏仁 10g后下、炙枇杷叶 10g包煎；腹泻加黄连 6g、葛根 15g；咽痛重加锦灯笼 9g、玄参 15g。

【中成药】

处方 1：金花清感颗粒。每次 1 袋（5g），每日 3 次，口服；3 天为 1 个疗程。

处方 2：疏风解毒胶囊。每次 4 粒，每日 3 次，口服；5～7 天为 1 个疗程，可用 1～2 个疗程。

处方 3：双黄连口服液。每次 20ml，每日 3 次，口服；5～7 天为 1 个疗程，可用 1～2 个疗程。

2. 风寒束表

【症状】恶寒，发热或未发热，无汗，身痛头痛，鼻流清涕。舌质淡红，苔薄而润，脉浮紧。

【治法】辛温解表。

【方药】麻黄汤加减。

炙麻黄 6g	炒苦杏仁 10g后下	桂枝 10g	葛根 15g
羌活 10g	紫苏叶 10g	炙甘草 6g	

7 剂

用法：每日 1 剂，水煎服，一日分 2～3 次服。

【随症加减】咳嗽咳痰加前胡 10g、紫菀 10g、浙贝母 10g。

【中成药】

处方 1：九味羌活颗粒。每次 15g，每日 2～3 次，口服；5～7 天为 1 个疗程，可用 1～2 个疗程。

处方 2： 正柴胡饮颗粒。每次 10g，每日 3 次，口服；5～7 天为 1 个疗程，可用 1～2 个疗程。

处方 3： 荆防颗粒。每次 15g，每日 3 次，口服；5～7 天为 1 个疗程，可用 1～2 个疗程。

3. 表寒里热

【症状】 恶寒，高热，头痛，身体酸痛，咽痛，鼻塞，流涕，口渴。舌质红，苔薄或黄，脉数。

【治法】 解表清里。

【方药】 大青龙汤加减。

炙麻黄 6g	桂枝 10g	羌活 10g	生石膏 30g[先煎]
黄芩 15g	知母 10g	金银花 15g	炙甘草 6g

7 剂

用法：每日 1 剂，水煎服，一日分 2～3 次服。

【随症加减】 舌苔腻加藿香 10g、苍术 10g；咽喉红肿加连翘 15g、牛蒡子 10g。

【中成药】

处方 1： 防风通圣颗粒。每次 1 袋，每日 2 次，口服；5～7 天为 1 个疗程，可用 1～2 个疗程。

处方 2： 感冒清热颗粒。每次 12g，每日 2 次，口服；5～7 天为 1 个疗程，可用 1～2 个疗程。

4. 热毒袭肺

【症状】 高热，咳喘，痰黏，痰黄，咳痰不爽，口渴喜饮，咽痛，目赤。舌质红，苔黄或腻，脉滑数。

【治法】 清热解毒，宣肺化痰。

【方药】 麻杏石甘汤加减。

炙麻黄 9g	苦杏仁 10g[后下]	生石膏 45g[先煎]	知母 10g
浙贝母 10g	桔梗 10g	黄芩 15g	瓜蒌 30g
生甘草 10g			

7 剂

用法：每日 1 剂，水煎服，一日分 2～3 次服。

【随症加减】便秘加生大黄6g后下、厚朴6g。

【中成药】

处方1：清开灵片。每次1～2片，每日3次，口服；5～7天为1个疗程，可用1～2个疗程。

处方2：连花清瘟胶囊。每次4粒，每日3次，口服；5～7天为1个疗程，可用1～2个疗程。

5. 气虚外感

【症状】鼻塞，流涕，发热，恶风寒，气短，乏力，神疲，自汗，动则加重，平素畏风寒、易感冒。舌质淡，脉沉细或细弱。

【治法】益气解表。

【方药】参苏饮（《太平惠民和剂局方》）加减。

人参6g另煎	紫苏叶9g	葛根15g	法半夏9g
前胡9g	茯苓15g	枳壳9g	木香6g后下
陈皮6g	甘草6g	桔梗9g	

7剂

用法：每日1剂，水煎服，一日分2～3次服。

【随症加减】气虚较重，加山药15g、浮小麦15～30g。

【中成药】

处方1：生脉饮。每次10ml，每日3次，口服；4周为1个疗程，可用1～2个疗程。

处方2：败毒散。每次6～9g，每日1～2次，口服；5～7天为1个疗程，可用1～2个疗程。

三、日常调护

保持良好的个人卫生习惯是预防流感等呼吸道传染病的重要手段，主要措施包括：勤洗手；保持环境清洁和通风；在流感流行季节尽量不到人群密集场所，避免接触呼吸道感染患者；保持良好的呼吸道卫生习惯，咳嗽或打喷嚏时，用上臂或纸巾、毛巾等遮住口鼻，咳嗽或打喷嚏后洗手，尽量避免触摸眼睛、鼻或口；出现流感样症状时应注意休息及自我隔离，前往公共场所或就医过程中需戴口罩。

接种流感疫苗是预防流感最有效的手段，可降低接种者罹患流感和发生严重并发症的风险。推荐 60 岁及以上老年人、6 月龄至 5 岁儿童、孕妇、6 月龄以下婴幼儿家庭成员和看护人员、慢性病患者和医务人员等重点人群，每年优先接种流感疫苗。

（陈旋）

第二节　急性支气管炎

急性支气管炎是一种常见的疾病，是由于感染病毒、细菌等导致的支气管黏膜炎症。属于中医学“咳嗽”范畴。

一、西医诊断要点

（1）临床表现　以咳嗽伴（或不伴）有支气管分泌物增多为特征。

（2）实验室检查

① 血常规：病毒性感染时，白细胞计数多正常或偏低，淋巴细胞比例升高；细菌感染时，白细胞计数常增多。

② 肺部 X 线：肺纹理增粗或正常。

二、中医辨证论治

1. 风寒袭肺

【症状】咳嗽声重，气急咽痒，咳痰稀薄色白，鼻塞，流清涕，头痛，肢体酸痛，恶寒发热，无汗。舌苔薄白，脉浮或浮紧。

【治法】疏风散寒，宣肺止咳。

【方药】三拗汤合止嗽散加减。

麻黄 6g	苦杏仁 9g后下	荆芥 6g	桔梗 9g
紫菀 9g	百部 9g	白前 9g	陈皮 9g
甘草 6g			

7 剂

用法：每日 1 剂，水煎服，一日分 2～3 次服。

【随症加减】若夹痰湿，咳而痰黏、胸闷、苔腻者，加法半夏

9g、厚朴9g、茯苓15g以燥湿化痰。

【中成药】

处方1：通宣理肺胶囊。每次2粒，每日2～3次，口服；5～7天为1个疗程，可用1～2个疗程。

处方2：三拗片。每次2片，每日3次，口服；5～7天为1个疗程，可用1～2个疗程。

处方3：苏黄止咳胶囊。每次3粒，每日3次，口服；5～7天为1个疗程，可用1～2个疗程。

【其他治法】

针灸：主穴取肺俞、中府、列缺、太渊。风寒袭肺证，加风门、合谷。针刺得气后留针20min，中强刺激，其间可强化手法1～2次。

2. 风热犯肺

【症状】咳嗽频剧，气粗或咳声嘶哑，咽喉燥痛，咳痰不爽，痰黏黄稠，鼻流黄涕，口渴，头痛，恶风，身热，舌质红，苔薄黄，脉浮数或浮滑。

【治法】疏风清热，宣肺止咳。

【方药】桑菊饮加减。

桑叶9g	菊花9g	苦杏仁9g后下	连翘9g
薄荷6g后下	桔梗9g	芦根15g	甘草6g

7剂

用法：每日1剂，水煎服，一日分2～3次服。

【随症加减】若肺热甚者，加黄芩15g、鱼腥草15g以清泄肺热；咳甚者，加百部15g、枇杷叶15g包煎以清热止咳；咽痛者，加射干6g以清热利咽；若内夹湿邪，症见咳嗽痰多、胸闷汗出、苔黄而腻、脉濡数者，加薏苡仁30g、佩兰15g以理气化湿；热伤肺津，咽燥口干、舌质红者，酌加南沙参15g、天花粉15g以清热生津；痰中带血者，加白茅根15g、藕节15g以凉血；若夏令夹暑湿，症见咳嗽胸闷、心烦口渴、尿赤、舌红、苔薄、脉濡数者，加六一散15g包煎以疏风解暑。

【中成药】

处方1：杏贝止咳颗粒。每次1袋（4g），每日3次，口服；

5～7 天为 1 个疗程，可用 1～2 个疗程。

处方 2： 射麻口服液。每次 1 支（10ml），每日 3 次，口服；5～7 天为 1 个疗程，可用 1～2 个疗程。

处方 3： 肺力咳合剂。每次 20ml，每日 3 次，口服；5～7 天为 1 个疗程，可用 1～2 个疗程。

处方 4： 十味龙胆花颗粒。每次 1 袋（3g），每日 3 次，口服；5～7 天为 1 个疗程，可用 1～2 个疗程。

【其他治法】

针灸： 主穴取肺俞、中府、列缺、太渊。风热犯肺证，加大椎、曲池、尺泽。针刺得气后留针 20min，中强刺激，其间可强化手法 1～2 次。

3. 痰热郁肺

【症状】 咳嗽气息粗促，或喉中有痰声，痰多，痰质黏厚或稠黄，咳吐不爽，或有热腥味，或吐血痰，胸胁胀满，咳时引痛，面赤，或有身热，口干欲饮，舌质红，苔薄黄腻，脉滑数。

【治法】 清热化痰，肃肺止咳。

【方药】 清金化痰汤加减。

桑白皮 9g	黄芩 9g	栀子 9g	知母 9g
浙贝母 9g	瓜蒌子 9g	桔梗 6g	橘红 9g

7 剂

用法：每日 1 剂，水煎服，一日分 2～3 次服。

【随症加减】 痰热甚者，加竹沥 15g、天竺黄 9g、竹茹 15g 以清热化痰；痰黄如脓或腥臭，加薏苡仁 30g、冬瓜仁 30g、金荞麦 15g 以清热化痰解毒。

【中成药】

处方 1： 痰热清胶囊。每次 3 粒，每日 3 次，口服；5～7 天为 1 个疗程，可用 1～2 个疗程。

处方 2： 复方鲜竹沥液。每次 20ml，每日 2～3 次，口服；5～7 天为 1 个疗程，可用 1～2 个疗程。

处方 3： 金荞麦片。每次 4～5 片，每日 3 次，口服；5～7 天为 1 个疗程，可用 1～2 个疗程。

4. 胃气上逆

【症状】阵发性呛咳、气急，咳甚时呕吐酸苦水，平卧或饱食后症状加重，平素上腹部不适，常伴嗳腐吞酸、嘈杂或灼痛，舌红，苔白腻，脉弦弱。

【治法】降浊化痰，和胃止咳。

【方药】旋覆代赭汤加减。

旋覆花 9g包煎　　赭石 9g先煎　　法半夏 6g　　党参 15g
干姜 5g　　黄芩 9g　　枇杷叶 9g包煎

7 剂

用法：每日 1 剂，水煎服，一日分 2～3 次服。

【随症加减】如反酸、烧心较甚者，加吴茱萸 9g、黄连 6g、煅瓦楞子 15g先煎以降逆制酸；若呃逆较重者，加丁香 9g后下、柿蒂 9g；痰多者，加款冬花 15g、紫菀 9g 以化痰止咳；兼痰气交阻者，可合用厚朴 15g、茯苓 15g、紫苏叶 9g；兼寒热错杂者，合用黄连 6g，黄芩用至 15g。

【中成药】

处方 1：左金丸。每次 3～6g，每日 2 次，口服；5～7 天为 1 个疗程，可用 1～2 个疗程。

处方 2：柴胡舒肝丸。大蜜丸每次 1 丸，每日 2 次，口服；5～7 天为 1 个疗程，可用 1～2 个疗程。

【其他治法】

针灸：主穴取肺俞、中府、列缺、太渊。胃气上逆者可加脾俞、足三里。针刺得气后留针 20min，中强刺激，其间可强化手法 1～2 次。

5. 肝火犯肺

【症状】上气咳逆阵作，咳时面红目赤，咳引胸痛，可随情绪波动增减，烦热咽干，常感痰滞咽喉，咳之难出、量少质黏，或痰如絮条，口干口苦，胸胁胀痛，舌质红，苔薄黄少津，脉弦数。

【治法】清肺泄热，化痰止咳。

【方药】黄芩泻白散合黛蛤散加减。

桑白皮 12g　地骨皮 12g　黄芩 9g　青黛 6g包煎
蛤壳 15g先煎

7 剂

用法：每日 1 剂，水煎服，一日分 2～3 次服。

【随症加减】火热较盛，咳嗽频作、痰黄者，可加栀子 9g、牡丹皮 9g、浙贝母 9g、枇杷叶 9g包煎以增清热止咳化痰之力；胸闷气逆，加旋覆花 9g包煎、枳壳 15g 以利肺降逆；胸痛甚，加郁金 9g、丝瓜络 9g 以理气和络；痰黏难咳，酌加海浮石 15g先煎、浙贝母 9g、竹茹 15g、瓜蒌皮 15g 以清热化痰降气；火郁伤津，咽燥口干、咳嗽日久不减，酌加北沙参 15g、麦冬 9g、天花粉 15g 以养阴生津敛肺。

【中成药】

处方 1：清肺抑火片。每次 4 片，每日 2 次，口服；5～7 天为 1 个疗程，可用 1～2 个疗程。

处方 2：黄连上清丸。大蜜丸每次 1～2 丸，每日 2 次，口服；5～7 天为 1 个疗程，可用 1～2 个疗程。

【其他治法】

针灸：主穴取肺俞、中府、列缺、太渊。肝火犯肺证，加太冲、行间、鱼际。针刺得气后留针 20min，中强刺激，其间可强化手法 1～2 次。

6. 肺阴亏虚

【症状】干咳，咳声短促，痰少黏白，或痰中见血，或声音逐渐嘶哑，午后潮热，颧红，手足心热，夜寐盗汗，口干咽燥，起病缓慢，日渐消瘦，神疲，舌质红、少苔，脉细数。

【治法】养阴清热，润肺止咳。

【方药】沙参麦冬汤加减。

北沙参 9g　麦冬 9g　天花粉 9g　玉竹 9g
桑叶 9g　知母 9g　川贝母粉 2g冲服

7 剂

用法：每日 1 剂，水煎服，一日分 2～3 次服。

【随症加减】 久咳气促，加五味子 9g、诃子 9g 以敛肺气；痰中带血，加牡丹皮 15g、白茅根 15g、仙鹤草 15g、藕节 15g 以清热止血；潮热甚，酌加功劳叶 15g、银柴胡 15g、青蒿 15g后下、鳖甲 15g先煎、胡黄连 15g 以清虚热；盗汗甚，加乌梅 15g、牡蛎 30g先煎、浮小麦 15g 以收敛止涩；咳吐黄痰，加海蛤粉 6g冲服、黄芩 15g 以清热化痰；手足心热、梦遗甚，加黄柏 15g、女贞子 15g、墨旱莲 15g、五味子 9g 以滋肾敛肺；兼气虚者，可加党参 15g。

【中成药】

处方 1： 强力枇杷露。每次 15ml，每日 3 次，口服；5～7 天为 1 个疗程，可用 1～2 个疗程。

处方 2： 养阴清肺口服液。每次 10ml，每日 2～3 次，口服；5～7 天为 1 个疗程，可用 1～2 个疗程。

处方 3： 百合固金片。每次 3 片（每片 0.45g），每日 3 次，口服；5～7 天为 1 个疗程，可用 1～2 个疗程。

三、日常调护

不同季节所对应的外感咳嗽类型亦有不同，夏季咳嗽多见湿热证，秋季多见燥咳，冬季多见寒咳、痰湿咳，治疗及用药亦有侧重。注意气候变化的同时，更要注意调摄。对于风热、风燥、肺阴虚等咳嗽反复不愈者，应首先注重生活饮食习惯，不宜食用辛辣香燥之品，戒除烟酒等，以免伤阴化燥助热；咳嗽痰多者，忌肥甘厚味，以免蕴湿生痰。长期卧床或痰多难咳患者应定期护理，翻身拍背，时常活动，助痰排出；必要时吸痰，但操作时要避免刺激或损伤咽部。

对慢性久咳的肺虚患者，应嘱其进行适当的体育锻炼，以提高肺的通气功能，增强抗病能力。

雾霾天更应注意，减少外出及室内通风，使用防雾霾口罩、室内空气净化装置，可有效减少雾霾吸入。

亦可采用传统中医食疗方法（如雪梨、银耳、川贝母、百合等）预防。药物预防时可根据患者体质，辨证用药。平素自汗、易于感冒，属肺卫不固者，可服用玉屏风散；气阴两虚者，可服用生脉饮。

（陈旋）

第三节 慢性阻塞性肺疾病

慢性阻塞性肺疾病（chronic obstructive pulmonary disease，COPD）是一种常见的以持续气流受限为特征的疾病。属于中医学“肺胀”范畴。

一、西医诊断要点

（1）临床表现 慢性咳嗽、咳痰和呼吸困难。早期患者症状轻微，随着疾病加重症状日益显著；咳嗽、咳痰症状通常在疾病早期出现，后期则以呼吸困难为主。

（2）实验室检查

① 肺功能检查：肺功能检查是判断气流受限的主要客观指标。吸入支气管扩张剂后第一秒用力呼气量占用力肺活量的百分比（FEV1/FVC）$<70\%$可确定为不可逆的气流受限。第一秒用力呼气量占预计值百分比是评估COPD严重程度的良好指标。

② 胸部X线、CT检查：COPD早期胸片影像可出现肺纹理增粗、紊乱等非特异性改变，疾病后期可出现肺气肿、肺大疱等改变。

③ 血气检查：可确定是否发生低氧血症、高碳酸血症及酸碱平衡紊乱，并有助提示当前病情的严重程度。

二、中医辨证论治

1. 风寒袭肺

【症状】咳嗽，喘息，恶寒，痰白、清稀，发热，无汗，鼻塞、流清涕，肢体酸痛，舌苔薄白，脉浮紧。

【治法】宣肺散寒，止咳平喘。

【方药】三拗汤合止嗽散加减。

炙麻黄 9g	苦杏仁 9g后下	荆芥 9g	紫苏 9g
白前 9g	百部 12g	桔梗 9g	枳壳 9g
陈皮 9g	炙甘草 6g		

7 剂

用法：每日 1 剂，水煎服，一日分 2～3 次服。

【随症加减】痰多白黏、舌苔白腻者，加法半夏 9g、厚朴 9g、茯苓 12g；肢体酸痛甚者，加羌活 9g、独活 9g；头痛者，加白芷 9g、藁本 6g；喘息明显者，紫苏改为紫苏子 9g，加厚朴 9g。

【中成药】

处方 1： 通宣理肺丸。每次 7g（水蜜丸）或 2 丸（大蜜丸），每日 2～3 次，口服；5～7 天为 1 个疗程，可用 1～2 个疗程。

处方 2： 桂龙咳喘宁颗粒。每次 1 袋（6g），每日 3 次，口服；5～7 天为 1 个疗程，可用 1～2 个疗程。

2. 外寒内饮

【症状】咳嗽，喘息气急，痰多，痰白稀薄、有泡沫，痰易咳出，喉中痰鸣，无汗，肢体酸痛，鼻塞、流清涕，胸闷，不能平卧，恶寒，舌苔白滑，脉弦紧。

【治法】疏风散寒，温肺化饮。

【方药】小青龙汤。

炙麻黄 9g	桂枝 9g	干姜 6g	白芍 9g
细辛 3g	法半夏 9g	五味子 6g	苦杏仁 9g后下
紫苏子 9g	厚朴 9g	炙甘草 6g	

7 剂

用法：每日 1 剂，水煎服，一日分 2～3 次服。

【随症加减】咳而上气，喉中如有水鸡声，加射干 9g、款冬花 9g；饮郁化热，烦躁口渴、口苦者，减桂枝，加生石膏 30g先煎、黄芩 9g、桑白皮 12g；肢体酸痛甚者，加羌活 9g、独活 9g；头痛者，加白芷 9g。

【中成药】

处方：小青龙颗粒。每次1袋，每日3次，口服；5～7天为1个疗程，可用1～2个疗程。

3. 痰热壅肺

【症状】咳嗽，喘息，胸闷，痰多，痰黄黏，咳痰不爽，胸痛，发热，口渴喜冷饮，大便干结，舌质红，舌苔黄腻，脉滑数。

【治法】清肺化痰，降逆平喘。

【方药】清气化痰丸合贝母瓜蒌散加减。

瓜蒌 15g	清半夏 9g	浙贝母 9g	栀子 9g
桑白皮 12g	黄芩 9g	苦杏仁 9g后下	白头翁 12g
鱼腥草 15g	麦冬 12g	陈皮 9g	

7剂

用法：每日1剂，水煎服，一日分2～3次服。

【随症加减】热甚烦躁、大便秘结者，可联合宣白承气汤（《温病条辨》）；痰多质黏稠、咳痰不爽者，可联合桑白皮汤（《古今医统大全》）；痰鸣喘息而不得平卧者，加葶苈子9g包煎、射干9g、桔梗9g；咳痰味腥者，加金荞麦20g、薏苡仁12g、桃仁9g、冬瓜仁12g；胸闷痛明显者，加延胡索9g、赤芍12g、枳壳12g；痰少质黏、口渴、舌红苔剥、脉细数者，减清半夏，加太子参12g、南沙参12g。

【中成药】

处方1：葶贝胶囊。每次4粒，每日3次；5～7天为1个疗程，可用1～2个疗程。

处方2：清气化痰丸。每次6～9g，每次2次；1周为1个疗程，可用1～2个疗程。

处方3：痰热清胶囊。每次3粒，每日3次；1周为1个疗程，可用1～2个疗程。

4. 痰浊阻肺

【症状】咳嗽，喘息，痰多有泡沫，痰白黏、易咳出，口黏腻，可伴胸闷、胃脘胀满、纳呆、食少，舌质淡，舌苔白腻，脉滑。

【治法】燥湿化痰，宣降肺气。

【方药】半夏厚朴汤合三子养亲汤加减。

法半夏 12g	厚朴 9g	陈皮 9g	薤白 12g
茯苓 15g	枳壳 9g	炒白芥子 9g	紫苏子 9g
莱菔子 9g	豆蔻 6g后下	生姜 6g	

7 剂

用法：每日 1 剂，水煎服，一日分 2～3 次服。

【随症加减】痰多咳喘、胸闷不得卧者，加麻黄 6g、葶苈子 9g包煎；脘腹胀闷，加木香 9g后下、焦槟榔 9g；便溏者，减紫苏子、莱菔子，加白术 12g、泽泻 9g、葛根 9g；大便秘结，加焦槟榔 12g、枳实 9g。

【中成药】

处方 1：苏子降气丸。每次 6g，每日 1～2 次，口服；5～7 天为 1 个疗程，可用 1～2 个疗程。

处方 2：苓桂咳喘宁胶囊。每次 5 粒，每日 3 次，口服；5～7 天为 1 个疗程，可用 1～2 个疗程。

5. 肺气虚

【症状】咳嗽，乏力，易感冒，喘息，气短，动则加重，神疲，自汗，恶风，舌质淡，舌苔白，脉细沉。

【治法】补肺益气固卫。

【方药】人参胡桃汤合人参养肺丸加减。

党参 15g	黄芪 15g	白术 12g	胡桃肉 15g
百部 9g	川贝母 6g	苦杏仁 9g后下	厚朴 9g
紫苏子 9g	地龙 12g	陈皮 9g	桔梗 9g
炙甘草 6g			

7 剂

用法：每日 1 剂，水煎服，一日分 2～3 次服。

【随症加减】自汗甚者，加浮小麦 15g、煅牡蛎 15g先煎；寒热起伏、营卫不和者，加桂枝 6g、白芍 9g。

【中成药】

处方 1：玉屏风颗粒。每次 5g，每日 3 次，冲服；4 周为 1 个疗程，可用 1～2 个疗程。

处方 2：黄芪颗粒。每次 1 袋，每日 2 次，口服；4 周为 1 个疗程，可用 1～2 个疗程。

6. 肺脾气虚

【症状】神疲，食少，脘腹胀满，便溏，自汗，恶风，咳嗽，喘息，气短，动则加重，纳呆，乏力，易感冒，舌体胖大、有齿痕，舌质淡，舌苔白，脉细弱。

【治法】补肺健脾，降气化痰。

【方药】六君子汤（《太平惠民和剂局方》）合黄芪补中汤（《医学发明》）加减。

党参 15g	黄芪 15g	白术 12g	茯苓 12g
苦杏仁 9g[后下]	川贝母 6g	地龙 12g	厚朴 9g
紫菀 9g	紫苏子 9g	淫羊藿 6g	陈皮 9g
炙甘草 6g			

7 剂

用法：每日 1 剂，水煎服，一日分 2～3 次服。

【随症加减】咳嗽痰多、舌苔白腻者，减黄芪，加法半夏 12g、豆蔻 9g[后下]；咳痰稀薄、畏风寒者，加干姜 9g、细辛 3g；纳差食少明显者，加六神曲 12g、豆蔻 12g[后下]、炒麦芽 12g；脘腹胀闷，减黄芪，加木香 9g[后下]、莱菔子 9g、豆蔻 9g[后下]；大便溏者，减紫菀、苦杏仁，加葛根 9g、泽泻 12g、芡实 15g；自汗甚者，加浮小麦 15g、煅牡蛎 20g[先煎]。

【中成药】

处方 1：金咳息胶囊。每次 4～5 粒，每日 3 次，口服；4 周为 1 个疗程，可用 1～2 个疗程。

处方 2：六君子丸。每次 9g，每日 2 次，口服；4 周为 1 个疗程，可用 1～2 个疗程。

7. 肺肾气虚

【症状】恶风，自汗，易感冒，面目水肿，胸闷，耳鸣，喘息，气短，动则加重，神疲，乏力，夜尿多，咳而遗尿，腰膝酸软，舌质淡，舌苔白，脉细。

【治法】补肾益肺，纳气定喘。

【方药】补肺益肾方。

人参 6g另煎	黄芪 15g	山茱萸 9g	枸杞子 12g
五味子 9g	淫羊藿 9g	浙贝母 9g	赤芍 12g
地龙 12g	紫苏子 9g	矮地茶 9g	陈皮 9g

7 剂

用法：每日 1 剂，水煎服，一日分 2～3 次服。

【随症加减】咳嗽明显者，加炙紫菀 12g、苦杏仁 12g后下；咳嗽痰多、舌苔白腻者，加法半夏 9g、茯苓 15g；动则喘甚者，加蛤蚧粉 2g冲服；面目虚浮、畏风寒者，加肉桂 5g后下、泽泻 9g、茯苓 12g；腰膝酸软明显者，加菟丝子 12g、杜仲 12g；小便频数明显者，加益智 9g、金樱子 12g；畏寒、肢体欠温者，加熟附片 9g先煎、干姜 6g。

【中成药】

处方 1：固本咳喘胶囊。每次 3 粒，每日 3 次，口服；4 周为 1 个疗程，可用 1～2 个疗程。

处方 2：恒制咳喘胶囊。每次 2～4 粒，每日 2 次，口服；4 周为 1 个疗程，可用 1～2 个疗程。

处方 3：百令胶囊。每次 5～15 粒（每粒 0.2g），每日 3 次，口服；4 周为 1 个疗程，可用 1～2 个疗程。

8. 肺肾气阴两虚

【症状】咳嗽，喘息，气短，动则加重，口干，咽干，干咳，咳痰不爽，痰少，乏力，自汗，盗汗，手足心热，耳鸣，头昏，头晕，腰膝酸软，易感冒，舌质红，脉细数。

【治法】补肺滋肾，纳气定喘。

【方药】保元汤合人参补肺汤加减。

人参 6g另煎	黄芪 15g	黄精 15g	熟地黄 15g
枸杞子 12g	麦冬 15g	五味子 9g	肉桂 3g后下

紫苏子 9g　　浙贝母 12g　　牡丹皮 9g　　地龙 12g
百部 9g　　陈皮 9g　　炙甘草 6g

7 剂

用法：每日 1 剂，水煎服，一日分 2～3 次服。

【随症加减】咳甚者，加炙枇杷叶 12g包煎、苦杏仁 9g后下；痰黏难咳者，加百合 15g、玉竹 12g、南沙参 12g；手足心热甚者，加知母 9g、黄柏 9g、地骨皮 12g、鳖甲 15g先煎；盗汗者，加煅牡蛎 20g先煎、糯稻根 15g。

【中成药】

处方 1：生脉饮。每次 10ml，每日 3 次，口服；4 周为 1 个疗程，可用 1～2 个疗程。

处方 2：养阴清肺丸。水蜜丸每次 6g，每日 2 次，口服；4 周为 1 个疗程，可用 1～2 个疗程。

处方 3：百合固金丸。小蜜丸每次 9g，每日 2 次，口服；4 周为 1 个疗程，可用 1～2 个疗程。

处方 4：蛤蚧定喘丸。水蜜丸每次 5～6g，每日 2 次，口服；4 周为 1 个疗程，可用 1～2 个疗程。

三、其他治法

太极拳、针刺、呼吸导引、穴位贴敷等技术在缓解 COPD 患者临床症状、提高运动耐力、延缓肺功能下降、提高生命质量等方面具有较好效果。

四、日常调护

慢性阻塞性肺疾病患者平时要避外邪，适寒温，节饮食，少食油腻和辛辣刺激之品，以免助湿生痰动火。已病患者，则应注意早期治疗，力求根治。本虚者宜坚持服用补肺益肾之品，以固本祛邪。忌烟酒，节房事，调情志，饮食清淡而富有营养。加强体育锻炼，增强体质，提高机体的抗病能力。但活动量应根据个人体质强弱而定，不宜过度疲劳。

（陈旋）

第四节 支气管哮喘

支气管哮喘是由多种炎症细胞（如嗜酸性粒细胞、肥大细胞、T淋巴细胞、中性粒细胞、气道上皮细胞等）和细胞组分参与的以气道慢性炎症为特征的异质性疾病。这种慢性炎症与气道高反应性相关，通常出现广泛而多变的可逆性呼气气流受限，导致反复发作的喘息、气促、胸闷和（或）咳嗽等症状。属于中医学“哮证”范畴。

一、西医诊断要点

（1）临床表现　发作性伴有哮鸣音的呼气性呼吸困难或发作性咳嗽、胸闷。严重者被迫采取坐位或呈端坐呼吸，干咳或咳大量白色泡沫痰，甚至出现发绀等。对于咳嗽变异性哮喘，咳嗽是唯一的症状。运动性哮喘则以运动时出现胸闷、咳嗽及呼吸困难为唯一的临床表现。体检：发作期胸部呈过度充气状态，胸廓膨隆，叩诊呈过清音，多数有广泛的呼气相为主的哮鸣音，呼气音延长。严重哮喘发作时常有发绀、胸腹反常运动、心率增快、奇脉等体征。缓解期可无异常体征。

（2）实验室检查

① 血常规检查：部分患者发作时可有嗜酸性粒细胞增高，但多数不明显，如并发感染可有白细胞计数增高、中性粒细胞比例增高。

② 痰液检查涂片：可见较多嗜酸性粒细胞。如合并呼吸道感染，痰涂片革兰染色、细胞培养及药物敏感试验有助于病原菌的诊断及指导治疗。

③ 肺功能检查：支气管哮喘患者缓解期肺通气功能多数在正常范围。支气管激发试验、支气管舒张试验及呼气峰流速测定可用于支气管哮喘患者可逆性气流受限的诊断。哮喘临床控制不佳、病程迁延、反复发作的患者，肺通气功能可逐渐下降。

④ 血气分析：由于过度通气可使 $PaCO_2$ 下降、pH值上升，表现为呼吸性碱中毒。如重症哮喘，病情进一步发展，气道阻塞严

重，可有缺氧及 CO_2 潴留、$PaCO_2$ 上升，表现为呼吸性酸中毒。如缺氧明显，可合并代谢性酸中毒。

⑤ 胸部 X 线检查：早期在哮喘发作时可见两肺透亮度增加，呈过度充气状态，在缓解期多无明显异常。

⑥ 特异性过敏原的检测：测定特异性过敏原有助于明确病因，指导患者脱离致敏因素。

二、中医辨证论治

1. 冷哮

【症状】喉中哮鸣如水鸡声，气促，喘憋，胸闷如塞，痰色白而多泡沫，口不渴或渴喜热饮，畏寒肢冷，面色青晦，遇天冷或感寒易发。舌苔白滑、体偏胖，脉弦紧或浮紧。

【治法】宣肺散寒，化痰平喘。

【方药】射干麻黄汤合小青龙汤加减。

射干 15g	麻黄 9g	细辛 3g	紫菀 15g
款冬花 15g	法半夏 9g	五味子 6g	桂枝 9g

7 剂

用法：每日 1 剂，加生姜 3 片，水煎服，一日分 2～3 次服。

【随症加减】痰多，加苦杏仁 9g后下、橘红 9g、白芥子 6g包煎等温肺化痰；痰涌气逆、不得平卧，加葶苈子 9g包煎、紫苏子 9g以泻肺降逆；咳逆上气、汗多，加白芍 12g 以敛肺。

【中成药】

处方 1：小青龙颗粒。每次 1 袋，每日 3 次，冲服；5～7 天为 1 个疗程，可用 1～2 个疗程。

处方 2：寒喘祖帕颗粒。每次 1 袋，每日 2 次，冲服；5～7 天为 1 个疗程，可用 1～2 个疗程。

处方 3：寒喘丸。每次 3～6g，每日 2 次，口服；5～7 天为 1 个疗程，可用 1～2 个疗程。

2. 热哮

【症状】喉中痰鸣如吼，喘息气促，咳呛阵作，咳痰色黄或白、厚浊黏稠，咳吐不利，可伴口苦口干、面赤汗出，或有身热。舌质红、苔黄腻，脉滑数或弦滑。

【治法】 清热宣肺，化痰定喘。

【方药】 麻杏石甘汤合定喘汤加减。

炙麻黄 9g	苦杏仁 15g后下	黄芩 15g	生石膏 15～30g先煎
桑白皮 15g	款冬花 15g	法半夏 9g	白果 6g
老鹳草 15g			

7 剂

用法：每日 1 剂，水煎服，一日分 2～3 次服。

【随症加减】 肺气壅实、痰鸣息涌，加葶苈子 9g包煎、地龙 6g 以泻肺平喘；肺热壅盛、痰稠黄，加蛤壳 3g先煎、射干 6g、浙贝母 9g、鱼腥草 15g、马鞭草 15g 以清热化痰；大便秘结者，可加生大黄 3g后下、芒硝 9g冲服、枳实 6g、瓜蒌 9g 以通腑利肺；热盛伤阴、痰少质黏、口咽干燥者，当滋阴清热，加南沙参 15g、北沙参 15g、知母 9g、天花粉 12g 等。

【中成药】

处方 1： 丹龙口服液。每次 10ml，每日 3 次，口服；5～7 天为 1 个疗程，可用 1～2 个疗程。

处方 2： 止喘灵口服液。每次 10ml，每日 3 次，口服；7 天为 1 个疗程，可用 1～2 个疗程。

3. 风哮

【症状】 喘憋气促，喉中哮鸣有声，咳嗽，咳痰黏腻难出，无明显寒热倾向，起病急，变化快，发作前可有鼻、咽、眼等发痒之症，可伴喷嚏、鼻塞、流涕。舌苔薄白，脉弦。

【治法】 疏风宣肺，解痉止哮。

【方药】 黄龙舒喘汤加减。

炙麻黄 9g	地龙 15g	蝉蜕 6g	紫苏子 9g
石菖蒲 15g	白芍 15g	五味子 9g	白果 6g
甘草 9g	防风 9g		

7 剂

用法：每日 1 剂，水煎服，一日分 2～3 次服。

【随症加减】 鼻塞、喷嚏、流涕重者，蝉蜕用至 10g，加白芷 10g 等；若情志不遂、肝郁化风者，用过敏煎（柴胡 10g、乌梅 10g、防风 10g、蝉蜕 10g、五味子 10g、甘草 10g）加钩藤 9g、郁金 9g。

【中成药】

处方： 海珠喘息定片。每次 2～4 片，每日 3 次，口服；5～7 天为 1 个疗程，可用 1～2 个疗程。

4. 肺实肾虚

【症状】 病程较长，哮喘持续，喉中痰鸣，喘憋胸满，动则喘甚，畏寒肢冷，腰膝酸软，神疲纳呆，小便清长。舌淡苔白腻或黄，脉细弱。

【治法】 泻肺补肾，标本兼治。

【方药】 射干麻黄汤合都气丸加减。

麻黄 9g	射干 9g	款冬花 15g	紫菀 15g
细辛 3g	五味子 6g	山茱萸 9g	熟地黄 15g
生地黄 15g	黄芪 15g	山药 15g	茯苓 15g
淫羊藿 15g			

7 剂

用法：每日 1 剂，水煎服，一日分 2～3 次服。

【随症加减】 痰湿壅肺者，加紫苏子 9g、白芥子 9g、莱菔子 9g、桔梗 6g 等；气滞血瘀者，加柴胡 9g、香附 9g、川芎 9g、赤芍 9g、白芍 9g、丹参 15g、红花 6g、桃仁 9g、郁金 9g。

【中成药】

处方 1： 平喘益气颗粒。每次 2 袋，每日 3 次，冲服；5～7 天为 1 个疗程，可用 1～2 个疗程。

处方 2： 泻肺定喘片。每次 5 片，每日 2 次，口服；5～7 天为 1 个疗程，可用 1～2 个疗程。

5. 肺脾气虚

【症状】声低气短，自汗，恶风，易感冒，倦怠乏力，食少便溏。舌淡苔白，舌体偏胖，脉细弱。

【治法】健脾益肺，补气平喘。

【方药】加味六君子汤。

党参 15g	白术 15g	薏苡仁 15g	茯苓 15g
山药 15g	橘皮 9g	五味子 6g	法半夏 9g
甘草 9g			

7 剂

用法：每日 1 剂，水煎服，一日分 2～3 次服。

【随症加减】表虚自汗者，加炙黄芪 15g、防风 9g、浮小麦 9g；畏风、怕冷、易感冒，可加桂枝 9g、熟附片 9g先煎、白芍 12g；痰多者，加前胡 9g、苦杏仁 9g后下、橘红 6g。

【中成药】

处方：玉屏风颗粒。每次 5g，每日 3 次，冲服；5～7 天为 1 个疗程，可用 1～2 个疗程。

6. 肺肾两虚

【症状】气短息促，动则尤甚，腰酸耳鸣，不耐劳累。或五心烦热，颧红口干；或畏寒肢冷，面色苍白。舌质红、少苔，脉细数；或苔白，舌淡、质胖，脉沉细。

【治法】补肺益肾，纳气平喘。

【方药】补肺散（《永类钤方》）合金水六君煎（《景岳全书》）加减。

熟地黄 15g	桑白皮 15g	紫菀 15g	五味子 9g
人参 6g另煎	黄芪 15g	淫羊藿 15g	补骨脂 15g
菟丝子 15g	山药 9g	熟附片 9g先煎	法半夏 9g
当归 9g	茯苓 12g	陈皮 9g	炙甘草 6g

7 剂

用法：每日 1 剂，水煎服，一日分 2～3 次服。

【随症加减】肺气阴两虚者，加南沙参15g、百合9g等；肾阳虚为主者，酌加巴戟天9g、肉桂6g后下等；肾阴虚为主者，加生地黄9g、枸杞子15g、墨旱莲15g等。在此基础上，兼痰湿阻肺者，治疗上兼化痰降气，合二陈汤或三子养亲汤；兼痰热阻肺者，治疗上兼清肺化痰，合麻杏石甘汤加减，药用麻黄6g、苦杏仁9g后下、石膏15g先煎、黄芩9g、白果9g、老鹳草12g等；兼寒饮伏肺者，治疗上兼温肺化饮，可加麻黄6g、细辛3g、桂枝9g、干姜9g等；兼气滞血瘀者，治疗上兼理气化瘀，合柴胡疏肝散（《医学统旨》）加减治疗，药用柴胡9g、香附9g、川芎9g、赤芍12g、白芍12g、枳壳9g、丹参15g、红花6g、桃仁9g、郁金9g等。

【中成药】

处方1：固本咳喘胶囊。每次3粒，每日3次，口服；2周为1个疗程，可用1～2个疗程。

处方2：恒制咳喘胶囊。每次2～4粒，每日2次，口服；2周为1个疗程，可用1～2个疗程。

三、其他治法

针灸：实证哮喘常用穴位有大椎、风门、身柱、丰隆、膻中、天突、合谷、曲池、商阳、外关、鱼际等。虚证哮喘常用穴位有肺俞、气海、膏肓、关元、三阴交、神阙、肾俞、命门、足三里等。每次选穴6～8个，或针或灸，每天1次，每次20～30min，10天为1个疗程，可休息1周左右后进行下一个疗程治疗。

中医贴敷法：主要参考《张氏医通》白芥子膏，取细辛、甘遂各10g，炒白芥子、延胡索各20g，研细末后用生姜汁调成糊状，然后贴敷在穴位上（双侧肺俞、双侧定喘、膻中、天突、双侧中府、双侧风门）。根据患者的皮肤耐受程度，以皮肤潮红为度，贴2～4h后去药洗净，注意防止皮肤损伤。

四、日常调护

保持患者居住环境的清洁和良好通风等，定期对患者房间进行消毒。患者的衣服、被褥用纯棉制品，勤换洗并晾晒。对动物皮毛过敏者避免养狗、猫、鸟类等宠物。注意保暖，防止外邪，避免寒冷空气或烟尘异味的刺激。根据身体情况，进行适当的体育锻炼，以逐步增强体质。哮喘患者饮食清淡，忌肥甘厚腻、辛辣甘甜之物及海腥发物，防止生痰生火。戒烟。保持心情舒畅，避免不良情绪影响。劳逸适当，防止疲劳伤正而诱发或加重病情。

（陈旋）

第五节 支气管扩张

支气管扩张是由各种原因引起的支气管树的病理性、永久性扩张。临床表现为持续或反复性咳嗽、咳痰，有时伴有咯血，反复细菌感染，疲倦，体质下降，进行性的气道受损，可导致呼吸功能障碍及慢性肺源性心脏病。目前，临床上常使用抗生素及止血药治疗该病，但该病极难治愈，易反复发生，很大程度上影响了患者的生活质量。

一、西医诊断要点

（1）多数患者有慢性咳嗽、咳痰、反复咯血、反复肺部感染内科治疗无效的病史。

（2）临床表现　主要表现为慢性咳嗽、咳脓性痰、反复咯血、反复肺部感染，以及慢性感染中毒症状，如食欲下降、消瘦、贫血，儿童可影响生长发育。

（3）辅助检查

① 胸部 HRCT 扫描是确诊支气管扩张的主要手段，支气管内径与其伴行动脉直径对比超过正常比值（0.62±0.13）即为支气管扩张（“印戒征”），其他征象还包括支气管呈柱状或囊状扩张所致的“双轨征”或“串珠”状改变、气道壁增厚（支气管内径＜80％外径）、黏液阻塞、树枝发芽征及马赛克征。

② 血常规：白细胞和中性粒细胞计数、血红细胞沉降率、C 反应蛋白等血液炎症标志物检测，可反映疾病的活动性及感染导致的急性加重。

二、中医辨证论治

1. 痰热壅肺

【症状】 咳嗽，咳黄白黏痰或脓性痰，痰中带血，血色鲜红。兼症：胸闷，气急，乏力，失眠，纳呆，头晕。舌红，苔黄腻或薄白，脉数。

【治法】 清热泻肺，化痰止血。

【方药】 千金苇茎汤；或清金化痰汤；或款冬花散。

处方 1： 千金苇茎汤

苇茎 60g	薏苡仁 30g	冬瓜仁 24g	桃仁 9g

7 剂

用法：每日 1 剂，水煎服，一日分 2～3 次服。

处方 2： 清金化痰汤

黄芩 12g	栀子 12g	知母 15g	桑白皮 15g
瓜蒌子 15g	贝母 9g	麦冬 9g	橘红 9g
茯苓 9g	桔梗 9g	甘草 9g	

7 剂

用法：每日 1 剂，水煎服，分早晚 2 次服。

处方 3： 款冬花散

款冬花 15g	蜜麻黄 10g	浙贝母 10g	桑白皮 10g
紫菀 10g	旋覆花 10g包煎	白术 10g	石膏 30g先煎
前胡 12g	甘草 6g		

7 剂

用法：每日 1 剂，水煎服，分早晚 2 次服。

【随症加减】 肺热咯血者加女贞子 15g、墨旱莲 15g、小蓟 9g、仙鹤草 15g、牡丹皮 9g；咳痰量多者加法半夏 12g、金荞麦 30g；痰质黏稠、难以咳出者加百合 12g、百部 12g、玉竹 12g。

【中成药】

处方 1： 金荞麦片。每次 4～5 片，每日 3 次，口服；5～7 天为 1 个疗程，可用 1～2 个疗程。

处方 2：痰热清胶囊。每次 3 粒，每日 3 次，口服；5～7 天为 1 个疗程，可用 1～2 个疗程。

处方 3：复方鲜竹沥液。每次 20ml，每日 2～3 次，口服；5～7 天为 1 个疗程，可用 1～2 个疗程。

处方 4：痰咳净散。每次 0.2g（也就是一小药匙），每日 3～6 次，含服；1 周为 1 个疗程，可用 1～2 个疗程。

【其他治法】

隔物灸：选穴取肺俞、大椎、天突、定喘、膻中。配合中药内服能够降低痰热壅肺型支气管扩张患者血清炎症水平，缓解咳嗽症状。

十灰散（中成药）：取十灰散适量，用清水少许调成稀糊状，外敷于肚脐孔及双足心涌泉穴，敷料包扎，胶布固定，连续 24h。可凉血止血。用于支气管扩张咯血患者。

2. 肝火犯肺

【症状】 咳嗽，少量白黏痰，咯吐鲜血。兼症：口干，情绪诱发咳嗽。舌红，苔薄白或薄黄，脉弦。

【治法】 清肝宁肺，凉血止血。

【方药】 泻白散合黛蛤散；或清肝泻肺汤。

处方 1：泻白散合黛蛤散

桑白皮 15g	地骨皮 15g	甘草 9g	青黛 10g包煎
蛤壳 30g先煎	黄芩 15g	法半夏 12g	旋覆花 9g包煎
赭石 6g先煎	花蕊石 15g先煎	生藕节 12g	

7 剂

用法：每日 1 剂，水煎服，分早晚 2 次服。

处方 2：清肝泻肺汤

海浮石 60g先煎	桑白皮 10g	地骨皮 10g	白茅根 30g
侧柏叶 10g	黄芩 10g	法半夏 10g	薏苡仁 15g
麦冬 10g	百部 10g	桔梗 6g	甘草 3g
青黛 5g包煎			

7 剂

用法：每日1剂，水煎服，分早晚2次服。

【随症加减】若出血量大，可酌情选用收敛止血之功的白及粉3g冲服、血余炭10g、火炭母10g；痰多咳嗽频作，加炙麻黄10g、浙贝母15g以化痰止咳。

【中成药】

处方1：龙胆泻肝丸（水丸）。每日3～6g，每日2次，口服；5～7天为1个疗程，可用1～2个疗程。

处方2：逍遥丸（水丸）。每次6～9g，每日1～2次，口服；5～7天为1个疗程，可用1～2个疗程。

【其他治法】

针灸：主穴取风门、肺俞、厥阴俞，或华盖、玉堂、膻中。针刺得气后留针20min，中强刺激，其间可强化手法1～2次。

3. 肺脾气虚

【症状】咳嗽，咳白稀痰。兼症：乏力，自汗，头晕，纳呆，怕冷，耳鸣。舌红，苔薄白，脉滑。

【治法】补肺健脾，降气化痰。

【方药】六君子汤合三子养亲汤加减；或参苓白术丸。

处方1：六君子汤合三子养亲汤加减

人参9g另煎	白术10g	茯苓10g	法半夏12g
陈皮9g	川贝母6g	百部10g	莱菔子10g
肉桂6g后下	白芥子5g	紫苏子6g	

7剂

用法：每日1剂，水煎服，分早晚2次服。

处方2：参苓白术丸

白扁豆30g	白术12g	茯苓12g	甘草9g
桔梗12g	莲子30g	人参9g另煎	砂仁6g后下
山药30g	薏苡仁15g		

7剂

用法：每日1剂，水煎服，分早晚2次服。

【随症加减】气短喘息，咳痰无力，或头身水肿，加用金匮肾气丸以补肾纳气、温化寒饮；舌质紫暗、舌下青筋显露、舌苔浊腻，加地龙 6g、桃仁 9g、赤芍 9g 以涤痰祛瘀。

【中成药】

处方 1：人参健脾丸（片）。丸剂：水蜜丸每次 8g，每日 2 次；片剂：每次 4 片，每日 2 次。口服；5～7 天为 1 个疗程，可用 1～2 个疗程。

处方 2：玉屏风颗粒。每次 5g，每日 3 次，冲服；5～7 天为 1 个疗程，可用 1～2 个疗程。

【其他治法】

云南白药（中成药）：云南白药 1 瓶，食醋适量。将云南白药粉与食醋拌为糊状，做成 2 个圆饼，贴于双足心涌泉穴，外用敷料、胶布固定，连续 24h。可化瘀止血。

吴萸肉桂糊：吴茱萸 20g，肉桂 2g，米醋适量。将二药研为细末，米醋调匀，捏成饼状，于睡前贴敷于双足心涌泉穴，外以青菜叶或树叶包扎，以胶布固定，次晨取下。可引热下行。

蒜泥糊：大蒜 1 枚，鲜墨旱莲、鲜小蓟各 5～7 棵，百草霜 15g。先将二草洗净，捣烂搅汁共 1 杯左右，再将大蒜捣烂如泥，然后将百草霜与大蒜泥拌匀，掺入草汁调成膏状，敷患者双足心涌泉穴及肚脐，外用纱布包裹，胶布固定。每天换药 2～3 次，病愈方可停药。可清热凉血。

4. 气阴两虚

【症状】咳嗽，咳少量白黏痰或黄痰，痰中带血。兼症：气急，自汗，盗汗，乏力懒言，口干苦，怕冷，怕热，午后潮热，面部潮红，纳呆，烦躁，容易感冒，气短。舌红，苔薄白，脉细数。

【治法】益气养阴，清泻肺热。

【方药】生脉散合百合固金汤；或育阴培元汤；或滋阴降火止血汤。

处方 1：生脉散合百合固金汤

麦冬 15g	五味子 9g	人参 9g另煎	熟地黄 9g
生地黄 9g	当归 9g	白芍 9g	甘草 9g
桔梗 6g	玄参 6g	贝母 12g	麦冬 12g
百合 12g			

7 剂

用法：每日 1 剂，水煎服，分早晚 2 次服。

处方 2: 育阴培元汤

生黄芪 15g	太子参 15g	五味子 6g	天冬 10g
麦冬 10g	知母 9g	百部 12g	桑白皮 15g
生地黄 12g	浙贝母 12g	天花粉 12g	冬瓜子 15g
牡丹皮 9g	茜草 6g		

7 剂

用法：每日 1 剂，水煎服，分早晚 2 次服。

处方 3: 滋阴降火止血汤

仙鹤草 15g	牡丹皮 6g	生地黄 15g	阿胶 10g烊化
紫菀 12g	款冬花 12g	泽泻 10g	黄芩炭 6g
山茱萸 10g			

7 剂

用法：每日 1 剂，水煎服，阿胶烊化后冲入中药汁中，分早晚 2 次服。

【随症加减】 偏肾阴虚加六味地黄丸、二至丸（中成药）。

【中成药】

处方 1: 百合固金丸。大蜜丸每次 1 丸，每日 2 次，口服；浓缩丸每次 8 丸，每日 3 次，口服；5～7 天为 1 个疗程，可用 1～2 个疗程。

处方 2: 养阴清肺丸。大蜜丸每次 1 丸，每日 2 次，口服；5～7 天为 1 个疗程，可用 1～2 个疗程。

【其他治法】

① 穴位贴敷。制天南星、炒白芥子、炙紫苏子各 10g，生姜适量。上药共研细末，以生姜汁适量调和成糊膏状。取药膏 5g，分做 2 个药饼，贴于天突、膻中穴。每日贴 1 次，每次 30min，连贴 3～5 天。

② 选取孔最穴以治肺经急证血证，选取涌泉穴针刺以引邪热循经下行，每天 1 次。

③ 穴位埋线法。选穴：足三里、脾俞、肾俞、肺俞、定喘，每周 1 次。

④ 足浴法。药用黄芪 30g，白芥子、艾叶、当归各 15g，川椒、甘草、干姜各 10g，肉桂 5g。中药煎汁，去渣，冷却至 40～

45℃浸泡双足。每日1次，每次30min，连用3～5天。

三、日常调护

患者需要特别重视个人的饮食，禁食海鲜发物及生冷、油腻、油炸、刺激性食物。患者应该要多补充蛋白质，也可多吃点莲子、山药等食物，如果有肢体发冷等症状可以多吃点羊肉。要养成健康的生活、饮食习惯，戒烟，戒酒，多喝水，多吃些新鲜的蔬菜和水果。

（刘鲁炯）

第六节 肺 炎

肺炎是指肺部出现炎症，为呼吸系统的多发病、常见病。肺炎可以发生在任何年龄，但年幼及年老者，以及免疫力比较差的人属于高危患者。属于中医学“肺痈”范畴。

一、西医诊断要点

肺炎的诊断是基于急性下呼吸道感染的症状和体征（发热、咳痰、呼吸困难或胸痛等），并且胸部影像学证实存在肺部浸润影。

二、中医辨证论治

1. 风热袭肺

【症状】身热，恶风，咳嗽频剧，气粗或咳声嘶哑，咽痛，咳痰不爽；伴有口渴，鼻塞流黄涕，头痛；舌红，苔薄黄，脉浮数。

【治法】疏风清热。

【方药】银翘散加减。

金银花 12g	连翘 12g	苦杏仁 9g后下	前胡 9g
桑白皮 12g	黄芩 9g	芦根 15g	牛蒡子 9g
薄荷 6g后下	桔梗 9g	甘草 6g	

7剂

用法：每日1剂，水煎服，一日分2～3次服。

【随症加减】 头痛目赤者，加菊花9g、桑叶6g；喘促者，加麻黄6g、石膏30g[先煎]；无汗者，加荆芥9g、防风9g；咽喉肿痛者，加山豆根6g、马勃3g；口渴者，加天花粉12g、玄参12g；胸痛明显者，加延胡索9g、瓜蒌15g。

【中成药】

处方1： 银翘解毒丸。每次6g（水蜜丸），每日2～3次，口服；或1丸（浓缩蜜丸），每日2～3次，口服。5～7天为1个疗程，可用1～2个疗程。

处方2： 双黄连合剂。每次20ml，每日3次，口服；5～7天为1个疗程，可用1～2个疗程。

处方3： 疏风解毒胶囊。每次4粒，每日3次，口服；5～7天为1个疗程，可用1～2个疗程。

处方4： 牛黄清感胶囊。每次2～4粒，每日3次，口服；5～7天为1个疗程，可用1～2个疗程。

处方5： 清热解毒颗粒。每次5～10g，每日3次，冲服；5～7天为1个疗程，可用1～2个疗程。

2. 外寒内热

【症状】 发热，恶寒，无汗，咳嗽，痰黄，或痰白干黏，咳痰不爽，舌质红，舌苔黄或黄腻，脉数。

【治法】 疏风散寒，清肺化痰。

【方药】 麻杏石甘汤合清金化痰汤加减。

炙麻黄6g	荆芥9g	防风9g	石膏30g[先煎]
苦杏仁9g[后下]	知母9g	瓜蒌9g	栀子9g
桑白皮12g	黄芩9g	桔梗9g	陈皮9g
炙甘草6g			

7剂

用法：每日1剂，水煎服，一日分2～3次服。

【随症加减】 恶寒、无汗、肢体酸痛者，减荆芥、防风，加羌活9g、独活9g；往来寒热不解、口苦者，加柴胡9g。

【中成药】

处方1： 感冒清热颗粒。每次3g（含乳糖）或6g（无蔗糖），每日 2 次，冲服；5～7 天为 1 个疗程，可用 1～2 个疗程。

处方 2: 通宣理肺丸。每次 7g（水蜜丸）或 2 丸（大蜜丸），每日 2～3 次，口服；5～7 天为 1 个疗程，可用 1～2 个疗程。

处方 3: 正柴胡饮颗粒。每次 10g，每日 3 次，冲服；5～7 天为 1 个疗程，可用 1～2 个疗程。

3. 痰热壅肺

【症状】 咳嗽气粗，痰多、质黏厚或稠黄，或喉中有痰声，胸胁胀满，或伴咳时引痛；发热，面赤口干；舌红，苔黄腻，脉滑数。

【治法】 清热解毒，宣肺化痰。

【方药】 贝母瓜蒌散合清金降火汤加减。

瓜蒌 20g	浙贝母 9g	石膏 30g先煎	苦杏仁 9g后下
知母 12g	白头翁 12g	连翘 12g	鱼腥草 15g
黄芩 9g	炙甘草 6g		

7 剂

用法：每日 1 剂，水煎服，一日分 2～3 次服。

【随症加减】 咳嗽带血者，加白茅根 9g、侧柏叶 9g；咳痰腥臭者，加金荞麦（根）20g、薏苡仁 12g、冬瓜子 12g；痰鸣喘息而不得平卧者，加葶苈子 9g包煎、射干 9g；胸痛明显者，加延胡索 9g、赤芍 12g、郁金 9g；热盛心烦者，加金银花 12g、栀子 9g、黄连 6g；热盛伤津者，加麦冬 12g、生地黄 15g、玄参 12g；兼有气阴两虚者，加太子参 15g、麦冬 12g、南沙参 15g；大便秘结者，加酒大黄 9g、枳实 9g、桑白皮 12g；下利而肛门灼热者，加黄连 6g、葛根 9g；兼血瘀证，见口唇发绀，舌有瘀斑、瘀点者，加地龙 15g、赤芍 9g。

【中成药】

处方 1: 蛇胆川贝液。每次 10ml，每日 2 次，口服；5～7 天为 1 个疗程，可用 1～2 个疗程。

处方 2: 复方鲜竹沥液。每次 20ml，每日 2～3 次，口服；5～7 天为 1 个疗程，可用 1～2 个疗程。

处方 3: 二母宁嗽丸。大蜜丸每次 1 丸，每日 2 次，口服；5～7 天为 1 个疗程，可用 1～2 个疗程。

处方 4： 清气化痰丸。每次 6～9g，每日 2 次，口服；5～7 天为 1 个疗程，可用 1～2 个疗程。

4. 痰湿阻肺

【症状】 咳嗽痰多，咳声重浊，晨起为甚，痰色白或带灰色、质黏腻，伴胸闷气憋、腹胀、食少、大便时溏；舌淡白，苔白腻，脉濡滑。

【治法】 燥湿化痰，宣降肺气。

【方药】 半夏厚朴汤合三子养亲汤加减。

法半夏 12g	厚朴 9g	陈皮 9g	苦杏仁 9g后下
茯苓 15g	枳实 9g	白芥子 9g	紫苏子 9g
莱菔子 9g包煎	生姜 6g		

7 剂

用法：每日 1 剂，水煎服，一日分 2～3 次服。

【随症加减】 痰从寒化，畏寒、痰白稀者，加干姜 9g、细辛 3g；痰多咳喘、胸闷不得卧者，加麻黄 6g、薤白 9g、葶苈子 9g包煎；脘腹胀闷，加木香 9g后下、（焦）槟榔 9g、豆蔻 6g后下；便溏者，减紫苏子、莱菔子，加白术 12g、泽泻 9g、葛根 9g；兼血瘀证，见口唇发绀，舌有瘀斑、瘀点者，加川芎 9g、赤芍 9g。

【中成药】

处方 1： 桂龙咳喘宁胶囊。每次 3 粒，每日 3 次，口服；5～7 天为 1 个疗程，可用 1～2 个疗程。

处方 2： 苏子降气丸。每次 6g，每日 1～2 次，口服；5～7 天为 1 个疗程，可用 1～2 个疗程。

5. 脾肺气虚

【症状】 咳嗽，气短，乏力，食少，胃脘胀满，自汗，舌体胖大、有齿痕，舌质淡，舌苔薄白，脉细缓。

【治法】 补肺健脾，益气固卫。

【方药】 参苓白术散加减。

党参 15g	茯苓 12g	白术 12g	莲子 12g
白扁豆 15g	山药 15g	苦杏仁 9g后下	陈皮 9g

枳壳 9g	豆蔻 6g后下	炙甘草 6g

7 剂

用法：每日 1 剂，水煎服，一日分 2～3 次服。

【随症加减】咳嗽明显者，加款冬花 9g、紫菀 9g；纳差不食者，加六神曲 12g、炒麦芽 12g；脘腹胀闷者，加木香 9g后下、莱菔子 9g；虚汗甚者，加浮小麦 12g、煅牡蛎 30g先煎；寒热起伏，营卫不和者，加桂枝 6g、白芍 9g、生姜 9g、大枣 9g。

【中成药】

处方 1：玉屏风颗粒。每次 5g，每日 3 次，冲服；5～7 天为 1 个疗程，可用 1～2 个疗程。

处方 2：黄芪颗粒。每次 1 袋，每日 2 次，冲服；5～7 天为 1 个疗程，可用 1～2 个疗程。

处方 3：金咳息胶囊。每次 4～5 粒，每日 3 次，口服；5～7 天为 1 个疗程，可用 1～2 个疗程。

6. 气阴两虚

【症状】咳嗽，无痰或少痰，咳痰不爽，气短，乏力，口干渴，自汗，盗汗，手足心热，舌体瘦小，苔少，脉细沉。

【治法】益气养阴，润肺化痰。

【方药】生脉散合沙参麦冬汤加减。

太子参 15g	北沙参 12g	麦冬 12g	五味子 9g
川贝母 9g	百合 15g	山药 15g	玉竹 12g
桑叶 6g	天花粉 12g	地骨皮 12g	炙甘草 6g

7 剂

用法：每日 1 剂，水煎服，一日分 2～3 次服。

【随症加减】咳甚者，加百部 9g、枇杷叶 12g包煎、苦杏仁 9g后下；低热不退者，可加银柴胡 9g、白薇 9g；盗汗明显者，加煅牡蛎 20g先煎、糯稻根 15g；呃逆者，加竹茹 6g、枇杷叶 12g包煎；纳差食少者，加炒麦芽 9g、炒谷芽 9g；腹胀者，加佛手 9g、香橼 9g；气阴两虚，余热未清，症见身热多汗、心烦、口干渴、舌红少苔、脉虚数者，可用竹叶石膏汤（竹叶 6g、石膏 5g先煎、法半夏 9g、甘草 6g、粳米 10g）加减。

【中成药】

处方1：生脉饮。每次10ml，每日3次，口服；5～7天为1个疗程，可用1～2个疗程。

处方2：百合固金丸。大蜜丸每次1丸，每日2次，口服；5～7天为1个疗程，可用1～2个疗程。

处方3：养阴清肺丸。水蜜丸每次6g，每日2次，口服；5～7天为1个疗程，可用1～2个疗程。

三、日常调护

患病期间应认真护理，发热者需适当休息，对实热重症患者及老年、婴幼儿、体虚者需加强观察，注意病情变化，如出现高热动风、邪陷心包者，应积极救治。

（陈旋）

第七节　肺　　癌

原发性支气管肺癌，简称肺癌，是最常见的肺部原发性恶性肿瘤。根据组织病理学特点不同，可分为非小细胞肺癌和小细胞肺癌。其中非小细胞肺癌主要包括两个亚型：腺癌和鳞癌。目前西医针对肺癌的治疗是基于病理类型、分期和分子类型的综合治疗，手术切除、辅助放化疗、靶向治疗、免疫治疗等是主要的治疗手段。中医药抗肺癌治疗可以全程参与，以期达到增加治疗效果、降低药物不良反应的作用。

一、西医诊断要点

参考《中华医学会肺癌临床诊疗指南（2023版）》诊断标准，根据临床症状、体征、影像学检查和组织病理学检查做出诊断。

（1）临床表现　中央型肺癌可表现出相应的临床症状及体征，包括咳嗽、咳痰、咯血、喘鸣、胸闷、气急、胸痛、声音嘶哑、吞咽困难、上腔静脉综合征、膈肌麻痹、胸腔和心包积液、Pancoast综合征等。因转移部位不同而出现不同的局部和全身症状。周围型肺癌早期常无呼吸道症状，随着病情的发展，可出现相应的呼吸道症状或转移相关症状。少数肺癌患者可出现一些少见的并非由肿瘤直接侵犯或转移引起的症状和体征，又称副肿瘤综合征，常表现为胸部以外的脏器相关症状，如高钙血症、抗利尿激素分泌失调综合征、异位库欣综合征、神经肌肉功能异常、血液系统异常等。

（2）辅助检查　肺癌的医学影像学检查方法主要包括X线摄影、CT、MRI、PET-CT、超声、核素显像等方法，痰液、胸腔积液细胞学检查、组织病理学可用于病理类型的诊断。

二、中医辨证论治

1. 阴虚内热

【症状】干咳或呛咳，痰少或无痰，或痰中带血，声音嘶哑，口干，便秘。舌质暗红，舌苔薄黄少津，脉细数无力。

【治法】养阴清肺，软坚解毒。

【方药】养阴清肺消积汤加减或滋水清肝饮。

处方1：养阴清肺消积汤加减

南沙参30g	北沙参30g	天冬15g	麦冬15g
百合9g	苦杏仁9g后下	鱼腥草30g	百部12g
全瓜蒌30g	生薏苡仁30g	冬瓜子30g	八月札15g
石见穿30g	石上柏30g	苦参12g	干蟾皮9g
夏枯草12g	生牡蛎30g先煎	白花蛇舌草30g	

7剂

用法：每日1剂，水煎服，一日分2～3次服。

处方2：滋水清肝饮

生地黄20g	山茱萸15g	茯苓15g	当归15g
山药20g	牡丹皮12g	泽泻15g	白芍12g
柴胡15g	栀子12g	炒酸枣仁30g	

7剂

用法：每日1剂，水煎服，一日分2～3次服。

【随症加减】胸闷、胸痛、憋胀、吐痰不利，可加用芦根10g、浙贝母10g等。

【中成药】

处方1：榄香烯注射液。

胸腔注射：用套管针（闭式）引流尽量放尽胸腔积液后，先注入2%的普鲁卡因或利多卡因注射液10ml或适量以控制住疼痛，再按200～300mg/m^2（体表面积）的剂量注入胸腔。注药后，嘱患者多次改变体位，以增大药液接触面积。1～2次/周，2周为一疗程。

静脉注射：每日1次，400～600mg/次，15天为一疗程。采用锁骨下深静脉插管给药最佳，若无条件则应选取两臂较粗静脉血管，两侧交替使用，最好使用套管针。先用250ml生理盐水打通静脉通路，为预防静脉炎的发生，可于第1～5天加5～10ml地塞米松，走小壶冲入，然后将本品稀释于300～400ml生理盐水中冲洗血管。4周为一疗程，或遵医嘱。

处方2：复方苦参注射液。肌内注射，每次2～4ml，每日2次；或静脉滴注，每次12ml，用氯化钠注射液200ml稀释后应用，每日1次。总量200ml为1个疗程，一般可连续使用2～3个疗程。

处方3：华蟾素注射液。肌内注射，每次2～4ml，每日2次；静脉滴注，每次10～20ml，用5%葡萄糖注射液500ml稀释后缓缓滴注，用药7天，休息1～2天。4周为1个疗程，或遵医嘱。

处方4：西黄胶囊。每次4～8粒，每日2次，口服；4周为1个疗程，可用1～2个疗程。

处方5：威麦宁胶囊。每次6～8粒，每日3次，口服；4周为1个疗程，可用1～2个疗程。

2. 脾虚痰湿

【症状】咳嗽频频，咳痰量多、色白、多泡沫，胸闷憋气，神疲乏力，倦怠，食欲不振，大便稀烂，舌体胖大，舌边有齿痕，舌苔薄白或白腻，脉滑。

【治法】益气健脾，肃肺化痰。

【方药】六君子汤合导痰汤加减。

党参12g　白术9g　茯苓15g　陈皮9g

法半夏 9g	胆南星 15g	苦杏仁 9g后下	百部 12g
山海螺 30g	石见穿 30g	石上柏 30g	龙葵 15g
生薏苡仁 30g	紫菀 12g	款冬花 12g	焦山楂 9g
焦六神曲 9g			

7 剂

用法：每日 1 剂，水煎服，一日分 2～3 次服。

【随症加减】 如伴有形寒肢冷，可加熟附片 6～9g先煎、桂枝 6g、高良姜 6～9g 以温阳散寒。

【中成药】

处方 1： 消癌平注射液。肌内注射：每次 2～4ml，每日 1～2 次；或遵医嘱。静脉滴注：用 5%或 10%葡萄糖注射液稀释后滴注，每次 20～100ml，每日 1 次；或遵医嘱。

处方 2： 参芪扶正注射液。静脉滴注：用于晚期肺癌，每次 250ml，每日 1 次，疗程 21 天；与化疗药合用，在化疗前 3 天开始使用，每次 250ml，每日 1 次，疗程 21 天。

处方 3： 健脾益肾颗粒。每次 30g（1 袋），每日 2 次，冲服；4 周为 1 个疗程，可用 1～2 个疗程。

处方 4： 贞芪扶正胶囊。每次 6 粒，每日 2 次，口服；4 周为 1 个疗程，可用 1～2 个疗程。

3. 气滞血瘀

【症状】 胸胁胀满，胸痛如针刺，痰中带血或咯血，每遇情绪变化时症状加剧。舌质暗红、有瘀斑，舌苔薄黄，脉细弦。

【治法】 理气化瘀，软坚散结。

【方药】 复元活血汤加减或补阳还五汤加减。

处方 1： 复元活血汤加减

桃仁 9g	王不留行 15g包煎	丹参 12g	三棱 9g
莪术 9g	蜂房 9g	八月札 15g	川郁金 9g
全瓜蒌 30g	炙鳖甲 15g先煎	夏枯草 15g	海藻 12g
昆布 12g	猫爪草 15g	石见穿 30g	白花蛇舌草 30g
山慈菇 15g	生牡蛎 30g先煎		

7 剂

用法：每日1剂，水煎服，一日分2～3次服。

处方2：补阳还五汤加减

黄芪 30～60g	当归 6～12g	赤芍 6g	地龙 6g
川芎 3～9g	红花 3～9g	桃仁 3～6g	

7剂

用法：每日1剂，水煎服，一日分2～3次服。

【随症加减】如痰浊明显，可随症加入苍术9g、浙贝母9g等以加强化痰通络之功，加薏苡仁15～30g、砂仁3g后下、豆蔻3g后下及四君子汤以健脾化湿。

【中成药】

处方1：艾迪注射液。静脉滴注：每次50～100ml，以0.9%氯化钠或5%～10%葡萄糖注射液400～450ml稀释后使用，每日1次；30天为1个疗程。

处方2：平消胶囊。每次4～8粒，每日3次，口服；4周为1个疗程，可用1～2个疗程。

处方3：复方斑蝥胶囊。每次3粒，每日2次，口服；4周为1个疗程，可用1～2个疗程。

处方4：化癥回生片。每次5～6片，每日2次，口服；4周为1疗程，可用1～2个疗程。

4. 气阴两虚

【症状】咳嗽少痰，咳声低微，气短无力，动则喘促，易汗出，食欲不振，形体消瘦，舌淡或舌质红，苔少，脉沉细无力。

【治法】益气养阴，清肺解毒。

【方药】四君子汤合沙参麦冬汤加减；或补气养阴煎加减；或益气养阴方；或益气清肺方。

处方1：四君子汤合沙参麦冬汤加减

生黄芪 15g	生白术 9g	北沙参 15g	天冬 15g
麦冬 12g	苦杏仁 9g后下	百部 12g	瓜蒌皮 15g
胆南星 15g	五味子 6g	石上柏 30g	石见穿 30g
白花蛇舌草 30g	夏枯草 12g	川贝母 9g	

7剂

用法：每日 1 剂，水煎服，一日分 2～3 次服。

处方 2：补气养阴煎加减

党参 15g	麦冬 15g	桑白皮 15g	地骨皮 15g
生地黄 15g	补骨脂 12g	白术 10g	猪苓 30g
茯苓 30g	南沙参 30g	白花蛇舌草 30g	夏枯草 20g

7 剂

用法：每日 1 剂，水煎服，一日分 2～3 次服。

处方 3：益气养阴方

黄芪 15g	西洋参 15g	薏苡仁 15g	百合 15g
生地黄 15g	熟地黄 9g	天冬 15g	麦冬 15g
玄参 15g	芦根 30g	甘草 9g	

7 剂

用法：每日 1 剂，水煎服，一日分 2～3 次服。

处方 4：益气清肺方

黄芪 15g	白术 12g	法半夏 12g	百部 12g
南沙参 15g	白花蛇舌草 30g	半枝莲 30g	鱼腥草 30g
山慈菇 12g			

7 剂

用法：每日 1 剂，水煎服，一日分 2～3 次服。

【随症加减】胸痛加赤芍 9g、丹参 9g、郁金 9g、瓜蒌 9g；胸水加龙葵 12g、葶苈子 9g包煎、薏苡仁 15g（处方 3 不加此药）；咯血加藕节 12g、白茅根 15g、仙鹤草 15g。

【中成药】

处方 1：参一胶囊。每次 2 粒，每日 2 次，口服；8 周为 1 个疗程，可用 1～2 个疗程。

处方 2：生脉饮。每次 10ml，每日 3 次，口服；4 周为 1 个疗程，可用 1～2 个疗程。

处方 3：生脉胶囊。每次 3 粒，每日 3 次，口服；4 周为 1 个疗程，可用 1～2 个疗程。

三、日常调护

戒烟，尽量避免吸入含致癌物质的粉尘和空气；保持乐观积极的心态，科学饮食，忌食过热、生冷、煎炒过度、油腻食物，多吃容易消化有营养的食物；增强体质，养护正气。

（刘鲁炯）

参考文献

［1］ 国家卫生健康委办公厅，国家中医药管理局办公室．流行性感冒诊疗方案（2020年版）［J］．中国病毒病杂志，2021，01：1-5．

［2］ 孙增涛，师艺航，李小娟．咳嗽中医诊疗专家共识意见（2021）［J］．中医杂志，2021，16：1465-1472．

［3］《中成药治疗优势病种临床应用指南》标准化项目组．中成药治疗成人支气管哮喘临床应用指南（2021年）［J］．中国中西医结合杂志，2022，03：276-286．

［4］《中成药治疗优势病种临床应用指南》标准化项目组．中成药治疗慢性阻塞性肺疾病临床应用指南（2021年）［J］．中国中西医结合杂志，2022，08：901-914．

［5］ 薛鸿浩，陆城华，徐向前，等．季节性流行性感冒中医预防方案上海专家共识（2022年）［J］．上海中医药杂志，2022，10：13-15，19．

［6］ 中国中西医结合学会呼吸病专业委员会．支气管哮喘中西医结合诊疗中国专家共识［J］．中国中西医结合杂志，2023，01：12-20．

［7］ 李建生，王至婉，李素云，等．普通感冒中医证候诊断标准（2013版）［J］．中医杂志，2014，04：350-351．

［8］ 瞿介明，曹彬．中国成人社区获得性肺炎诊断和治疗指南（2016年版）［J］．中华结核和呼吸杂志，2016，04：253-279．

［9］ 中华医学会，中华医学会临床药学分会，中华医学会杂志，等．咳嗽基层合理用药指南［J］．中华全科医师杂志，2020，07：582-592．

［10］ 中华医学会呼吸病学分会哮喘学组．咳嗽的诊断与治疗指南（2021）［J］．中华结核和呼吸杂志，2022，01：13-46．

［11］ 中华中医药学会内科分会，中华中医药学会肺系病分会，中国民族医药学会肺病分会．社区获得性肺炎中医诊疗指南（2011版）［J］．中医杂志，2011，21：1883-1888．

第二章

循环系统疾病

第一节　稳定型心绞痛

心绞痛是由于冠状动脉粥样硬化、狭窄等和/或痉挛导致的心脏短暂缺血、缺氧。稳定型心绞痛是指在数周乃至数月内疼痛发作的性质、频率、部位、程度和持续时间无改变，属于中医学“胸痹心痛”范畴。

一、西医诊断要点

（1）患者存在冠心病的危险因素，如肥胖、吸烟、高血压、高血脂、早发的心血管病家族史。

（2）症状体征　临床上表现为因体力活动、情绪激动等诱发的胸闷胸痛，以左心前区或胸骨后疼痛为主，多为发作性绞痛或压榨痛，有紧缩感、憋闷感或沉重感。疼痛可放射至左肩臂，有些会放射至颈部、下颌、牙齿、腹部，休息或含服硝酸甘油后一般3～5min可以缓解。

（3）实验室检查　发作时心电图和动态心电图可见缺血性ST段压低，冠状动脉CT或冠状动脉造影可见冠状动脉不同程度的狭窄。

二、中医辨证论治

1. 寒凝心脉

【症状】 胸闷、胸痛如绞，时发时止，遇寒尤甚。伴有形寒肢冷，四肢不温，或冷汗自出，或伴有心悸气短，或心痛彻背、背痛彻心。舌淡红或暗红，苔薄白，脉沉紧。

【治法】 温经通脉，散寒止痛。

【方药】 瓜蒌薤白白酒汤加减；或当归四逆汤；或乌头赤石脂丸加减。

处方 1： 瓜蒌薤白白酒汤加减

瓜蒌皮 9g	薤白 9g	桂枝 9g	檀香 6g后下
丹参 15g			

7 剂

用法：每日 1 剂，水煎服，一日分 2～3 次服。

处方 2： 当归四逆汤

当归 12g	桂枝 9g	白芍 9g	细辛 3g
炙甘草 6g	通草 6g	大枣 9 枚	

7 剂

用法：每日 1 剂，水煎服，一日分 2～3 次服。

处方 3： 如心痛彻背、背痛彻心，伴有身寒肢冷、喘息不得卧，可用乌头赤石脂丸加减。

蜀椒 6g	制川乌 6g先煎1～2h	熟附片 9g先煎	干姜 6g
赤石脂 10g先煎	当归 9g		

7 剂

用法：每日 1 剂，水煎服，一日分 2～3 次服。

【随症加减】 伴有血瘀者，可酌加丹参 15g（处方 1 不加）、川芎 9g、当归 9g（处方 2 与 3 不加）、红花 9g 等活血化瘀之品。痰浊明显者，可酌加陈皮 9g、竹茹 9g 等。伴有心悸，可随症酌加甘松 6g、景天三七 15g、苦参 6g 等。如伴有失眠，可随症加酸枣仁

9g、柏子仁 6g、珍珠母 15～30g先煎、琥珀粉 3g包煎或冲服。

【中成药】

处方 1： 麝香保心丸。每次 1～2 丸，每日 3 次，口服；4 周为 1 个疗程，可用 1～2 个疗程。

处方 2： 理气活血滴丸。每次 10 丸，每日 3 次，口服；4 周为 1 个疗程，可用 1～2 个疗程。

处方 3： 冠心苏合丸。每次 1 丸，每日 1～3 次，嚼碎服；4 周为 1 个疗程，可用 1～2 个疗程。

处方 4： 灵宝护心丹。每次 3～4 丸，每日 3～4 次，口服；4 周为 1 个疗程，可用 1～2 个疗程。

【其他治法】

急救方： 胸痛发作时可用麝香保心丸 2～4 丸舌下含服；或苏合香丸 1 粒送服；或舌下喷宽胸气雾剂。

艾灸： 艾灸膻中、巨阙 20min 后，再艾灸厥阴俞、心俞、膈俞穴 20min。每周 5 天，每天 1 次，4 周为 1 个疗程。

2. 心血瘀阻

【症状】 心痛剧烈，疼痛如刺，痛有定处，或伴胸闷，经久不愈，或因情绪激动后胸痛加重。舌质紫暗，或舌有瘀斑，舌下络脉瘀血，脉涩。

【治法】 活血化瘀，通脉止痛。

【方药】 血府逐瘀汤；或丹参饮。

处方 1： 血府逐瘀汤

桃仁 12g	红花 9g	当归 12g	生地黄 9g
牛膝 9g	川芎 9g	桔梗 9g	赤芍 9g
枳壳 6g	甘草 6g	柴胡 9g	

7 剂

用法：每日 1 剂，水煎服，一日分 2～3 次服。

处方 2： 丹参饮

丹参 15～30g　砂仁 6g后下　檀香 6g后下

7 剂

用法：每日1剂，水煎服，一日分2～3次服。

【随症加减】血瘀痹阻较重，胸痛剧烈者，可酌加乳香3～5g、没药3～5g、益母草15g、降香9～15g[后下]等以活血理气。气滞血瘀并重，胸闷胸痛明显者，酌加延胡索9g、郁金9g、沉香1～1.5g（研末入药）、檀香3～6g[后下]（处方2不加）以理气止痛；如情志不畅而发，善叹息，可酌加柴胡9g（处方1不加）、香附9g、白芍9g、陈皮9g、川芎9g（处方1不加）以疏肝理气。如伴有气短乏力、自汗者，可酌加黄芪15～30g、人参6g[另煎]以益气活血；如伴有形寒肢冷，可酌加熟附片6～9g[先煎]、桂枝6g、高良姜6～9g以温阳散寒。

【中成药】

处方1：复方丹参滴丸。每次10丸，每日3次，吞服或舌下含服；4周为1个疗程，可用1～2个疗程。

处方2：精制冠心片。每次6～8片，每日3次，口服；4周为1个疗程，可用1～2个疗程。

处方3：速效救心丸。每次4～6丸，每日3次，含服；4周为1个疗程，可用1～2个疗程。

处方4：冠心宁片。每次4片，每日3次，口服；4周为1个疗程，可用1～2个疗程。

处方5：麝香保心丸。每次1～2丸，每日3次，口服；4周为1个疗程，可用1～2个疗程。

处方6：地奥心血康胶囊。每次1～2粒，每日3次，口服；4周为1个疗程，可用1～2个疗程。

处方7：灯盏花素片。每次2片，每日3次，口服；4周为1个疗程，可用1～2个疗程。

处方8：复方丹参片。每次3片（小片），每日3次，口服；4周为1个疗程，可用1～2个疗程。

处方9：血府逐瘀胶囊。每次6粒，每日2次，口服；1个月为1个疗程，可用1～2个疗程。

处方10：心可舒胶囊。每次4粒，每日3次，口服；4周为1个疗程，可用1～2个疗程。

处方11：银杏酮酯滴丸。每丸5mg。每次8丸，每日3次，口服；4周为1个疗程，可用1～2个疗程。

处方12：血栓心脉宁胶囊。每次4粒，每日3次，口服；4周为 1 个疗程，可用 1～2 个疗程。

【其他治法】

急救方：胸痛发作时，可以速效救心丸 10～15 丸舌下含服。

足浴：如不能口服药物，可以上述中药汤剂煎煮后足浴泡脚。

耳穴压豆：主穴取神门、皮质下；用耳穴探针按压耳穴，找到敏感点，再根据患者所述其他症状选择配穴。耳部常规消毒后，将粘有王不留行的方形胶布贴于所取耳穴上，轻轻用手指按压，使耳郭有发热、胀痛等反应，按压 30～60s/次，以局部酸麻胀感或轻微疼痛为佳，每天每穴按压 3～5 次，可按压 3～5 天，休息 1～2 天后再做治疗。

3. 痰浊内阻

【症状】胸闷、胸痛如窒，闷重于痛。伴形体肥胖，或伴有痰多，头身困重，纳呆便溏，口黏，喜吐痰涎。舌胖、淡红或暗红，苔白腻或黄腻，脉滑。

【治法】健脾化痰，宽胸理气。

【方药】瓜蒌薤白半夏汤；或二陈汤；或导痰汤；或黄连温胆汤或清气化痰汤。

处方 1：瓜蒌薤白半夏汤

瓜蒌皮 9g　　薤白 9g　　法半夏 9g

7 剂

用法：每日 1 剂，水煎服，一日分 2～3 次服。

处方 2：二陈汤

法半夏 9g　　橘红 9g　　茯苓 9g　　炙甘草 5g

7 剂

用法：每日 1 剂，水煎服，一日分 2～3 次服。

处方 3：导痰汤

法半夏 6g　　制天南星 3g　　炒枳实 3g　　茯苓 3g
橘红 3g　　甘草 2g　　生姜 10 片（3g）

7 剂

用法：每日 1 剂，水煎服，一日分 2～3 次服。

处方 4：如伴有痰黄、舌红、苔黄腻、脉滑数者，属于痰热扰心证，可使用黄连温胆汤或清气化痰汤。

a. 黄连温胆汤

黄连 6g	竹茹 12g	枳实 6g	法半夏 6g
陈皮 9g	炙甘草 6g	生姜 3g	茯苓 9g

7 剂

用法：每日 1 剂，水煎服，一日分 2～3 次服。

b. 清气化痰汤

胆南星 9g	黄芩 6g	瓜蒌子 6g	陈皮 6g
枳实 6g	苦杏仁 6g后下	茯苓 6g	法半夏 9g

7 剂

用法：每日 1 剂，水煎服，一日分 2～3 次服。

【随症加减】如痰浊明显，可随症加苍术 9g、浙贝母 9g 等以加强化痰通络之功，加薏苡仁 15～30g、砂仁 3g后下、豆蔻 3g后下、人参 9g另煎、白术 9g 以健脾化湿。如痰瘀互结，舌紫暗，可酌加丹参 15g 或红花 9g 或三七粉 3g冲服以活血化瘀。

【中成药】

处方 1：丹蒌片。每次 5 片，每日 3 次，口服；4 周为 1 个疗程，可用 1～2 个疗程。

处方 2：血滞通胶囊。每次 2 粒，每日 3 次，口服；4 周为 1 个疗程，可用 1～2 个疗程。

4. 气虚血瘀

【症状】胸痛呈隐痛，时轻时重，劳累后易诱发，神疲乏力，气短懒言，自汗心悸，舌质淡暗，舌胖有齿痕，脉缓弱无力或结代。

【治法】益气活血，通络止痛。

【方药】补阳还五汤；保元汤合血府逐瘀汤。

处方 1：补阳还五汤

黄芪 30g	当归 9g	赤芍 9g	地龙 6g
川芎 9g	红花 9g	桃仁 6g	

7 剂

用法：每日 1 剂，水煎服，分 2～3 次服。

处方 2：保元汤合血府逐瘀汤

人参 6g另煎	黄芪 20g	肉桂 3g后下	桃仁 12g
红花 9g	当归 9g	生地黄 9g	川芎 4.5g
赤芍 9g	牛膝 9g	桔梗 4.5g	柴胡 9g
枳壳 6g	甘草 6g		

7 剂

用法：每日 1 剂，水煎服，分 2～3 次服。

【随症加减】如气虚明显，可酌加大枣 6 枚、太子参 6～9g 等；如气虚显著可少佐肉桂 3g后下（处方 2 不加），补少火而生气；兼痰浊者，酌加瓜蒌 9g、法半夏 9g、石菖蒲 9g；如血瘀重者，可去红花、桃仁，酌加水蛭 6g。

【中成药】

处方 1：芪参益气滴丸。每次 1 袋，每日 3 次，口服；4 周为 1 个疗程，可用 1～2 个疗程。

处方 2：通心络胶囊。每次 2～4 粒，每日 3 次，口服；4 周为 1 个疗程，可用 1～2 个疗程。

处方 3：养心氏片。每次 4～6 片（每片 0.3g），每日 3 次，口服；4 周为 1 个疗程，可用 1～2 个疗程。

处方 4：心达康片。每次 10mg，每日 3 次，口服；3 个月为 1 个疗程，可用 1～2 个疗程。

处方 5：诺迪康胶囊。每次 1～2 粒，每日 3 次，口服；4 周为 1 个疗程，可用 1～2 个疗程。

5. 气阴两虚

【症状】胸闷隐痛，心悸气短，倦怠乏力，懒言，面色少华，心烦多梦或不寐，或手足心热，口舌干燥，头晕目眩，舌红少津，脉细无力或见结代。

【治法】益气养阴，活血通络。

【方药】生脉散合人参养营汤加减。

人参 9g另煎　黄芪 15g　白术 15g　茯苓 15g
炙甘草 9g　麦冬 9g　生地黄 9g　当归 9～15g
白芍 9g　五味子 6g　远志 9g

7 剂

用法：每日 1 剂，水煎服，分 2～3 次服。

【随症加减】 如气虚较重，自汗、纳呆、便溏，去生地黄、当归、麦冬，酌加山药 15g、砂仁 3g后下、淮小麦 15～30g 益气健脾；如阴虚较重，口干舌燥、大便燥结，可酌加制何首乌 9g、玉竹 9g、石斛 9～15g 养阴润燥；若合并血瘀，可酌加丹参 15g 或益母草 15g 或三七粉 3g冲服活血化瘀；如合并虚烦不得寐，可酌加酸枣仁 15g、川芎 6g、知母 6～9g 等药以养血安神、清热除烦。

【中成药】

处方 1： 生脉饮。每次 10ml，每日 3 次，口服；4 周为 1 个疗程，可用 1～2 个疗程。

处方 2： 生脉胶囊。每次 3 粒，每日 3 次，口服；4 周为 1 个疗程，可用 1～2 个疗程。

处方 3： 天王补心丹。每次 1 丸，每日 3 次，口服；4 周为 1 个疗程，可用 1～2 个疗程。

处方 4： 心通口服液。每次 10～20ml，每日 2～3 次，口服；4 周为 1 个疗程，可用 1～2 个疗程。

处方 5： 参松养心胶囊。每次 2～4 粒，每日 3 次，口服；4 周为 1 个疗程，可用 1～2 个疗程。

处方 6： 复方血栓通胶囊。每次 3 粒，每日 3 次，口服；4 周为 1 个疗程，可用 1～2 个疗程。

6. 心肾阴虚

【症状】 胸闷隐痛，心悸盗汗，心烦不寐，腰膝酸软，耳鸣，头晕，舌红或见紫斑，脉细数或见结代。

【治法】 滋阴益肾，养心安神。

【方药】 左归丸或知柏地黄丸加减。

熟地黄 24g　山药 12g　枸杞子 12g　山茱萸 12g
川牛膝 9g　菟丝子 12g　鹿角胶 12g烊化　龟甲胶 12g烊化

人参 6g另煎　麦冬 9g　五味子 6g　当归 15g
丹参 15g　川芎 9g　酸枣仁 12g

7 剂

用法：每日 1 剂，水煎服，鹿角胶、龟甲胶烊化后冲入中药汁中，分 2～3 次服。

【随症加减】若阴虚阳亢，头晕目眩，可酌加珍珠母 15～30g先煎、磁石 15～30g先煎、石决明 15g先煎重镇潜阳；或酌加天麻 9g、钩藤 9g后下平肝潜阳；如阴虚火旺，虚烦不得寐，可酌加知母 6～9g、茯苓 10g 等药养血安神、清热除烦；如伴有心悸，可随症加用甘松 6g、景天三七 15g 等。

【中成药】

处方 1：左归丸。每次 9g，每日 2 次，口服；4 周为 1 个疗程，可用 1～2 个疗程。

处方 2：知柏地黄丸（浓缩丸）。每次 8 丸，每日 3 次，口服；4 周为 1 个疗程，可用 1～2 个疗程。

处方 3：心元胶囊。每次 3～4 粒，每日 3 次，口服；4 周为 1 个疗程，可用 1～2 个疗程。

7. 心阳虚衰

【症状】胸闷气短，心悸而痛，甚者胸痛彻背，心悸汗出，畏寒肢冷，腰酸乏力，或伴下肢浮肿，面色苍白，唇甲淡白或青紫，舌淡白或紫暗，脉沉细或沉微欲绝。

【治法】温补心肾，活血通络。

【方药】参附汤合右归丸加减。

人参 6g另煎　熟附片 6～9g先煎　桂枝 6～9g　熟地黄 12g
山药 12g　山茱萸 9g　枸杞子 12g　鹿角胶 12g烊化
菟丝子 12g　杜仲 12g　当归 9g　肉桂 6g后下
丹参 15g　川芎 9g　香附 9g

7 剂

用法：每日 1 剂，水煎服，鹿角胶烊化后冲入中药汁中，分 2～3 次服。

【随症加减】若阳虚寒凝心脉，心痛较剧者，可酌加鹿角片 9g先煎、川椒 6～9g、吴茱萸 3g、荜茇 1.5～3g、高良姜 3g、细辛 3g、川乌 9g[先煎1～2h]、赤石脂 9g[先煎]。若阳虚寒凝而兼气滞血瘀者，可选用薤白 9g、沉香 1.5～3g[后下]、降香 3g[后下]、檀香 3～6g[后下]、延胡索 9g、乳香 3～5g、没药 3～5g 等偏于温性的理气活血药物。若见四肢厥冷、大汗淋漓、面色唇甲青紫、脉沉微或脉微欲绝，可换人参为红参 10g，熟附片加量，并加龙骨 30g[先煎]、牡蛎 30g[先煎] 以回阳救逆固脱。如见阳虚水泛，心悸喘促、不能平卧、下肢浮肿、小便短少，可用真武汤，酌加车前子 15～30g[包煎]、葶苈子 30g[包煎] 利水消肿。

【中成药】

处方 1： 右归丸。小蜜丸每次 9g，每日 3 次，口服；4 周为 1 个疗程，可用 1～2 个疗程。

处方 2： 桂附地黄丸。水蜜丸每次 6g，每日 2 次，口服；4 周为 1 个疗程，可用 1～2 个疗程。

【其他治法】

艾灸： 选择膻中、心俞、关元、内关、肾俞、阴郄等穴位，碘伏消毒，并以万花油涂抹，将点燃的艾条对准穴位，艾条距离穴位约 3cm，若艾灸部位肌肤潮红且感到温热但无灼痛，则可停止艾灸。每次 20min，每日 2 次，连续治疗 4 周。

三、日常调护

病情严重及急性发作时，需配合西医治疗。日常积极治疗高血压、糖尿病、高脂血症等原发疾病。低盐低脂饮食，适当运动。急性发作期可使用速效救心丸、麝香保心丸、麝香通心滴丸、丹参滴丸、宽胸气雾剂等。

（高俊杰）

第二节　慢性心力衰竭

心力衰竭是多种原因导致心脏结构和（或）功能的异常改变，使心室收缩和（或）舒张功能发生障碍，从而引起的一组复杂临床综合征，主要表现为呼吸困难、疲乏和液体潴留等。根据病因和起病特点，分为急性心力衰竭和慢性心力衰竭。在原有慢性心脏疾病基础上逐渐出现心衰症状、体征的为慢性心力衰竭。属于中医学“水肿”“心水”范畴。

一、西医诊断要点

临床具有冠心病、高血压等心衰的高危因素。

1. 左心衰竭

（1）典型症状　以呼吸困难为主症的肺循环淤血的症状。常在劳累后出现呼吸困难，或夜间阵发性呼吸困难、端坐呼吸等。此时肺动脉瓣区第二心音亢进，心尖区可听到舒张期奔马律。

（2）体格检查　呼吸气急，肺部啰音，伴或不伴心脏杂音，心尖搏动侧移或者弥散。

（3）实验室检查　X线显示心影增大及肺淤血，脑利尿钠肽（BNP）/氨基末端脑利尿钠肽前体（NT-proBNP）升高，心脏超声可见心脏结构异常或射血分数（EF）降低或舒张功能减退的表现。

2. 右心衰竭

（1）典型症状　上腹饱满，食欲缺乏，恶心，呕吐，尿少，肝区胀痛，黄疸，以及颈静脉充盈或怒张、肝大和压痛、发绀、胸腔积液、腹水等体循环淤血的症状。

（2）体格检查　颈静脉充盈或怒张、肝脾增大、肝-颈静脉回流征（+）、双下肢水肿等。

（3）实验室检查　X线检查可见右心或全心增大，上腔静脉增宽，而肺叶清晰，BNP/NT-proBNP升高，心脏超声可见心脏结构异常或EF降低或舒张功能减退的表现。

全心衰竭兼有左心衰竭和右心衰竭的表现。

二、中医辨证论治

1. 气阴两虚

【症状】胸闷气短，心悸，动则加剧；神疲乏力，口干，五心烦热，两颧潮红，或胸痛，入夜尤甚，或伴腰膝酸软，头晕耳鸣，或尿少肢肿；舌暗红少苔或少津，脉细数无力或结、代。

【治法】 益气养阴，活血化瘀。

【方药】 生脉散合血府逐瘀汤加减。

人参 6～9g另煎	麦冬 9g	五味子 6g	桃仁 12g
红花 9g	当归 9g	生地黄 9g	川芎 4.5g
赤芍 6g	牛膝 9g	桔梗 4.5g	柴胡 9g
枳壳 6g	甘草 6g		

7 剂

用法：每日 1 剂，水煎服，一日分 2～3 次服。

【随症加减】 阴虚严重者可加二至丸或酌加黄精 9g、石斛 9～12g、玉竹 9～12g 等；如五心烦热、腰酸、耳鸣、眩晕，考虑肝肾阴虚者，可合用六味地黄丸或左归丸。

【中成药】

处方 1： 补益强心片。每次 4 片，每日 3 次，口服；2 周为 1 个疗程，可用 1～2 个疗程。

处方 2： 生脉饮。每次 10ml（1 支），每日 3 次，口服；2 周为 1 个疗程，可用 1～2 个疗程。

处方 3： 左归丸。每次 9g，每日 2 次，口服；2 周为 1 个疗程，可用 1～2 个疗程。

处方 4： 六味地黄丸。水蜜丸每次 6g，每日 2 次，口服；2 周为 1 个疗程，可用 1～2 个疗程。

2. 气虚血瘀

【症状】 胸闷气短，心悸，活动后诱发或加剧；神疲乏力，自汗，面色白，口唇发绀，或胸部闷痛，或肢肿时作，喘息不得卧；舌淡胖或淡暗有瘀斑，脉沉细或涩、结、代。

【治法】 补益心肺，活血化瘀。

【方药】 保元汤合血府逐瘀汤；或补阳还五汤。

处方 1： 保元汤合血府逐瘀汤

人参 6g另煎	黄芪 20g	肉桂 3g后下	桃仁 12g
红花 9g	当归 9g	生地黄 9g	川芎 4.5g
赤芍 9g	牛膝 9g	桔梗 4.5g	柴胡 9g

枳壳 6g　　甘草 6g

7 剂

用法：每日 1 剂，水煎服，分 2～3 次服。

处方 2：补阳还五汤

黄芪 30～120g　赤芍 5g　川芎 3g　当归 6g
地龙 3g　桃仁 3g　红花 3g

7 剂

用法：每日 1 剂，水煎服，分 2～3 次服。

【随症加减】若血瘀严重者，可加重赤芍、川芎、当归、桃仁、红花用量；亦可去红花、赤芍，酌加水蛭 6g。若兼肢肿尿少者，可加葶苈子 10～30g包煎、车前子 10～30g包煎。若伴胸闷严重者，可酌加瓜蒌 6～12g、薤白 6～12g、桂枝 6～9g、檀香 3g后下、降香 3～6g后下等；心悸频作，发无定时，可酌加生龙骨或生龙齿 15～30g先煎、生牡蛎 15～30g先煎、醋鳖甲 9～12g先煎等。

【中成药】

处方 1：芪参益气滴丸。每次 1 袋，每日 3 次，口服；4 周为 1 个疗程，可用 1～2 个疗程。

处方 2：养心氏片。每次 4～6 片（每片 0.3g），每日 3 次，口服；2 周为 1 个疗程，可用 1～2 个疗程。

处方 3：芪苈强心胶囊。每次 4 粒，每日 3 次，口服；2 周为 1 个疗程，可用 1～2 个疗程。

3. 阳虚水泛

【症状】心悸，喘息不得卧，动则尤甚；面浮肢肿，尿少，神疲乏力，畏寒肢冷，腹胀，便溏，口唇发绀，胸部刺痛，或胁下痞块坚硬，颈脉显露；舌淡胖有齿痕或有瘀点、瘀斑，脉沉细或结、代、促。

【治法】益气温阳，化瘀利水。

【方药】真武汤合五苓散加减；或真武汤合葶苈大枣泻肺汤。

处方 1：真武汤合五苓散加减

熟附片 9g先煎　桂枝 6g　茯苓 15g　白术 15g

泽泻 15g　　　猪苓 9g　　　芍药 9g

7 剂

用法：每日 1 剂，水煎服，分 2～3 次服。

处方 2：真武汤合葶苈大枣泻肺汤

熟附片 9g先煎　　茯苓 15g　　芍药 9g　　白术 15g
生姜 9g　　葶苈子 15g包煎　　大枣 6 枚

7 剂

用法：每日 1 剂，水煎服，分 2～3 次服。

【随症加减】如水饮凌心，胸闷气急，不得卧，使用真武汤合葶苈大枣泻肺汤；若饮邪暴盛，泛溢肌肤，可酌加椒目 3～6g、大腹皮 6～9g 等，如经治疗，水肿消退不明显者，可酌加活血药，以加强利水之力，可选用益母草 9～15g、泽兰 9～12g、牛膝 9g、丹参 9～15g 等；若畏寒肢冷、腰膝酸软等肾阳虚证明显者，可酌加仙茅 9～12g、淫羊藿 9～12g、鹿角霜 6～9g先煎等；若兼胁下痞块坚硬，乃血瘀日久，积块已成，可酌加鳖甲煎丸；如心肾阳虚明显，水肿不明显，可用参附汤合金匮肾气丸加减。

【中成药】

处方 1：芪苈强心胶囊。每次 4 粒，每日 3 次，口服；2 周为 1 个疗程，可用 1～2 个疗程。

处方 2：参附强心丸。大蜜丸每次 2 丸，每日 2～3 次，口服；2 周为 1 个疗程，可用 1～2 个疗程。

处方 3：心宝丸。慢性心功能不全患者：按心功能Ⅰ、Ⅱ、Ⅲ级分别服用；每疗程为 2 个月，在心功能正常后改为日维持剂量 60～120mg（1～2 丸）。

Ⅰ级：每次 120mg（2 丸），每日 3 次。

Ⅱ级：每次 240mg（4 丸），每日 3 次。

Ⅲ级：每次 360mg（6 丸），每日 3 次。

处方 4：金匮肾气丸。小蜜丸每次 6g，每日 2 次，口服；2 周为 1 个疗程，可用 1～2 个疗程。

4. 痰饮阻肺

【症状】气急喘咳，张口抬肩，不能平卧，白痰，心悸烦躁，胸闷腹胀，汗出唇紫，舌质紫暗，舌苔白腻，脉滑。

【治法】温肺化痰，泻肺平喘。

【方药】苓桂术甘汤合葶苈大枣泻肺汤。

茯苓 12g	桂枝 9g	白术 6g	炙甘草 6g
葶苈子 30g包煎	大枣 6 枚		

7 剂

用法：每日 1 剂，水煎服，分 2～3 次服。

【随症加减】如咳嗽、咳痰、痰湿明显者，可加法半夏 12g、陈皮 9g；如咳黄黏痰、苔黄腻、脉滑，可加黄连 6～9g、枳壳 9g、竹茹 12g、苦杏仁 9g后下；如腹胀严重，可酌加大腹皮 6～9g；兼有失眠者，酌加琥珀粉 6g包煎、远志 9g 以宁心安神；如兼心悸者，酌加珍珠母 15～30g先煎、牡蛎 15～30g先煎、龙齿 15～30g先煎以重镇定惊；若兼有风寒束表，可改用小青龙汤；水肿严重，可酌加泽泻 6～9g、车前子 15～30g包煎；如合并血瘀者，可酌加桃仁 9g、红花 9g、丹参 9～15g、益母草 9～15g 等。

【中成药】

处方：芪苈强心胶囊。每次 4 粒，每日 3 次，口服；2 周为 1 个疗程，可用 1～2 个疗程。

三、日常调护

积极治疗原发病，注意避免感染、过度劳累、输液过快过多等诱发因素。饮食宜清淡易消化，多食蔬菜、水果，防止便秘；戒烟酒。合理安排活动与休息，避免重体力劳动，轻度活动以不出现胸闷为宜。严格遵医嘱服药，定期随访，根据病情调整药物的剂量。日常生活注意防寒保暖，防止受凉受湿，避免情绪激动。叮嘱患者定期门诊随访，防止病情发展。

（呼明哲　高俊杰）

第三节　快速性心律失常

快速性心律失常是临床上常见的心血管疾患，一般包括窦性心动过速、期前收缩、阵发性心动过速（室上性、室性）、扑动与颤动（房性、室性）等。属于中医学“惊悸”“怔忡”范畴。

一、西医诊断要点

（1）典型症状　心悸、胸闷、乏力、头晕等，严重者可出现胸痛、呼吸困难、四肢冰冷、意识丧失和抽搐、晕厥等症状。

（2）实验室检查　心电图或24h心电图见各种心动过速，如期前收缩（房性早搏、房室交界性早搏和室性早搏）、阵发性室上性心动过速、室性心动过速、房颤或者房扑。

二、中医辨证论治

1. 心虚胆怯

【症状】心悸心慌，善惊易恐，坐卧不安，失眠多梦；舌苔薄白，脉虚数或结代。

【治法】安神定志，镇惊养心。

【方药】安神定志丸加减。

人参 6g另煎	茯苓 12g	茯神 9g	龙齿 15g先煎
远志 12g	石菖蒲 9g		

7 剂

用法：每日 1 剂，水煎服，分 2～3 次服。

【随症加减】气短乏力，头晕目眩，动则甚，静则缓，为心气虚损明显，可重用人参至 9g，酌加黄芪 15～30g 以加强益气之功；畏寒肢冷、心悸不宁的心阳不振者，用肉桂 3g后下，酌加熟附片 6～9g先煎；眩晕乏力、失眠多梦、面色无华之心血不足者，酌加阿胶 6g烊化、龙眼肉 9g；心气郁结，心悸烦闷，精神抑郁，酌加柴胡 9g、郁金 9g、合欢皮 9g；如伴浮肿、疲乏无力、肢体困重等气虚夹湿者，酌加泽泻 9g、白术 15g，重用茯苓至 15g；若伴有胸胁或其他局部刺痛、舌暗或有瘀斑瘀点、脉涩等血瘀者，酌加丹参 10～20g、川芎 6～9g、红花 6～9g。

【中成药】

处方 1：参松养心胶囊。每次 2～4 粒，每日 3 次，口服；4 周为1个疗程，可用1个疗程。

处方2： 稳心颗粒。每次1袋（9g），温开水冲服，每日3次；4周为1个疗程，可用1个疗程。

处方3： 珍合灵片。每次3～4片，每日3次，口服；4周为1个疗程，可用1个疗程。

2. 心脾两虚

【症状】 心悸气短，活动尤甚，眩晕乏力，面色无华；舌质淡，苔薄白，脉细弱。

【治法】 健脾养心，安神止悸。

【方药】 归脾汤。

白术 9g	当归 9g	白茯苓 9g	黄芪 15g
远志 9g	龙眼肉 9g	炒酸枣仁 9g	人参 6g[另煎]
木香 9g[后下]	炙甘草 6g		

7剂

用法：每日1剂，加生姜3片、大枣6枚，水煎服，早晚分2～3次服用。

【随症加减】 气短、神疲乏力严重者加重黄芪用量；阳虚甚而汗出肢冷、脉结或代者，酌加熟附片6～9g[先煎]、肉桂3g[后下]；伴有五心烦热、潮热盗汗、咽干、舌红少苔等阴虚甚者，酌加麦冬9g、阿胶6g[烊化]、玉竹9g；自汗、盗汗者，可酌加麻黄根9g、浮小麦9g、瘪桃干9g等。

【中成药】

处方1： 归脾丸。水蜜丸每次6g，小蜜丸每次9g，大蜜丸每次1丸，每日3次，口服；4周为1个疗程，可用1～2个疗程。

处方2： 人参归脾丸。大蜜丸每次9g（1丸），每日2次，口服；4周为1个疗程，可用1～2个疗程。

处方3： 珍合灵片。每次3～4片，每日3次，口服；4周为1个疗程，可用1个疗程。

3. 气阴两虚

【症状】 心悸气短，头晕乏力，胸闷胸痛，少气懒言，五心烦热，失眠多梦；舌质红，少苔，脉虚数。

【治法】益气养阴，养心安神。

【方药】生脉散；或炙甘草汤。

处方 1：生脉散

人参 9g另煎　　麦冬 9g　　五味子 6g

7 剂

用法：每日 1 剂，水煎服，分 2～3 次服用。

处方 2：炙甘草汤

炙甘草 9g　　生姜 9g　　桂枝 9g　　人参 6g另煎
生地黄 12g　　麦冬 10g　　火麻仁 10g　　大枣 10 枚
阿胶 6g烊化

7 剂

用法：每日 1 剂，水煎服，阿胶烊化后冲入中药汁中，分 2～3 次服用。

【随症加减】伴五心烦热、潮热盗汗、咽干、舌红少苔等阴虚症状明显者，酌加天冬 9g、黄精 9g；心阴亏虚，心烦失眠，可酌加生地黄至 15g、莲子心 9g 以清心除烦；肾阴亏虚，腰膝酸软、头晕目眩者，可酌加枸杞子 9g、龟甲 9g先煎补肾养阴；兼有刺痛、舌暗等血瘀者，可酌加丹参 9～15g，或当归 9g、川芎 9g 以活血化瘀；早搏、心悸症状严重者，可加甘松 6～9g、万年青根 9～15g。

【中成药】

处方 1：参松养心胶囊。每次 2～4 粒，每日 3 次，口服；4 周为 1 个疗程，可用 1 个疗程。

处方 2：稳心颗粒。每次 1 袋（9g），每日 3 次，温开水冲服；4 周为 1 个疗程，可用 1 个疗程。

处方 3：生脉胶囊。每次 3 粒，每日 3 次，口服；4 周为 1 个疗程，可用 1 个疗程。

4. 阴虚火旺

【症状】心悸不宁，心烦少寐，头晕目眩，手足心热，耳鸣腰酸；舌质红，苔少，脉细数。

【治法】滋阴清火，养心安神。

【方药】天王补心丹；或黄连阿胶汤。

处方 1：天王补心丹

炒酸枣仁 12g	柏子仁 10g	当归 10g	天冬 9g
麦冬 10g	生地黄 15g	人参 9g另煎	丹参 9g
玄参 10g	茯苓 12g	五味子 9g	远志 9g
桔梗 9g			

7 剂

用法：每日 1 剂，水煎服，分 2～3 次服用。

处方 2：黄连阿胶汤

黄连 9g	黄芩 6g	芍药 6g	阿胶 9g烊化

7 剂

用法：每日 1 剂，水煎服，阿胶烊化后加入熬好的中药汁中混合，分 2～3 次服用。

【随症加减】肾阴亏虚，虚火妄动，遗精腰酸，可用知柏地黄丸，或酌加龟甲 9g先煎、熟地黄 9～12g、知母 6～9g、黄柏 6～9g；口干、夜间发热、局部刺痛者，酌加牡丹皮 9～12g、桃仁 9g、红花 9g 以清热凉血化瘀。

【中成药】

处方 1：天王补心丹。每次 1 丸（9g），每日 3 次，口服；2～4 周为 1 个疗程，可用 1～2 个疗程。

处方 2：知柏地黄丸。水蜜丸每次 6g，每日 2 次，口服；2～4 周为 1 个疗程，可用 1～2 个疗程。

处方 3：心元胶囊。每次 3～4 粒（0.3g/粒），每日 3 次，口服；2～4 周为 1 个疗程，可用 1～2 个疗程。

5. 水饮凌心

【症状】心悸，胸闷痞满，渴不欲饮，下肢浮肿，形寒肢冷，伴有眩晕、恶心呕吐、流涎、小便短少，舌淡苔滑，脉沉细而滑。

【治法】振奋心阳，化气利水。

【方药】苓桂术甘汤。

茯苓 15g　　桂枝 9g　　白术 15g　　炙甘草 6g

7 剂

用法：每日 1 剂，水煎服，每日分 2～3 次服用。

【随症加减】恶心呕吐，酌加法半夏 9g、陈皮 9g、生姜 3 片以和胃降逆；肺气不宣，水饮犯肺，咳喘、胸闷，酌加苦杏仁 6g[后下]、前胡 9g、桔梗 6～9g、葶苈子 15～30g[包煎]、车前子 15～30g[包煎]；兼有刺痛、舌暗、舌下瘀络等血瘀者，酌加当归 9～15g、丹参 9～15g、川芎 9～12g、泽兰 9g、益母草 9～15g；因心肾阳虚而致浮肿、尿少、阵发性夜间咳喘或端坐呼吸，当温阳利水，用真武汤（熟附片 9g[先煎]、茯苓 15g、白术 15g、白芍 15g、生姜 3 片）。

【中成药】

处方：参附强心丸。大蜜丸每次 2 丸（6g），每日 2～3 次，口服；2～4 周为 1 个疗程，可用 1～2 个疗程。

6. 痰火扰心

【症状】心悸时发时止，胸闷烦躁，失眠多梦，口干口苦，大便秘结，小便黄赤；舌苔黄腻，脉弦滑。

【治法】清热化痰，宁心安神。

【方药】黄连温胆汤。

黄连 9g　　竹茹 12g　　枳实 6g　　法半夏 9g
陈皮 9g　　甘草 6g　　生姜 3 片　　茯苓 9g

7 剂

用法：每日 1 剂，水煎服，每日分 2～3 次服用。

【随症加减】痰热郁结，大便秘结较重，可酌加生大黄 3～9g[后下]；心悸重，酌加珍珠母 15～30g[先煎]、石决明 15～30g[先煎]、磁石 15～30g[先煎]以重镇安神；火郁伤阴，症见口干、盗汗、舌红少津者，酌加麦冬 9～12g、玉竹 9～12g、天冬 9～12g、生地黄 9～12g 以养阴清热；若痰热不显，去黄连；早搏明显，可酌加甘松 9g、万年青根 20g、苦参 10～15g。

【中成药】

处方：心速宁胶囊。每次 4 粒，每日 3 次，口服；4 周为 1 个疗程，可用 1 个疗程。

7. 心脉瘀阻

【症状】 心悸不安，胸闷不舒，心痛时作，或见唇甲青紫或有瘀斑；舌质紫暗，脉涩或结代。

【治法】 活血化瘀，理气通络。

【方药】 桃仁红花煎；或血府逐瘀汤。

处方 1： 桃仁红花煎

红花 9g	当归 10g	桃仁 10g	香附 10g
延胡索 10g	赤芍 10g	川芎 10g	乳香 6g
丹参 10g	青皮 6g	生地黄 12g	

7 剂

用法：每日 1 剂，水煎服，一日分 2～3 次服用。

处方 2： 血府逐瘀汤

桃仁 12g	红花 9g	当归 9g	生地黄 9g
川芎 4.5g	赤芍 6g	牛膝 9g	桔梗 4.5g
柴胡 9g	枳壳 6g	甘草 6g	

7 剂

用法：每日 1 剂，水煎服，一日分 2～3 次服用。

【随症加减】 胸部窒闷不适，去生地黄之滋腻，酌加沉香 3g后下、檀香 3g后下、降香 9～15g后下以利气宽胸。胸痛甚，酌加乳香 3g、没药 3g、五灵脂 6～9g包煎、蒲黄 9～15g包煎、三七粉 3g冲服等活血化瘀、通络定痛。兼神疲乏力、少气懒言、头晕、自汗等气虚者，去理气之青皮，酌加黄芪 15g、党参 9g、黄精 9g 以补中益气。兼眩晕乏力、失眠多梦、面色无华等血虚者，酌加枸杞子 9g、熟地黄 9～12g 以滋养阴血。兼五心烦热、潮热盗汗、咽干、舌红少苔等阴虚者，酌加麦冬 9g、玉竹 9g、女贞子 9g 以滋阴。兼畏寒肢冷、心悸不宁等阳虚者，酌加熟附片 6～9g先煎、肉桂 3g后下、淫羊藿 9～20g 以温补阳气。兼挟痰浊，而见胸满闷痛、苔浊腻者，酌加瓜蒌 9g、薤白 9g、法半夏 9g 以理气宽胸化痰。

【中成药】

处方 1： 复方丹参滴丸。每次 10 丸，每日 3 次，吞服或舌下含服；4 周为 1 个疗程，可用 1 个疗程。

处方 2： 丹参片。每次 3～4 片，每日 3 次，口服；4 周为 1 个疗程，可用1个疗程。

处方3： 血府逐瘀胶囊。每次6粒，每日2次，口服；1个月为1个疗程，可用1个疗程。

8．心阳不振

【症状】 心悸不安，胸闷气短，面色苍白，形寒肢冷；舌质淡白，脉虚弱或细数。

【治法】 温补心阳，安神定悸。

【方药】 参附汤合桂枝甘草龙骨牡蛎汤。

熟附片9g先煎　人参6g另煎　桂枝9g　炙甘草9g
牡蛎30g先煎　龙骨30g先煎

7剂

用法：每日1剂，水煎服，一日分2～3次服用。

【随症加减】 形寒肢冷，重用人参至9g、黄芪15g、熟附片至12g以温阳散寒；大汗出，重用人参至9g、黄芪15～30g、山茱萸9～12g以益气敛汗，或用独参汤煎服；兼见脘腹胀满、呕吐清水、胸腔积液或腹水等水饮内停者，酌加葶苈子15～30g包煎、车前子15～30g包煎、泽泻9～12g；兼有刺痛、舌暗等瘀血者，酌加丹参9～15g、赤芍9g、川芎9g、桃仁6～9g、红花6～9g；兼有口干、潮热、盗汗、舌红少津等阴伤者，酌加玉竹9g、五味子6～9g。

三、日常调护

积极治疗原发病，消除诱发因素，如注意劳逸结合、避免精神紧张和疲劳、生活规律、保持乐观情绪。严禁烟酒，饮食宜清淡，忌食辛辣、生冷、肥甘之物。如心动过速严重，引起血流动力学障碍，应及时进行专科治疗。

（呼明哲　高俊杰）

第四节　缓慢性心律失常

缓慢性心律失常一般指心率低于60次/min的各种心律失常，常见的有窦性心动过缓、病态窦房结综合征、房室交界性逸搏、室性逸搏心律、传导阻滞（包括窦房传导阻滞、心房内传导阻滞、房室传导阻滞）等以心率减慢为特征的疾病，属于中医学“怔忡”“惊悸”范畴。

一、西医诊断要点

1. 症状

患者可出现心悸、胸闷、头晕、头痛、疲乏、气促等方面的症状，严重的心动过缓还会导致晕厥、阿-斯综合征等，甚至引起猝死。

2. 实验室检查

心电图或24h心电图见窦性心动过缓、窦性停搏、病态窦房结综合征、房室传导阻滞、交界性逸搏心律、室性自主心律等缓慢性心律失常表现。

二、中医辨证论治

1. 心阳不振

【症状】心悸气短，动则尤甚，或突然昏仆，汗出倦息，面色㿠白，或形寒肢冷。舌淡苔白，脉沉弱或沉迟。

【治法】温补心阳，通脉养心。

【方药】人参四逆汤合桂枝甘草龙骨牡蛎汤加减。

人参 9g另煎	熟附片 9g先煎	炙甘草 9g	干姜 9g
桂枝 9g	牡蛎 30g先煎	龙骨 30g先煎	

7 剂

用法：每日 1 剂，水煎服，分 2～3 次服。

【随症加减】症见气短自汗、畏寒肢冷、面色㿠白等阳虚者，可加重熟附片、干姜用量，可酌加炙麻黄 6～9g、细辛 3g 以温阳通脉；症见神疲乏力、少气懒言、声低息弱、活动后诸症加重等气虚者，加黄芪 30g 益气补气；症见局部刺痛、舌紫暗等瘀血者，酌加丹参 9～15g、赤芍 9g、红花 9g 等活血化瘀；如瘀血严重者，酌加三棱 9g、莪术 9g 破血化瘀；兼水肿者，酌加泽泻 9g、车前子 15～30g包煎、益母草 9～12g 活血利水。

【中成药】

处方 1：心宝丸。每次 5～10 丸，每日 3 次，口服；3～6 个月为 1 个疗程，可用 1 个疗程。

处方 2：宁心宝胶囊。每次 2 粒，每日 3 次，口服；2～4 周为 1 个疗程，可用 1～2 个疗程。

处方 3：灵宝护心丹。每次 3～4 丸，每日 3～4 次，口服；1 周为 1 个疗程，可用 2～4 个疗程。

2. 心肾阳虚

【症状】心悸气短，动则加剧，面色㿠白，形寒肢冷，腰膝酸软，眩晕耳鸣，小便清长，舌质淡苔白，脉迟结代。

【治法】温补心肾，温阳利水。

【方药】参附汤合真武汤。

熟附片 9g先煎　　人参 9g另煎　　茯苓 9g　　芍药 9g
白术 9g　　生姜 9g

7 剂

用法：每日 1 剂，水煎服，分 2～3 次服用。

【随症加减】心血瘀阻者，酌加红花 9g、丹参 9～15g、益母草 9～15g 活血化瘀；兼气虚者，酌加黄芪 9～30g、山药 9～15g；阳虚为主，无水肿者，亦可合用右归丸温补肾阳。

【中成药】

处方：参仙升脉口服液。每次 20ml，每日 2 次，口服；1 周为 1 个疗程，可用 2～4 个疗程。

3. 气阴两虚

【症状】心悸气短，乏力，失眠多梦，自汗盗汗，口干，五心烦热，舌红少津，脉虚细或结代。

【治法】益气养阴，养心复脉。

【方药】炙甘草汤。

炙甘草 9g　　生姜 9g　　桂枝 9g　　人参 6g另煎

生地黄 12g　阿胶 6g烊化　麦冬 9g　火麻仁 9g
大枣 10 枚

7 剂

用法：每日 1 剂，水煎服，阿胶烊化后冲入中药汁中，分 2～3 次服用。

【随症加减】口干、潮热盗汗、舌红少津等阴虚明显，酌加天冬 9g、黄精 9g 养阴生津；心阴亏虚，症见心烦失眠，酌加莲子心 9g 清心除烦；肾阴亏虚，症见腰膝酸软、头晕目眩者，酌加枸杞子 9g、龟甲 9g先煎 补肾养阴；兼有局部刺痛、舌紫暗等血瘀者，酌加丹参 9～15g，或当归 9g、川芎 9g 活血化瘀；兼有胸闷、纳呆、苔白腻等痰湿者，酌加瓜蒌 9g、法半夏 9g、竹茹 9～12g 化痰除湿。

【中成药】

处方 1：益心通脉颗粒。每次 1 袋（10g），每日 3 次，冲服；4 周为 1 个疗程，可用 1 个疗程。

处方 2：参松养心胶囊。每次 2～4 粒，每日 3 次，口服；4 周为 1 个疗程，用 1 个疗程。

4. 痰湿内阻

【症状】心悸气短，咳嗽有痰，胸痛彻背，头晕目眩，舌质淡，苔白腻，脉弦滑或结代。

【治法】理气化痰，宁心通脉。

【方药】涤痰汤。

制天南星 9g　法半夏 9g　枳实 6g　茯苓 15g
橘红 9g　石菖蒲 9g　人参 6g另煎　竹茹 9g
甘草 6g

7 剂

用法：加生姜 5 片，水煎服，分 2～3 次服用。每日 1 剂。

【随症加减】兼有局部刺痛、舌紫暗、脉细涩或结代等血瘀者，酌加丹参 9～15g、红花 9g、水蛭 6g 活血化瘀；心悸伴烦躁口苦、苔黄、脉滑数等痰浊化热者，可加黄芩 9g、苦参 9g、黄连 6～9g，制天南星改为胆南星 9g。

5. 心血瘀阻

【症状】心悸气短，胸闷憋气，或刺痛阵作，牵引肩背，自汗，四肢厥冷，唇甲青紫，舌质紫暗或有瘀点，脉涩或结代。

【治法】活血化瘀，理气通络。

【方药】血府逐瘀汤。

桃仁 12g	红花 9g	当归 12g	生地黄 9g
牛膝 9g	川芎 9g	桔梗 9g	赤芍 9g
枳壳 6g	甘草 6g	柴胡 9g	

7 剂

用法：每日 1 剂，水煎服，分 2～3 次服。

【随症加减】症见局部胀闷或窜痛，并随情志波动而变化等气滞明显者，去枳壳，酌加郁金 9g、降香 3g后下、枳实 9g 理气宽胸。兼气虚者，可去柴胡、枳壳、桔梗，酌加黄芪 15～30g、党参 9g、黄精 9g 益气补气；合并胸闷胀满、纳呆、苔腻等痰浊者，可加法半夏 9g、陈皮 9g、竹茹 12g、茯苓 15g、白术 15g；兼口干、潮热盗汗、舌红少津等阴虚者，去柴胡、枳壳、桔梗、川芎，酌加麦冬 9g、玉竹 9g、女贞子 9g、墨旱莲 9g 等养阴生津；如兼气短自汗、畏寒肢冷、面色㿠白、舌淡胖等阳虚者，去柴胡、桔梗，酌加熟附片 6～9g先煎、肉桂 3g后下、淫羊藿 9～20g、巴戟天 9～12g 等温经助阳。

【中成药】

处方 1: 血府逐瘀口服液。每次 20ml，每日 3 次，口服；4 周为 1 个疗程，可用 1 个疗程。

处方 2: 血府逐瘀胶囊。每次 6 粒，每日 2 次，口服或舌下含服；1 个月为 1 个疗程，可用 1 个疗程。

处方 3: 复方丹参滴丸。每次 10 丸，每日 3 次，吞服或舌下含服；4 周为 1 个疗程，可用 1 个疗程。

处方 4: 丹参片。每次 3～4 片，每日 3 次，口服；4 周为 1 个疗程，可用 1 个疗程。

三、日常调护

积极防治原发病，及时控制、消除原发病因和诱因。慎用减慢心率药物；如严重心动过缓引起血流动力学障碍，导致心、脑等重要脏器供血不足，应安装心脏起搏器。注意生活和情志调理，饮食有节，戒烟酒，起居有常，避免剧烈活动和强体力劳动，注意气候变化，避免上呼吸道感染。

（呼明哲　高俊杰）

第五节　心肌梗死

心肌梗死是心肌持续而严重的急性缺血导致的心肌坏死。临床表现为突发持久的胸骨后剧烈疼痛、急性循环功能障碍、心律失常、血清心肌坏死标志物增高以及心电图进行性改变，是冠心病的严重类型。包括ST段抬高型心肌梗死与非ST段抬高型心肌梗死。绝大多数心肌梗死是在冠状动脉不稳定斑块基础上，继发了斑块破裂、出血和血栓形成，导致管腔急性闭塞而形成的。属于中医学“真心痛”“胸痹心痛”的范畴。

一、西医诊断要点

（1）典型症状　胸痛的诱因和性质与典型的心绞痛相似，但胸痛持续时间更长、程度更重、发作更频繁，或在静息时发作。心肌梗死胸痛持续时间常大于30min，硝酸甘油治疗效果不佳，可伴有恶心、呕吐、大汗、呼吸困难等表现。需注意高龄人群、糖尿病等患者症状可不典型，还有一部分心肌梗死患者以消化道症状为主要表现，尤其多见于下壁心肌梗死。下壁心肌梗死可出现心动过缓、低血压、晕厥等表现。

（2）体征　心肌梗死患者可无临床体征，一般没有异常，少数可出现心率变化、第三或第四心音，或由于乳头肌缺血出现二尖瓣收缩期杂音。严重患者可出现面色苍白、皮肤湿冷、低血压、奔马律、肺部啰音、休克等。新出现的胸骨左缘收缩期杂音要高度警惕室间隔穿孔。急性心肌梗死时室性心律失常常见，特别要警惕室性心动过速和心室颤动。心动过缓、房室传导阻滞多见于下壁心肌梗死。

（3）实验室检查

① cTnI 值或 cTnT 值升高或动态变化。

② 新发缺血性心电图改变。一过性 ST 段压低或 T 波低平、倒置，少见 ST 段抬高（变异型心绞痛）。

③ 新出现的病理性 Q 波。

④ 影像学证据显示与缺血性病因相一致的新的存活心肌丢失或新的节段性室壁运动异常。

二、中医辨证论治

1. 气虚血瘀

【症状】 心胸刺痛，胸部闷滞，活动则加重，乏力气短，神疲自汗，舌淡而紫，苔薄，脉沉细或结代；兼阴虚者可见心悸烦热，口干，手足心热，盗汗，耳鸣，腰酸，舌质淡或红，苔少乏津，脉细数或促。

【治法】 益气活血，祛瘀止痛。

【方药】 保元汤合桃红四物汤加减；或保元汤合冠心Ⅱ号方。

处方 1： 保元汤合桃红四物汤加减

炙黄芪 15g　人参 9g另煎　白术 15g　当归 9g
川芎 9g　赤芍 6g　桃仁 9g　红花 6g
生地黄 6g　炙甘草 3g

7 剂

用法：每日 1 剂，水煎服，一日分 2～3 次服。

处方 2： 保元汤合冠心Ⅱ号方

川芎 15g　赤芍 15g　红花 15g　降香 15g后下
丹参 30g　人参 9g另煎　炙黄芪 15g

7 剂

用法：每日 1 剂，水煎服，一日分 2～3 次服。

【随症加减】 血瘀甚而胸痛剧烈者，加延胡索 9g、三棱 12g、莪术 12g、鬼箭羽 10g 活血止痛。偏脾气虚而肢体倦怠、腹胀、食后尤甚者，加炒白术 15g（处方 1 不加）、茯苓 15g、山药 15g 益气健脾。肾气虚而腰膝酸软、头晕耳鸣者，加枸杞子 15g、菟丝子

15g、鹿衔草15g等补益肾气。阳气亏虚而神疲乏力、畏寒肢冷、夜尿频多者，加淫羊藿10g、巴戟天10g、熟附片6g[先煎]等温补肾阳。

【中成药】

处方1： 通心络胶囊。每次2～4粒，每日3次，口服；4周为1个疗程，可用1～2个疗程。

处方2： 芪参益气滴丸。每次1袋，每日3次，口服；4周为1个疗程，可用1～2个疗程。

处方3： 麝香通心滴丸。每次2丸，每日3次，口服；4周为1个疗程，可用1～2个疗程。

处方4： 参芍胶囊。每次4粒，每日2次，口服；4周为1个疗程，可用1～2个疗程。

处方5： 舒心口服液。每次20ml，每日2次，口服；4周为1个疗程，可用1～2个疗程。

处方6： 脑心通胶囊。每次2～4粒，每日3次，口服；4周为1个疗程，可用1～2个疗程。

2. 痰瘀内阻

【症状】 胸闷如窒而痛，或痛引肩背，气短喘促，痰多，肢体沉重，形体肥胖，舌质暗，舌苔浊腻，脉弦滑。

【治法】 理气化痰，活血化瘀。

【方药】 血府逐瘀汤合瓜蒌薤白半夏汤；或瓜蒌薤白半夏汤合黄连温胆汤。

处方1： 血府逐瘀汤合瓜蒌薤白半夏汤

桃仁 12g	红花 9g	当归 9g	生地黄 9g
川芎 6g	赤芍 6g	牛膝 9g	桔梗 6g
柴胡 6g	枳壳 6g	炙甘草 3g	瓜蒌实 12g
薤白 12g	法半夏 12g	黄酒适量	

7剂

用法：每日1剂，水煎服，一日分2～3次服。

处方2： 瓜蒌薤白半夏汤合黄连温胆汤

黄连 6g	竹茹 12g	枳实 6g	法半夏 6g
陈皮 6g	炙甘草 3g	生姜 6g	茯苓 10g

瓜蒌实 12g　　薤白 12g　　法半夏 12g　　黄酒适量

7 剂

用法：每日 1 剂，水煎服，一日分 2～3 次服。

【随症加减】痰热兼有郁火而口干口苦、咳嗽有黄痰、小便短赤、大便秘结者，可加黑栀子 9g、天竺黄 6g、竹沥 12g 等；伴有热毒而面红耳赤、心烦焦躁、失眠多梦者，可加黄芩 9g、制大黄 6g 等。

【中成药】

处方 1：丹蒌片。每次 5 片，每日 3 次，口服；4 周为 1 个疗程，可用 1～2 个疗程。

处方 2：神香苏合丸。每次 1 小瓶（0.7g），每日 1～2 次，口服；4 周为 1 个疗程，可用 1～2 个疗程。

处方 3：冠心舒通胶囊。每次 3 粒，每日 3 次，口服；4 周为 1 个疗程，可用 1～2 个疗程。

3. 气滞血瘀

【症状】心胸满闷，刺痛阵发，痛有定处，常欲叹息，情志不遂时易诱发或加重，舌质紫暗、可见紫点或紫斑，舌底静脉曲张，舌苔薄，脉弦涩。

【治法】疏肝理气，活血通络。

【方药】柴胡疏肝散合失笑散加减。

柴胡 9g　　香附 9g　　白芍 9g　　陈皮 9g

川芎 9g　　赤芍 12g　　五灵脂 6g(包煎)　　蒲黄 9g(包煎)

甘草 6g

7 剂

用法：每日 1 剂，水煎服，一日分 2～3 次服。

【随症加减】若胸痛甚者，可加降香 3g(后下)、郁金 9g、延胡索 9g。

【中成药】

处方 1：麝香保心丸。每次 1～2 丸，每日 3 次，口服或舌下含服；4 周为 1 个疗程，可用 1～2 个疗程。

处方 2：冠心丹参滴丸。每次 10 粒，每日 3 次，口服；4 周为 1 个疗程，可用 1～2 个疗程。

处方 3：复方丹参片。每次 3 片（小片），每日 3 次，口服；4 周为 1 个疗程，可用 1～2 个疗程。

处方 4：延丹胶囊。每次 4 粒，每日 3 次，口服；4 周为 1 个疗程，可用 1～2 个疗程。

处方 5：丹七软胶囊。每次 4～6 粒，每日 3 次，口服；4 周为 1 个疗程，可用 1～2 个疗程。

处方 6：冠心舒通胶囊。每次 3 粒，每日 3 次，口服；4 周为 1 个疗程，可用 1～2 个疗程。

4. 寒凝心脉

【症状】胸痛、胸闷较剧，遇寒加重，气短，心悸，面色苍白，形寒肢冷，舌质淡暗，舌苔薄白或白腻，脉沉无力、迟缓或结代。

【治法】温阳宣痹，活血化瘀。

【方药】瓜蒌薤白桂枝汤合丹参饮加减。

人参 6g[另煎]	薤白 9g	瓜蒌 9g	桂枝 6g
细辛 3g	川芎 9g	红花 6g	丹参 30g
土鳖虫 3g	檀香 6g[后下]	砂仁 6g[后下]	

7 剂

用法：每日 1 剂，水煎服，一日分 2～3 次服。

【随症加减】胸痛明显者，可以加熟附片 9g[先煎]、肉桂 6g[后下]、干姜 9g、炙甘草 6g。

【中成药】

处方 1：参桂胶囊。每次 4 粒，每日 3 次，口服；4 周为 1 个疗程，可用 1～2 个疗程。

处方 2：活心丸。每次 1～2 粒，每日 1～3 次，口服；4 周为 1 个疗程，可用 1～2 个疗程。

处方 3：宽胸气雾剂。将瓶倒置，喷口对准舌下喷，每日 2～3 次；4 周为 1 个疗程，可用 1～2 个疗程。

处方 4：冠心苏合丸。每次 1 丸，每日 1～3 次，嚼碎服；4 周为 1 个疗程，可用 1～2 个疗程。

5. 气阴两虚

【症状】胸闷胸痛，神疲乏力，咽干口燥，倦怠懒言，心悸气短，汗出，舌红苔薄少津或舌红少苔，脉细或弱。

【治法】益气养阴，通络止痛。

【方药】生脉散合炙甘草汤加减；或生脉散合人参养荣汤。

处方 1：生脉散合炙甘草汤加减

人参 9g另煎	麦冬 9g	五味子 6g	生地黄 15g
炙甘草 9g	阿胶 6g烊化	火麻仁 9g	生姜 6g
桂枝 6g	大枣 9 枚	丹参 30g	

7 剂

用法：每日 1 剂，水煎服，阿胶烊化后冲入熬好的中药汁中混合，一日分 2～3 次服。

处方 2：生脉散合人参养荣汤

西洋参 9g	麦冬 9g	五味子 6g	当归 15g
黄芪 15g	白术 15g	茯苓 12g	肉桂 6g后下
熟地黄 15g	陈皮 9g	白芍 15g	炙甘草 9g

7 剂

用法：每日 1 剂，水煎服，一日分 2～3 次服。

【随症加减】兼血瘀而隐隐作痛、痛有定处者，加石斛 9g、蒲黄 6g包煎、五灵脂 9g包煎等。

【中成药】

处方 1：心悦胶囊。每次 2 粒，每日 3 次，口服；4 周为 1 个疗程，可用 1～2 个疗程。

处方 2：益心舒胶囊。每次 3 粒，每日 3 次，口服；4 周为 1 个疗程，可用 1～2 个疗程。

处方 3：心元胶囊。每次 3～4 粒，每日 3 次，口服；4 周为 1 个疗程，可用 1～2 个疗程。

处方 4：通脉养心丸。每次 40 丸，每日 1～2 次，口服；4 周为 1 个疗程，可用 1～2 个疗程。

6. 心肾阳虚

【症状】 胸闷胸痛，时发时止，畏寒肢冷，心悸气短，神疲乏力，小便清长，舌淡胖、边有齿痕，苔白，脉沉细，或脉细弱，或脉沉迟。

【治法】 补肾助阳，温通心脉。

【方药】 参附龙牡汤合四逆加人参汤加减。

人参 9g另煎	熟附片 9g先煎	干姜 9g	炙甘草 9g
桃仁 12g	川芎 12g	生姜 9g	大枣 9 枚
白芍 9	桂枝 9g	龙骨 15g先煎	牡蛎 15g先煎

7 剂

用法：每日 1 剂，水煎服，一日分 2～3 次服。

【随症加减】 伴有气虚而精神不振、语气低微者，加黄芪 15g；肾虚不固而汗出如珠如油、黏腻不爽，伴见呼吸短促者，加补骨脂 9g、山茱萸 15g、山药 15g；伴有口干、舌质嫩红而阴竭阳脱者，可再加麦冬 12g、五味子 9g；伴有咳唾喘逆之水气凌心射肺者，可予真武汤合葶苈大枣泻肺汤。

【中成药】

处方 1： 灵宝护心丹。每次 3～4 丸，每日 3～4 次，口服；4 周为 1 个疗程，可用 1～2 个疗程。

处方 2： 参附强心丸。大蜜丸每次 2 丸，每日 2～3 次，口服；4 周为 1 个疗程，可用 1～2 个疗程。

处方 3： 心宝丸。每次 2～4 丸，每日 3 次，口服；4 周为 1 个疗程，可用 1～2 个疗程。

处方 4： 心荣片。每次 5 片，每日 3 次，口服；4 周为 1 个疗程，可用 1～2 个疗程。

三、日常调护

心肌梗死急性期患者应及时到专科进行治疗。急性期患者 1 周以内应卧床休息，并心电监护，保持心情平静，保持大便通畅；病情平稳后可引导患者循序渐进地进行运动；病后应戒烟酒，调节饮食，避免膏粱厚味。急性心肌梗死患者恢复后进行康复治疗，逐步进行适当体育锻炼。1个月后，酌情恢复部分工作或轻工作，部分患者可恢复全天工作，但应避免过重的体力劳动或精神过度紧张。

平时要调摄精神，避免情绪波动；避免受寒，生活起居规律；劳逸结合；饮食清淡，低盐低脂，食勿过饱。

（张春伶）

第六节　原发性高血压

原发性高血压是一种病因未明、以体循环动脉压升高为主要表现的临床综合征。高血压是多种心、脑血管疾病的重要病因和危险因素，影响心、脑、肾等重要脏器的结构和功能，最终导致器官功能衰竭。属于中医学“眩晕”“头痛”“中风”等范畴。

一、西医诊断要点

（1）高血压起病隐匿，进展缓慢，早期可无症状。不少病人在体格检查时才发现血压升高。少数病人在出现心、脑、肾并发症时才发现血压升高。早期病人在精神紧张、情绪激动、劳累时血压升高，休息后降至正常，随着病情进展，血压持续升高。

（2）症状体征　可见头晕、头痛、情绪易激动、注意力不集中、疲劳、心悸等。除血压升高外，其他体征一般较少。

（3）未使用降压药物的情况下，非同日3次测量诊室血压，收缩压（SBP）≥140mmHg（1mmHg＝0.133kPa）和（或）舒张压（DBP）≥90mmHg，即为高血压。SBP≥140mmHg和DBP＜90mmHg为单纯收缩期高血压。患者既往有高血压史，目前正在使用降压药物，血压虽低于140/90mmHg，仍应诊断为高血压。

二、中医辨证论治

1. 阴虚阳亢

【症状】眩晕、头痛，腰膝酸软，五心烦热，心悸，失眠，耳鸣，健忘，舌红少苔，脉弦细而数。

【治法】滋阴补肾，平肝潜阳。

【方药】六味地黄丸加减。

生地黄 20g	熟地黄 20g	猪苓 15g	茯苓 15g
山药 20g	山茱萸 10g	泽泻 10g	牡丹皮 10g
牛膝 10g	地龙 10g	车前子 30g[包煎]	丹参 30g

7 剂

用法：每日 1 剂，水煎服，一日分 2～3 次服。

【随症加减】心肾不交而见虚烦不寐、健忘多梦、恐怖易惊者，加阿胶 6g[烊化]、酸枣仁 6g、柏子仁 12g 等交通心肾、养心安神。肾阴亏损日久，阴损及阳，肾阳亏虚而见畏寒肢冷、腰膝酸软者，加桂枝 6g、熟附片 6g[先煎]。

【中成药】

处方 1：六味地黄丸（浓缩丸）。每次 8 丸，每日 3 次，口服；4 周为 1 个疗程，可用 1～2 个疗程。

处方 2：养血清脑颗粒。每次 1 袋（4g），每日 3 次，冲服；4 周为 1 个疗程，可用 1～2 个疗程。

处方 3：杞菊地黄丸。水蜜丸每次 6g，每日 2 次，口服；4 周为 1 个疗程，可用 1～2 个疗程。

处方 4：清肝降压胶囊。每次 3 粒，每日 3 次，口服；4 周为 1 个疗程，可用 1～2 个疗程。

【其他治法】

茶饮：苦丁菊花茶（苦丁茶 15g，菊花 10g），加冰糖少许，开水冲泡，代茶饮。

食疗方：百合银耳雪梨羹。取百合 10g、银耳 10g、雪梨 25g、枸杞子 5g，加冰糖适量，小火熬制为羹，佐餐食用。

2. 阳气虚衰

【症状】腰脊酸痛（外伤性除外），胫酸膝软或足跟痛，耳鸣或耳聋，心悸或气短，发脱或齿摇，夜尿频，尿后有余沥或失禁，舌淡苔白，脉沉细弱。

【治法】温补肾气，调和血脉。

【方药】四逆汤合六君子汤加减。

熟附片 9g先煎　干姜 10g　肉桂 6g后下　党参 20g
茯苓 12g　炒白术 15g　山药 20g　陈皮 9g
炒杜仲 15g　续断 15g　焦山楂 15g　炒麦芽 15g
炙甘草 6g

7 剂

用法：每日 1 剂，水煎服，一日分 2～3 次服。

【随症加减】气虚明显者，加黄芪 15g 以补气活血；阳虚明显者，加仙茅 9g 以温阳化瘀。

【中成药】

处方 1：金匮肾气丸。大蜜丸每次 1 丸，每日 2 次，口服；4 周为 1 个疗程，可用 1～2 个疗程。

处方 2：右归丸。大蜜丸每次 1 丸，每日 3 次，口服；4 周为 1 个疗程，可用 1～2 个疗程。

处方 3：济生肾气丸。大蜜丸每次 1 丸，每日 2～3 次，口服；4 周为 1 个疗程，可用 1～2 个疗程。

【其他治法】

食疗：当归羊肉萝卜汤（当归 10g、羊肉 50g、白萝卜 100g、生姜 3 片）。制作方法：将所有材料处理后，加适量水，小火熬制成汤，佐餐食用。

3. 肝阳上亢

【症状】眩晕，头痛，急躁易怒，面红，目赤，口干，口苦，便秘，溲赤，舌红苔黄，脉弦数。

【治法】清肝泻火，疏肝凉肝。

【方药】天麻钩藤饮；或建瓴汤。

处方 1：天麻钩藤饮

天麻 9g　川牛膝 12g　钩藤 12g后下　石决明 18g先煎
栀子 9g　杜仲 9g　黄芩 9g　益母草 9g
桑寄生 9g　首乌藤 9g　茯神 9g

7 剂

用法：每日 1 剂，水煎服，一日分 2～3 次服。

处方 2：建瓴汤

山药 30g　　牛膝 30g　　生赭石 24g先煎　　龙骨 15g先煎
牡蛎 15g先煎　　生地黄 18g　　白芍 12g　　柏子仁 12g

7 剂

用法：每日 1 剂，水煎服，一日分 2～3 次服。

【随症加减】心中烦热甚者，加石膏 15g先煎以清热除烦；痰多者，加胆南星 9g、竹茹 9g 以清热化痰；尺脉重按虚者，加熟地黄 15g、山茱萸 15g 以补肝肾；阳亢化风者，加羚羊角粉 3g冲服、珍珠母 15g先煎以镇肝息风。

【中成药】

处方 1：天麻钩藤颗粒。每次 1 袋（10g），每日 3 次，冲服；4 周为 1 个疗程，可用 1～2 个疗程。

处方 2：复方罗布麻颗粒。每次 1～2 袋，每日 2 次，冲服；4 周为 1 个疗程，可用 1～2 个疗程。

处方 3：松龄血脉康胶囊。每次 3 粒，每日 3 次，口服；4 周为 1 个疗程，可用 1～2 个疗程。

处方 4：清脑降压胶囊。每次 3～5 粒，每日 3 次，口服；4 周为 1 个疗程，可用 1～2 个疗程。

处方 5：强力定眩片。每次 4～6 片，每日 3 次，口服；4 周为 1 个疗程，可用 1～2 个疗程。

处方 6：牛黄降压丸。大蜜丸每次 1～2 丸，每日 1 次，口服；4 周为 1 个疗程，可用 1～2 个疗程。

【其他治法】

茶饮方：枸杞菊花决明饮（枸杞子 10g、菊花 10g、炒决明子 15g），三药同煮，去渣取汁，调入适量冰糖，代茶饮。

4. 痰瘀互结

【症状】头如裹，胸闷，呕吐痰涎，刺痛（痛有定处或拒按），脉络瘀血，皮下瘀斑，肢体麻木或偏瘫，口淡，食少，舌胖、苔腻、脉滑，或舌质紫暗有瘀斑瘀点、脉涩。

【治法】祛痰化浊，活血通络。

【方药】半夏白术天麻汤合通窍活血汤加减。

法半夏 12g　　苍术 12g　　白术 15g　　天麻 12g

陈皮 6g	茯苓 10g	薏苡仁 15g	桃仁 12g
红花 6g	当归 12g	赤芍 12g	川芎 12g
枳壳 9g	地龙 6g	郁金 9g	

7 剂

用法：每日 1 剂，水煎服，一日分 2～3 次服。

【随症加减】 兼痰热蕴结而见躁扰不宁、气喘息粗者，加天竺黄 3g、黄连 3g 以清热化痰；兼脾虚湿困而见面色暗滞而秽、胸闷者，加砂仁 3g后下、藿香 9g后下、焦六神曲 12g 以健脾化湿。

【中成药】

处方 1： 绞股蓝总苷片。每次 2～3 片，每日 3 次，口服；4 周为 1 个疗程，可用 1～2 个疗程。

处方 2： 牛黄清心丸。大蜜丸每次 1 丸，每日 1 次，口服；2 周为 1 个疗程，可用 1～2 个疗程。

处方 3： 脑得生片。每次 6 片，每日 3 次，口服；4 周为 1 个疗程，可用 1～2 个疗程。

【其他治法】

食疗方： 雪羹汤（荸荠 100g、海蜇头 100g），两物一同煮汤，佐餐食用。

三、日常调护

保持健康的生活方式，注意劳逸结合，精神乐观，睡眠充足，保持大便通畅；改善饮食结构，多吃低热量、高营养的食物，少盐、少糖、少油；戒烟、限酒，增加体育活动，减轻体重等。

（张春伶）

第七节　成人病毒性心肌炎

心肌炎是由多种病原体（病毒、细菌、螺旋体、原虫等）、过敏或自身免疫疾病等引起，病变范围主要限于心肌的炎症性疾病。在心肌炎中，病毒性心肌炎最为常见，病原体包括肠道病毒（特别是柯萨奇病毒 B 组)、腺病毒、流感病毒、EB 病毒、巨细胞病毒及细小病毒 B19 等。

一、西医诊断要点

(1) 前驱感染史，如发病前 1～3 周内有上呼吸道或胃肠道病毒感染史。

(2) 症状体征　胸闷、胸痛、心悸、乏力、头晕、面色苍白、腹痛等症状。严重者出现心功能不全、心源性休克或心脑综合征等。

(3) 血清心肌肌钙蛋白 T 或 I，或血清肌酸激酶同工酶 (CK-MB) 升高，伴动态变化；显著心电图改变（心电图或 24h 动态心电图）；心脏磁共振成像呈现典型心肌炎症表现。

二、中医辨证论治

1. 热毒侵心

【症状】发热身痛，鼻塞流涕，咽痒喉痛，咳嗽咳痰或腹痛泄泻，肌痛肢楚，继之心悸，胸闷气短，舌质红，苔薄黄或腻，脉细数或结代。

【治法】清心解毒，宣肺宁心。

【方药】银翘败毒散加减。

金银花 10g	连翘 10g	柴胡 10g	前胡 10g
羌活 10g	茯苓 15g	竹叶 12g	牛蒡子 9g
桔梗 12g	枳壳 9g	川芎 9g	白芷 10g
北沙参 10g	薄荷 9g后下	生姜 9g	炙甘草 6g

7 剂

用法：每日 1 剂，水煎服，一日分 2～3 次服。

【随症加减】腹泻者，加葛根 15g、黄芩 9g、黄连 6g 以清热燥湿止泻；咳嗽、咳黄痰者，加黄芩 9g、竹茹 12g 以宣肺止咳；胸闷痛，加瓜蒌 10g、薤白 10g、丹参 15g 以温阳活血；心悸怔忡，加炒酸枣仁 15g、柏子仁 10g 以宁心定悸。

【中成药】

处方 1： 双黄连口服液。每次 20ml，每日 3 次，口服；7 天为 1 个疗程，可用 1～2 个疗程。

处方 2： 清开灵胶囊。每次 2～4 粒，每日 3 次，口服；7 天为 1 个疗程，可用 1～2 个疗程。

处方 3： 清热解毒颗粒。每次 5～10g，每日 3 次，冲服；7 天为 1 个疗程，可用 1～2 个疗程。

2. 心肺气虚

【症状】 气短乏力，胸闷隐痛，自汗恶风，咳嗽，反复感冒，舌淡红，苔薄白，脉细无力。

【治法】 补益心肺，固护卫气。

【方药】 参苏饮加减。

党参 10g	紫苏叶 10g	法半夏 9g	葛根 15g
木香 10g后下	陈皮 10g	茯苓 10g	枳壳 10g
前胡 10g	桔梗 10g	连翘 10g	板蓝根 10g
甘草 9g			

7 剂

用法：每日 1 剂，水煎服，一日分 2～3 次服。

【随症加减】 气虚甚而见咳喘气短、动则尤甚、神疲乏力、声低懒言、自汗者，加黄芪 15g、白术 10g、防风 9g；兼阴虚而见口干、心烦、舌红者，加麦冬 10g、五味子 6g、柏子仁 10g。

【中成药】

处方 1： 抗病毒口服液。每次 10ml，每日 2～3 次，口服；7 天为 1 个疗程，可用 1～2 个疗程。

处方 2： 玉屏风颗粒。每次 5g，每日 3 次，冲服；7 天为 1 个疗程，可用 1～2 个疗程。

处方 3： 补心气口服液。每次 10ml，每日 3 次，口服；7 天为 1 个疗程，可用 1～2 个疗程。

3. 痰湿内阻

【症状】 胸闷憋气，头重目眩，脘痞纳呆，口黏恶心，咳吐痰涎，苔白腻或白滑，脉滑。

【治法】 祛湿化痰，温通心阳。

【方药】 瓜蒌薤白半夏汤合温胆汤加减。

瓜蒌 12g	法半夏 12g	陈皮 9g	枳壳 12g
茯苓 12g	薤白 12g	甘草 12g	桂枝 12g
党参 12g	石菖蒲 12g		

7 剂

用法：每日 1 剂，水煎服，一日分 2～3 次服。

【随症加减】 痰湿甚而见口渴不饮、咳吐痰涎、下肢浮肿、肢体沉重者，加苍术 15g、薏苡仁 15g、泽泻 15g；痰热而见咳黄痰、舌红苔黄腻者，加黄连 6g、滑石 10g先煎；兼脾胃气虚，症见乏力、纳少、便稀者，加党参 15g、白术 10g；瘀血甚者，加桃仁 12g、红花 9g。

【中成药】

处方 1： 心速宁胶囊。每次 4 粒，每日 3 次，口服；4 周为 1 个疗程，可用 1～2 个疗程。

处方 2： 二陈丸。每次 9～15g，每日 2 次，口服；4 周为 1 个疗程，可用 1～2 个疗程。

处方 3： 心达康片。每次 10mg，每日 3 次，口服；4 周为 1 个疗程，可用 1～2 个疗程。

4. 气滞血瘀

【症状】 心前区刺痛，痛有定处，胸闷胁胀，心烦易怒，唇色紫暗，舌质暗红或有瘀斑、瘀点，脉弦涩。

【治法】 疏肝理气，活血化瘀。

【方药】 血府逐瘀汤加减。

柴胡 9g	枳壳 12g	黄芪 15g	茯苓 15g
陈皮 12g	红花 9g	当归 12g	生地黄 15g
川芎 12g	赤芍 12g	川楝子 6g	延胡索 9g

7 剂

用法：每日 1 剂，水煎服，一日分 2～3 次服。

【随症加减】气滞甚而见走窜疼痛者，加香附9g、郁金9g以理气；气郁化火而失眠心悸、目赤头胀者，加黄连6g、栀子10g、淡豆豉9g以清热散火；血瘀甚而胁下痞块坚硬不移、口唇爪甲青紫者，加丹参15g、牡丹皮9g、蒲黄10g包煎以活血化瘀。

【中成药】

处方1：血府逐瘀胶囊。每次6粒，每日2次，口服；5～7天为1个疗程，可用1～2个疗程。

处方2：七叶神安片。每次50～100mg，每日3次，口服；4周为1个疗程，可用1～2个疗程。

处方3：复方丹参滴丸。每次10丸，每日3次，吞服或舌下含服；4周为1个疗程，可用1～2个疗程。

5. 气阴两虚

【症状】心悸，胸闷，疲乏，气短，失眠，易惊恐，手足心热，舌淡红，苔薄白，脉弱或细弱或沉弱。

【治法】益气养阴，安神镇静。

【方药】生脉散合炙甘草汤加减。

党参15g	黄芪15g	酸枣仁18g	麦冬9g
五味子9g	桂枝9g	生地黄15g	大枣15g
生姜10g	龙骨15g先煎	牡蛎15g先煎	当归15g
炙甘草12g			

7剂

用法：每日1剂，水煎服，一日分2～3次服。

【随症加减】伴腹泻者，加广藿香10g、黄连6g、葛根20g；咽痛甚者，加玄参10g、桔梗10g、射干10g；阴虚甚者，加石斛10g、玉竹10g；伴胸闷憋气、心下痞满者，加瓜蒌15g、薤白10g、法半夏9g；伴浮肿、尿少者，加车前草15g、薏苡仁15g、茯苓15g、大腹皮10g。

【中成药】

处方1：西洋参黄芪胶囊。每次2粒，每日2次，口服；4周为1个疗程，可用1～2个疗程。

处方2：养心生脉颗粒。每次1袋，每日3次，冲服；4周为1个疗程，可用1～2个疗程。

处方3：参龙宁心胶囊。每次4粒，每日3次，口服；4周为1个疗程，可用1～2个疗程。

处方4：芪冬颐心口服液。每次20ml，每日3次，口服；4周为1个疗程，可用1～2个疗程。

处方5：生脉饮。每次10ml，每日3次，口服；4周为1个疗程，可用1～2个疗程。

6. 阴虚火旺

【症状】心悸不宁，五心烦热，潮热盗汗，失眠多梦，颧红口干，舌红，少苔，脉细数。

【治法】滋阴降火，养心安神。

【方药】天王补心丹加减。

生地黄10g	当归10g	丹参10g	玄参10g
炒酸枣仁20g	柏子仁10g	麦冬10g	北沙参10g
桔梗10g	茯苓10g	五味子8g	远志10g

7剂

用法：每日1剂，水煎服，一日分2～3次服。

【随症加减】肾阴虚甚而见腰膝酸软、大便干燥、小便短赤或黄赤者，加女贞子15g、墨旱莲15g以滋养肾阴；火旺明显、失眠多梦者，可加栀子9g、淡豆豉9g、黄连6g以清心除烦；伴心悸、怔忡，加龙骨10g(先煎)、牡蛎10g(先煎)、珍珠母15g(先煎)以重镇安神。

【中成药】

处方1：天王补心丸。大蜜丸每次1丸，每日2次，口服；4周为1个疗程，可用1～2个疗程。

处方2：荣心丸。每次6丸，每日3次，口服；4周为1个疗程，可用1～2个疗程。

处方3：益心舒胶囊。每次3粒，每日3次，口服；4周为1个疗程，可用1～2个疗程。

【其他治法】

耳穴压丸：取心、胆、肾、神门、交感等耳穴。耳部常规消毒后，将粘有王不留行的方形胶布贴于所取耳穴上，轻轻用手指按压，使耳郭有发热、胀痛等反应，按压30～60s/次，以局部酸麻胀感或轻微疼痛为佳，每天每穴按压3～5次，连续按压3～5天，休息1～2天后再做治疗。

7. 心脾两虚

【症状】心悸怔忡，失眠多梦，食欲不振，腹胀便溏，肢体倦怠，自汗气短，面色无华，舌淡，苔薄，脉细数。

【治法】健脾益气，安神定悸。

【方药】归脾汤加减。

党参15g	白术10g	黄芪15g	茯苓12g
炒酸枣仁12g	龙眼肉6g	远志9g	桂枝9g
白芍15g	木香9g后下	板蓝根9g	连翘9g
生姜10g	大枣15g	甘草9g	

7剂

用法：每日1剂，水煎服，一日分2～3次服。

【随症加减】脾虚兼湿而见体型肥胖、痰多、口中黏腻不爽者，加法半夏9g、陈皮15g、香薷10g、白扁豆15g以健脾利湿。

【中成药】

处方1：人参归脾丸。大蜜丸每次1丸，每日2次，口服；4周为1个疗程，可用1～2个疗程。

处方2：灵芪养心口服液。每次1支，每日2次，口服；4周为1个疗程，可用1～2个疗程。

处方3：养心定悸胶囊。每次6～8粒，每日2次，口服；4周为1个疗程，可用1～2个疗程。

三、日常调护

在病毒感染时注意心脏变化并及时治疗，防止心肌病的发生。既病之后，以休息为主，切忌过劳；低盐、清淡而富有营养的饮食，戒烟酒，忌暴饮暴食；保持精神愉快，起居有常。缓解期患者可适度活动，劳逸结合，增强体质，防止感染。

（张春伶）

参考文献

［1］ 卢喜烈，段扬，朱金秀，等.18导动态心电图专家共识［J］.中国心血管病研究，2021，09：773-776.

［2］ 陈可冀，吴宗贵，王晓峰，等.理气活血滴丸治疗冠心病稳定型心绞痛中国专家共识［J］.中西医结合心脑血管病杂志，2018，17：2441-2444.

［3］ 毛静远，吴永健，史大卓.中成药治疗冠心病临床应用指南（2020年）［J］.中西医结合心脑血管病杂志，2021，09：1409-1435.

［4］ 刘秀敏，黄炜，刘洪敏.艾灸和附子理中汤治疗心肾阳虚胸痹临床效果观察［J］.临床医药文献电子杂志，2020，14：151.

［5］ 王丽婷，陈守强，左瑶瑶.耳穴压豆辅助治疗胸痹［J］.实用中医内科杂志，2016，08：24-26.

［6］ 李泰标，谢洪武，刘福水，等.热敏灸配合常规药物治疗气虚血瘀型胸痹临床观察［J］.中国民族民间医药，2016，21：89-92.

［7］ 中国医师协会中西医结合医师分会心血管病专业委员会，国家中医心血管病临床医学研究中心.麝香保心丸治疗冠心病专家共识［J］.中国中西医结合杂志，2022，07：782-790.

［8］ 陈超，王振兴.唐蜀华运用活血化瘀法治疗冠心病心绞痛经验［J］.山西中医，2022，02：7-8.

［9］ 王付.心痛（寒凝证）妙方乌头赤石脂丸［J］.家庭医学，2007，12：56.

［10］ 嘉旺.中医综合疗法治疗胸痹100例的临床疗效观察［J］.中医临床研究，2015，11：67-68.

［11］ 陈志强，杨关林.中西医结合内科学.3版.北京：中国中医药出版社，2016.

［12］ 韩涛.方剂学.济南：山东科学技术出版社，2020.

［13］ 王永炎，严世芸.中医内科学.2版.上海：上海科学技术出版社，2009.

［14］ 中华中医药学会心血管病分会.高血压中医诊疗专家共识［J］.中国实验方剂学杂志，2019，25（15）：217-221.

［15］ 《中成药治疗优势病种临床应用指南》标准化项目组.中成药治疗原发性高血压临床应用指南（2021年）［J］.中国中西医结合杂志，2022，42（7）：773-781.

［16］ 中华中医药学会心血管病分会.国际中医临床实践指南：病毒性心肌炎［J］.中国实验方剂学杂志，2020，26（18）：91-97.

［17］ 张敏州，丁邦晗，林谦.急性心肌梗死中医临床诊疗指南［J］.中华中医药杂志（原中国医药学报），2021，36（7）：4119-4127.

［18］ 《中成药治疗优势病种临床应用指南》标准化项目组.中成药治疗冠心病临床应用指南（2022年）［J］.中西医结合心脑血管病杂志，2021，19（9）：1409-1435.

［19］ 中医临床诊疗指南制修订项目不稳定型心绞痛项目组.不稳定型心绞痛中医诊疗

专家共识［J］. 中医杂志，2022，63（7）：695-700.
［20］ 中国心胸血管麻醉学会心血管病精准医疗分会调理气血类中成药共识专家组．调理气血类中成药防治动脉粥样硬化性心血管疾病临床应用专家共识［J］. 临床心血管病杂志，2020，36（2）：97-104.
［21］ 中国中西医结合学会心血管病专业委员会动脉粥样硬化与血脂异常专业组．血脂异常中西医结合诊疗专家共识［J］. 中国全科医学，2017，20（3）：262-269.

第三章

消化系统疾病

第一节　胃食管反流病

胃食管反流病是指胃十二指肠内容物反流入食管并引起临床表现和病理变化的一种疾病。患者主要表现为反酸、烧心、胸痛、咳嗽。属于中医“吐酸”范畴。

一、西医诊断要点

（1）症状　临床上表现为反酸和烧心、胸骨后疼痛，但少部分患者以咽喉炎、慢性咳嗽和哮喘为首发或主要表现。

（2）实验室检查　内镜下有反流性食管炎的表现。

（3）对症状典型而内镜检查阴性者，可予质子泵抑制剂做诊断性治疗，若明显显效，本病诊断可成立。

二、中医辨证论治

1. 肝胃郁热

【症状】泛吐酸水，心烦易怒，胁肋烦痛，口苦咽干，不思饮食，口渴欲冷饮。舌红，苔黄，脉弦滑数。

【治法】理气和胃，清肝泄热。

【方药】柴胡疏肝散合左金丸。

柴胡 9g	白芍 9g	枳壳 6g	川芎 9g
陈皮 6g	甘草 3g	香附 9g	黄连 9g
吴茱萸 3g			

7 剂

用法：每日 1 剂，水煎服，一日分 2 次服。

【随症加减】 反酸多者，加煅瓦楞子 30g（先煎）、海螵蛸 30g（先煎）、浙贝母 12g；烧心重者，加竹茹 12g、玉竹 9g、珍珠母 30g（先煎）。

【中成药】

处方 1： 左金丸。每次 3～6g，每日 2 次，口服；2 周为 1 个疗程，可用 1～2 个疗程。

处方 2： 加味左金丸。每次 6g，每日 2 次，口服；2 周为 1 个疗程，可用 1～2 个疗程。

处方 3： 丹栀逍遥丸。每次 6～9g，每日 2 次，口服；2 周为 1 个疗程，可用 1～2 个疗程。

2. 胆热犯胃

【症状】 口苦咽干，烧心，胁肋胀痛，胸背疼痛，反酸，嗳气反食，嘈杂易饥，心烦失眠。舌红，苔黄腻，脉弦滑。

【治法】 清化胆热，降气和胃。

【方药】 小柴胡汤合温胆汤加减。

柴胡 9g	黄芩 9g	党参 12g	甘草 3g
法半夏 9g	生姜 3g	大枣 6g	竹茹 12g
枳实 12g	陈皮 6g	茯苓 9g	

7 剂

用法：每日 1 剂，水煎服，一日分 2 次服。

【随症加减】 口苦呕恶重者，加焦栀子 9g、香附 9g、龙胆 6g；口渴咽干甚者，加北沙参 12g、麦冬 9g、石斛 9g。

【中成药】

处方 1： 达立通颗粒。每次 1 袋（6g），每日 3 次，餐前冲服；

2周为1个疗程，可用1～2个疗程。

处方2： 三九胃泰颗粒。每次1袋，每日2次，餐前冲服；2周为1个疗程，可用1～2个疗程。

处方3： 清胃止痛微丸。每次3.2g，每日3次，口服；6周为1个疗程，可用1～2个疗程。

3. 气郁痰阻

【症状】 咽部如有痰梗，吐之不出咽之不下，胸闷不舒，嗳气，反酸，声音嘶哑，夜间呛咳。舌淡，苔白腻，脉弦滑。

【治法】 开郁化痰，降气和胃。

【方药】 半夏厚朴汤。

法半夏12g　　厚朴9g　　茯苓9g　　生姜3g
紫苏叶9g

7剂

用法：每日1剂，水煎服，一日分2次服。

【随症加减】 咽部不适明显者，加木蝴蝶3g、紫苏梗9g、连翘9g、浙贝母9g；痰气交阻明显者，加紫苏子9g、莱菔子9g[包煎]、白芥子9g。

【中成药】

处方1： 开胸顺气丸。每次3～9g，每日1～2次，口服；2周为1个疗程，可用1～2个疗程。

处方2： 舒肝片。每次4片，每日2次，口服；2周为1个疗程，可用1～2个疗程。

处方3： 越鞠保和丸。每次6g，每日1～2次，口服；2周为1个疗程，可用1～2个疗程。

4. 瘀血阻络

【症状】 胸骨后灼痛，可牵及后背，烧心，反酸，嗳气反食，胃脘部刺痛。舌暗或有瘀斑，脉涩。

【治法】 活血化瘀，行气止痛。

【方药】 血府逐瘀汤加减。

桃仁 9g　红花 6g　当归 12g　生地黄 15g
川芎 9g　赤芍 9g　牛膝 9g　桔梗 9g
柴胡 9g　甘草 3g

7 剂

用法：每日 1 剂，水煎服，一日分 2 次服。

【随症加减】 伴有胸胁疼痛明显者，加延胡索 9g、全瓜蒌 12g；瘀热互结甚者，加牡丹皮 15g、郁金 9g。

【中成药】

处方 1： 胃康胶囊。每次 2～4 粒，每日 3 次，口服；2 周为 1 个疗程，可用 1～2 个疗程。

处方 2： 元胡止痛片。每次 4～6 片，每日 3 次，口服；2 周为 1 个疗程，可用 1～2 个疗程。

处方 3： 血府逐瘀胶囊。每次 6 粒，每日 2 次，口服；4 周为 1 个疗程，可用 1～2 个疗程。

5. 中虚气逆

【症状】 泛吐清水或反酸，嗳气，胃脘部隐痛、胀满，纳食不馨，神疲乏力，大便溏薄。舌淡红，苔薄白，脉细。

【治法】 疏肝理气，健脾和胃。

【方药】 旋覆代赭汤合六君子汤加减。

旋覆花 12g[包煎]　赭石 9g[先煎]　人参 12g[另煎]　生姜 3g
法半夏 9g　大枣 6g　甘草 6g　陈皮 6g
炒白术 9g　茯苓 9g

7 剂

用法：每日 1 剂，水煎服，一日分 2 次服。

【随症加减】 嗳气频频者，加砂仁 6g[后下]、豆蔻 6g[后下]；大便溏薄者，加山药 12g、赤石脂 12g[先煎]；神疲乏力、少气懒言甚者，加炙黄芪 30g。

【中成药】

处方 1： 六君子丸。每次 9g，每日 2 次，口服；2 周为 1 个疗程，可用 1～2 个疗程。

处方 2： 枳术宽中胶囊。每次 3 粒，每日 3 次，口服；2 周为 1

个疗程，可用1～2个疗程。

处方3： 补中益气丸。水丸每次6g，每日2～3次，口服；4周为1个疗程，可用1～2个疗程。

6. 脾虚湿热

【症状】 胃脘部饱胀，餐后反酸，胃脘部灼热疼痛时作，胸痞不舒，不欲饮食，体倦乏力，大便湿黏。舌淡红，苔薄黄腻，脉细滑。

【治法】 清化湿热，健脾和胃。

【方药】 黄连汤加减。

黄连 6g	甘草 6g	干姜 6g	桂枝 9g
人参 9g另煎	法半夏 12g	大枣 6g	

7剂

用法：每日1剂，水煎服，一日分2次服。

【随症加减】 大便溏滞重者，加木香9g后下、黄芩9g；胃脘灼热疼痛重者，加海螵蛸15g先煎、煅瓦楞子15g先煎。

【中成药】

处方1： 胆胃康胶囊。每次1～2粒，每日3次，口服；2周为1个疗程，可用1～2个疗程。

处方2： 平溃散。每次6g，每日3次，口服；2周为1个疗程，可用1～2个疗程。

处方3： 金胃泰胶囊。每次3粒，每日3次，口服；2周为1个疗程，可用1～2个疗程。

三、日常调护

本病与生活方式及情志变化关系密切，故应保持情志舒畅，不熬夜。避免进食柑橘类水果、高脂高糖食物（如巧克力、奶茶、蛋糕），避免长期饮粥，避免睡前进食，以免食物刺激而致胃酸分泌增多。睡眠时可适当抬高床头，避免夜间胃酸反流。每餐后散步或处于直立体位，以促进食物排空，但应避免剧烈运动。

（卢璐）

第二节　慢性胃炎

慢性胃炎是由各种病因引起的胃黏膜慢性炎症。根据病理组织学改变和病变在胃内分布部位，结合可能的病因，将慢性胃炎分为非萎缩性、萎缩性和特殊类型三大类。属于中医“胃痞”范畴。

一、西医诊断要点

（1）症状　临床上表现为上腹隐痛、早饱、嗳气、恶心等消化不良症状。

（2）实验室检查　非萎缩性胃炎内镜下可见点、片状红斑，黏膜粗糙不平，出血点，黏膜水肿等基本表现。萎缩性胃炎内镜下主要表现为黏膜红白相间，以白相为主，黏膜色泽灰暗，皱襞变平或消失。^{13}C尿素呼气试验或行组织病理学检查时可检测幽门螺杆菌。

（3）本病诊断必须依据胃镜检查及胃黏膜活组织病理学检查。幽门螺杆菌检测有助于病因诊断。

二、中医辨证论治

1. 外寒内滞

【症状】脘腹痞闷，不思饮食，嗳气呕恶，头痛恶寒，周身疼痛，大便溏薄。舌淡红，苔薄白，脉浮紧。

【治法】理气和中，疏风散寒。

【方药】香苏散加减。

紫苏叶 9g　　香附 9g　　陈皮 6g　　炙甘草 6g

7 剂

用法：每日 1 剂，水煎服，一日分 2 次服。

【随症加减】胃脘痞满甚，伴痰多、苔白腻者，加藿香 6g(后下)、姜半夏 9g、砂仁 3g(后下)；纳食不馨者，加鸡内金 9g、佛手 9g、焦三仙各 12g；头痛甚者，加川芎 9g、细辛 3g、白芷 9g。

【中成药】

处方：藿香正气软胶囊。每次 2～4 粒，每日 2 次，口服；2 周为 1 个疗程，可用 1～2 个疗程。

2. 饮食停滞

【症状】脘腹胀满，进食后尤甚，嗳腐吞酸，恶心欲吐，矢气频频，大便欠畅。舌淡红，苔厚腻，脉滑。

【治法】消食和胃，行气除痞。

【方药】保和丸加减。

生山楂 15g	六神曲 15g	法半夏 9g	茯苓 9g
陈皮 6g	连翘 6g	莱菔子 15g	

7 剂

用法：每日 1 剂，水煎服，一日分 2 次服。

【随症加减】食积重者，加鸡内金 9g、谷芽 15g、麦芽 15g；脘腹胀满甚者，加枳实 9g、厚朴 9g；食积化热，大便秘结难解者，加大黄 6g[后下]、枳实 9g。

【中成药】

处方 1：保和丸。小蜜丸每次 9～18g，每日 2 次，口服；1 周为 1 个疗程，可用 1～2 个疗程。

处方 2：王氏保赤丸。每次 0.3g，每日 2 次，口服；1 周为 1 个疗程，可用 1～2 个疗程。

处方 3：健脾丸。大蜜丸每次 1 丸，每日 2 次，口服；1 周为 1 个疗程，可用 1～2 个疗程。

3. 痰湿中阻

【症状】脘腹痞满不舒，胸膈满闷，头晕目眩，身重困倦，呕恶纳呆，口淡不渴，小便欠利，大便欠畅。舌淡红，苔白厚腻，脉弦滑。

【治法】燥湿健脾，化痰理气。

【方药】二陈平胃散加减。

法半夏 12g	茯苓 9g	陈皮 9g	甘草 6g
苍术 12g	厚朴 12g		

7 剂

用法：每日1剂，水煎服，一日分2次服。

【随症加减】痰湿盛而胀满重者，加枳实9g、紫苏梗9g、桔梗6g；嗳气不止、频响者，加旋覆花15g包煎、赭石30g先煎、枳实9g、沉香3g后下；痰湿郁久化热而见口苦者，加黄连3g、竹茹9g；嘈杂时作、苔黄腻而脉滑数者，加黄连3g、黄芩9g；气短懒言、疲乏无力者，加党参12g、白术12g、砂仁6g后下。

【中成药】

处方1：香砂平胃丸。每次6g，每日1～2次，口服；2周为1个疗程，可用1～2个疗程。

处方2：三九胃泰颗粒。每次1袋，每日2次，餐前冲服；2周为1个疗程，可用1～2个疗程。

处方3：二陈丸。每次9～15g，每日2次，口服；2周为1个疗程，可用1～2个疗程。

4. 寒热错杂

【症状】心下痞硬，呕吐下利，嗳气不舒，口苦咽干。舌淡红，苔薄稍腻，脉濡滑。

【治法】辛开苦降，寒热平调。

【方药】半夏泻心汤。

法半夏12g	黄芩9g	干姜9g	人参9g另煎
黄连3g	炙甘草6g	大枣6g	

7剂

用法：每日1剂，水煎服，一日分2次服。

【随症加减】恶心呕吐甚者，加生姜9g、竹茹9g；纳食不馨者，加鸡内金9g、谷芽15g、麦芽15g、六神曲15g；嘈杂吐酸者，合用左金丸、煅瓦楞子30g先煎、海螵蛸15g先煎；下利重者，加陈皮9g、炒白术9～15g、炒白芍9～15g。

【中成药】

处方1：延参健胃胶囊。每次4粒，每日3次，口服；2周为1个疗程，可用1～2个疗程。

处方2：荆花胃康胶丸。每次2粒，每日3次，口服；4周为1个疗程，可用1～2个疗程。

处方3：乌梅丸。大蜜丸每次2丸，每日2～3次，口服；2周为1个疗程，可用1～2个疗程。

5. 肝郁气滞

【症状】 脘腹痞闷，胸膈胀满，喜太息，心烦易怒，嗳气频频，泛吐苦水，大便不爽。舌淡红，苔薄白，脉弦。

【治法】 疏肝理气，和胃消痞。

【方药】 越鞠丸合枳术丸。

苍术12g	香附9g	川芎9g	六神曲15g
栀子12g	枳实12g	白术12g	

7剂

用法：每日1剂，水煎服，一日分2次服。

【随症加减】 若胀满甚，郁郁不欢者，加柴胡9g、郁金9g等；若口苦口干者，加黄芩6～9g、黄连6～9g；若呕恶连连者，加法半夏9g、生姜6～9g；嗳气频而声响者，加竹茹9～12g、沉香3g（后下）。

【中成药】

处方1：逍遥丸（浓缩丸）。每次8丸，每日3次，口服；2周为1个疗程，可用1～2个疗程。

处方2：气滞胃痛颗粒。每次1袋（5g），每日3次，冲服；2周为1个疗程，可用1～2个疗程。

处方3：胃苏颗粒。每次1袋（15g），每日3次，冲服；2周为1个疗程，可用1～2个疗程。

6. 脾胃虚弱

【症状】 脘腹痞闷、喜按，纳呆，便溏，神疲乏力，少气懒言，语低声微。舌淡红，苔薄白，脉细弱。

【治法】 健脾益气，升清降浊。

【方药】 补中益气汤加减。

人参9g（另煎）	炙黄芪15g	炙甘草6g	当归12g
陈皮6g	升麻12g	柴胡9g	

7剂

用法：每日1剂，水煎服，一日分2次服。

【随症加减】若大便溏稀、四肢不温者，加理中丸；若纳食不馨者，加谷芽 15g、麦芽 15g、六神曲 15g；若脘痞闷胀重者，加八月札 9g、木香 9g后下、枳壳 6～15g、厚朴 9g；若兼有湿浊中阻而舌苔厚腻者，加法半夏 9g、茯苓 9～15g。

【中成药】

处方 1：补中益气丸。水丸每次 6g，每日 2～3 次，口服；4 周为 1 个疗程，可用 1～2 个疗程。

处方 2：人参健脾丸。大蜜丸每次 2 丸，每日 2 次，口服；4 周为 1 个疗程，可用 1～2 个疗程。

处方 3：六君子丸。每次 9g，每日 2 次，口服；4 周为 1 个疗程，可用 1～2 个疗程。

7. 胃阴不足

【症状】脘腹痞闷，嘈杂易饥，饥不欲食，嗳气呕恶，口干咽燥，大便干结。舌红，苔少，脉细数。

【治法】养阴益胃，调中消痞。

【方药】益胃汤加减。

南沙参 12g　　麦冬 9g　　生地黄 15g　　玉竹 9g

7 剂

用法：每日 1 剂，水煎服，一日分 2 次服。

【随症加减】若津伤重、口渴甚者，加石斛 9g、天花粉 12g；脘腹胀满者，加枳壳 9～15g、佛手 9g、陈香橼 9g；大便秘结难解者，加火麻仁 9g、玄参 9～15g；食滞不化者，加谷芽 15g、麦芽 15g、鸡内金 9g。

【中成药】

处方 1：养胃舒胶囊。每次 3 粒，每日 3 次，口服；2 周为 1 个疗程，可用 1～2 个疗程。

处方 2：摩罗丹（浓缩丸）。每次 16 丸（1 袋），每日 3 次，口服；2 周为 1 个疗程，可用 1～2 个疗程。

处方 3：胃康灵颗粒。每次 1 袋，每日 3 次，冲服；2 周为 1 个疗程，可用 1～2 个疗程。

三、日常调护

生活中应戒烟、戒酒，避免过多进食辛辣刺激以及过于油腻的食物。每日饮食需定时、定量，切忌暴饮暴食。同时，通过规律的生活起居、适当运动、调畅情志，提高抗病能力，减少胃炎的反复发作。

（卢璐）

第三节　消化性溃疡

消化性溃疡主要是指发生于胃和十二指肠的慢性溃疡，属于中医“胃痛”范畴。

一、西医诊断要点

（1）症状　慢性、周期性、节律性上腹痛是典型消化性溃疡的主要表现。患者多伴有其他胃肠道症状，如嗳气、反酸、胸骨后烧灼感、中上腹饱胀、恶心等，可单独出现或伴疼痛出现。

（2）实验室检查　内镜下消化性溃疡多呈圆形或椭圆形，也可呈线形，边缘光整，底部覆有灰黄色或灰白色苔，周围黏膜可伴有充血、水肿。内镜下溃疡可分为活动期、愈合期和瘢痕期三个病期。内镜检查发现消化性溃疡的患者均应行幽门螺杆菌检测。当患者有胃镜检查禁忌时，可行上消化道钡剂检查，若见龛影则对溃疡有诊断价值。

二、中医辨证论治

1. 寒邪客胃

【症状】胃痛暴作，喜温畏寒，得温痛减，口淡不渴，或喜热饮。舌淡红，苔薄白，脉弦紧。

【治法】温胃散寒，行气止痛。

【方药】香苏散合良附丸加减。

紫苏叶 9g　　香附 9g　　陈皮 6g　　炙甘草 6g
高良姜 9g

7 剂

用法：每日 1 剂，水煎服，一日分 2 次服。

【随症加减】 若恶寒重且头痛者，加藿香 9g后下、防风 9g；若胸脘痞闷、纳呆者，加六神曲 15g、鸡内金 9g；若嗳气或伴呕吐者，加法半夏 9g、生姜 3～6g 等。

【中成药】

处方 1： 藿香正气软胶囊。每次 2～4 粒，每日 2 次，口服；2 周为 1 个疗程，可用 1～2 个疗程。

处方 2： 温胃舒胶囊。每次 3 粒，每日 2 次，口服；2 周为 1 个疗程，可用 1～2 个疗程。

处方 3： 良附丸。每次 3～6g，每日 2 次，口服；2 周为 1 个疗程，可用 1～2 个疗程。

2. 宿食积滞

【症状】 胃脘胀满，疼痛拒按，嗳腐吞酸，呕恶不消化食物，吐后痛缓，纳呆，矢气频频，大便不爽，便后稍舒。舌淡红，苔厚腻，脉弦滑。

【治法】 消食导滞，和胃止痛。

【方药】 保和丸加减。

生山楂 15g　　六神曲 15g　　茯苓 12g　　陈皮 6g
连翘 6g　　莱菔子 15g

7 剂

用法：每日 1 剂，水煎服，一日分 2 次服。

【随症加减】 若脘腹胀满甚者，加枳实 9g、大腹皮 9g、槟榔 9g；若呕恶较甚者，加旋覆花 9g包煎、赭石 15g先煎等；若大便秘结者，加生大黄 3～6g后下、火麻仁 9g、厚朴 9g。

【中成药】

处方 1： 保和丸（水丸）。每次 6～9g，每日 2 次，口服；2 周为 1 个疗程，可用 1～2 个疗程。

处方 2： 王氏保赤丸。每次 0.3g，每日 2 次，口服；2 周为 1

个疗程，可用 1～2 个疗程。

处方 3： 健脾丸。大蜜丸每次 1 丸，每日 3 次，口服；1 周为 1 个疗程，可用 1～2 个疗程。

3. 肝胃郁热

【症状】 胃脘疼痛灼热，烦热易怒，口干口苦，胸胁不舒，嘈杂反酸，大便干结。舌红，苔黄薄腻，脉弦或数。

【治法】 泄热和胃，平逆散火。

【方药】 化肝煎。

青皮 6g	陈皮 6g	白芍 12g	牡丹皮 12g
栀子 9g	泽泻 15g	浙贝母 12g	

7 剂

用法：每日 1 剂，水煎服，一日分 2 次服。

【随症加减】 胃痛甚者，加延胡索 9g、川楝子 6g；若胸胁胀满、心烦易怒甚者，加柴胡 9g、香附 9g 等；若口苦口干、小便短赤者，加芦根 9g、淡竹叶 6g、玉竹 9g 等；若夜寐欠安、梦多易醒者，加合欢皮 15g、丹参 15g。

【中成药】

处方 1： 丹栀逍遥丸。每次 6～9g，每日 2 次，口服；2 周为 1 个疗程，可用 1～2 个疗程。

处方 2： 藿香清胃胶囊。每次 3 粒，每日 3 次，口服；2 周为 1 个疗程，可用 1～2 个疗程。

处方 3： 左金丸。每次 3～6g，每日 2 次，口服；2 周为 1 个疗程，可用 1～2 个疗程。

4. 肝气犯胃

【症状】 胃脘胀痛，痛连胸胁，情绪烦扰时疼痛作甚，嗳气时作，嗳气则痛缓，喜长叹息，大便欠畅。舌淡红，苔黄薄白，脉弦。

【治法】 疏肝解郁，理气止痛。

【方药】 柴胡疏肝散。

柴胡 9g	白芍 9g	枳壳 6g	川芎 9g

陈皮 6g　　　甘草 3g　　　香附 9g

7 剂

用法：每日 1 剂，水煎服，一日分 2 次服。

【随症加减】 若胃痛甚者，加延胡索 9g、川楝子 6g；若反酸者，加煅瓦楞子 15g先煎、海螵蛸 15g包煎；若嗳气较频者，加旋覆花 9g包煎、紫苏梗 9g 等。

【中成药】

处方 1： 气滞胃痛颗粒。每次 1 袋（5g），每日 3 次，冲服；2 周为 1 个疗程，可用 1～2 个疗程。

处方 2： 胃苏颗粒。每次 1 袋（15g），每日 3 次，冲服；2 周为 1 个疗程，可用 1～2 个疗程。

处方 3： 逍遥丸（浓缩丸）。每次 8 丸，每日 3 次，口服；2 周为 1 个疗程，可用 1～2 个疗程。

5. 湿热中阻

【症状】 胃脘疼痛，脘腹灼热，痛势急迫，口干口苦，口渴而不欲饮水，纳呆恶心，小便色黄，大便黏腻不爽。舌红，苔黄腻，脉滑数。

【治法】 清化湿热，理气和胃。

【方药】 清中汤加减。

黄连 6g　　　栀子 9g　　　法半夏 12g　　茯苓 12g
陈皮 6g　　　草豆蔻 6g　　甘草 6g

7 剂

用法：每日 1 剂，水煎服，一日分 2 次服。

【随症加减】 若湿偏重者，加藿香 9g后下、苍术 9g；若热偏重者，加黄芩 9g、蒲公英 6g；若痞满恶心者，加竹茹 9g；若大便秘结难解者，加大黄 3g后下、火麻仁 15g；若腹胀矢气频转者，加枳实 9g、厚朴 9g、大腹皮 9g；若纳食不馨者，加六神曲 12g、炒谷芽 15g、炒麦芽 15g。

【中成药】

处方 1： 黄连胶囊。每次 2～6 粒，每日 3 次，口服；2 周为 1 个疗程，可用 1～2 个疗程。

处方2： 三九胃泰颗粒。每次1袋，每日2次，冲服；2周为1个疗程，可用1～2个疗程。

处方3： 金胃泰胶囊。每次3粒，每日3次，口服；2周为1个疗程，可用1～2个疗程。

6. 瘀血停滞

【症状】 胃脘刺痛，痛有定处，按之尤甚，食后加剧，入夜尤甚，可兼见吐血或黑便。舌质暗红或有瘀斑，苔薄白，脉涩。

【治法】 化瘀通络，理气和胃。

【方药】 失笑散合丹参饮加减。

蒲黄 6g[包煎]	五灵脂 6g[包煎]	丹参 12g	檀香 3g[后下]
砂仁 6g[后下]	草豆蔻 6g	甘草 6g	

7剂

用法：每日1剂，水煎服，一日分2次服。

【随症加减】 若胃痛甚者，加延胡索9g、木香9g[后下]、枳壳9g；若四肢不温而舌淡脉弱者，加炙黄芪15g、党参15g；若痞满恶心者，加竹茹9g、橘皮9g；若大便秘结难解者，加生大黄3g[后下]、火麻仁9g；若伴有黑便者，加三七粉3g[冲服]、白及9g。

【中成药】

处方1： 胃康胶囊。每次2～4粒，每日3次，口服；2周为1个疗程，可用1～2个疗程。

处方2： 安胃片。每次5～7片，每日3～4次，口服；2周为1个疗程，可用1～2个疗程。

处方3： 血府逐瘀胶囊。每次6粒，每日2次，口服；4周为1个疗程，可用1～2个疗程。

7. 胃阴不足

【症状】 胃脘灼痛隐隐，嘈杂易饥，饥不欲食，口燥咽干，消瘦乏力，时欲饮水，大便干结，努挣无力。舌红少津，脉细数。

【治法】 养阴益胃，和中止痛。

【方药】 一贯煎合芍药甘草汤。

北沙参 12g	麦冬 12g	生地黄 15g	枸杞子 12g

当归 12g　　川楝子 9g　　芍药 12g　　甘草 6g

7 剂

用法：每日 1 剂，水煎服，一日分 2 次服。

【随症加减】若胃痛且灼热嘈杂甚者，加海螵蛸 15g先煎、煅牡蛎 15g先煎；若胃脘胀满甚者，加厚朴花 6g、佛手 9g、八月札 12g；若大便干结难解者，加火麻仁 9g、柏子仁 9g、郁李仁 9g；若阴虚胃热者，加石斛 12g、知母 12g。

【中成药】

处方 1：阴虚胃痛颗粒。每次 10g，每日 3 次，冲服；4 周为 1 个疗程，可用 1～2 个疗程。

处方 2：养胃舒胶囊。每次 3 粒，每日 2 次，口服；4 周为 1 个疗程，可用 1～2 个疗程。

处方 3：胃康灵颗粒。每次 1 袋（10g），每日 3 次，冲服；2 周为 1 个疗程，可用 1～2 个疗程。

8. 脾胃虚寒

【症状】胃痛隐隐，绵绵不休，喜温喜按，泛吐清水，饥饿则痛甚，得食稍缓，劳而加重，神疲乏力，四肢倦怠，四肢不温，大便溏薄。舌淡苔白，脉虚弱或迟缓。

【治法】温中健脾，和胃止痛。

【方药】黄芪建中汤加减。

炙黄芪 30g　　桂枝 12g　　芍药 9g　　生姜 6g
甘草 6g　　大枣 6g

7 剂

用法：每日 1 剂，水煎服，一日分 2 次服。

【随症加减】若脘腹冷痛甚者，加理中丸；若形寒肢冷、腰膝酸软甚者，加附子理中丸；若泛吐清水甚者，加干姜 9g、法半夏 9g、陈皮 9g、茯苓 12g；若神疲乏力甚者，可改用香砂六君子汤。

【中成药】

处方 1：黄芪建中丸。大蜜丸每次 1 丸，每日 2 次，口服；4 周为 1 个疗程，可用 1～2 个疗程。

处方 2：附子理中丸。大蜜丸每次 1 丸，每日 2～3 次，口服；4 周为 1 个疗程，可用 1～2 个疗程。

处方 3：温胃舒胶囊。每次 3 粒，每日 2 次，口服；4 周为 1 个疗程，可用 1～2 个疗程。

三、日常调护

消化性溃疡的形成与幽门螺杆菌感染密切相关，所以，制订合理的抗菌方案是治疗的首要步骤。幽门螺杆菌感染根治后，外出就餐需注意分餐，注意饮食卫生，避免再次感染。改掉不良的生活习惯，做到戒烟、戒酒，减少理化因素对胃黏膜的损伤。平时补充富含维生素的食物，如水果、绿叶蔬菜等。

（卢璐）

第四节　功能性消化不良

消化不良是一种由胃动力障碍引起的疾病，临床表现为上腹部不适或疼痛、烧灼感、餐后饱胀感及早饱、嗳气、恶心和呕吐等。分为功能性消化不良和器质性消化不良。功能性消化不良是指有上述消化不良的临床表现，而不能用器质性、系统性或代谢性疾病等解释症状产生原因的一组临床综合征。根据临床主要症状，本病一般分为上腹痛综合征和餐后不适综合征两种亚型，前者属于中医“胃痛”范畴，后者属于“痞满”范畴。

一、西医诊断要点

1. 诊断标准

（1）具备以下 1 项或多项症状　①餐后饱胀不适；②早饱感；③上腹痛；④上腹部烧灼感（可存在饮食、精神等诱发因素）。

（2）呈持续或反复发作的慢性病程　症状出现至少 6 个月，近 3 个月症状存在。

（3）无解释症状的器质性、系统性和代谢性疾病等（包括胃镜检查等）。

同时具备以上 3 项才可诊断功能性消化不良。

2. 分型诊断标准

（1）上腹痛综合征　必须满足以下至少 1 项：①上腹痛（严重到足以影响日常活动）；②上腹部烧灼感（严重到足以影响日常活动），症状发作至少每周 1 天。

（2）餐后不适综合征　必须满足以下至少 1 项：①餐后饱胀不适（严重到足以影响日常活动）；②早饱感（严重到足以影响日常活动），症状发作至少每周 3 天。

具备功能性消化不良诊断标准且符合上述分型诊断标准则可做相应诊断。

二、中医辨证论治

1. 脾虚气滞

【症状】胃脘痞闷或胀痛，纳呆。伴嗳气，疲乏，便溏或便秘，面色少华。舌淡，苔薄白或白腻，脉细弦。

【治法】健脾和胃，理气消胀。

【方药】气滞明显者，用香砂六君子汤或枳术丸加减；痰湿气滞者，用六君子汤加减。

处方 1：香砂六君子汤

木香 6g后下　砂仁 6g后下　党参 15g　白术 15g
茯苓 15g　炙甘草 6g

7 剂

用法：每日 1 剂，水煎服，一日分 2～3 次于餐后服用。

处方 2：枳术丸

枳壳 15g　炒白术 15g

7 剂

用法：每日 1 剂，水煎服，一日分 2～3 次于餐后服用。

处方 3：六君子汤

陈皮 6g　姜半夏 9g　党参 15g　白术 10g

茯苓 12g　　　炙甘草 6g

7 剂

用法：每日 1 剂，水煎服，一日分 2～3 次于餐后服用。

【随症加减】 脘腹胀满、舌苔白腻者，加平胃散（苍术 9g、厚朴 9g、陈皮 6g）以加强化湿理气消胀之功；嗳腐吞酸者为饮食积滞，加焦三仙各 15g、炒莱菔子 9g 以消食化积。

【中成药】

处方 1： 香砂六君丸。每次 6～9g（6g/袋），每日 2～3 次，口服；4 周为 1 个疗程，可用 1～2 个疗程。

处方 2： 枳术宽中胶囊。每次 3 粒（0.43g/粒），每日 3 次，饭前口服；2 周为 1 个疗程，可用 1～2 个疗程。

处方 3： 人参健脾丸。大蜜丸每次 2 丸，每日 2 次，口服；4 周为 1 个疗程，可用 1～2 个疗程。

2. 肝胃不和

【症状】 胃脘痞满，两胁胀痛或窜痛，随情志变化而增减。可伴嗳气，口干苦，烧心反酸，急躁易怒。舌红或淡红，苔白，脉弦或弦细或弦数。

【治法】 理气解郁，和胃降逆。

【方药】 柴胡疏肝散加减。

柴胡 6g	枳壳 15g	川芎 12g	香附 9g
紫苏梗 9g	白芍 15g	陈皮 6g	姜半夏 9g
炙甘草 3g			

7 剂

用法：每日 1 剂，水煎服，一日分 2～3 次于餐后服用。

【随症加减】 嗳气、呕恶、反胃，随情志不遂加重者，属肝郁气逆，加旋覆花 15g[包煎]、生赭石 30g[先煎]、沉香丝 3g[后下] 以降逆和胃；纳呆、食少、嗳腐吞酸者，为兼夹饮食积滞，加六神曲 9g、枳实 15g、槟榔 9g 以消食导滞；便溏不爽、舌苔白腻者为湿邪内蕴，加炒白术 15g、藿香 9g[后下]、葛根 15g 等以健脾祛湿、升清止泻；嘈杂吞酸者，加黄连 6g、吴茱萸 3g 以清肝泻火；胃痛甚者，加延胡索 9g、川楝子 9g 以疏肝泻热止痛；胃脘胀痛或夹刺痛、舌暗或舌下络脉迂曲者为气滞血瘀，加丹参饮（丹参 30g、檀香 3g后下、砂仁 6g后下）以理气化瘀、通络止痛。

【中成药】

处方 1： 胃苏颗粒。每次 1 袋（15g），每日 3 次，冲服；4 周为 1 个疗程，可用 1～2 个疗程。

处方 2： 气滞胃痛颗粒。每次 1 袋（5g），每日 3 次，冲服；4 周为 1 个疗程，可用 1～2 个疗程。

处方 3： 荜铃胃痛颗粒。每次 1 袋（5g），每日 3 次，冲服；4 周为 1 个疗程，可用 1～2 个疗程。

处方 4： 达立通颗粒。每次 1 袋（6g），每日 3 次，饭前冲服；4 周为 1 个疗程，可用 1～2 个疗程。

处方 5： 荆花胃康胶丸。每次 2 粒（80mg/粒），每日 3 次，饭前口服；4 周为 1 个疗程，可用 1～2 个疗程。

处方 6： 越鞠丸。适用于气郁痰阻证。每次 6～9g，每日 2 次，口服；4 周为 1 个疗程，可用 1～2 个疗程。

处方 7： 四磨汤口服液。每次 2 支（10ml/支），每日 3 次，口服；1 周为 1 个疗程，可用 1～2 个疗程。

【其他治法】

穴位贴敷： 取神阙或中脘，自制七味消胀贴（槟榔、莱菔子、枳实、大腹皮、厚朴、青皮、莪术）贴敷，每日 1～2 次，8h 后取下。急性期 3 天为 1 个疗程，慢性期 7 天为 1 个疗程，可用 3～4 个疗程。

推拿治疗： 顺时针摩腹、揉腹，点按中脘、天枢、气海、关元、章门、足三里，搓摩胁肋部，推揉胃脘部，振腹。每次共 25min，3 次/周，1 周为 1 个疗程，可用 3～4 个疗程。

3. 脾胃湿热

【症状】 脘腹痞满或疼痛，食少纳呆。可伴头身困重，口苦口黏，大便黏滞不爽，小便短黄。舌质红，苔黄厚腻/白腻披黄/黄厚偏干，脉滑数、弦数、濡数。

【治法】 清热化湿，理气和胃。

【方药】 连朴饮或杨氏清化饮。

处方 1： 连朴饮

黄连 6g　　姜厚朴 9g　　石菖蒲 9g　　姜半夏 9g
黄芩 9g　　陈皮 6g　　芦根 15g　　茵陈 15g
薏苡仁 30g

7 剂

用法：每日 1 剂，水煎服，一日分 2～3 次于餐后服用。

处方 2： 杨氏清化饮

茵陈 15g　　白扁豆 15g　　黄连 3g　　豆蔻 6g后下
薏苡仁 15g　　佩兰 12g

7 剂

用法：每日 1 剂，水煎服，一日分 2～3 次于餐后服用。

【随症加减】 头身沉重者，加通草 6g、车前子 15g包煎 以利水渗湿；脘腹胀满者，加枳壳 15g、木香 6g后下 以理气消胀；上腹烧灼感明显者，加煅瓦楞子 30g先煎 或（和）海螵蛸 30g先煎 等；大便不畅者，加全瓜蒌 30g、枳实 15g 等理气通便。湿热蔓延三焦者：波及上焦，治宜清透湿热，常佐以叶类药物，如藿香叶 9g后下、薄荷叶 6g后下、鲜荷叶 9g后下、枇杷叶 15g包煎 等轻清宣散、芳香化湿；湿热盛于中焦，可致升降失常，还可酌加草果 6g后下、槟榔 9g、藿香 9g后下 等清化湿热、调理升降；湿热趋于下焦者，常伍以黄柏 9g、萹蓄 9g、通草 6g、槟榔 9g、大黄 3g后下、蚕沙 6g包煎 等以清热利湿通下。

【中成药】

处方 1： 枫蓼肠胃康颗粒。每次 1 袋（8g），每日 3 次，冲服；4 周为 1 个疗程，可用 1～2 个疗程。

处方 2： 胃肠安丸。每次 4 丸（0.08g/4 丸），每日 3 次，口服；4 周为 1 个疗程，可用 1～2 个疗程。

处方 3： 三九胃泰颗粒。每次 1 袋，每日 2 次，冲服；4 周为 1 个疗程，可用 1～2 个疗程。

【其他治法】

食疗方： 平素可常食茯苓、山药、莲子、薏苡仁或芡实煨猪肚或猪肋排汤。做法：猪肚 1 个（干重 200g，切条）或猪肋排 400～500g，山药 15g，茯苓 15g，薏苡仁 30g 或芡实 9g，莲子 9g，生姜 3 片，盐少许。煨汤。

4. 脾胃虚寒

【症状】 胃寒隐痛或痞满，喜温喜按。可伴泛吐清水，食少纳呆，神疲倦怠，手足不温，大便溏薄。舌质淡，苔白或白滑，脉细弱或细沉。

【治法】 健脾和胃，温中散寒。

【方药】 单纯虚寒无明显痰饮者，予黄芪建中汤；伴痰饮中阻者，予理中汤合苓桂术甘汤。

处方 1： 黄芪建中汤

黄芪 30g	饴糖 30g[烊化]	桂枝 9g	白芍 18g
生姜 9g	炙甘草 6g	大枣 6 枚	

7 剂

用法：每日 1 剂，水煎服，饴糖烊化后冲入中药汁中，一日分 2～3 次于餐后服用。

处方 2： 理中汤合苓桂术甘汤

党参 30g	干姜 6g	炒白术 15g	茯苓 15g
桂枝 9g	炙甘草 6g		

7 剂

用法：每日 1 剂，水煎服，一日分 2～3 次于餐后服用。

【随症加减】 手足冰凉、畏寒明显、神疲嗜睡、脉沉迟者，为中阳虚衰，可易党参为人参 9g[另煎]，加熟附片 6g[先煎]；胃脘胀痛、泛吐清涎、食欲不振、腹部畏寒、舌苔白滑者，为胃阳不足，加吴茱萸 6g、高良姜 9g、香附 9g 以温中散寒、理气止痛；上腹痛明显者，加延胡索 9g、乌药 9g 等；纳呆明显者，加焦三仙各 15g、炒莱菔子 15g 等；呃逆频作，为胃寒气逆，加丁香 6g[后下]、柿蒂 9g；伴五更泻者，加四神丸（补骨脂 9g、吴茱萸 6g、肉豆蔻 6g、五味子 9g）。

【中成药】

处方 1： 温胃舒胶囊。每次 3 粒（0.4g/粒），每日 2 次，口服；4 周为 1 个疗程，可用 1～2 个疗程。

处方 2： 虚寒胃痛颗粒。每次 1 袋（5g/袋），每日 3 次，冲服；4 周为 1 个疗程，可用 1～2 个疗程。

处方 3： 理中丸。每次 1 丸，每日 2 次，口服；4 周为 1 个疗程，可用1～2个疗程。

【其他治法】

隔姜灸：患者取仰卧位，取中脘、神阙穴，两穴上各放一姜片（厚约2mm，在中心处用针穿刺数孔），上置艾炷并点燃，直到局部皮肤潮红为止。1日1次，10天为1个疗程，可用1～2个疗程。

毫针补法联合温针灸：取脾俞、胃俞、中脘、内关、足三里、气海等穴。毫针刺，行补法。再截一段长约2cm艾炷，套在毫针针柄处，并以硬纸板置于该穴区，点燃艾炷，待其自然燃尽，除灰再灸，直至完成规定壮数。一般每个穴位每次可灸3～5壮。3次/周，1周为1个疗程，可用3～4个疗程。

5. 寒热错杂

【症状】胃脘痞满或疼痛，胃脘嘈杂不适，胃脘部喜温怕冷。可伴嗳气，胃脘灼热，口干口苦，大便稀溏。舌质淡，苔黄，脉弦细或弦滑。

【治法】辛开苦降，和胃消痞。

【方药】寒热错杂而无实邪者，予半夏泻心汤；寒热错杂夹有痰（湿）食积者，予枳实消痞丸。

处方1：半夏泻心汤

姜半夏9g	黄芩9g	黄连6g	干姜6g
党参15g	大枣3枚	炙甘草6g	

7剂

用法：每日1剂，水煎服，一日分2～3次于餐后服用。

处方2：枳实消痞丸

枳实15g	麦芽15g	半夏曲9g	黄连6g
干姜6g	党参15g	茯苓15g	炒白术15g
厚朴9g	炙甘草6g		

7剂

用法：每日1剂，水煎服，一日分2～3次于餐后服用。

【随症加减】神疲乏力者，为气虚，党参用至30g，加生黄芪、炙黄芪各30g；脘痞胀满明显，加木香6g后下、大腹皮15g、柴胡

6g、槟榔 9g、乌药 9g 等理气消胀；胃脘胀闷、舌苔白腻者，为中焦湿阻气滞，加苍术 9g、厚朴 9g（处方 2 不加）、陈皮 6g、砂仁 6g后下、豆蔻 6g后下、藿香 9g后下、佩兰 9g 等苦温芳化之品；腹泻便溏者，加山药 15g、薏苡仁 30g 以健脾渗湿止泻；嘈杂反酸者，加吴茱萸 3g、煅瓦楞子 30g先煎 以制酸止痛；口舌生疮者，加蜂房 6g。

【中成药】

处方 1： 枳实消痞丸。每次 6g，每日 3 次，口服；4 周为 1 个疗程，可用 1～2 个疗程。

处方 2： 荆花胃康胶丸。每次 2 粒，每日 3 次，口服；4 周为 1 个疗程，可用 1～2 个疗程。

三、日常调护

① 调畅情志，适度运动。

② 重视饮食调护，减少摄入碳酸饮料、牛奶、奶酪、甜食、豆类、面包及冷硬油腻、辛辣刺激食物。

③ 忌烟酒、咖啡、非甾体抗炎药。

④ 如果患者症状持续不缓解或者出现报警症状，应定期复查胃镜，排除其他器质性疾病。

（何友成　袁建业）

第五节　腹泻型肠易激综合征

肠易激综合征以腹痛、腹胀或腹部不适为主要症状，且这些症状与排便相关或伴随排便习惯如频率和（或）粪便性状的改变，通过临床常规检查，尚无法发现能解释这些症状的器质性改变。根据排便异常时粪便的主要性状，本病可分为腹泻型、便秘型、混合型和不定型四种亚型。腹泻型肠易激综合征是我国肠易激综合征的主要类型之一，属于中医的“腹痛”“泄泻”等疾病范畴。便秘型肠易激综合征可参照功能性便秘辨治；混合型及不定型肠易激综合征，需结合就诊时主要粪便性状及腹部症状，分别参考本节及功能性便秘进行辨治。

一、西医诊断要点

（1）腹痛反复发作持续 6 个月以上，且近 3 个月内每周至少发作 1 天。

（2）至少伴有以下特征中的 2 项或 2 项以上：①腹痛与排便相关；②腹痛发作时排便频率改变；③粪便性状在腹痛发作时有所改变。

（3）粪便性状：至少有 25%的粪便类型为布里斯托 6、7 型，且布里斯托 1、2 型的粪便＜25%。

（4）以下症状支持该病的诊断：①排便次数＞3 次/d；②粪便为糊状或稀水样；③排便存在急迫感或不尽感；④粪便中有黏液；⑤有腹胀或腹部不适感。

（5）完善相关检查，详细询问病史，排除器质性疾病。

同时具备上述 5 项可诊断腹泻型肠易激综合征。

二、中医辨证论治

1. 肝郁脾虚

【症状】腹痛即泻，泻后痛减，发作与情绪变化有关。可伴胸胁胀满窜痛，肠鸣矢气，腹胀不适，纳呆，身倦乏力。舌淡胖、边可有齿痕，苔薄白/白腻，脉弦细。

【治法】抑肝扶脾。

【方药】痛泻要方。

陈皮 6g　　炒白术 15g　　白芍 15g　　防风 6g

7 剂

用法：每日 1 剂，水煎服，一日分 2～3 次于餐后服用。

【随症加减】久泻者，属脾虚失运、清气不升，可加茯苓 15g、炒山药 15g、升麻 6g、桔梗 9g、葛根 15g 以健脾祛湿、升阳止泻；腹痛甚者，加木香 6g后下、延胡索 9g、乌药 9g 以理气止痛；腹胀明显者，加枳壳 24g、香附 9g、大腹皮 15g；舌苔黄腻者，属湿热内蕴，可加黄连 5g、豆蔻 6g后下以清化湿热；嗳气频繁、舌淡苔白者，属胃寒气逆，可加丁香 6g后下、柿蒂 9g 以温中降逆；闷闷不舒者，可加柴胡 6g、香附 9g；烦躁易怒者，可加绿萼梅 6g、牡丹皮 9g、焦栀子 6g。

【中成药】

处方 1：痛泻宁颗粒。每次 1～2 袋（5g/袋），每日 3 次，冲服；4 周为 1 个疗程，可用 1～2 个疗程。

处方 2：固肠止泻丸（浓缩丸）。每次 4g，每日 3 次，口服；4 周为 1 个疗程，可用 1～2 个疗程。

处方 3：逍遥丸（浓缩丸）。每次 8 丸，每日 3 次，口服；4 周为 1 个疗程，可用 1～2 个疗程。

【其他治法】

针刺疗法：以肝经、脾经、胃经、大肠经穴及背俞穴、募穴为主。取穴足三里、天枢、三阴交、脾俞、章门、肝俞、太冲、行间、公孙等，以毫针刺，采用平补平泻法，每周 3 次，1 周为 1 个疗程，可用 3～4 个疗程。

耳穴疗法：取脾、胃、腹、神门、大肠、小肠、交感、神门、皮质下等，每次按压 10min，每日 2 次，7 天为 1 个疗程，可用 1～2 个疗程。

2. 脾虚湿盛

【症状】餐后大便溏泻，腹痛隐隐，畏食生冷。劳累、受凉或进食后发作或加重，腹胀肠鸣，神疲倦怠，纳呆，易汗出。舌质淡胖、边有齿痕，苔白腻，脉濡弱。

【治法】健脾化湿止泻。

【方药】参苓白术散加减。

党参 15g	炒白术 15g	茯苓 15g	莲子肉 9g
炒薏苡仁 30g	阳春砂 6g后下	桔梗 9g	炒白扁豆 15g
炒山药 15g	炙甘草 6g		

7 剂

用法：每日 1 剂，水煎服，一日分 2～3 次于餐后服用。

【随症加减】脘腹胀满、舌苔白腻者，加厚朴 9g、陈皮 6g、藿香 12g后下 等苦温芳化之品；泻利甚不止者，加煨葛根 15g、升麻

6g、煨木香 6g后下、肉豆蔻 6g、乌梅 6g 等以升阳、收敛止泻；纳呆食少，加六神曲 9g、炒麦芽 15g；神疲乏力、自汗者，加黄芪 30g、防风 9g 以益气固表，又可健脾升阳；寐差盗汗者，加炒酸枣仁 9g，龙骨、牡蛎各 30g先煎。

【中成药】

处方 1：参苓白术颗粒。每次 6～9g（6g/袋），每日 2～3 次，冲服；4 周为 1 个疗程，可用 1～2 个疗程。

处方 2：补中益气丸。水丸每次 6g（6g/袋），每日 2～3 次，口服；4 周为 1 个疗程，可用 1～2 个疗程。

处方 3：人参健脾丸。大蜜丸每次 2 丸，每日 2 次，口服；4 周为 1 个疗程，可用 1～2 个疗程。

处方 4：补脾益肠丸。每次 6g（至瓶盖内刻度处），每日 3 次，口服；4 周为 1 个疗程，可用 1～2 个疗程。

【其他治法】

针刺疗法：取穴足三里、天枢、三阴交、脾俞、大肠俞、上巨虚等，以毫针刺，行补法。每周 3 次，1 周为 1 个疗程，可用 3～4 个疗程。

推拿治疗：于中脘、天枢、气海、关元穴施摩法 8min，接着再摩胃脘及下腹部各 5min；再擦脾俞、胃俞、肾俞、大肠俞，以透热为度。每周 3 次，1 周为 1 个疗程，可用 3～4 个疗程。

隔姜灸：患者取仰卧位，取中脘、神阙，两穴上各置一片姜（厚约 2mm，在中心处用针穿刺数孔），上置艾炷并点燃，直到局部皮肤潮红为止。每日 1 次，10 天为 1 个疗程，可用 1～2 个疗程。

穴位贴敷：以五倍子适量，研末，以食醋调成膏状敷脐，2～3 天更换 1 次。每周 2～3 次，1 周为 1 个疗程，可用 3～4 个疗程。

3. 脾肾阳虚

【症状】五更（黎明）泻，腹部冷痛，得温痛减。伴腰膝酸软，完谷不化，形寒肢冷。舌质淡胖、边有齿痕，苔白滑，脉沉细。

【治法】温补脾肾。

【方药】附子理中汤合四神丸加减。

熟附片 6g先煎　党参 15g　炒白术 15g　干姜 6g

五味子 9g　　补骨脂 9g　　肉豆蔻 6g　　吴茱萸 3g
炙甘草 6g

7 剂

用法：每日 1 剂，水煎服，一日分 2～3 次于餐后服用。

【随症加减】 忧郁寡欢者，加合欢花 9g、玫瑰花 9g；脘腹胀闷者，加乌药 9g、沉香丝 3g后下、木香 6g后下、大腹皮 9g 以理气消胀；呃逆频作，加丁香 6g后下、柿蒂 9g；泛吐清涎者，加茯苓 20g、桂枝 9g 以蠲饮降逆；反酸、烧心者，多因胃气壅滞，不降反升，可加姜半夏 10g、煅瓦楞子 30g先煎、阳春砂 6g后下 以辛开苦降、和胃降逆；腹痛喜按、怯寒便溏者，加重干姜用量至 9g，另加肉桂粉 3g冲服 以温阳散寒。

【中成药】

处方 1： 参倍固肠胶囊。每次 1.8g（0.45g/粒），每日 3 次，口服；2 周为 1 个疗程，可用 1～2 个疗程。

处方 2： 四神丸。每次 9g（9g/袋），每日 1～2 次，口服；4 周为 1 个疗程，可用 1～2 个疗程。

处方 3： 固本益肠片。每次 4 片（0.6g/片），每日 3 次，口服；4 周为 1 个疗程，可用 1～2 个疗程。

【其他治法】

针刺疗法＋温针灸： 取穴足三里、天枢、三阴交、脾俞、大肠俞、上巨虚、肾俞、命门等，以毫针刺，采用补法。再截一段长约 2cm 艾炷，套在毫针针柄处（保持深度约 1cm），并以硬纸板置于该穴区，点燃艾炷，待其自然燃尽，除灰再灸，直至完成规定壮数。一般每个穴位每次可灸 3～5 壮。每周 3 次，1 周为 1 个疗程，可用 3～4 个疗程。

推拿治疗： 横擦气海、关元穴，直擦督脉，横擦肾俞、命门，逐渐下降到大肠俞、八髎穴，以透热为度；按揉涌泉穴后并擦涌泉穴以引火归原。每周 3 次，1 周为 1 个疗程，可用 3～4 个疗程。

隔姜灸： 参考“脾虚湿盛”隔姜灸治疗方案。

穴位贴敷： 以附子饼或五倍子适量，研末，以食醋调成膏状敷脐，2～3 天更换 1 次。每周 2～3 次，1 周为 1 个疗程，可用 3～4 个疗程。

4. 大肠湿热

【症状】腹痛即泻，泻下急迫或不爽。可伴脘腹不舒，渴不欲饮，口干口黏，肛门灼热。舌红，苔黄腻，脉滑数。

【治法】清热利湿。

【方药】葛根芩连汤。

葛根 12g　　黄芩 9g　　黄连 6g　　甘草 6g

7 剂

用法：每日 1 剂，水煎服，一日分 2～3 次于餐后服用。

【随症加减】苔厚者，湿邪尤甚，加石菖蒲 9g、藿香 9g（后下）、豆蔻 6g（后下）芳香化湿；口甜、苔厚腻者，加佩兰 9g；溲黄者，加茵陈 9g、地锦草 15g 清利湿热；大便黏滞不爽，为湿阻气滞，加白头翁 9g、木香 6g（后下）行气燥湿；腹胀者，加枳壳 9g、青皮 6g 理气消胀；脘腹胀痛者，加柴胡 6g、枳壳 9g、大腹皮 15g、乌药 9g 理气止痛。

【中成药】

处方 1：葛根芩连片。每次 3～4 片（0.5g/片），每日 3 次，口服；4 周为 1 个疗程，可用 1～2 个疗程。

处方 2：香连丸。每次 3～6g，每日 2～3 次，口服；4 周为 1 个疗程，可用 1～2 个疗程。

处方 3：枫蓼肠胃康颗粒。每次 1 袋（8g），每日 3 次，冲服；4 周为 1 个疗程，可用 1～2 个疗程。

【其他治法】

针刺疗法：取大肠俞、天枢、上巨虚、三阴交、曲池、下巨虚等穴，以毫针刺，采用泻法。每周 3 次，1 周为 1 个疗程，可用 3～4 个疗程。

饮食调整：平时可服茯苓、玉米（含须）、薏苡仁、芡实煲猪肚/猪肋排汤。做法：取猪肚 1 个（干重 200g）切条，或猪肋排 400～500g，玉米（含须）1 个，茯苓 10g，芡实 10g，薏苡仁 10g，生姜 3 片，盐少许。煲汤。

5. 寒热错杂

【症状】大便溏泻，便前腹痛，得便痛减，腹胀或肠鸣。口苦或口臭，畏寒，受凉则发。舌质淡，苔薄黄，脉弦细或弦滑。

【治法】平调寒热。

【方药】乌梅丸。

乌梅 9g	细辛 3g	干姜 3g	黄连 6g
熟附片 6g先煎	当归 12g	黄柏 9g	桂枝 9g
党参 15g	蜀椒 6g		

7 剂

用法：每日 1 剂，水煎服，一日分 2～3 次于餐后服用。

【随症加减】少腹冷痛者，去黄连，加小茴香 6g、荔枝核 9g；胃脘灼热或口苦者，去蜀椒、干姜、熟附片等热性药，加栀子 6g、黄芩 6g；大便黏腻不爽、里急后重者，加大腹皮 9g、厚朴 9g。

【中成药】

处方 1：乌梅丸。大蜜丸每次 2 丸，每日 2～3 次，口服；4 周为 1 个疗程，可用 1～2 个疗程。

处方 2：戊己丸。每次 3～6g，每日 2 次，口服；4 周为 1 个疗程，可用 1～2 个疗程。

三、日常调护

① 调畅情志，规律作息。

② 规律饮食，定时定量，不过饥过饱，不暴饮暴食；饮食宜清淡、易消化，避免油腻、生冷、辛辣等刺激性食物。

③ 教育患者充分认识该病的发病本质、特点及治疗知识，对治疗该病有十分重要的作用。

（何友成　袁建业）

第六节　功能性便秘

便秘是一种（组）症状，表现为排便困难和（或）排便次数减少或粪便干硬。功能性便秘是功能性肠病的一种，以便秘为主要临床表现，且不符合便秘型肠易激综合征的诊断标准。排便困难包括排便费力、排出困难、排便不尽感、肛门直肠堵塞感、排便费时和需辅助排便；排便次数减少指每周排便少于3次；粪便干硬是指粪便性状为布里斯托粪便量表1、2型。本病属于中医学“便秘”“后不利”“大便难”“脾约”“秘结”等范畴。

一、西医诊断要点

参照罗马Ⅳ标准，需要排除肠道及全身器质性因素（如内分泌和代谢性疾病、神经肌肉疾病、结直肠肛门疾病等）、药物（如抗胆碱能药物、阿片类药、钙拮抗剂、抗抑郁药、抗组胺药、解痉药、抗惊厥药等）及其他原因（如慢性肾功能不全等）导致的便秘并符合以下标准。

（1）存在下列2个或2个以上的症状：①至少25％的时间排便感到费力；②至少25％的时间排便为块状便或硬便（参照布里斯托粪便量表1、2型）；③至少25％的时间排便有不尽感；④至少25％的时间排便有肛门直肠梗阻或阻塞感；⑤至少25％的时间排便需要手法辅助（如用手指协助排便、盆底支持）；⑥每周自发性排便少于3次。

（2）不使用泻药时很少出现稀便。

（3）不符合便秘型肠易激综合征的诊断标准。

诊断之前症状出现至少6个月，且近3个月症状符合以上诊断标准。

二、中医辨证论治

1. 热积秘

【症状】 大便干结，大便臭秽和（或）口干口臭和（或）小便短赤。可伴腹胀或腹痛，面红心烦，或有身热。舌红，苔黄，脉滑数。

【治法】 清热润下。

【方药】 麻子仁丸。

火麻仁 15g　芍药 15g　苦杏仁 9g后下　大黄 6g后下

厚朴 9g　　积实 9g

7 剂

用法：每日 1 剂，水煎服，一日分 2～3 次于餐后服用。

【随症加减】 大便干结难下者，加芒硝 9g冲服、番泻叶 6g后下；热积伤阴者，加生地黄 15g、玄参 15g、麦冬 12g；口气臭秽，可加黄芩 9g、黄连 6g 清热解毒。

【中成药】

处方 1： 麻仁润肠丸。每次 1～2 丸（6g/丸），每日 2 次，口服。

处方 2： 麻仁软胶囊。每次 3～4 粒（0.6g/粒），每日 2 次，口服。

处方 3： 麻仁丸。水蜜丸 6g/次，小蜜丸 9g/次，大蜜丸 1 丸/次，每日 1～2 次，口服。

处方 4： 通便宁片。每次 4 片（0.48g/片），每日 1 次，口服，服药 8h 后不排便再服 1 次。

处方 5： 清肠通便胶囊。每次 2～4 粒（0.3g/粒），每日 2～3 次，口服。

处方 6： 黄连上清丸，适用于中上焦内热证。水丸/水蜜丸 3～6g/次（水丸 6g/袋，水蜜丸 3g/40 丸），小蜜丸 6～12g/次（1g/5 丸），大蜜丸 1～2 丸/次（6g/丸），每日 2 次，口服。

处方 7： 木香槟榔丸，适用于饮食积滞、湿热内阻证便秘。每次 3～6g，每日 2～3 次，口服。

【其他治法】

灌肠疗法： 可选大黄 6g、芒硝 10g，将药物加沸水 150～200ml，浸泡 10min（搅拌至芒硝完全溶解）去渣，药液温度控制在 40℃左右灌肠。患者取左侧卧位，暴露臀部，经肛管插入 10～15cm 后徐徐注入药液，保留 30min 后，排出大便，如无效，间隔 3～4h 重复灌肠。

针刺疗法： 取穴天枢、大肠俞、上巨虚、支沟、照海、合谷、腹结、曲池、内庭等，以毫针刺，采用泻法。每周 3 次，1 周为 1 个疗程，可用 3～4 个疗程。

耳穴疗法： 取大肠、直肠、交感、皮质下等，按压 10min，每日 2 次，7 天为 1 个疗程，可用 1～2 个疗程。

穴位注射：取大肠俞、上巨虚，选用生理盐水或维生素 B_1、维生素 B_2 注射液，每穴注射 0.5～2ml。

穴位贴敷：取神阙穴。芒硝 30g、冰片 10g，研末布包敷于穴位处，纱布固定。1～2 日一换。

2. 寒积秘

【症状】大便艰涩，腹痛拘急、得温痛减，或腹满拒按。可伴手足不温，畏寒。舌质淡暗，苔薄白腻，脉弦紧。

【治法】温通导下。

【方药】温脾汤。

熟附片 6g（先煎）	大黄 6g（后下）	芒硝 9g（冲服）	当归 6g
干姜 6g	人参 9g（另煎）	甘草 6g	

7 剂

用法：每日 1 剂，水煎服，一日分 2～3 次于餐后服用。

【随症加减】腹痛如刺、舌质紫暗者，加桃仁 9g、牛膝 9g 以活血散瘀、润肠通便；腹部胀满者，加厚朴 9g、枳实 15g、乌药 9g 以理气止痛。

【其他治法】

针刺疗法＋温针灸：取穴天枢、大肠俞、上巨虚、支沟、照海、关元等，以毫针刺，采用平补平泻法；再截一段长约 2cm 艾炷，套在毫针针柄处（保持深度约 1cm），并以硬纸板置于该穴区，点燃艾炷，待其自然燃尽，除灰再灸，直至完成规定壮数。一般每个穴位每次可灸 3～5 壮。每周 3 次，1 周为 1 个疗程，可用 3～4 个疗程。

推拿治疗：取仰卧位，在中脘、天枢、关元、大横穴用轻快的一指禅推法、摩法进行操作，并横擦脘腹部，增强胃肠蠕动；改俯卧位，在背部脾俞、胃俞、肝俞、大肠俞用一指禅推法进行操作，直擦背部督脉，接着在肾俞、长强穴用指按法、揉法；然后指按足三里，搓、抹腹部结束。每周 3 次，1 周为 1 个疗程，可用 3～4 个疗程。

隔姜/附子饼灸：患者仰卧，在神阙上置厚约2mm的生姜1片或附子饼1枚，在中心处用针穿刺数孔，上置艾炷并点燃，直到局部皮肤潮红为止。每日1次，10天为1个疗程，可用1～2个疗程。

穴位贴敷：以芒硝30g、冰片10g、干姜10g，研末后布包敷于神阙穴处，纱布固定。2～3天更换1次，每周2～3次，1周为1个疗程，可用3～4个疗程。

3. 气滞秘

【症状】 大便干结或不甚干结，排便不爽，腹胀或伴腹痛。伴肠鸣矢气，情绪不畅时加重，胸胁痞满，嗳气频作。舌红，苔薄，脉弦。

【治法】 顺气导滞。

【方药】 六磨汤。

炒枳壳15g　沉香丝3g后下　木香6g后下　乌药9g
槟榔9g　大黄6g后下

7剂

用法：每日1剂，水煎服，一日分2～3次于餐后服用。

【随症加减】 忧郁寡言者，加郁金9g、合欢皮15g疏肝解郁；急躁易怒者，加柴胡6g、白芍15g、栀子6g解郁清肝；舌淡边有齿痕者，属脾虚，加茯苓15g、生白术30g健脾；舌质暗或夹瘀斑，为血瘀之象，加当归9g、桃仁9g、牛膝9g活血散瘀。

【中成药】

处方1：四磨汤口服液。每次20ml，每日3次，口服。

处方2：厚朴排气合剂。每次50ml，每日2次，口服。

处方3：木香顺气丸。每次6～9g，每日2～3次，口服。

【其他治法】

针刺疗法：取穴天枢、大肠俞、上巨虚、支沟、照海、中脘、太冲等，以毫针刺，采用泻法。每周3次，1周为1个疗程，可用3～4个疗程。

穴位贴敷：取大黄3g、木香3g，研末，布包敷于神阙穴处，纱布固定。2～3 天更换 1 次，每周 2～3 次，1 周为 1 个疗程，可用 3～4 个疗程。

4. 气虚秘

【症状】大便不硬，虽有便意，但排便费力，用力努挣则汗出短气。伴便后乏力，神疲懒言。舌淡，苔白，脉弱。

【治法】益气运脾。

【方药】黄芪汤加减。

生黄芪 30g　　火麻仁 15g　　陈皮 6g　　白蜜一勺

7 剂

用法：每日 1 剂，水煎服，一日分 2～3 次于餐后服用。

【随症加减】乏力汗出者，加党参 30g、生白术 30g、防风 9g 益气固表；气虚下陷脱肛者，加升麻 6g、柴胡 6g 健脾升清；纳呆食积者，可加莱菔子 9g 消导理气。

【中成药】

处方 1：补中益气丸。水丸每次 6g，每日 2～3 次，口服；4 周为 1 个疗程，可用 1～2 个疗程。

处方 2：芪蓉润肠口服液。每次 20ml，每日 3 次，口服；1 周为 1 个疗程，可用 1～2 个疗程。

处方 3：便通胶囊。每次 3 粒，每日 2 次，口服；1 周为 1 个疗程，可用 1～2 个疗程。

【其他治法】

针刺疗法：取穴天枢、大肠俞、上巨虚、支沟、照海、关元、脾俞、胃俞、肺俞、气海等，以毫针刺，采用补法。每周 3 次，1 周为 1 个疗程，可用 3～4 个疗程。

穴位贴敷：取神阙或中脘，以当归 3g、黄芪 3g 研末，用香油调成膏状敷穴位，2～3 天更换 1 次。每周 2～3 次，1 周为 1 个疗程，可用 3～4 个疗程。

穴位埋线：取天枢、大肠俞、气海、足三里，以特制埋线针将羊肠线埋入穴位内，15 日更换 1 次。

推拿治疗：横擦胸上部、背部及腰骶部，均以透热为度；接着按揉足三里、支沟穴，以酸胀为度。每周 3 次，1 周为 1 个疗程，可用 3～4 个疗程。

5. 血虚秘

【症状】 大便干结，面色少华，头晕目眩。伴心悸气短，口唇色淡。舌质淡，脉细弱。

【治法】 养血润肠。

【方药】 润肠丸。

当归 15g　　生地黄 30g　　火麻仁 15g　　桃仁 9g
枳壳 15g

7 剂

用法：每日 1 剂，水煎服，一日分 2～3 次于餐后服用。

【随症加减】 眩晕腰酸者，属肾虚，加熟地黄 15g、桑椹 9g、天麻 9g 补肾定眩；自汗乏力者，为肺卫不固，加生黄芪 30g、生白术 30g、防风 6g 益气固表；头晕耳鸣、疲乏嗜睡者，为上气不足，加生黄芪 30～60g、党参 30～60g、升麻 6g、柴胡 6g、蔓荆子 9g、葛根 9g 益气升清。

【中成药】

处方 1： 苁蓉通便口服液。每次 10～20ml，每日 1 次（睡前或清晨服用），口服；1 周为 1 个疗程，可用 1～2 个疗程。

处方 2： 芪蓉润肠口服液。每次 20ml，每日 3 次，口服；1 周为 1 个疗程，可用 1～2 个疗程。

处方 3： 润肠丸。每次 6～9g，每日 1～2 次，口服；4 周为 1 个疗程，可用 1～2 个疗程。

【其他治法】

针刺疗法： 取穴天枢、大肠俞、上巨虚、支沟、足三里、脾俞、三阴交等，以毫针刺，采用补法。每周 3 次，1 周为 1 个疗程，可用 3～4 个疗程。

穴位贴敷： 取三阴交、神阙，以当归 3g、黄芪 3g 研末，用香油调成膏状敷穴位，2～3 天更换 1 次。每周 2～3 次，1 周为 1 个疗程，可用 3～4 个疗程。

穴位埋线： 取天枢、大肠俞、脾俞、三阴交，以特制埋线针将羊肠线埋入穴位内，15 日更换 1 次。

6. 阴虚秘

【症状】 大便干结如羊屎状，潮热盗汗和（或）手足心热和（或）两颧红赤。伴口干少津，形体消瘦，头晕耳鸣，心烦少眠，腰膝酸软。舌质红、有裂纹，苔少，脉细数。

【治法】 滋阴润燥。

【方药】 增液汤。

玄参 30g　　麦冬 15g　　生地黄 30g

7 剂

用法：每日 1 剂，水煎服，一日分 2～3 次于餐后服用。

【随症加减】 大便干结者，加火麻仁 15g、苦杏仁 9g[后下]、瓜蒌子 15g 润肠通便；口干者，加玉竹 30g、石斛 15g 养阴益胃；月经淋漓不尽者，加女贞子 9g、墨旱莲 9g 滋阴清热止血；虚烦不得眠者，加酸枣仁 15g、知母 30g 养肝清热安神。

【中成药】

处方 1： 芪蓉润肠口服液。每次 20ml，每日 3 次，口服；1 周为 1 个疗程，可用 1～2 个疗程。

处方 2： 滋阴润肠口服液。每次 10～20ml，每日 2 次，口服；1 周为 1 个疗程，可用 1～2 个疗程。

处方 3： 通乐颗粒。每次 12g，每日 2 次，冲服；2 周为 1 个疗程，可用 1～2 个疗程。

【其他治法】

针刺疗法、穴位贴敷、穴位埋线： 参考“血虚秘”治疗方案。

7. 阳虚秘

【症状】 大便干或不干，排出困难，面色㿠白，小便清长。伴腹中冷痛，腰膝酸冷，四肢不温或畏寒怕冷。舌淡，苔白，脉沉迟。

【治法】 温阳泻浊。

【方药】济川煎。

当归 15g　　牛膝 9g　　肉苁蓉 9g　　泽泻 15g
升麻 6g　　枳壳 15g

7 剂

用法：每日 1 剂，水煎服，一日分 2～3 次于餐后服用。

【随症加减】腹中冷痛者，加肉桂粉 3g冲服、小茴香 6g、木香 6g后下温阳理气；腰膝酸冷者，加锁阳 9g、核桃仁 15g 温补肾阳。

【中成药】

处方 1：苁蓉通便口服液。每次 10～20ml，每日 1 次（睡前或清晨服用），口服；1 周为 1 个疗程，可用 1～2 个疗程。

处方 2：金匮肾气丸。大蜜丸每次 1 丸，每日 2 次，口服；4 周为 1 个疗程，可用 1～2 个疗程。

【其他治法】

针刺疗法、穴位贴敷、隔姜/附子饼灸、推拿治疗：参考“寒积秘”治疗方案。

穴位埋线：参考“气虚秘”穴位埋线方案。

三、日常调护

① 注意调整饮食结构，适当增加膳食纤维和水分的摄入，应定时定量进餐，勿过食辛辣厚味或饮酒无度，避免食物过于精细，多吃富含膳食纤维的食物，推荐每日摄入膳食纤维 25～35g，每日饮水 1.5～2.0L。

② 建立良好的排便习惯，每日主动排便，控制排便时间，建议在晨起或早餐后 2h 内尝试排便，逐步建立直肠排便反射。排便时集中注意力，每次排便时间不能太长，摒弃临厕时读书看报的习惯。

③ 适当运动锻炼，特别是腹肌的锻炼。老年人的锻炼方式以轻量、适度为宜，可选择散步、太极等。

④ 保持心情舒畅，避免不良情绪的刺激，必要时可给予心理治疗。

⑤ 避免大量或长期服用蒽醌类刺激性泻药，部分蒽醌类泻药有药物性肝损伤风险，需定期监测肝功能。

（何友成　袁建业）

第七节　炎症性肠病

炎症性肠病是一组病因尚未完全阐明的慢性非特异性肠道炎症性疾病，包括溃疡性结肠炎和克罗恩病。目前认为其发病机制是环境因素作用于遗传易感者，在肠道微生物的参与下引起的肠道免疫失调，损伤肠黏膜屏障，导致肠黏膜持续炎症损伤。

根据临床表现及病程特点，目前中华中医药学会脾胃病分会将溃疡性结肠炎定义为中医“久痢”；而对于克罗恩病，目前学会尚未给予明确的中医病证诊断，有学者结合文献调研和临床表现，认为本病应根据患者临床表现的不同进行命名，属“腹痛”“泄泻”“肠痈”“肛痈”“肛瘘”“肠结”“积聚”等范畴。

一、诊断标准

（1）溃疡性结肠炎诊断标准　具备持续或发作性腹泻和黏液脓血、腹痛、里急后重，伴或不伴不同程度全身症状者，在排除其他疾病（如慢性细菌性痢疾、阿米巴痢疾、慢性血吸虫病、肠结核等感染性结肠炎及结肠克罗恩病、缺血性肠炎、放射性肠炎）的基础上，同时具备结肠镜和（或）放射影像学特征及具备黏膜活检和（或）手术切除标本组织病理学特征者，可以确诊。

（2）克罗恩病诊断标准　指南推荐克罗恩病的临床诊断需结合临床表现、实验室检查、内镜检查、影像学检查和病理组织学检查进行综合分析而作出（表3-1）。

表3-1　克罗恩病的6个诊断要点

项目	临床	放射影像检查	内镜检查	活组织检查	手术标本
①非连续性或节段性改变		+	+		+
②卵石样外观或纵行溃疡		+	+		+

续表

项目	临床	放射影像检查	内镜检查	活组织检查	手术标本
③全壁性炎性反应改变	+(腹块)	+(狭窄)	+(狭窄)	+	+
④非干酪性肉芽肿				+	+
⑤裂沟、瘘管	+	+			+
⑥肛周病变	+			+	+

注：具有上述①、②、③者为疑诊；再加上④、⑤、⑥三者之一可确诊；具备第④项者，只要加上①、②、③三者之二亦可确诊，"+"代表此项表现。

二、中医辨证论治

1. 大肠湿热

【症状】腹泻，便下黏液脓血，腹痛，里急后重。伴肛门灼热，腹胀，小便短赤，口干，口苦。舌质红，苔黄腻，脉滑数。

【治法】清热化湿，调气和血。

【方药】芍药汤。

白芍 30g　黄连 9g　黄芩 15g　木香 15g[后下]
当归 15g　肉桂 6g[后下]　槟榔 9g　生甘草 6g
大黄 6g[后下]

7 剂

用法：每日 1 剂，水煎服，一日分 2～3 次于餐后服用。

【随症加减】脓血便明显，加白头翁 15g、地锦草 15g、马齿苋 30g、野麻草 15g 等清热燥湿、凉血止痢；血便明显，加地榆 15g、槐花 9g、茜草 15g 等凉血止痢；腹胀、里急后重明显者，加枳壳 15g、厚朴 19g、大腹皮 9g、炒莱菔子 15g 等理气消胀除重；腹痛甚，加延胡索 9g、乌药 9g、枳实 9g，并加重白芍用量；利下白色黏液多者，加苍术 15g、炒薏苡仁 30g、炒白术 15g 等健脾祛湿；发热者，加葛根 15g、柴胡 9g、升麻 9g 辛凉退热；口渴者，加乌梅 6g、天花粉 15g 敛阴生津。

【中成药】

处方1： 虎地肠溶胶囊。每次1.6g（0.4g/粒），每日3次，口服；4～6周为1个疗程，可用1～2个疗程。

处方2： 结肠宁（灌肠剂）。药膏5g，溶于50～80ml温水中，放冷至37℃时保留灌肠，每天大便后一次。

处方3： 香连丸。每次3～6g，每日2～3次，口服；4周为1个疗程，可用1～2个疗程。

【其他治法】

中药灌肠疗法： 取黄柏15g、黄连9g、苦参30g、白头翁30g、马齿苋30g、秦皮15g、地榆15g、槐花15g、蒲黄19g包煎、大黄炭9g、仙鹤草30g，加水煎取500ml。取120～150ml，温度至39℃，睡前排便后灌肠为宜，灌肠后可取左侧卧位30min、平卧位30min、右侧卧位30min，后取舒适体位。灌肠结束后，尽量保留药液1h以上。

针刺疗法： 以大肠经的募穴、下合穴为主。取穴天枢、上巨虚、合谷、三阴交、曲池、内庭等，以毫针刺，采用泻法。每周3次，1周为1个疗程，可用3～4个疗程。

耳穴疗法： 取大肠、直肠下段、小肠、腹、脾、肾等，按压10min。每日2次，7天为1个疗程，可用1～2个疗程。

穴位注射： 取天枢、上巨虚，选用5%葡萄糖或维生素B_1注射液，每穴注射0.5～2ml。隔日1次，6～10次为1个疗程，可用2～3个疗程。疗程间可休息3～5天。左右穴位交替使用。

2. 热毒炽盛

【症状】便下脓血或血便，量多次频，腹痛明显，发热。可伴里急后重，腹胀，口渴，烦躁不安。舌质红，苔黄燥，脉滑数。

【治法】清热祛湿，凉血解毒。

【方药】白头翁汤。

白头翁15g　　黄连9g　　黄柏9g　　秦皮9g

7剂

用法：每日1剂，水煎服，一日分2～3次于餐后服用。

【随症加减】血便频多，加仙鹤草 30g、紫草 9g、槐花 9g、地榆 15g、牡丹皮 9g 等凉血止痢；腹痛较甚，加徐长卿 15g后下、白芍 30g、甘草 9g 等疏肝缓急止痛；发热者，加金银花 15g、葛根 15g、柴胡 9g、青蒿 18g 等。

【中成药】

处方 1：八味锡类散。取药粉适量，吹撒患处或灌肠。

处方 2：克痢痧胶囊。每日 2 粒，每日 3～4 次，口服；4 周为 1 个疗程，可用 1～2 个疗程。

【其他治法】

灌肠疗法：取野菊花 30g、白花蛇舌草 30g、败酱草 60g、地榆 15g、槐花 15g、蒲黄 9g包煎、大黄炭 9g、仙鹤草 30g，煎取 500ml。取 120～150ml，温度 39℃，睡前排便后灌肠为宜，可取左侧卧位 30min、平卧位 30min、右侧卧位 30min，后取舒适体位。灌肠结束后，尽量保留药液 1h 以上。

针刺疗法、耳穴疗法、穴位注射：参考“大肠湿热”治疗方案。

3. 脾虚湿蕴

【症状】黏液脓血便，白多赤少，或为白冻，腹泻便溏，夹有不消化食物，脘腹胀满。可伴腹部隐痛，肢体困倦，食少纳差，神疲懒言。舌质淡红、边有齿痕，苔薄白腻，脉细弱或细滑。

【治法】益气健脾，化湿和中。

【方药】参苓白术散加减。

党参 30g	炒白术 15g	茯苓 15g	甘草 6g
桔梗 9g	莲子肉 9g	炒白扁豆 15g	砂仁 6g后下
炒山药 15g	炒薏苡仁 30g	陈皮 6g	

7 剂

用法：每日 1 剂，水煎服，一日分 2～3 次服。

【随症加减】大便白冻黏液较多者，加苍术 15g、白芷 9g、仙鹤草 15g 等健脾燥湿；久泄气陷者，加黄芪 30g、升麻 6g、柴胡 6g 等益气升阳。

【中成药】

处方 1：补脾益肠丸。每次 6g（至瓶盖内刻度处），每日 3 次，口服；30 天为 1 个疗程，可用 2～3 个疗程。

处方 2：参苓白术散。每次 6～9g，每日 2～3 次，口服；4 周为 1 个疗程，可用 1～2 个疗程。

处方 3：固本益肠片。每次 8 片（每片 0.32g），每日 3 次，口服；4 周为 1 个疗程，可用 1～2 个疗程。

【其他治法】

灌肠疗法：取诃子 9g、赤石脂 15g先煎、石榴皮 15g、五倍子 9g、乌梅 15g、枯矾 15g布包,先煎、白及 9g、生黄芪 30g 等，煎取 500ml。取 120～150ml，温度 39℃，睡前排便后灌肠为宜，灌肠后可取左侧卧位 30min、平卧位 30min、右侧卧位 30min，后取舒适体位。灌肠结束后，尽量保留药液 1h 以上。

针刺疗法：取穴足三里、天枢、三阴交、脾俞、大肠俞、上巨虚等，以毫针刺，采用补法。每周 3 次，1 周为 1 个疗程，可用 3～4 个疗程。

推拿治疗：行摩法于中脘、天枢、气海、关元穴 8min，接着再摩胃脘及下腹部各 5min；擦脾俞、胃俞、肾俞、大肠俞，以透热为度。每周 3 次，1 周为 1 个疗程，可用 3～4 个疗程。

隔姜灸：取中脘、神阙。患者仰卧，在两穴上各放一姜片（厚约 2mm，在中心处用针穿刺数孔），上置艾炷并点燃，直到局部皮肤潮红为止。每日 1 次，10 天为 1 个疗程，可用 1～2 个疗程。

穴位贴敷：取神阙或中脘，以五倍子适量，研末，以食醋调成膏状敷在穴位上，2～3 天更换 1 次。每周 2～3 次，1 周为 1 个疗程，可用 3～4 个疗程。

4. 寒热错杂

【症状】下痢稀薄，夹有黏冻，反复发作，肛门灼热，腹痛绵绵。可伴畏寒怕冷，口渴不欲饮，饥不欲食。舌质红或淡红，苔薄黄，脉弦或细弦。

【治法】温中补虚，清热化湿。

【方药】乌梅丸加减。

乌梅 9g　　黄连 6g　　黄柏 9g　　桂枝 9g
干姜 6g　　党参 15g　　当归 15g　　熟附片 6g先煎
细辛 3g

7 剂

用法：每日 1 剂，水煎服，一日分 2～3 次于餐后服用。

【随症加减】大便稀溏，加炒山药 15g、炒白术 15g 等；久泻不止者，加石榴皮 15g、诃子 9g 等。

【中成药】

处方：乌梅丸。大蜜丸每次 2 丸（3g/丸），每日 2～3 次，口服；4 周为 1 个疗程，可用 1～2 个疗程。

【其他治法】

灌肠疗法：取黄柏 15g、黄连 9g、苦参 30g、白头翁 30g、马齿苋 30g、秦皮 15g、生黄芪 30g、干姜 15g、桂枝 15g，加水煎取 500ml。取 120～150ml，温度至 39℃，睡前排便后灌肠为宜，灌肠后可取左侧卧位 30min、平卧位 30min、右侧卧位 30min，后取舒适体位。灌肠结束后，尽量保留药液 1h 以上。

5. 肝郁脾虚

【症状】情绪抑郁或焦虑不安，常因情志因素诱发大便次数增多，大便稀烂或黏液便，腹痛即泻，泻后痛减。可伴排便不爽，饮食减少，腹胀，肠鸣。舌质淡红，苔薄白，脉弦或弦细。

【治法】疏肝理气，健脾化湿。

【方药】痛泻要方合四逆散加减。

陈皮 6g　　炒白术 15g　　白芍 15g　　防风 9g
柴胡 6g　　炒枳实 9g　　炙甘草 6g

7 剂

用法：每日 1 剂，水煎服，一日分 2～3 次于餐后服用。

【随症加减】腹痛、肠鸣甚者，加木香 6g后下、木瓜 15g、乌梅 9g 等；腹泻明显者，加党参 15g、茯苓 15g、炒山药 15g、炒白扁豆 15g 等。

【中成药】

处方1：固肠止泻丸（浓缩丸）。每次4g，每日3次，口服；4周为1个疗程，可用1～2个疗程。

处方2：痛泻宁颗粒。每次1～2袋（5g/袋），每日3次，冲服；4周为1个疗程，可用1～2个疗程。

处方3：参苓白术散。每次6～9g，每日2～3次，口服；4周为1个疗程，可用1～2个疗程。

【其他治法】

灌肠疗法：取诃子9g、赤石脂15g布包,先煎、石榴皮15g、五倍子9g、乌梅15g、枯矾15g布包,先煎、生黄芪30g、柴胡6g、白芍30g、防风9g等，加水煎取500ml，再加三七粉6g、白及粉6g、儿茶粉6g制备成混悬灌肠液。取120～150ml，温度至39℃，睡前排便后灌肠为宜，灌肠后可取左侧卧位30min、平卧位30min、右侧卧位30min，后取舒适体位。灌肠结束后，尽量保留药液1h以上。

针刺疗法：取穴足三里、天枢、三阴交、脾俞、章门、肝俞、太冲、行间、公孙等，以毫针刺，采用平补平泻法，每周3次，1周为1个疗程，可用3～4个疗程。

耳穴疗法：取脾、胃、腹、神门、大肠、小肠、交感、神门、皮质下等，按压10min，每日2次，7天为1个疗程，可用1～2个疗程。

6. 脾肾阳虚

【症状】久泻不止，大便稀薄，夹有白冻，或有完谷不化，甚则滑脱不禁，腹痛喜温喜按。可伴腹胀，食少纳差，形寒肢冷，腰酸膝软。舌质淡胖或有齿痕，苔薄白润，脉沉细。

【治法】健脾补肾，温阳化湿。

【方药】附子理中丸合四神丸加减。

熟附片6g先煎	党参30g	干姜6g	炒白术15g
五味子9g	补骨脂9g	肉豆蔻9g	吴茱萸6g
甘草6g			

7剂

用法：每日1剂，水煎服，一日分2～3次于餐后服用。

【随症加减】腰酸膝软甚者，加菟丝子 9g、益智 9g 等；畏寒怕冷者，加肉桂粉 3g冲服 等；大便滑脱不禁，加赤石脂 9g先煎、禹余粮 15g先煎 等。

【中成药】

处方 1：固本益肠片。每次 4 片（0.6g/片），每日 3 次，口服；4 周为 1 个疗程，可用 1～2 个疗程。

处方 2：肠胃宁片。每次 1.2～1.5g（0.3g/片），每日 3 次，口服；4 周为 1 个疗程，可用 1～2 个疗程。

处方 3：四神丸。每次 9g（9g/袋），每日 1～2 次，口服；4 周为 1 个疗程，可用 1～2 个疗程。

处方 4：附子理中丸。大蜜丸每次 1 丸，每日 2～3 次，口服；4 周为 1 个疗程，可用 1～2 个疗程。

【其他治法】

灌肠疗法：取诃子 9g、赤石脂 15g先煎、石榴皮 15g、五倍子 9g、乌梅 15g、枯矾 15g布包,先煎、生黄芪 30g、干姜 15g、补骨脂 15g 等，加水煎取 500ml，再加三七粉 6g、白及粉 6g、儿茶粉 6g 制备或混悬灌肠液。取 120～150ml，温度至 39℃，睡前排便后灌肠为宜，灌肠后可取左侧卧位 30min、平卧位 30min、右侧卧位 30min，后取舒适体位。灌肠结束后，尽量保留药液 1h 以上。

针刺疗法+温针灸：取穴足三里、天枢、三阴交、脾俞、大肠俞、上巨虚、肾俞、命门等，以毫针刺，采用补法。再截一段长约 2cm 艾炷，套在毫针针柄处（保持深度约 1cm），并以硬纸板置于该穴区，点燃艾炷，待其自然燃尽，除灰再灸，直至完成规定壮数。一般每个穴位每次可灸 3～5 壮。每周 3 次，1 周为 1 个疗程，可用 3～4 个疗程。

推拿治疗：横擦气海、关元穴，直擦督脉，横擦肾俞、命门，逐渐下降到大肠俞、八髎穴，以透热为度；按揉涌泉穴后并擦涌泉穴以引火归原。每周 3 次，1 周为 1 个疗程，可用 3～4 个疗程。

隔姜灸、穴位贴敷：参考“脾虚湿蕴”相应治疗方案。

7. 阴血亏虚

【症状】大便干结，夹有黏液便血，排便不畅，腹中隐隐灼痛。可伴形体消瘦，口燥咽干，虚烦失眠，五心烦热。舌红少津或舌质淡，少苔或无苔，脉细弱。

【治法】滋阴清肠，益气养血。

【方药】驻车丸合四物汤加减。

黄连 6g	阿胶 9g烊化	干姜 6g	当归 12g
生地黄 15g	白芍 15g	川芎 9g	

7 剂

用法：每日 1 剂，水煎服，阿胶烊化后冲入中药汁中，一日分 2～3 次于餐后服用。

【随症加减】大便干结甚，加麦冬 12g、玄参 15g、火麻仁 15g 等；面色少华，加生黄芪 30g、党参 30g 等。

【中成药】

处方：驻车丸。每次 6～9g，每日 3 次，口服；4 周为 1 个疗程，可用 1～2 个疗程。

【其他治法】

灌肠疗法：取诃子 9g、石榴皮 15g、乌梅 15g、当归 15g、生地黄 30g、白芍 30g、地榆 15g、槐花 15g、马齿苋 30g、紫草 9g、大黄炭 15g、仙鹤草 30g 等，加水煎取 500ml。取 120～150ml，温度至 39℃，睡前排便后灌肠为宜，灌肠后可取左侧卧位 30min、平卧位 30min、右侧卧位 30min，后取舒适体位。灌肠结束后，尽量保留药液 1h 以上。

针刺疗法：取三阴交、阴陵泉、太冲等，以毫针刺，采用泻法。每周 3 次，1 周为 1 个疗程，可用 3～4 个疗程。

三、日常调护

① 充分休息，心情愉悦，减少压力，正确看待炎症性肠病。

② 活动期患者选择低脂流质或低脂少渣半流质饮食，如含优质蛋白的淡水鱼肉、瘦肉、蛋类等，但避免含乳糖蛋白食品，如牛奶。缓解期患者选择低脂饮食，摄入充足的蛋白质，避免食用容易胀气和具刺激性的食物，如富含粗纤维和辛辣的食物。湿热证患者慎食牛羊肉和烧烤等温性食品，虚寒证患者避免进食生冷食物，如海鲜、冷饮、冷菜冷饭等。注意饮食卫生，避免肠道

感染。

③ 炎症性肠病患者注意定期监测及随访。

④ 克罗恩病患者必须戒烟。

⑤ 炎症性肠病患者必须按医嘱规律服药，不能擅自停药；病情反复者需要做好长期服药的心理准备。

（何友成　袁建业）

第八节　非酒精性脂肪性肝病（肝癖）

非酒精性脂肪性肝病（nonalcoholic fatty liver disease，NAFLD）以影像学或组织学检测出现肝脏脂肪变性为特征，并且需排除酒精性肝病（alcoholic liver disease，ALD）、病毒性肝炎、自身免疫性肝脏疾病以及代谢性或遗传性肝病等其他可导致脂肪肝的慢性肝病。NAFLD 与肥胖、糖尿病、血脂紊乱以及高血压有关，被认为是代谢综合征的肝脏表现。NAFLD 包括两种预后不同的病理诊断：非酒精性单纯性脂肪肝和非酒精性脂肪性肝炎，通常情况下，前者被认为是良性的、可无进展，而后者则可进展为肝硬化，甚至肝细胞癌。

一、西医诊断要点

（1）肝脏影像学或组织学出现肝脏脂肪变性，且无其他原因可解释（①无饮酒史或折合酒精摄入量男性＜140g/周、女性＜70g/周；②除外病毒性肝炎、药物性肝病、自身免疫性肝病、全胃肠外营养、肝豆状核变性、α1-抗胰蛋白酶缺乏症等可致脂肪肝的特定疾病）。

（2）不明原因的血清丙氨酸转氨酶（ALT）和（或）天冬氨酸转氨酶（AST）、γ-谷氨酰转移酶（GGT）持续增高达半年以上，伴有代谢综合征相关组分，在减肥、改善胰岛素抵抗（IR）后，脂肪肝影像学和肝酶异常改善或恢复正常者。

符合上述 2 项之一即可明确诊断为 NAFLD。

二、中医辨证论治

1. 肝郁脾虚

【症状】 右胁肋胀满或走窜作痛，每因烦恼郁怒诱发，腹胀便溏，腹痛欲泻，倦怠乏力，抑郁烦闷，时欲太息。舌淡、边有齿痕，苔薄白或腻，脉弦或弦细。

【治法】 疏肝健脾。

【方药】 逍遥散。

柴胡 9g	白术 9g	白芍 9g	当归 9g
茯苓 9g	薄荷 3g后下	生姜 6g	炙甘草 6g

7 剂

用法：每日 1 剂，水煎服，一日分 2～3 次于餐后服用。

【随症加减】 肝区痛甚者，可加香附 9g、川楝子 9g、延胡索 15g、旋覆花 15g包煎、郁金 15g、茜草 15g 等；乏力气短甚者，酌加黄芪 15g、党参 9～15g、太子参 9～15g；食少纳呆者，加山楂 15g、鸡内金 15g、炒谷芽 15g、炒麦芽 15g；烦躁易怒者，加牡丹皮 9g、栀子 6～9g 等。

【中成药】

处方 1： 强肝胶囊（颗粒）。每次 5 粒（颗粒为 1 次 1 袋），每日 2 次。每服 6 日停 1 日，8 周为 1 个疗程，停 1 周，再进行第 2 疗程。

处方 2： 逍遥丸。浓缩丸 8 丸/次（3g），每日 3 次；大蜜丸 1 丸/次，每日 2 次；口服；8 周为 1 个疗程，可用 1～2 个疗程。

处方 3： 加味逍遥丸。水丸每次 6g（1 袋），每日 2 次，口服；8 周为 1 个疗程，可用 1～2 个疗程。

2. 湿浊内停

【症状】 右胁肋不适或胀闷，形体肥胖，周身困重，倦怠乏力，胸脘痞闷，头晕恶心，食欲不振。舌淡红，苔白腻，脉弦滑。

【治法】 祛湿化浊。

【方药】 胃苓汤加减。

苍术 9g	白术 9g	猪苓 9g	茯苓 9g

桂枝 6g　泽泻 15g　陈皮 6g　厚朴 9g
炙甘草 3g

7 剂

用法：每日 1 剂，水煎服，一日分 2～3 次于餐后服用。

【随症加减】 周身困重、倦怠乏力明显，加黄芪 15g、党参 15g、柴胡 9g、草果 9g、茯苓皮 15g 等；偏热者，去桂枝，加车前子 15g[包煎]、滑石 15g[先煎]、茵陈 12g、虎杖 15g 等；胸脘痞闷重者，加瓜蒌皮 15g、紫苏梗 15g、枳实 15g、郁金 15g 等；呕恶者，加法半夏 9g、藿香 15g[后下]、竹茹 9g 等。

【中成药】

处方 1： 壳脂胶囊。每次 5 粒，每日 3 次，口服。

处方 2： 月见草油胶丸。每次 5～6 粒，每日 2 次，口服。

处方 3： 香砂六君丸。每次 6～9g，每日 2～3 次，口服。

3. 湿热蕴结

【症状】 右胁肋胀痛，口黏或口干口苦，胸脘痞满，周身困重，食少纳呆。舌质红，苔黄腻，脉濡数或滑数。

【治法】 清热化湿。

【方药】 三仁汤合茵陈五苓散加减。

苦杏仁 15g[后下]　豆蔻 6g[后下]　生薏苡仁 18g　厚朴 6g
通草 6g　滑石 18g[先煎]　法半夏 9g　茵陈 15g
茯苓 9g　猪苓 9g　泽泻 15g　白术 9g
生甘草 3g

7 剂

用法：每日 1 剂，水煎服，一日分 2～3 次于餐后服用。

【随症加减】 湿热偏盛者，可加黄连 6g、黄芩 12g、虎杖 15g、龙胆 3g、栀子 6g 等。

【中成药】

处方 1： 胆宁片。每次 5 片，每日 3 次，饭后服用。

处方 2： 化滞柔肝颗粒。每次 1 袋，每日 3 次，温开水冲服，每服 6 日需停服 1 日。

处方 3： 茵栀黄颗粒。每次 2 袋（6g），每日 3 次，温开水冲服。

4. 痰瘀互结

【症状】 右胁下痞块，右胁肋刺痛，纳呆厌油，胸脘痞闷，面色晦滞，舌淡暗、边有瘀斑，苔腻，脉弦滑或涩。

【治法】 活血化瘀，祛痰散结。

【方药】 血府逐瘀汤合二陈汤加减。

赤芍 6g	川芎 6g	桃仁 12g	红花 9g
当归 9g	柴胡 3g	枳壳 6g	桔梗 6g
甘草 6g	生地黄 9g	牛膝 9g	法半夏 12g
陈皮 15g	茯苓 9g		

7 剂

用法：每日 1 剂，水煎服，一日分 2～3 次于餐后服用。

【随症加减】 刺痛明显，可加郁金 15g、失笑散 15g、莪术 15g、乳香 3g 等；痰湿明显，加胆南星 12g、竹茹 9g。

【中成药】

处方 1： 大黄䗪虫丸。水蜜丸每次 3g，小蜜丸每次 3～6 丸，大蜜丸每次 1～2 丸，每日 1～2 次，口服。

处方 2： 壳脂胶囊。每次 5 粒，每日 3 次，口服。

处方 3： 荷丹片。每次 2 片（薄膜衣片），每日 3 次，口服。

处方 4： 血脂康胶囊。每次 2 粒，每日 2 次，口服。

三、其他治法

针灸治疗： 一般取穴丰隆、足三里、太冲、肝俞、三阴交等，根据患者的情况采取不同手法及方式，或补或泻，或针或灸，或采用其他穴位刺激法。同时，根据辨证加减穴位，肝郁气滞者加行间，用泻法；湿浊内停证者加公孙、商丘，用泻法；痰瘀互结者，加血海、地机，用泻法；每次取 6～7 个穴位，留针 30min，其间行针 1 次。

耳穴治疗： 多选神门、脾、胃、三焦、内分泌、饥点等。每日按 5～7 遍，每遍每穴按 15～20 下。每次贴压单侧耳穴，每次贴 3～4 天，两侧耳穴交替使用。每周 2 次，4 周为 1 个疗程，可用 2～3 个疗程。

穴位埋线治疗

① 主穴：中脘、天枢（双侧）、足三里（双侧）、肝俞（双侧）、脾俞（双侧）。

② 配穴：肝郁脾虚证——大横（双侧）、阳陵泉（双侧）、胆俞（双侧）。湿浊内停证——丰隆（双侧）、阴陵泉（双侧）、关元。湿热蕴结证——曲池（双侧）、阴陵泉（双侧）、丰隆（双侧）。痰瘀互结证——血海（双侧）、膈俞（双侧）、丰隆（双侧）。15 天埋线 1 次，6 次为 1 个疗程。

四、日常调护

① 本病属于慢性疾病，迄今为止，尚无防治的特效药物，其治疗是一项长期的综合性工程。短期治疗即使有效，也易复发。

② 多坐少动的生活方式，高脂肪、高热量的膳食结构，以及生活懒散、经常熬夜等因素，与本病发生密切相关，改变不良生活方式是基础。要戒酒、戒烟，规律进食。

（柳涛）

第九节 胆 囊 炎

胆囊炎是指胆囊壁的急慢性炎症反应。根据疾病发病急缓和发病经过可以分为急性胆囊炎和慢性胆囊炎；根据是否伴有胆囊结石可分为结石性胆囊炎和非结石性胆囊炎。一般将急性胆囊炎归于“胁痛”范畴，将慢性胆囊炎归于“胆胀”范畴。胆囊炎是临床常见病和多发病，且发病率不断增高。急性胆囊炎需中西医结合治疗，可采取手术治疗及非手术治疗的方式；慢性胆囊炎不伴息肉、结石者，多采用非手术疗法，但部分病人治疗效果欠佳，病情迁延，影响生活质量。中医药治疗可以缩短患者住院时间，减轻症状，减少并发症。

一、西医诊断要点

（1）最低诊断标准

① 急性胆囊炎：右上腹疼痛。

② 慢性胆囊炎：B超提示胆囊壁增厚或毛糙。

（2）附加标准

① 急性胆囊炎：发热、恶心、呕吐等不适，右上腹压痛、反跳痛，同时伴有腹肌紧张、Murphy征阳性。

② 慢性胆囊炎：临床表现常不典型，多数病人有胆绞痛的病史。病人常在饱餐、进食油腻食物后出现腹胀、腹痛。腹痛程度不一，多在上腹部，牵涉右肩背部，较少出现畏寒、高热和黄疸，可伴有恶心、呕吐。腹部检查可无体征，或仅有右上腹轻度压痛、Murphy征或呈阳性。

（3）辅助检查

① 急性胆囊炎：85%的病人可见白细胞增高，约50%的病人血清胆红素升高，约1/3的病人血清淀粉酶升高；B超可见胆囊体积增大（胆囊横径≥4cm），胆囊壁水肿，胆囊壁增厚（≥3mm）或毛糙。

② 慢性胆囊炎：B超可见胆囊体积缩小或正常，也可见胆囊体积略有增大，胆囊壁增厚（≥3mm）或毛糙；如合并胆囊结石，则出现胆囊内强回声及后方声影。

二、中医辨证论治

（一）急性胆囊炎

1. 胆腑郁热

【症状】 上腹持续灼痛或绞痛，胁痛阵发性加剧，甚则痛引肩背，晨起口苦，时有恶心，饭后呕吐，身目黄染，持续低热，小便短赤，大便秘结。舌质红，苔黄或厚腻，脉滑数。

【治法】 清热利湿，行气利胆。

【方药】 大柴胡汤加减。

柴胡 15～30g	黄芩 9g	芍药 10～30g	法半夏 9g
生姜 6g	枳实 9g	大枣 12g	生大黄 6～12g后下

7 剂

用法：每日 1 剂，水煎服，分 3 次服用。7 天为 1 个疗程，连服 1～2 个疗程。

【随症加减】 身目黄染者，加茵陈 15g、栀子 6g；心烦失眠者，加合欢皮 15g、栀子 6g、淡豆豉 9g；恶心呕吐者，加竹茹 9g、旋覆花 9g包煎、赭石 5g先煎；壮热者，可加石膏 30g先煎、蒲公英 30g、虎杖 15g。

【中成药】

处方 1： 益胆片。每次 3 片，每日 2 次，口服；10 天为 1 个疗程，连服 1～2 个疗程。

处方 2： 大柴胡颗粒。每次 1 袋，每日 3 次，冲服；7 天为 1 个疗程，连服 1～2 个疗程。

处方 3： 胆宁片。每次 5 片，每日 3 次，饭后服用。

2. 热毒炽盛

【症状】 持续高热，右胁疼痛剧烈、拒按，身目发黄，黄色鲜明，大便秘结，小便短赤，烦躁不安，舌质红绛，舌苔黄燥，脉弦数。

【治法】 清热解毒，通腑泻火。

【方药】 茵陈蒿汤合黄连解毒汤加减。

茵陈 15～30g	栀子 10～15g	生大黄 6～12g后下	黄连 9g
黄柏 9g	黄芩 10g		

7 剂

用法：每日 1 剂，水煎服，分 3 次服用。7 天为 1 个疗程，连服 1～2 个疗程。

【随症加减】 小便黄赤甚者，加滑石 15g先煎、车前草 15g；大便干结甚者，加火麻仁 30g、芒硝 9g冲服；身目黄染重者，加金钱草 15g。

【中成药】

处方 1： 消炎利胆片/胶囊/颗粒。片剂：每次 6 片，每日 3

次，口服。胶囊：每次3～6粒，每日3次，口服。颗粒：每次2.5g（1袋），每日3次，用温开水送服。7天为1个疗程，连服1～2个疗程。

处方2： 胆康胶囊。每次4粒，每日3次，口服；30日为1个疗程，连服1～2个疗程。

处方3： 金黄利胆胶囊。每次2～3粒，每日3次，口服。

（二）慢性胆囊炎

1. 肝胆气滞

【症状】 右胁胀痛，心烦易怒，厌油腻，时有恶心，饭后呕吐，脘腹满闷，嗳气，舌质淡红，舌苔薄白或腻，脉弦。

【治法】 疏肝利胆，理气解郁。

【方药】 柴胡疏肝散。

柴胡 15～30g	川芎 10g	香附 10g	陈皮 10g
枳壳 10g	芍药 15g	炙甘草 6g	

7剂

用法：每日1剂，水煎服，分2次服用。14天为1个疗程，连服1～2个疗程。

【随症加减】 疼痛明显者，加延胡索15g、郁金15g、木香9g[后下]；腹部胀满者，加厚朴12g、草豆蔻6g；口苦心烦，加黄芩15g、栀子6g；恶心呕吐甚者，加赭石15g[先煎]、莱菔子15g；伴胆结石者，加鸡内金15g、金钱草15g、海金沙15g[包煎]。

【中成药】

处方1： 胆宁片。每次5片，每日3次，饭后服，或遵医嘱；7天为1个疗程，连服1～2个疗程。

处方2： 柴胡舒肝丸。小蜜丸：口服，每次10g，每日2次。大蜜丸：口服，每次1丸，每日2次。7天为1个疗程，连服1～2个疗程。

2. 肝胆湿热

【症状】 胁肋胀痛，晨起口苦，口干欲饮，身目发黄，身重困倦，脘腹胀满，咽喉干涩，小便短黄，大便不爽或秘结，舌质红，苔黄或腻，脉弦滑数。

【治法】清热利湿，利胆通腑。

【方药】龙胆泻肝汤。

龙胆 10～15g	黄芩 10～15g	栀子 10g	泽泻 10g
木通 6g	车前子 10g包煎	当归 10g	生地黄 15g
柴胡 15g	甘草 6g		

7剂

用法：每日1剂，水煎，分2次服用。14天为1个疗程，连服1～2个疗程。

【随症加减】伴胆结石者，加鸡内金15g、金钱草15g、海金沙15g包煎；小便黄赤者，加滑石30g先煎、通草15g；大便干结者，加大黄6g后下、芒硝9g冲服、莱菔子15g、六神曲15g。

【中成药】

处方1：鸡骨草胶囊。每次4粒，每日3次，口服；7天为1个疗程，连服1～2个疗程。

处方2：金胆片。每次5片，每日2～3次，口服；7天为1个疗程，连服1～2个疗程。

处方3：龙胆泻肝丸（水丸）。每次3～6g，每日2次，口服；7天为1个疗程，连服1～2个疗程。

3. 寒热错杂

【症状】胁肋胀痛，恶寒喜暖，口干不欲饮，晨起口苦，恶心欲呕，腹部胀满，大便溏泄，肢体疼痛，遇寒加重，舌质淡红，苔薄白腻，脉弦滑。

【治法】疏利肝胆，温脾通阳。

【方药】柴胡桂枝干姜汤加减。

柴胡 15～30g	桂枝 10g	干姜 9g	天花粉 12g
黄芩 10g	生牡蛎 15～30g先煎	炙甘草 6g	

7剂

用法：每日1剂，水煎服，分2次服用。14天为1个疗程，连服 1～2 个疗程。

【随症加减】腹痛较甚者，加川楝子 9g、延胡索 15g、赤芍 15g；久泻、完谷不化者，加补骨脂 15g[先煎]、赤石脂 15g、马兰草 15g；恶心呕吐甚者，加姜半夏 9g、姜竹茹 6g、紫苏叶 9g。

4. 气滞血瘀

【症状】右胁胀痛或刺痛，胸部满闷，喜善太息，晨起口苦，咽喉干涩，右胁疼痛夜间加重，大便不爽或秘结，舌质紫暗，苔厚腻，脉弦或弦涩。

【治法】理气活血，利胆止痛。

【方药】血府逐瘀汤。

桃仁 15g	红花 15g	当归 10g	生地黄 15g
牛膝 15g	川芎 10g	桔梗 10g	赤芍 10g
枳壳 10g	炙甘草 6g	柴胡 6g	

7 剂

用法：每日 1 剂，水煎服，分 2 次服用。14 天为 1 个疗程，连服 1～2 个疗程。

【随症加减】胁痛明显者，加郁金 15g、延胡索 15g、川楝子 9g；口苦者，加龙胆 3g、黄芩 15g、栀子 6g；脘腹胀甚者，加厚朴 12g、木香 9g[后下]、莱菔子 15g。

【中成药】

处方 1：血府逐瘀胶囊/口服液。胶囊：口服，每次 6 粒，每日 2 次；口服液：空腹服，每次 20ml，每日 3 次。30 天为 1 个疗程，连服 1～2 个疗程。

处方 2：柴胡舒肝丸。小蜜丸：口服，每次 10g，每日 2 次。大蜜丸：口服，每次 1 丸，每日 2 次。

处方 3：舒肝颗粒。每次 1 袋（3g），每日 2 次，冲服。

5. 肝郁脾虚

【症状】右胁胀痛，腹痛欲泻，体倦乏力，腹部胀满，大便溏薄，喜善太息，情志不舒则症状加重，纳食减少，舌质淡胖，苔白，脉弦或弦细。

【治法】疏肝健脾，柔肝利胆。

【方药】逍遥散加减。

柴胡 15g	当归 10g	白芍 15g	炒白术 10g
茯苓 10g	炙甘草 6g	薄荷 3g后下	煨姜 3g

7 剂

用法：每日 1 剂，水煎服，分 2 次服用。14 天为 1 个疗程，连服 1～2 个疗程。

【随症加减】右胁胀痛甚者，加郁金 15g、川楝子 9g、青皮 9g；急躁易怒者，加香附 9g、钩藤 15g后下；腹胀明显者，加厚朴 12g、枳实 15g。

【中成药】

处方 1：逍遥丸。浓缩丸：每次 8 丸（3g），每日 3 次；大蜜丸：每次 1 丸，每日 2 次。口服。8 周为 1 个疗程，可用 1～2 个疗程。

处方 2：舒肝片。每次 4 片，每日 2 次，口服；8 周为 1 个疗程，可用 1～2 个疗程。

处方 3：强肝胶囊（颗粒）。每次 5 粒（颗粒为 1 次 1 袋），每日 2 次，口服；每服 6 日停 1 日，8 周为 1 个疗程，停 1 周，再进行第 2 个疗程。

6. 肝阴不足

【症状】右胁部隐痛，两目干涩，头晕目眩，心烦易怒，失眠多梦，舌质红，苔少，脉弦细。

【治法】养阴柔肝，清热利胆。

【方药】一贯煎。

北沙参 15g	麦冬 10g	当归 10g	生地黄 15g
枸杞子 15g	川楝子 10g		

7 剂

用法：每日 1 剂，水煎服，分 2 次服用。14 天为 1 个疗程，连服 1～2 个疗程。

【随症加减】心烦失眠者，加柏子仁、首乌藤、炒酸枣仁各15g；急躁易怒者，加栀子9g、青皮9g、珍珠母30g[先煎]；右胁胀痛者，加佛手9g、香橼9g；头目眩晕甚者，加钩藤15g[后下]、菊花9g、白蒺藜15g。

【中成药】

处方1：六味地黄丸。水密丸每次6g，每日2次，口服。

处方2：杞菊地黄丸。丸剂：口服，大蜜丸每次1丸，小蜜丸每次9g，水蜜丸每次6g，每日2次；浓缩丸每次8丸，每日3次。

处方3：左归丸。水蜜丸每次9g，每日2次，口服。

7. 脾胃气虚

【症状】右胁部隐痛，体倦乏力，胃脘胀闷，纳食减少，肢体困倦，舌质淡白，苔薄白，脉缓无力。

【治法】理气和中，健脾和胃。

【方药】香砂六君子汤加减。

党参15g	炒白术10g	茯苓10g	法半夏9g
陈皮10g	木香10g[后下]	砂仁10g[后下]	炙甘草6g

7剂

用法：每日1剂，水煎服，分2次服用。14天为1个疗程，连服1～2个疗程。

【随症加减】脘腹胀甚者，加枳实15g、厚朴12g、槟榔12g；纳食减少者，加六神曲、鸡内金各15g。

【中成药】

处方1：香砂六君丸/片。丸剂：口服，每次6～9g，每日2～3次。片剂：口服，每次4～6片，每日2～3次。7天为1个疗程，连服1～2个疗程。

处方2：四君子丸。每次3～6g，每日3次，口服；7天为1个疗程，连服1～2个疗程。

处方3：健脾丸。大蜜丸每次1丸，每日3次，口服；7天为1个疗程，连服1～2个疗程。

三、其他治法

中药外敷：对于急性胆囊炎，取双柏散（黄柏 500g、大黄 1000g、泽兰 500g、薄荷 500g、侧柏叶 1000g，研末）100g，用开水、蜜调敷，蜜为赋形剂，外敷腹哀穴，敷贴 7h，每日 2 次。7 天为 1 个疗程，连用 1～2 个疗程。对双柏散药物过敏者、皮肤破损者禁用。

针灸疗法：常用穴有胆俞、胆囊穴、阳陵泉、期门、足三里。采用捻转强刺激手法，每隔 3～5min 行针 1 次，每次留针时间为 20～30min。辨证配穴：肝郁气滞者加太冲；瘀血阻络者加膈俞；肝胆湿热者加行间；肝阴不足者加肝俞、肾俞。

穴位埋线：主要用于慢性胆囊炎。

① 常用穴：阳陵泉、中脘、胆俞、足三里、肝俞、期门、胆囊穴。

② 器具：埋植用羊肠线。

③ 操作：标记预计埋线穴位后，以一次性的 7 号注射针头前端内装入 00 号 1～1.5cm 羊肠线，后接针芯（1.5 寸针灸针），右手持针刺入皮下至所需要的深度，当出现针感后，边推针芯边退针管，使羊肠线埋植在穴位皮下组织或肌层内，外敷无菌敷料，胶布固定 24h。

耳穴治疗：常用穴为胰胆、肝、神门、交感、十二指肠、内分泌、三焦、胃、脾、皮质下。一般采用针刺或用胶布将王不留行籽固定于耳穴上，每日按 5～7 遍，每遍每穴按压 15～20 下。每次贴压单侧耳穴，每次贴 3～4 天，两侧交替使用。换贴 10 次为 1 个疗程，一般治疗 3～5 个疗程。

四、日常调护

① 急性发作期患者应禁食或为无脂饮食，充分休息，以缓解疼痛。慢性期或缓解期患者以低脂肪、低胆固醇饮食为主，适量摄入蛋白质和碳水化合物，摄入富含维生素的食物，避免进食辛辣刺激性食物。要注意卫生，防止肠道寄生虫和细菌感染。

② 注意劳逸结合，寒温适宜，限烟限酒，心情舒畅。急慢性胆囊炎患者应积极治疗，按时服药，预防复发。

（柳涛）

第十节　胆　石　症

胆石症指胆道系统任何部位发生结石的疾病。其临床表现取决于胆结石的部位，以及是否造成胆管梗阻和感染等因素。

一、西医诊断要点

（1）症状体征　胆囊结石可无症状，也可表现为右上腹绞痛，也可表现为隐痛；肝内胆管结石的临床表现并不典型，在间歇期可无症状，或仅表现为上腹轻度不适；在急性期可出现不同程度的阵发性上腹部绞痛、寒战发热和黄疸（Charcot 三联征），周期性的间断发作是肝内胆管结石的特征性临床表现。肝外胆管结石可无症状，典型的表现是 Charcot 三联征或其中 1～2 个症状。

（2）影像学检查　胆囊结石超声表现为：强回声团，后方伴有声影，随体位改变而移动。胆管结石超声表现为：胆管腔内形态固定不变的强回声团，后方伴有声影，结石阻塞部位以上的胆管扩张。胆囊结石 CT 表现为：胆固醇结石为低密度或等密度充盈缺损，CT 值在 40Hu 以下，类圆形或多角形；胆色素结石为高密度结石，CT 值在 50Hu 以上；泥沙样结石常沉积在胆囊下部，呈高密度，与上部胆汁形成液平面；混合性结石为边缘呈环状高密度、中心为低密度的充盈缺损。胆总管结石 CT 表现为：胆总管内有圆形或环形致密影，其上方胆总管扩张。肝内胆管结石 CT 表现为：以管状、不规则状常见，可在胆管内形成铸型结石，高密度结石常见，并可见远侧胆管扩张。

（3）实验室检查　可见白细胞总数升高、中性粒细胞分类升高；肝功能检查可见 ALT、AST、ALP、GGT 及总胆红素、直接胆红素升高等。若胆管梗阻时间较长、黄疸或短期内反复发作胆管炎使肝功能明显受损，可出现低蛋白血症和贫血征象。

二、中医辨证论治

1. 肝郁气滞

【症状】右胁胀痛，可牵扯至肩背部疼痛不适；食欲不振，遇怒加重，胸闷，嗳气或伴恶心，口苦咽干，大便不爽。舌淡红，苔薄白，脉弦涩。

【治法】疏肝理气，利胆排石。

【方药】柴胡疏肝散加减。

柴胡 15g	白芍 30g	枳壳 10g	香附 10g
川芎 10g	陈皮 10g	金钱草 15g	炙甘草 6g

7 剂

用法：每日 1 剂，水煎服，一日分 2～3 次服。

【随症加减】伴有口干苦、失眠、苔黄、脉弦数之气郁化火、痰火扰心者，加牡丹皮 9g、栀子 9g、黄连 6g。伴胸胁苦满疼痛、叹息之肝气郁结较重者，可加川楝子 9g。

【中成药】

处方 1：利胆石颗粒。每次 1 袋，每日 2 次，冲服；4 周为 1 个疗程，可用 1～2 个疗程。

处方 2：胆舒胶囊。每次 1～2 粒，每日 3 次，口服；4 周为 1 个疗程，可用 1～2 个疗程。

处方 3：利胆排石颗粒。排石：每次 2 袋（6g），每日 2 次；炎症：每次 1 袋（3g），每日 2 次；冲服。4 周为 1 个疗程，可用 1～2 个疗程。

2. 肝胆湿热

【症状】右胁或上腹部疼痛拒按，多向右肩部放射；小便黄赤，便溏或便秘，恶寒发热，身目发黄，口苦口黏口干，腹胀纳差，全身困重乏力，恶心欲吐，舌红苔黄腻，脉弦滑数。

【治法】清热祛湿，利胆排石。

【方药】大柴胡汤加减。

柴胡 15g	黄芩 10g	厚朴 10g	枳实 10g

金钱草 15g	茯苓 15g	茵陈 15g	郁金 15g
生大黄 6g后下	炙甘草 6g		

7 剂

用法：每日 1 剂，水煎服，一日分 2～3 次服。

【随症加减】 热毒炽盛，黄疸鲜明者，加龙胆 9g、栀子 6g。腹胀甚、大便秘结者，大黄用至 20～30g，并加芒硝 9g冲服、莱菔子 9g。小便赤涩不利者加淡竹叶 6g。

【中成药】

处方 1： 利胆排石片。排石：每次 6～10 片，每日 2 次；炎症：每次 4～6 片，每日 2 次；口服。4 周为 1 个疗程，可用 1～2 个疗程。

处方 2： 金钱胆通颗粒。每日 4 次，第 1 次 2 袋，后 3 次各服 1 袋，温开水冲服；2 周为 1 个疗程，可用 3～4 个疗程。

处方 3： 金胆片。每次 5 片，每日 2～3 次，口服；1 周为 1 个疗程，可用 1～2 个疗程。

处方 4： 复方胆通胶囊。每次 2 粒，每日 3 次，口服；4 周为 1 个疗程，可用 1～2 个疗程。

3. 肝阴不足

【症状】 右胁隐痛或略有灼热感；午后低热，或五心烦热，双目干涩，口燥咽干，少寐多梦，急躁易怒，头晕目眩。舌红或有裂纹或见光剥苔，脉弦细数或沉细数。

【治法】 滋阴清热，利胆排石。

【方药】 一贯煎加减。

生地黄 15g	北沙参 15g	麦冬 10g	阿胶 10g烊化
赤芍 15g	白芍 15g	枸杞子 15g	川楝子 10g
鸡内金 15g	丹参 15g	枳壳 10g	

7 剂

用法：每日 1 剂，水煎服，阿胶烊化后冲入中药汁中，一日分 2～3 次服。

【随症加减】 咽干、口燥、舌红少津甚者，加天花粉 9g、玄参 12g；阴虚火旺者，加知母 9g、黄柏 9g；低热者加青蒿 9g、地骨皮 9g。

4. 瘀血阻滞

【症状】右胁部刺痛，痛有定处，拒按，入夜痛甚；大便干结，面色晦暗。舌质紫暗或舌边有瘀斑、瘀点，脉弦涩或沉细。

【治法】疏肝利胆，活血化瘀。

【方药】膈下逐瘀汤。

五灵脂 10g包煎	当归 10g	川芎 10g	桃仁 15g
牡丹皮 15g	赤芍 15g	乌药 9g	延胡索 15g
炙甘草 6g	香附 10g	红花 15g	枳壳 9g

7 剂

用法：每日 1 剂，水煎服，一日分 2～3 次服。

【随症加减】瘀血较重者，加三棱 9g、莪术 9g 以活血破瘀。疼痛明显者，加乳香 6g、没药 6g、丹参 12g 以活血止痛。

【中成药】

处方：胆石利通片。每次 6 片，每日 3 次，口服；4 周为 1 个疗程，可用 1～2 个疗程。

5. 热毒内蕴

【症状】右胁及脘腹疼痛拒按；寒战高热，重度黄疸，尿短赤，大便秘结，神昏谵语，呼吸急促，声音低微，表情淡漠，四肢厥冷。舌质红绛或紫，舌质干燥，苔腻或灰黑无苔，脉洪数或弦数。

【治法】清热解毒，泻火通腑。

【方药】大承气汤合茵陈蒿汤加减。

生大黄 10g后下	芒硝 10g冲服	厚朴 10g	枳实 10g
茵陈 15g	栀子 15g	蒲公英 15g	金钱草 15g
虎杖 15g	郁金 15g	青皮 10g	陈皮 10g

7 剂

用法：每日 1 剂，水煎服，一日分 2～3 次服。

【随症加减】黄疸明显者，茵陈、金钱草用至 30～60g；神昏谵语者，倍大黄用量。

三、日常调护

胆结石患者应控制体重、积极锻炼、清淡饮食，避免高脂食物，减少高蛋白食物，多食用富含纤维的食物，如新鲜瓜果蔬菜及粗粮等。多饮水，控制甜食摄入。

（王磊）

第十一节　肝　硬　化

肝硬化是各种慢性肝病进展至以肝脏弥漫性纤维化、假小叶形成、肝内外血管增殖为特征的病理阶段。代偿期肝硬化无明显临床症状，生化检测也在正常范围内。每年有4%～12%的肝硬化患者因出现腹水、静脉曲张出血、黄疸、肝性脑病等进展为失代偿期肝硬化。失代偿期肝硬化患者病死率明显升高，以门静脉高压和肝功能严重损伤为特征，患者常因并发腹水、原发性腹膜炎、消化道出血、肝性脑病、肝肾综合征及脓毒症等导致多脏器功能衰竭而死亡。在我国导致肝硬化的主要病因是乙型肝炎病毒感染。

一、西医诊断要点

（1）代偿期肝硬化的诊断依据（符合下列四条之一）

① 组织学符合肝硬化诊断。

② 内镜显示食管胃静脉曲张或消化道异位静脉曲张，除外非肝硬化性门静脉高压。

③ B超、肝脏硬度测定或CT等影像学检查提示肝硬化或门静脉高压特征，如脾大、门静脉宽度＞1.3cm、LSM测定符合不同病因的肝硬化诊断界值。

④ 无组织学、内镜或影像学检查者，以下检查指标异常时提示存在肝硬化（需符合4条中的2条）：a. PLT＜100×10^9/L且无其他原因可以解释；b. 血白蛋白（ALB）＜35g/L，排除营养不良或肾脏疾病等其他原因；c. INR＞1.3或PT延长（停用溶栓或抗

凝药 7 天以上）；d. AST/PLT 比率指数（APRI），成人 APRI 评分＞2，需注意降酶药物等因素对 APRI 的影响。

（2）失代偿期肝硬化的诊断依据　在肝硬化基础上，出现门静脉高压并发症和（或）肝功能减退。

① 具备肝硬化的诊断依据。

② 出现门静脉高压相关并发症，如腹水、食管胃静脉曲张破裂出血、脓毒症、肝性脑病、肝肾综合征等。

二、中医辨证论治

（一）代偿期肝硬化

1. 湿热瘀阻

【症状】身目黄染，黄色鲜明，恶心或呕吐，口干苦或口臭，胁肋灼痛，脘闷，或纳呆，或腹胀；小便黄赤，大便秘结或黏滞不畅。舌暗红，苔黄腻，脉弦涩或弦滑或滑数。

【治法】清热利湿，通腑祛瘀。

【方药】茵陈蒿汤合失笑散加减。

茵陈 12g　　栀子 9g　　大黄 6g后下　　甘草 6g
五灵脂 6g包煎　　蒲黄 6g包煎

7 剂

用法：每日 1 剂，水煎服，一日分 2～3 次服。

2. 气滞血瘀

【症状】胁肋胀痛或刺痛，痛处不移，胁下积块，朱砂掌，或蜘蛛痣色暗，或毛细血管扩张，面色晦暗。舌质紫暗或有瘀斑瘀点，脉涩。

【治法】行气活血，祛瘀通络。

【方药】柴胡疏肝散合膈下逐瘀汤加减。

五灵脂 6g包煎　　当归 9g　　川芎 6g　　桃仁 9g
牡丹皮 6g　　赤芍 6g　　乌药 6g　　延胡索 9g
甘草 9g　　香附 6g　　红花 9g　　枳壳 6g

陈皮 6g　　　柴胡 6g

7 剂

用法：每日 1 剂，水煎服，一日分 2～3 次服。

3. 肝郁脾虚血结

【症状】胁肋胀痛或窜痛；急躁易怒，喜太息，或咽部有异物感，纳差或食后胃脘胀满，腹胀嗳气，便溏，女子乳房胀痛或结块。舌质淡红，苔薄白或薄黄，脉弦。

【治法】疏肝健脾，理气活血。

【方药】逍遥散合二陈汤加减。

甘草 15g　　　当归 15g　　　茯苓 15g　　　白芍 15g
白术 15g　　　柴胡 9g　　　法半夏 12g　　　橘红 12g

7 剂

用法：每日 1 剂，水煎服，一日分 2～3 次服。

4. 阴虚血瘀

【症状】胁肋隐痛或刺痛，劳累后加重；口干咽燥，眼干涩，五心烦热，耳鸣、耳聋，腰痛或腰酸腿软，大便干结，小便短赤。舌红或暗，少苔，脉细或细数。

【治法】滋养肝肾，养阴活血。

【方药】一贯煎合金铃子散加减。

北沙参 9g　　　麦冬 9g　　　当归身 9g　　　生地黄 18g
枸杞子 9g　　　川楝子 9g　　　延胡索 9g

7 剂

用法：每日 1 剂，水煎服，一日分 2～3 次服。

5. 气虚血瘀

【症状】胁肋隐痛或剧痛；久病体虚，神倦乏力，食欲不振，面色萎黄或黧黑。舌质淡紫，脉沉细或弦细。

【治法】补益气血，活血化瘀。

【方药】八珍汤合化积丸加减。

当归 9g　　　川芎 6g　　　白芍 9g　　　熟地黄 15g

人参 3g另煎	白术 9g	茯苓 9g	炙甘草 6g
三棱 6g	莪术 6g	瓦楞子 9g先煎	五灵脂 6g包煎
六神曲 12g			

7 剂

用法：每日 1 剂，水煎服，一日分 2～3 次服。

（二）失代偿期肝硬化（肝硬化腹水）

1. 气滞湿阻

【症状】腹胀按之不坚，胁下胀满或疼痛，饮食减少，食后胀甚，得嗳气、矢气则稍减，小便短少。舌苔薄白腻，脉弦。

【治法】疏肝理气，运脾利湿。

【方药】柴胡疏肝散。

陈皮 9g	柴胡 9g	川芎 6g	枳壳 6g
芍药 6g	甘草 3g	香附 6g	

7 剂

用法：每日 1 剂，水煎服，一日分 2～3 次服。

【随症加减】胸脘痞闷、腹胀、噫气为快，属气滞偏甚，加佛手 10g、沉香 3g后下、木香 6g后下以调畅气机；尿少、腹胀、苔腻，加砂仁 6g后下、泽泻 15g 以加强运脾利湿作用；神倦、便溏、舌质淡，宜酌加党参 9g、干姜 6g、蜀椒 1g 以温阳益气、健脾化湿；如兼胁下刺痛、舌紫、脉涩者，可加延胡索 15g、莪术 10g、丹参 15g 以活血化瘀。

2. 寒湿困脾

【症状】腹大胀满，按之如囊裹水，颜面微浮，下肢浮肿，脘腹痞胀、得热则舒，精神困倦，畏寒懒动，小便少，大便溏，舌苔白腻，脉缓。

【治法】温中健脾，行气利水。

【方药】实脾饮加减。

白术 12g	厚朴 6g	木瓜 6g	木香 3g后下

草果 3g	槟榔 6g	茯苓 15g	干姜 6g
熟附片 6g先煎	炙甘草 3g		

7 剂

用法：加生姜 3 片、大枣 6 枚，水煎服，早晚分 2～3 次服用。每日 1 剂。

【随症加减】 浮肿较甚、小便短少者，可加肉桂 6g后下、猪苓 15g、车前子 9g包煎以温阳化气、利水消肿；如兼胸闷咳喘者，可加葶苈子 12g包煎、紫苏子 9g、法半夏 6g 以泻肺行水、止咳平喘；如胁腹痛胀者，可加郁金 15g、香附 12g、青皮 9g、砂仁 6g后下以理气通络。

3. 湿热蕴结

【症状】 腹大坚满，脘腹胀急，烦热口苦，渴不欲饮，或有面目皮肤发黄，小便赤涩，大便秘结或溏垢，舌边尖红，苔黄腻或兼灰黑，脉弦数。

【治法】 清热利湿，攻下逐水。

【方药】 中满分消丸合茵陈汤加减。

茯苓 15g	人参 3g另煎	白术 15g	炙甘草 6g
砂仁 6g后下	姜黄 6g	干姜 6g	厚朴 12g
枳实 6g	知母 9g	黄芩 9g	黄连 6g
法半夏 9g	猪苓 15g	泽泻 9g	陈皮 9g
茵陈 15g	栀子 9g	大黄 9g后下	

7 剂

用法：每日 1 剂，水煎服，一日分 2～3 次服。

【随症加减】 湿热壅盛者，去人参、干姜、炙甘草，加虎杖 9g；小便赤涩不利者，加胡芦巴 15g、蟋蟀粉 2g冲服以行水利窍；腹部胀急较甚、大便干结者，可用舟车丸行气逐水，但其作用峻烈，不可过用或久用。

4. 肝脾血瘀

【症状】 腹大坚满，青筋显露，胁下疼痛如针刺，面色晦暗黧黑，或见赤丝血缕，面颈胸臂出现血痣，口干不欲饮水，或见大便色黑，舌质紫暗或有紫斑，脉细涩或芤。

【治法】活血化瘀，行气利水。

【方药】调营饮加减。

莪术 9g	川芎 6g	当归 12g	延胡索 12g
赤芍 12g	瞿麦 12g	大黄 6g后下	槟榔 12g
陈皮 10g	大腹皮 6g	葶苈子 10g包煎	茯苓 10g
桑白皮 10g	细辛 3g	肉桂 3g后下	炙甘草 6g
白芷 9g			

7 剂

用法：加生姜 3 片、大枣 6 枚，水煎服，早晚分 2～3 次服用。每日 1 剂。

【随症加减】胁下癥积肿大明显者，可选加䗪虫 6g、牡蛎 15g先煎，或配合鳖甲煎丸内服，以化瘀消癥；如病久体虚，气血不足，或攻逐之后，正气受损，宜用八珍汤或人参养荣丸等补养气血；如大便色黑者，可加三七粉 3g冲服、茜草 15g、侧柏叶 5g 以化瘀止血。

5. 脾肾阳虚

【症状】腹大胀满，形似蛙腹，朝宽暮急，面色苍黄或白，脘闷纳呆，神倦畏寒，肢冷浮肿，小便短少不利。舌紫胖，苔白，脉沉细无力。

【治法】温补脾肾，化气利水。

【方药】附子理中汤合五苓散加减。

人参 6g另煎	白术 6g	干姜 6g	熟附片 6g先煎
炙甘草 3g	猪苓 12g	泽泻 20g	茯苓 12g
桂枝 9g			

7 剂

用法：每日 1 剂，水煎服，一日分 2～3 次服。

【随症加减】偏于脾阳虚弱、神疲乏力、少气懒言、纳少、便溏者，加黄芪 30g、山药 15g、薏苡仁 15g、炒白扁豆 15g 以益气健脾；偏于肾阳虚衰、面色苍白、畏寒肢冷、腰膝酸冷疼痛，加仙茅 15g、淫羊藿 15g 以温补肾阳。

6. 肝肾阴虚

【症状】腹大胀满，或见青筋暴露，面色晦滞，唇紫，口干而燥，心烦失眠，时或鼻衄，牙龈出血，小便短少。舌红绛少津，苔少或光剥，脉弦细数。

【治法】滋肾柔肝，养阴利水。

【方药】六味地黄丸合一贯煎加减。

熟地黄 24g	山茱萸 12g	山药 12g	茯苓 9g
泽泻 9g	牡丹皮 9g	北沙参 9g	麦冬 9g
当归 9g	生地黄 18g	枸杞子 9g	川楝子 6g

7 剂

用法：每日 1 剂，水煎服，一日分 2～3 次服。

【随症加减】津伤口干明显者，加石斛 15g、玄参 15g、芦根 15g 以养阴生津；腹部青筋显露、唇舌紫暗、小便短少，加丹参 15g、益母草 10g、泽兰 15g、马鞭草 15g 以化瘀利水；齿鼻衄血者，加白茅根 15g、藕节 15g、仙鹤草 15g 以凉血止血；阴虚阳浮，症见耳鸣、颧红，宜加龟甲 15g先煎、鳖甲 15g先煎、牡蛎 15g先煎以滋阴潜阳。

（三）常用中成药

处方 1：扶正化瘀胶囊/片。胶囊每次 1.5g，片剂每次 1.6g，每日 3 次，口服。

处方 2：安络化纤丸。每次 6g，每日 2 次，口服。

处方 3：复方鳖甲软肝片。每次 4 片，每日 3 次，口服。

三、日常调护

① 保持心情舒畅和积极乐观的心态，避免情志郁结和暴怒。

② 规律作息时间，保证充足的睡眠，避免熬夜、过度疲劳。

③ 规律的运动利于身心健康，肝硬化患者不可做剧烈运动，

但可以尝试活动量轻微的活动。

④ 避免食用过硬的食物，保持营养均衡；一日三餐以碳水化合物为主，多吃新鲜的水果蔬菜，控制蛋白质摄入。此外还要戒烟戒酒。

⑤ 注意观察大便的颜色，如果颜色特别黑或者有血块，要警惕消化道出血。如果颜色加深，要警惕黄疸；如果尿量明显减少，要警惕腹水。

⑥ 要遵从医嘱、规律用药、定期复查，及时发现病变。

（王磊）

参考文献

[1] 中华医学会消化病学分会胃肠动力学组，中华医学会消化病学分会胃肠功能性疾病协作组．中国功能性消化不良专家共识意见（2015 年，上海）[J]．中华消化杂志，2016，36（04）：217-229.

[2] 葛均波，徐永健，王辰．内科学 [M]．9 版．北京：人民卫生出版社，2013：384，373-380.

[3] 李军祥，陈誩，李岩．功能性消化不良中西医结合诊疗共识意见（2017 年）[J]．中国中西医结合消化杂志，2017，25（12）：889-894.

[4] 张声生，赵鲁卿．功能性消化不良中医诊疗专家共识意见（2017）[J]．中华中医药杂志，2017，32（06）：2595-2598.

[5] Stanghellini V，Talley N J，Chan F，et al. Rome Ⅳ-Gastroduodenal Disorders [J]. Gastroenterology，2016，150（6）：1380-1392.

[6] 许卫华，王微，李妮矫，等．香砂六君子汤合枳术丸治疗脾虚气滞型功能性消化不良的疗效评价及对核素胃排空的影响 [J]．中华中医药杂志，2017，32（03）：1025-1028.

[7] 单国顺，赵启苗，臧彬如，等．生制白术制枳术丸对功能性消化不良大鼠“脑-肠”轴功能影响的研究 [J]．中华中医药学刊，2022，40（03）：44-47.

[8] 尤勇生，马岩松．运用陈夏六君子汤治疗小儿消化不良性泄泻 50 例 [J]．内蒙古中医药，2014，33（04）：7.

[9] 李苗苗，赵晖，戴泽琦，等．4 种消导类口服中成药治疗功能性消化不良的快速卫生技术评估 [J/OL]．中国实验方剂学杂志，2022，20：161-169．[2022-08-04]．http：//kns. cnki. net/kcms/detail/11. 3495. r. 20220520. 1412. 004. html.

[10] 杨春波，骆云丰，任彦，等．杨春波教授辨治脾胃湿热临证法要 [J]．中国中西医结合消化杂志，2019，27（07）：483-484.

[11] 林博，韩冉，张万宇，等．苓桂术甘汤对老年脾胃气虚型功能型消化不良患者胃蛋白酶原、胃泌素及血液流变学的影响 [J]．现代生物医学进展，2022，22（10）：1884-1888.

[12] 任沾，姜成军，施旌．枳实消痞丸联合马来酸曲美布汀治疗功能性消化不良临床

研究［J］. 新中医，2020，52（15）：45-47.
［13］ 中华医学会消化病学分会胃肠功能性疾病协作组，中华医学会消化病学分会胃肠动力学组 . 2020 年中国肠易激综合征专家共识意见［J］. 中华消化杂志，2020，40（12）：803-818.
［14］ Brian EA，Fermin M，Lin C，et al. Bowel Disodrers［J］. Gastroenterology，2016，150（5）：1393-1407.
［15］ 张声生，魏玮，杨俭勤 . 肠易激综合征中医诊疗专家共识意见（2017）［J］. 中医杂志，2017，58（18）：1614-1620.
［16］ 李军祥，陈誩，唐旭东，等 . 肠易激综合征中西医结合诊疗共识意见（2017 年）［J］. 中国中西医结合消化杂志，2018，26（03）：227-232.
［17］ 高树中，杨骏 . 针灸治疗学［M］. 北京：中国中医药出版社，2012：79-84.
［18］ 严隽陶 . 推拿学［M］. 北京：中国中医药出版社，2017：253-255.
［19］ 中华医学会消化病学分会胃肠动力学组，中华医学会消化病学分会，胃肠功能性疾病协作组 . 中国慢性便秘专家共识意见（2019，广州）［J］. 中华消化杂志，2019（09）：577-598.
［20］ 李军祥，陈誩，柯晓 . 功能性便秘中西医结合诊疗共识意见（2017 年）［J］. 中国中西医结合消化杂志，2018，26（01）：18-26.
［21］ 张声生，沈洪，张露，等 . 便秘中医诊疗专家共识意见（2017）［J］. 中医杂志，2017，58（15）：1345-1350.
［22］ 柯美云，方秀才，侯晓华 . 功能性胃肠病：肠-脑互动异常［M］. 北京：科学出版社，2016：642-653.
［23］ 吴开春，梁洁，冉志华，等 . 炎症性肠病诊断与治疗的共识意见（2018 年 · 北京）［J］. 中国实用内科杂志，2018，38（09）：796-813.
［24］ 张声生，沈洪，郑凯，等 . 溃疡性结肠炎中医诊疗专家共识意见（2017）［J］. 中华中医药杂志，2017，32（08）：3585-3589.
［25］ Watanabe S，Hashimoto E，Ikejima K，et al. Evidence-based clinical practice guidelines for nonalcoholic fatty liver disease/nonalcoholic steatohepatitis［J］. Hepatol Res，2015，45（4）：363-377.
［26］ EASL，EASD，EASO. EASL-EASD-EASO clinical practice guidelines for the management of non-alcoholic fatty liver disease［J］. Obes Facts，2016，9（2）：65-90.
［27］ 中华中医药学会脾胃病分会 . 非酒精性脂肪性肝病中医诊疗指南（基层医生版）［J］. 中西医结合肝病杂志，2019，29（05）：483-486.
［28］ 中华医学会肝脏病学分会脂肪肝和酒精性肝病学组，中国医师协会脂肪性肝病专家委员会 . 非酒精性脂肪性肝病诊疗指南（2018 更新版）［J］. 现代医药卫生，2018，34（5）：641-649.
［29］ 中华中医药学会脾胃病分会 . 非酒精性脂肪性肝病中医诊疗共识意见［J］. 北京中医药，2011，30（2）：83-86.
［30］ 中华中医药学会肝胆病分会 . 穴位埋线治疗非酒精性脂肪性肝病中医实践指南［J］. 临床肝胆病杂志，2022，38（09）：1990-1993.
［31］ 何相宜，施健 . 中国慢性胆囊炎、胆囊结石内科诊疗共识意见（2018 年）［J］.

临床肝胆病杂志，2019，35（06）：1231-1236.
[32] 中华中医药学会脾胃病分会．消化系统常见病急慢性胆囊炎、胆石症中医诊疗指南（基层医生版）[J]. 中华中医药杂志，2020，35（2）：793-800.
[33] 张声生，赵文霞．胆囊炎中医诊疗专家共识意见（2017）[J]. 中国中西医结合消化杂志，2017，25（04）：241-246.
[34] 徐延田．现代肝胆外科诊疗策略．长春：吉林科学技术出版社，2016.
[35] 林金环，韦唯，刘熙荣．中医治疗胆石症的研究进展 [J]. 湖南中医杂志，2017，33（02）：166-169. DOI：10.16808/j.cnki.issn1003-7705.2017.02.078.
[36] 王雨彤，吕冠华．中医药治疗胆石症研究进展 [J]. 辽宁中医药大学学报，2021，23（02）：138-142.
[37] 吴华帅，俞渊，陈金梅．中医药治疗胆石症的研究进展 [J]. 大众科技，2019，21（08）：68-70.
[38] 陈顺，闵寅．针刺疗法在胆石症中的应用．中国中医药现代远程教育，2021，19（07）：142-144.
[39] 周群，王毅兴，刘平，等．胆石症的中医药治疗研究进展 [J]. 临床肝胆病杂志. 2018，34（11）：2458-2463.
[40] 中华消化杂志编辑委员会，中华医学会消化病学分会肝胆疾病协作组．中国慢性胆囊炎、胆囊结石内科诊疗共识意见（2018 年）[J]. 中华消化杂志，2019（02）：73-79.
[41] 徐小元，丁惠国，李文刚，等．肝硬化诊治指南 [J]. 实用肝脏病杂志，2019，22（06）：770-786.
[42] 韩英，郭长存，时永全．干细胞移植规范化治疗肝硬化失代偿的专家共识(2021)[J]. 临床肝胆病杂志，2021，37（07）：1540-1544.
[43] 张声生，王宪波，江宇泳．肝硬化腹水中医诊疗专家共识意见（2017)[J]. 临床肝胆病杂志，2017，33（09）：1621-1626.
[44] 车念聪．鼓胀诊疗指南．中国中医药现代远程教育，2011，9（16）：120-121.
[45] 童光东，邢宇锋．积聚（肝硬化代偿期）中医诊疗方案 [J]. 中国肝脏病杂志：电子版，2022，14（02）：18-26.
[46] 许济群，等．方剂学 [M]. 北京：人民卫生出版社，2008.
[47] 王永炎，等．中医内科学 [M]. 北京：人民卫生出版社，2011.

第四章 泌尿系统疾病

第一节 急性肾小球肾炎

急性肾小球肾炎是急性起病，以血尿、不同程度蛋白尿、高血压、肾小球滤过率下降以及水钠潴留为主要表现的一组临床综合征。本病常继发于感染，以链球菌感染最为常见。好发于3～12岁儿童，成人亦可发病。本病属中医学“水肿”“尿血”“肾风”等范畴。

一、西医诊断要点

（1）发病急，起病于前驱感染后1～3周。

（2）尿量减少，浮肿，中等度血压升高，一般为（150～180）/(90～100)mmHg。

（3）实验室检查　镜下血尿伴红细胞管型及轻中度蛋白尿；短暂氮质血症；尿纤维蛋白降解产物（FDP）升高；血清补体C3降低；抗链球菌溶血菌素“O”滴度增高。

（4）肾活检示毛细血管内增生性肾小球肾炎。

二、中医辨证论治

（一）急性期

1. 肺失宣肃，风水相搏

【症状】外感后出现尿少色赤，眼睑面部浮肿，可波及全身，伴恶风（寒）、发热、咳嗽等，舌质淡，苔薄白或薄黄，脉浮紧或浮数。

【治法】疏风宣肺，利水退肿。

【方药】越婢加术汤合五皮饮加减。

炙麻黄 6g	生连翘 6g	石膏 10g先煎	生白术 15g
茯苓 15g	陈皮 9g	大腹皮 15g	桑白皮 12g
生姜 6g	泽泻 9g	泽兰 12g	车前草 15g
甘草 3g			

7 剂

用法：每日 1 剂，水煎服，一日分 2～3 次服。

【随症加减】咳嗽气喘，加葶苈子 9g包煎、紫苏子 9g、射干 9g 宣肺平喘；发热、汗出、口干渴、苔薄黄，加金银花 9g、黄芩 9g 清热解毒；头痛者，去麻黄，加夏枯草 9g、钩藤 9g后下 平肝潜阳；血尿明显者，加地榆 9g、小蓟 9g、白茅根 15g、侧柏叶 9g 凉血止血。

【中成药】

处方 1：银黄口服液。每次 10～20ml，每日 3 次，口服；5～7 天为 1 个疗程，可用 1～2 个疗程。

处方 2：小青龙颗粒。每次 6g（无蔗糖），每日 3 次，温开水冲服；5～7 天为 1 个疗程，可用 1～2 个疗程。

处方 3：三拗片。每次 2 片，每日 3 次，口服；7 天为 1 个疗程，可用 1 个疗程。

2. 热毒壅盛

【症状】发热浮肿，咽痛，扁桃体或颌下淋巴结肿大，或皮肤疖肿，伴尿少而黄赤，舌红，苔黄，脉数或滑数。

【治法】 清热解毒，利水消肿。

【方药】 五味消毒饮加减。

金银花 15g	野菊花 12g	蒲公英 15g	紫花地丁 12g
连翘 15g	黄芩 12g	栀子 12g	茯苓 15g
泽泻 12g	滑石 15g先煎	甘草 3g	

7 剂

用法：每日 1 剂，水煎服，一日分 2～3 次服。

【随症加减】 咽痛甚，加大青叶 9g、板蓝根 9g、蝉蜕 9g 清热利咽；小便赤涩者，加白花蛇舌草 15g、石韦 15g、金钱草 15g 清热利湿通淋；皮肤有丘疹瘙痒或疖肿者，加白鲜皮 15g、土茯苓 15g、苦参 9g、地肤子 9g 燥湿祛风止痒；便秘，加生大黄 9g后下、厚朴 6g。

【中成药】

处方 1： 蓝芩颗粒。每次 1 袋，每日 3 次，温开水冲服；7 天为 1 个疗程，用 1 个疗程。

处方 2： 清热解毒片。每次 4 片，每日 3 次，口服；7 天为 1 个疗程，用 1 个疗程。儿童用药请遵医嘱。

处方 3： 清开灵片。每次 1～2 片，每日 3 次，口服；7 天为 1 个疗程，用 1 个疗程。

3. 湿热内蕴

【症状】 周身浮肿，胸脘痞闷，恶心纳差，头晕，烦热口渴，舌质红，苔黄腻或厚腻，脉数或滑数。

【治法】 清热利湿消肿。

【方药】 四妙散合三仁汤加减。

苍术 12g	黄柏 12g	怀牛膝 12g	白茅根 15g
生薏苡仁 30g	防己 12g	泽泻 9g	茯苓 15g
车前草 15g	豆蔻 9g后下	苦杏仁 9g后下	六一散 12g

7 剂

用法：每日 1 剂，水煎服，一日分 2～3 次服。

【随症加减】泡沫尿者，加金樱子15g、芡实15g固肾涩精；脘胀、纳少者，加焦三仙各12g、莱菔子9g消食和胃；口苦口黏者，加黄连6g、吴茱萸3g清肝泻火、降逆止呕。

【中成药】

处方1：肾炎康复片。每次5片（每片0.48g），每日3次，口服；8周为1个疗程。

处方2：黄葵胶囊。每次5粒（2.5g），每日3次，口服；8周为1个疗程。

处方3：四妙丸。每次6g，每日2次，口服；4周为1个疗程。

（二）恢复期

1. 气虚邪恋

【症状】身倦乏力，气短懒言，自汗，纳差便溏，小便短少，舌质淡红，苔薄白腻，脉濡缓。

【治法】健脾益气，清化余邪。

【方药】参苓白术散合防己黄芪汤加减。

太子参12g	生黄芪15g	山药15g	砂仁3g后下
黄连3g	桔梗6g	防己9g	茯苓15g
生白术12g	法半夏6g	白茅根15g	生甘草6g

7剂

用法：每日1剂，水煎服，一日分2～3次服。

【随症加减】纳食呆滞者，加谷芽15g、麦芽15g、山楂15g、六神曲12g消食和胃；镜下血尿明显者，加小蓟9g、仙鹤草15g凉血止血；舌质淡暗或有瘀点，加丹参15g、桃仁12g、红花6g、泽兰9g。

【中成药】

处方1：玉屏风颗粒。每次5g，每日3次，冲服；8周为1个疗程。

处方2：参苓白术丸。每次6g，每日3次，口服；8周为1个疗程。

处方 3： 四君子丸。每次 3～6g，每日 3 次，口服；8 周为 1 个疗程。

2. 阴虚邪恋

【症状】 神疲乏力，或手足心热，或腰酸盗汗，镜下血尿长期迁延，舌质红，苔薄白或薄黄，脉细滑。

【治法】 滋阴补肾，兼清余热。

【方药】 知柏地黄丸合二至丸加减。

知母 12g	黄柏 9g	生地黄 15g	山药 15g
山茱萸 15g	牡丹皮 12g	泽泻 12g	茯苓 15g
桃仁 6g	墨旱莲 15g	女贞子 9g	甘草 3g

7 剂

用法：每日 1 剂，水煎服，一日分 2～3 次服。

【随症加减】 气阴两虚者，加生黄芪 30g、太子参 15g 益气养阴；血尿明显者，加仙鹤草 15g、茜草 9g 等滋阴止血；血尿长期不愈者，加血余炭 6g、三七粉 3g冲服、藕节炭 6g、蒲黄炭 6g包煎等活血止血；咽喉肿痛者，加蝉蜕 9g、牛蒡子 9g、连翘 9g、金银花 15g 等清热利咽。

【中成药】

处方 1： 黄蛭益肾胶囊。每次 5 粒（2g），每日 3 次，口服；8 周为 1 个疗程。

处方 2： 知柏地黄丸（浓缩丸）。每次 8 丸，每日 3 次，口服；8 周为 1 个疗程。

处方 3： 二至丸。每次 9g，每日 2 次，口服；8 周为 1 个疗程。

三、日常调护

急性期患者应避免体力劳动，多休息，必要时卧床休息，待症状消退后逐步增加活动量。急性期患者应予低盐（每日 3g 以下）饮食。饮食疗法可予白茅根粥：白茅根 60g（或鲜品 120g），水煎 1h 后取白茅根水煮大米粥，分次口服，用于急性期水肿、血尿者。伴肾功能不全者限制蛋白质摄入。少尿者应注意控制液体入量。

第二节　慢性肾小球肾炎

慢性肾小球肾炎系指各种病因引起双侧肾小球弥漫性或局灶性炎症性或非炎症性改变，是原发性肾小球疾病的总称。中医古籍对类似慢性肾小球肾炎的论述散见于“水肿”“虚劳”“慢肾风”“腰痛”“血尿”等篇章中。

一、西医诊断要点

参照中华中医药学会2011年拟定标准进行诊断。

(1) 起病缓慢，病情迁延，时轻时重，肾功能逐步减退，后期出现贫血、电解质紊乱，以及血尿素氮、血肌酐升高等。

(2) 有不同程度的水肿、蛋白尿、血尿、管型尿、贫血及高血压等表现。

(3) 病程中可因呼吸道感染等原因诱发急性发作，出现类似急性肾炎的表现。

一般而言，凡有尿检异常（血尿、蛋白尿、管型尿）、水肿及高血压，病程迁延，无论有无肾功能损害均应考虑此病。慢性肾小球肾炎个体间差异较大，临床表现多样，易造成误诊，肾活检病理检查可确诊并有利于指导治疗。

二、中医辨证论治

（一）本证

1. 脾肾气虚

【症状】腰脊酸痛，疲倦乏力，或浮肿，纳少或脘胀，大便溏，尿频或夜尿多。舌质淡红、有齿痕，苔薄白，脉细。

【治法】补气健脾益肾。

【方药】异功散加减。

党参10g　　生黄芪20g　　生白术20g　　茯苓10g

薏苡仁 20g　　杜仲 10g　　怀牛膝 10g　　泽泻 10g
甘草 10g

7 剂

用法：每日 1 剂，水煎服，一日分 2～3 次服。

【随症加减】 脾虚湿困者，可加制苍术 9g、藿香 6g后下、佩兰 9g、厚朴 9g 化湿健脾；脾虚便溏，加炒白扁豆 12g、炒芡实 15g 健脾助运；水肿明显者，加车前子 15g包煎、猪苓 9g 利水消肿。

【中成药】

处方 1： 参苓白术丸。每次 6g，每日 3 次，口服；8 周为 1 个疗程。

处方 2： 四君子丸。每次 3～6g，每日 3 次，口服；8 周为 1 个疗程。

处方 3： 黄芪片。每次 4 片，每日 2 次，口服；8 周为 1 个疗程。

2. 肺肾气虚

【症状】 颜面浮肿或肢体肿胀，疲倦乏力，少气懒言，易感冒，腰脊酸痛，面色萎黄。舌淡、有齿痕，苔白润，脉细弱。

【治法】 补益肺肾。

【方药】 益气补肾汤加减（经验方）。

党参 10g　　黄芪 20g　　白术 10g　　茯苓 10g
山药 10g　　炙甘草 10g

7 剂

用法：加大枣 6 枚，水煎服，早晚分 2～3 次服用。每日 1 剂。

【随症加减】 兼有外感表证者，宜先解表。兼风寒者可用麻黄 9g、桂枝 12g、苦杏仁 9g后下、甘草 6g，兼风热者可用连翘 15g、金银花 12g、桔梗 6g、薄荷 12g后下、淡竹叶 12g、生甘草 6g、荆芥 10g、牛蒡子 9g；若头面肿甚、咽干咽痛者，可用麻黄 9g、连翘 10g、赤小豆 30g、苦杏仁 9g后下、大枣 10 枚、桑白皮 10g、生姜 6g、炙甘草 6g；若水气壅滞，遍及三焦，水肿甚，尿少，大便干结者，可用防己 12g、葶苈子（炒）10g包煎、猪苓 12g、茯苓 15g、白术 15g、泽泻 10g、桂枝 10g；尿蛋白多者，可加芡实 15g、金樱子15g；尿中红细胞多，加墨旱莲15g、白茅根15g、茜草9g。

【中成药】

处方1：玉屏风颗粒。每次5g，每日3次，冲服；8周为1个疗程。

处方2：参苓白术丸。每次6g，每日3次，口服；8周为1个疗程。

处方3：潞党参口服液。每次10ml，每日2次，口服；8周为1个疗程。

3. 气阴两虚

【症状】面色无华，少气乏力，或易感冒，午后低热，或手足心热，腰痛，或浮肿，口干咽燥或咽部暗红、咽痛。舌质红或偏红，少苔，脉细或弱。

【治法】益气养阴。

【方药】参芪地黄汤加减。

人参9g另煎	黄芪20g	熟地黄10g	山药15g
茯苓10g	牡丹皮10g	山茱萸10g	

7剂

用法：每日1剂，水煎服，一日分2～3次服。

【随症加减】大便干者，可加玄参9g、柏子仁9g、生大黄3g后下以清热润肠通便；口干咽燥、干咳少痰、小便短赤、大便干者，可改用太子参15g、麦冬12g、天冬12g、生地黄12g、山药12g、泽泻9g；若咽痛日久、咽喉暗红者，可加南沙参12g、麦冬12g、桃仁12g、赤芍9g以活血养阴；若兼见纳呆腹胀者，可加砂仁3g后下、木香6g后下以理气和胃；若兼心气虚者，可加麦冬9g、五味子9g以养心气；若肾气虚甚者，可加菟丝子15g、覆盆子15g以养肾气。

【中成药】

处方1：黄蛭益肾胶囊。每次5粒（2g），每日3次，口服；8周为1个疗程。

处方2：生脉饮。每次10ml，每日3次，口服；4周为1个疗程。

4. 脾肾阳虚

【症状】 全身浮肿，面色白，畏寒肢冷，腰脊冷痛（腰膝酸痛），纳少或便溏（泄泻、五更泄泻），精神萎靡，性功能失常（遗精、阳痿、早泄）或月经失调。苔白，舌嫩淡胖、有齿痕，脉沉细或沉迟无力。

【治法】 温补脾肾。

【方药】 附子理中丸或济生肾气丸加减。

熟附片 9g先煎	炙桂枝 10g	党参 15g	炒白术 15g
生黄芪 30g	茯苓皮 15g	车前子 15g包煎	泽泻 9g
干姜 9g	炙甘草 9g		

7 剂

用法：每日 1 剂，水煎服，一日分 2～3 次服。

【随症加减】 若肾阳虚甚，形寒肢冷、大便溏薄明显者，可加肉桂 6g后下、补骨脂 9g 以助温补脾肾之力；水肿明显者，可用实脾饮合真武汤以温阳利水；伴有胸水而咳逆上气，不能平卧者，可加用葶苈大枣泻肺汤以泻肺行水、下气平喘；若伴腹水者，可加用五皮饮（见第 173 页）以利其水。

【中成药】

处方 1： 金匮肾气丸。水蜜丸每次 20（4g）～25 粒（5g），每日 2 次，口服；8 周为 1 个疗程。

处方 2： 济生肾气丸。大蜜丸每次 1 丸，每日 2～3 次，口服；8 周为 1 个疗程。

5. 肝肾阴虚

【症状】 目睛干涩或视物模糊，头晕耳鸣，五心烦热或手足心热或口干咽燥，腰脊酸痛，遗精、滑精或月经失调。舌红少苔，脉弦细或细数。

【治法】 滋养肝肾。

【方药】 杞菊地黄丸。

熟地黄 15g	山茱萸 15g	山药 15g	泽泻 9g

牡丹皮 15g　　茯苓 15g　　枸杞子 15g　菊花 9g

7 剂

用法：每日 1 剂，水煎服，一日分 2～3 次服。

【随症加减】 肝阴虚甚者，可加当归 10g、白芍 10g 以加强养肝阴之力；兼心阴虚者，可加柏子仁 9g、炒酸枣仁 9g、五味子 9g 以养心安神；兼肺阴虚者，可加天冬 12g、麦冬 12g、五味子 9g 以养肺滋阴；兼有肝阳上亢者，可加天麻 12g、钩藤 9g后下、僵蚕 9g 以平肝潜阳；兼有下焦湿热者，可加知母 9g、黄柏 9g、石韦 15g 以清热利湿；伴血尿者，可去熟地黄，加生地黄 15g、大蓟 6g、小蓟 9g、白茅根 15g 以清热凉血止血；若大便干结者，可加生大黄 3g后下 以泻热通便。

【中成药】

处方 1： 杞菊地黄丸。大蜜丸每次 1 丸，每日 2 次，口服；4 周为 1 个疗程。

处方 2： 二至丸。每次 9g，每日 2 次，口服；8 周为 1 个疗程。

（二）标证

1. 水湿证

【症状】 颜面或肢体浮肿，舌苔白或白腻，脉细或细沉。

【治法】 利水消肿。

【方药】 五皮饮。

生姜皮 9g　　桑白皮 9g　　陈皮 9g　　大腹皮 9g
茯苓皮 9g

7 剂

用法：每日 1 剂，水煎服，一日分 2～3 次服。

【随症加减】 若腰以上肿甚兼风邪者，当加防风 9g、羌活 9g 以散风除湿；腰以下肿甚为水湿下注者，加防己 6g、生薏苡仁 30g 以利水消肿；兼寒者，酌加熟附片 9g先煎、干姜 9g 以温阳行水；

兼热者，酌加通草 3g、滑石 10g先煎以利湿清热。

处方： 黄葵胶囊。每次 5 粒（2.5g），每日 3 次，口服；8 周为 1 个疗程。

2. 湿热证

【症状】 皮肤疖肿、疮疡，咽喉肿痛，小便黄赤、灼热或涩痛不利，面目或肢体浮肿，口苦或口干、口黏，脘闷纳呆，口干不欲饮。苔黄腻，脉濡数或滑数。

【治法】 清利湿热。

【方药】 龙胆泻肝汤。

龙胆 9g	柴胡 9g	泽泻 6g	车前子 12g包煎
通草 3g	生地黄 15g	当归 9g	炒栀子 9g
炒黄芩 9g	生甘草 9g		

7 剂

用法：每日 1 剂，水煎服，一日分 2～3 次服。

【随症加减】 湿热蕴积上焦，见咳吐黄痰甚者，可用苦杏仁 9g后下、黄芩 6g、陈皮 9g、黄连 3g、郁金 6g、厚朴 6g、法半夏 9g；湿热中阻，以痞满腹胀为主者，可用黄连 6g、竹茹 12g、枳实 6g、法半夏 6g、陈皮 6g、甘草 6g、生姜 6g、茯苓 10g；湿热蕴结下焦者，可用八正散加减；热结咽喉，咽喉肿痛明显者，可用银翘散合玄麦甘桔汤加减。

【中成药】

处方 1： 四妙丸。每次 6g，每日 2 次，口服；4 周为 1 个疗程。

处方 2： 龙胆泻肝丸（水丸）。每次 3～6g，每日 2 次，口服；4 周为 1 个疗程。

3. 血瘀证

【症状】 面色黧黑或晦暗，腰痛固定或呈刺痛，肌肤甲错或肢体麻木。舌质紫暗或有瘀点、瘀斑，脉细涩。

【治法】 活血化瘀。

【方药】 血府逐瘀汤。

桃仁 12g	红花 10g	当归 9g	生地黄 9g

川芎 6g　　赤芍 6g　　柴胡 3g　　牛膝 9g
桔梗 6g　　枳壳 6g　　甘草 3g

7 剂

用法：每日 1 剂，水煎服，一日分 2～3 次服。

【随症加减】患者虚实皆重，可按正虚辨证加入丹参 15g、泽兰 9g 以活血化瘀；若兼气虚、阳虚者，可改用桂枝茯苓丸加味以益气活血。

【中成药】

处方：血府逐瘀胶囊。每次 6 粒，每日 2 次，口服；1 个月为 1 个疗程。

4. 湿浊证

【症状】纳呆，恶心或呕吐，口中黏腻，脘胀或腹胀，身重困倦，精神萎靡。舌苔腻，脉濡滑。

【治法】健脾化湿泄浊。

【方药】胃苓汤加减。

制苍术 10g　　白术 12g　　茯苓 15g　　泽泻 10g
猪苓 15g　　车前子 20g包煎　　姜半夏 9g　　陈皮 10g
制大黄 6g　　六月雪 15g

7 剂

用法：每日 1 剂，水煎服，一日分 2～3 次服。

【随症加减】若恶心呕吐较甚者，可加姜竹茹 6g 以和胃降逆；若血清肌酐、尿素氮升高明显者，可配合生大黄 3g后下、蒲公英 15g、六月雪 15g、煅牡蛎 15g先煎煎汁保留灌肠。

【中成药】

处方 1：肾炎康复片。每次 5 片（每片 0.48g），每日 3 次，口服；8 周为 1 个疗程。

处方 2：黄葵胶囊。每次 5 粒（2.5g），每日 3 次，口服；8 周为 1 个疗程。

处方 3：肾炎四味片。每次 8 片，每日 3 次，口服；8 周为 1 个疗程。

三、日常调护

避风寒，慎起居，预防感染，节制房事，忌烟酒，减肥，适当锻炼。提倡低盐、低脂、优质蛋白质饮食。伴高血压患者应限盐（<3g/d），避免辛辣刺激之物及海鲜发物。水肿患者应严密观察水肿的部位、程度、消长规律，以及尿量及颜色。保持皮肤清洁干燥，避免溃破感染。

第三节 肾病综合征

肾病综合征是多种病因导致的以大量蛋白尿（≥3.5g/24h）、低蛋白血症（≤30g/L）、水肿伴或不伴高脂血症为特征的一组临床综合征。该病可归属于中医“水肿”“腰痛”“尿浊”等范畴。

一、西医诊断要点

1. 症状体征

（1）大量蛋白尿　尿常规定性尿蛋白（++）～（++++）；24h尿蛋白总量（UTP）>3.5g。

（2）低蛋白血症　血白蛋白<30g/L。

（3）水肿　临床最典型的初发表现为眼睑、脚踝水肿，随着水肿加重，可出现四肢、躯干、外阴水肿，胸水，腹水，严重时有气短、腹部膨隆表现。

（4）高脂血症　主要表现为胆固醇、甘油三酯水平明显升高，伴随低密度脂蛋白胆固醇、极低密度脂蛋白胆固醇、载脂蛋白升高，高密度脂蛋白胆固醇正常或异常。

2. 肾穿刺活检

活检的肾组织通过免疫荧光、免疫组织化学、电子显微镜等检查，确定肾病综合征的病理类型，为诊断、治疗、预后提供可靠的依据。

二、中医辨证论治

（一）本虚辨证

1. 脾气虚

【症状】少气懒言，面色萎黄，困倦乏力，食少纳差。舌淡胖或边有齿痕，苔白腻或白滑，脉沉细无力。

【治法】补脾益气。

【方药】补中益气汤。

黄芪 15g	白术 15g	人参 9g（另煎）	当归 10g
升麻 9g	柴胡 9g	陈皮 9g	炙甘草 9g

7 剂

用法：每日 1 剂，水煎服，一日分 2～3 次服。

【随症加减】浮肿甚，加车前子 15g（包煎）、白茅根 15g 利水消肿。

【中成药】

处方 1：补中益气丸。小蜜丸每次 9g，大蜜丸每次 1 丸，每日 2～3 次，口服；8 周为 1 个疗程。

处方 2：参苓白术丸。每次 6g，每日 3 次，口服；8 周为 1 个疗程。

处方 3：四君子丸。每次 3～6g，每日 3 次，口服；8 周为 1 个疗程。

2. 脾肾阳虚

【症状】尿浊浮肿，腰以下较甚，面色㿠白，畏寒肢冷，脘腹胀闷，食少纳呆，大便溏薄。舌淡胖，苔薄白，脉沉细。

【治法】补益脾肾，温阳利水。

【方药】真武汤加减。

白术 15g	茯苓 15g	白芍 10g	熟附片 9g（先煎）
猪苓 10g	大腹皮 6g	白茅根 15g	甘草 3g
干姜 6g			

7 剂

用法：每日1剂，水煎服，一日分2～3次服。

【随症加减】浮肿甚者，加黄芪30g、桂枝9g益气通阳；小便清长量多者，加菟丝子15g、补骨脂9g以温固下元；形寒肢冷者，加肉桂6g[后下]、淫羊藿15g、巴戟天12g温补肾阳。

【中成药】

处方1：金匮肾气丸。水蜜丸每次20（4g）～25粒（5g），每日2次，口服；8周为1个疗程。

处方2：济生肾气丸。大蜜丸每次1丸，每日2～3次，口服；8周为1个疗程。

处方3：右归丸。小蜜丸每次9g，每日3次，口服；8周为1个疗程。

3. 肝肾阴虚

【症状】浮肿，腰酸困顿，口苦而干，或五心烦热，心悸盗汗。舌质红瘦，苔薄或干，脉弦或细数。

【治法】滋养肝肾，淡渗利水。

【方药】知柏地黄汤合二至丸加减。

知母15g	黄柏12g	熟地黄15g	山茱萸15g
山药15g	茯苓15g	牡丹皮9g	泽泻9g
女贞子9g	墨旱莲9g		

7剂

用法：每日1剂，水煎服，一日分2～3次服。

【随症加减】尿浊者加金樱子15g、芡实15g。

【中成药】

处方1：杞菊地黄丸。大蜜丸每次1丸，每日2次，口服；4周为1个疗程。

处方2：二至丸。每次9g，每日2次，口服；8周为1个疗程。

处方3：左归丸。每次9g，每日2次，口服；8周为1个疗程。

4. 气阴两虚

【症状】神疲乏力，尿浊浮肿，手足心热，咽燥口干，少气懒言，或自汗、盗汗，心烦少寐，便结，尿短赤。舌质偏红，少苔，脉虚细或偏数。

【治法】益气养阴，利水渗湿。

【方药】参芪地黄汤合生脉饮加减。

黄芪 30g	人参 9g另煎	熟地黄 15g	山茱萸 15g
五味子 9g	山药 12g	麦冬 9g	茯苓 15g
牡丹皮 9g	泽泻 10g		

7剂

用法：每日1剂，水煎服，一日分2～3次服。

【随症加减】如见腰膝酸软、神疲乏力，可去黄芪、人参、五味子，加肉桂 9g后下、熟附片 9g先煎、牛膝 15g、车前子 10g包煎以温补脾肾、利水消肿；自汗、易感冒者，可合用玉屏风散或加防风 9g、白术 15g。

【中成药】

处方：生脉饮。每次10ml，每日3次，口服；4周为1个疗程。

（二）标实辨证

1. 外感风热

【症状】恶寒发热，咽喉肿痛，头痛，咳嗽痰多。

【治法】清热解毒，利水消肿。

【方药】银翘散合麻黄连翘赤小豆汤加减。

金银花 15g	连翘 15g	荆芥 9g	薄荷 6g后下
牛蒡子 6g	桔梗 10g	芦根 15g	麻黄 9g
赤小豆 9g	茯苓 15g	泽泻 12g	甘草 6g

7剂

用法：每日1剂，水煎服，一日分2～3次服。

【随症加减】风寒者加紫苏叶 9g、桂枝 9g、防风 9g 等。

【中成药】

处方1：银黄口服液。每次10～20ml，每日3次，口服；5～7

天为 1 个疗程，可用 1～2 个疗程。

处方 2： 小青龙颗粒。每次 6g（无蔗糖），每日 3 次，温开水冲服；5～7 天为 1 个疗程，可用 1～2 个疗程。

处方 3： 三拗片。每次 2 片，每日 3 次，口服；7 天为 1 个疗程，可用 1 个疗程。

2. 水湿内蕴

【症状】 颜面、下肢或全身浮肿，胃脘胀满，食少便溏，舌淡，苔白腻，脉滑。

【治法】 健脾利水。

【方药】 五皮饮合五苓散加减。

生白术 15g	茯苓 15g	陈皮 9g	大腹皮 15g
桑白皮 12g	生姜 6g	浮萍 9g	泽泻 15g
泽兰 12g	车前草 15g	大枣 3 枚	甘草 3g

7 剂

用法：每日 1 剂，水煎服，一日分 2～3 次服。

【随症加减】 脘胀、纳少者，加鸡内金 9g、焦三仙各 12g、莱菔子 9g包煎、砂仁 3g后下消食和胃。

【中成药】

处方 1： 黄葵胶囊。每次 5 粒（2.5g），每日 3 次，口服；8 周为 1 个疗程。

处方 2： 肾炎康复片。每次 5 片（每片 0.48g），每日 3 次，口服；4 周为 1 个疗程，可用 1～2 个疗程。

3. 湿热内蕴

【症状】 周身浮肿，胸脘痞闷，恶心纳差，恶热，心烦，口苦口干，小便赤涩，舌质红，苔黄或黄腻，脉弦或滑数。

【治法】 清热利湿消肿。

【方药】 五味消毒饮合八正散加减。

金银花 15g　野菊花 12g　蒲公英 15g　紫花地丁 12g

厚朴 9g　　连翘 15g　　瞿麦 15g　　萹蓄 15g
车前子 15g包煎　　茯苓 15g　　炒白术 15g

7 剂

用法：每日 1 剂，水煎服，一日分 2～3 次服。

【随症加减】 恶心纳差者，加木香 9g后下、砂仁 6g后下以芳香化浊、和胃降逆。

【中成药】

处方： 四妙丸。每次 6g，每日 2 次，口服；4 周为 1 个疗程。

4. 瘀血阻络

【症状】 肌肤甲错，面色晦滞，病情迁延不愈，舌下脉络色紫怒张，脉细涩或结代。

【治法】 活血化瘀。

【方药】 桃红四物汤加减。

桃仁 9g　　红花 10g　　川芎 15g　　水蛭 9g
当归 10g　　赤芍 15g　　白芍 15g　　甘草 6g

7 剂

用法：每日 1 剂，水煎服，一日分 2～3 次服。

【随症加减】 气阴亏虚者，加黄芪 15～30g、南沙参 9～15g 益气养阴；若兼阳虚者，可改用桂枝 12g、茯苓 15g、牡丹皮 9g、赤芍 12g、桃仁 9g；若虚实皆重，可加丹参 15g、泽兰 9g。

【中成药】

处方： 血府逐瘀胶囊。每次 6 粒，每日 2 次，口服；1 个月为 1 个疗程。

三、日常调护

避风寒，慎起居，防寒保暖，预防感染，适当锻炼，避免过劳。低盐、低脂优质蛋白饮食，食盐摄入量应控制在每天 2～3g。为防止血栓并发症，应鼓励病人适当活动，定期观察病人尿量及肢体是否出现麻木、发凉等。进行免疫抑制治疗的病人应注意保持全身皮肤的清洁与完整，尤其是保持口腔及会阴部清洁。应用糖皮质激素期间，正确指导病人服药，并告之突然减药或停药的危险及长时间服用导致的不良反应，如出现满月脸、水牛背、皮肤变薄、痤疮、多毛等症状，并告知停药后可自行消退，以消除其焦虑。应用环磷酰胺期间注意观察有无出血性膀胱炎、肝功能损害、骨髓抑制及恶心呕吐等胃肠道反应等。

第四节　慢性肾衰竭

慢性肾衰竭是由多种慢性肾脏病进行性发展，引起肾单位和肾功能不可逆的丧失，以肾小球滤过率下降、代谢产物潴留、水电解质和酸碱平衡紊乱及内分泌失调为主要表现的临床综合征。属中医学“溺毒”“癃闭”“关格”“肾劳”“虚劳”等疾病范畴。

一、西医诊断要点

本病的诊断要点是血清肌酐水平升高，在除外急性肾炎一过性血清肌酐升高及慢性肾脏病在并发感染、手术等可逆因素导致的血清肌酐水平升高，结合病人慢性肾脏病病史，临床出现厌食、恶心、呕吐、贫血、夜尿多、腹泻、头痛、意识障碍等症状，结合实验室检查肾功能持续减退 3 个月以上，双肾超声显示肾脏结构变化、双肾缩小以及血全段甲状旁腺激素等慢性化指标即可明确诊断。

二、中医辨证论治

（一）本证（以正虚为主）

1. 气虚证

【症状】神疲乏力，气短懒言，自汗，易外感，纳呆腹胀，腰膝酸软，大便溏薄或不实，夜尿清长。舌胖有齿痕，脉细或弱。

【治法】 补益脾肾。

【方药】 参苓白术散合右归丸加减。

人参 9g另煎	山茱萸 15g	熟地黄 15g	薏苡仁 30g
白术 15g	茯苓 15g	山药 15g	枸杞子 12g
杜仲 10g	当归 15g	菟丝子 10g	金蝉花 9g

7 剂

用法：每日 1 剂，水煎服，一日分 2～3 次服。

【随症加减】 脾阳不足、大便稀频，加炮姜 10g、补骨脂 10g；肾阳虚弱、畏寒肢冷，加熟附片 9g先煎。

【中成药】

处方 1：补中益气丸。小蜜丸每次 9g，大蜜丸每次 1 丸，每日 2～3 次，口服；8 周为 1 个疗程。

处方 2：参苓白术丸。每次 6g，每日 3 次，口服；8 周为 1 个疗程。

处方 3：四君子丸。每次 3～6g，每日 3 次，口服；8 周为 1 个疗程。

2. 血虚证

【症状】 面色少华，气短乏力，唇甲色淡，经少色淡，腰膝酸软，大便不实或干结。脉细，舌质淡。

【治法】 益气补血，温阳滋肾。

【方药】 金匮肾气汤合当归补血汤加减。

山茱萸 15g	山药 15g	地黄 15g	黄芪 30g
当归 9g	茯苓 15g	牡丹皮 9g	泽泻 10g
桂枝 9g	熟附片 9g先煎		

7 剂

用法：每日 1 剂，水煎服，一日分 2～3 次服。

【随症加减】 恶心呕吐，加法半夏 9g、黄芩 6g、佩兰 10g；便溏者，加炮姜 10g、补骨脂 10g、陈皮 9g。

【中成药】

处方 1：当归补血口服液。每次 10ml，每日 2 次，口服；2 周为1个疗程。

处方2: 生血宁片。每次2片，每日2次，口服；30天为1个疗程。

处方3: 八珍丸。水蜜丸每次6g，每日2次，温水送服；30天为1个疗程。

3. 肝肾阴虚

【症状】头晕头痛，潮热汗出，或有盗汗，耳鸣目涩，手足心热或五心烦热，腰膝酸软。舌质偏红，苔少，脉细数。

【治法】滋阴益肾。

【方药】杞菊地黄汤加减。

生地黄15g	山药15g	怀牛膝15g	牡丹皮9g
山茱萸15g	生牡蛎30g先煎	枸杞子12g	杭菊花12g
赤芍15g	白芍15g		

7剂

用法：每日1剂，水煎服，一日分2～3次服。

【随症加减】头晕明显，可加天麻10g、钩藤10g后下、沙苑子10g；便干者，加肉苁蓉10g、火麻仁10g、玉竹10g。

【中成药】

处方1: 左归丸。每次9g，每日2次，口服；4周为1个疗程，可用1～2个疗程。

处方2: 杞菊地黄丸。大蜜丸每次1丸，每日2次，口服；4周为1个疗程。

处方3: 二至丸。每次9g，每日2次，口服；8周为1个疗程。

4. 脾肾阳虚

【症状】精神萎靡，极度乏力，面浮肢肿，腰酸肢冷，畏寒，小便清长或夜尿频多。舌胖，苔白或水滑，脉沉迟无力。

【治法】温补脾肾。

【方药】济生肾气汤加味。

山茱萸15g	熟地黄30g	菟丝子15g	淫羊藿15g
山药15g	川牛膝15g	肉桂10g后下	熟附片9g先煎

紫苏叶 15g　　金蝉花 9g　　甘草 6g

7剂

用法：每日1剂，水煎服，一日分2～3次服。

【随症加减】如肤糙失润、腰膝酸痛明显，可加补骨脂12g、骨碎补12g；畏寒肢冷甚者，加干姜9g。

【中成药】

处方1：金匮肾气丸。水蜜丸每次20（4g）～25粒（5g），每日2次，口服；8周为1个疗程。

处方2：右归丸。小蜜丸每次9g，每日3次，口服；8周为1个疗程。

（二）标证

1. 湿浊

湿邪缠绵、流注，表现形式多种多样，临床常见的有脾虚湿困、湿浊上逆、湿郁化热、湿溢皮肤、湿浊上蒙清窍等诸证。

【症状】纳少便溏，脘腹胀满；或伴口苦，恶心呕吐，舌苔黄腻；或伴肌肤瘙痒，面色晦滞，舌苔白腻。甚者可见嗜睡、面色晦滞。

【治法】健脾利湿泄浊。

【方药】参苓白术散合香砂六君子汤。

人参 9g另煎　　薏苡仁 30g　　白术 15g　　茯苓 15g
法半夏 10g　　山药 10g　　当归 15g　　陈皮 10g
砂仁 6g后下　　桔梗 6g　　甘草 6g

用法：每日1剂，水煎服，一日分2～3次服。

【随症加减】若恶心呕吐甚，可加制苍术10g、藿香9g后下、竹茹9g、制大黄9g。腹胀纳呆、身重困倦、苔厚腻者，可加藿香9g后下、佩兰9g、豆蔻9g后下、石菖蒲9g、土茯苓15g、六月雪15g。

【中成药】

处方1：参苓白术丸。每次6g，每日3次，口服；8周为1个疗程。

处方 2：四君子丸。每次 3～6g，每日 3 次，口服；8 周为 1 个疗程。

处方 3：肾衰宁胶囊。每次 4～6 粒，每日 3～4 次，口服；45 天为 1 个疗程，小儿酌减。

2. 水湿

【症状】肢体浮肿困重，甚至伴有胸水、腹水和阴部水肿；或胸闷气急，咳逆倚息，不得平卧，咳吐粉红色泡沫痰。舌淡，苔白腻，脉滑。

【治法】温阳利水，健脾泄浊。

【方药】真武汤合防己黄芪汤加减。

炒白术 15g	茯苓 30g	黄芪 30g	党参 10g
防己 10g	白芍 15g	泽泻 15g	熟附片 9g先煎
白茅根 15g	生姜 6g		

用法：每日 1 剂，水煎服，一日分 2～3 次服。

【随症加减】脘胀、纳差者，加厚朴 9g、莱菔子 15g、砂仁 6g后下消食和胃。

【中成药】

处方 1：海昆肾喜胶囊。每次 2 粒，每日 3 次，口服；2 个月为 1 个疗程。餐后 1h 服用。

处方 2：尿毒清颗粒。每日 4 次，每日 6 时、12 时、18 时各服 1 袋，晚上 22 时服 2 袋，冲服；4 周为 1 个疗程，可用 1～2 个疗程。

3. 血瘀

【症状】肢体刺痛、麻木，痛有定处，夜间加重；肌肤甲错，面色晦滞。舌质紫暗，舌下脉络色紫怒张，脉涩或结代。

【治法】活血化瘀，凉血止血。

【方药】血府逐瘀汤。

桃仁 12g	红花 10g	当归 9g	生地黄 9g

川芎 15g　　赤芍 6g　　柴胡 3g　　牛膝 9g
桔梗 5g　　枳壳 6g　　甘草 3g

用法：每日 1 剂，水煎服，一日分 2～3 次服。

【随症加减】 病人溺毒为盛，可加用土茯苓 30g、紫苏叶 15g、制大黄 9g、积雪草 15g。

【中成药】

处方： 血府逐瘀胶囊。每次 6 粒，每日 2 次，口服；1 个月为 1 个疗程。

4. 溺毒

【症状】 呕恶纳呆，烦闷不宁；肌肤瘙痒，手麻，甚则神昏谵语、抽搐；或头晕头痛，甚则肢麻、抽搐、偏瘫。舌苔污浊垢腻，脉弦数。

【治法】 除湿蠲毒。

【方药】 四妙散合苏叶黄连汤合调胃承气汤加减。

苍术 15g　　黄柏 12g　　牛膝 15g　　薏苡仁 30g
黄连 6g　　水蛭 6g　　红花 9g　　紫苏叶 15g
制大黄 9g　　甘草 6g

用法：每日 1 剂，水煎服，一日分 2～3 次服。

【随症加减】 若浊毒益盛，加六月雪 15g、土茯苓 15g；血虚生风者，加桃仁 9g、川芎 15g、赤芍 15g；肾虚动风者，加羚羊角粉 3g冲服、熟附片 6g先煎、人参 9g另煎；肝风内动者，加地黄 15g、鳖甲 15g先煎、白芍 9g。

【中成药】

处方 1： 肾衰宁胶囊。每次 4～6 粒，每日 3～4 次，口服；45 天为 1 个疗程，小儿酌减。

处方 2： 尿毒清颗粒。每日 4 次，每日 6 时、12 时、18 时各服 1 袋，晚上 22 时服 2 袋，冲服；4 周为 1 个疗程，可用 1～2 个疗程。

三、日常调护

需积极治疗原发疾病。对已出现肾功能减退者，需积极控制诱发病情加重的可逆因素，如纠正贫血、高血压，以及水、电解质、酸碱平衡紊乱，以延缓肾衰竭进展。对晚期病人，需防治高钾血症、心力衰竭等严重尿毒症并发症。生活护理上，需注意适当休息，避免劳累，预防感染。宜低盐、低优质蛋白、低磷饮食。忌生冷辛辣、肥甘厚味之物，忌暴饮暴食，戒烟忌酒。对血钾偏高者注意避免食用大枣等高钾食物，对严重水肿及合并心力衰竭的病人应严格限制盐的摄入量。

第五节　糖尿病肾病

糖尿病肾病指糖尿病所致的肾脏损害，其基本病理改变为肾小球系膜基质增生、肾小球毛细血管基底膜增厚与肾小球硬化。临床上主要表现为蛋白尿和（或）肾小球滤过率下降。中医学虽无糖尿病肾病的名称，根据病证结合的原则，可归属“水肿”“肾消”“虚劳”“尿浊”“关格”等范畴，亦有中医学者直接称之为“消渴肾病”。

一、西医诊断要点

根据美国肾脏病基金会改善全球肾脏病预后组织（KDIGO）制定的标准：糖尿病病人出现微量白蛋白尿（尿白蛋白/肌酐比值为 30～300mg/g），3～6 个月内复测，如 3 次检查中 2 次阳性，同时除外原发性肾脏病或其他继发性肾脏病即可诊断。在多数糖尿病病人中，出现以下任何一条应考虑其肾脏损伤是由糖尿病引起的：①大量蛋白尿；②糖尿病视网膜病变伴微量蛋白尿；③病程在 10 年以上的 1 型糖尿病病人出现微量蛋白尿。

需除外其他肾脏病，必要时做肾脏病理穿刺。组织病理检查如肾小球无明显细胞增生，仅系膜基质弥漫性增宽及肾小球毛细血管基底膜广泛增厚（早期需电镜病理证实），尤其出现 Kimmelstiel-Wilson 结节时，即可确诊。

二、中医辨证论治

（一）糖尿病肾病早期

早期治疗侧重养阴益气，兼顾护肾。

1. 脾肾气虚

【症状】尿频数而清，时有尿浊，倦怠乏力，气短懒言，纳呆腹胀，大便溏薄，可有形体浮肿。舌质淡红，舌体胖大、边有齿痕，脉细弱。

【治法】健脾益气，固摄精微。

【方药】补中益气汤合水陆二仙丹加减。

黄芪 15g	人参 9g另煎或党参 15g	白术 15g	当归 10g
陈皮 9g	升麻 9g	柴胡 9g	金樱子 15g
芡实 15g	炙甘草 6g		

7 剂

用法：加生姜 3 片，水煎服，早晚分 2～3 次服用。每日 1 剂。

【随症加减】出现腹胀甚者，加厚朴 10g、枳实 10g；口渴甚者，加天花粉 10g、麦冬 10g、石斛 10g。

【中成药】

处方 1：参苓白术丸。每次 6g，每日 3 次，口服；8 周为 1 个疗程。

处方 2：四君子丸。每次 3～6g，每日 3 次，口服；8 周为 1 个疗程。

2. 气阴亏损

【症状】尿浊泡沫多，乏力、气短、自汗，动则加重，口干舌燥，多饮多尿，五心烦热或手足心热，小便频数而多，大便秘结，腰膝酸软。舌红少苔，脉细数无力。

【治法】益气滋阴清热。

【方药】生脉散合玉女煎。

人参 9g另煎	麦冬 10g	五味子 10g	石膏 15g先煎
熟地黄 15g	知母 10g	牛膝 10g	

7 剂

用法：每日 1 剂，水煎服，一日分 2～3 次服。

【随症加减】 若出现心悸气短甚者，加山茱萸 15g、丹参 15g；大便干结甚者，加火麻仁 9g、大黄 10g后下、当归 10g。

【中成药】

处方 1： 渴络欣胶囊。每次 4 粒（2g），每日 3 次，口服；8 周为 1 个疗程，可用 1～2 个疗程。

处方 2： 消渴丸。每次 5～10 丸，每日 2～3 次，饭前用温开水送服；4 周为 1 个疗程，可用 1～2 个疗程。

处方 3： 天麦消渴片。第 1 周每次 2 片、每日 2 次，以后每次 1～2 片、每日 2 次，口服；4 周为 1 个疗程，可用 1～2 个疗程。

（二）糖尿病肾病中期

中期病机以脾肾亏虚、封藏收敛失司为主，治疗主要以减少蛋白尿、保护肾功能为原则，并改善症状。

1. 气血两虚

【症状】 尿频而浊，神疲乏力，气短懒言，面色白或萎黄，头晕耳鸣，失眠健忘，多梦自汗；或发色不泽，唇甲淡白；或手足麻木，肌肤不仁；或五心烦热，潮热盗汗。舌体瘦薄质淡，苔薄白，脉细弱或缓而无力。

【治法】 益气养阴，滋补肝肾。

【方药】 参芪地黄汤。

人参 9g另煎	黄芪 30g	熟地黄 15g	山茱萸 15g
茯苓 15g	山药 15g	泽泻 10g	牡丹皮 9g
当归 15g			

7 剂

用法：每日 1 剂，水煎服，一日分 2～3 次服。

【随症加减】若见尿蛋白排出较多者，加金樱子 15g、芡实 15g；心悸、失眠甚者，加酸枣仁 15g、丹参 10g。

【中成药】

处方 1：百令片。每次 5～15 片，每日 3 次，口服；4 周为 1 个疗程，可用 1～2 个疗程。

处方 2：金水宝片。每次 5 片（糖衣片），每日 3 次，或遵医嘱，口服；4 周为 1 个疗程，可用 1～2 个疗程。

处方 3：至灵胶囊。每次 2～3 粒，每日 2～3 次，或遵医嘱，口服；4 周为 1 个疗程，可用 1～2 个疗程。

2. 脾肾阳虚

【症状】尿浊，少尿，颜面及周身浮肿、腰以下尤甚，纳差恶心，畏寒肢冷，面色白，体倦乏力，腹中冷痛，大便溏，腰冷酸痛。舌淡胖，苔白滑，脉沉细或微细无力。

【治法】温肾健脾，利水消肿。

【方药】济生肾气丸合实脾饮。

熟附片 9g先煎	肉桂 9g后下	熟地黄 15g	山茱萸 15g
山药 15g	茯苓 15g	泽泻 10g	牡丹皮 9g
车前子 15g包煎	川牛膝 15g	干姜 9g	白术 15g
宣木瓜 9g			

7 剂

用法：每日 1 剂，水煎服，一日分 2～3 次服。

【随症加减】尿蛋白较多者，加金樱子 15g、芡实 15g；肿甚喘满者，加麻黄 10g、葶苈子 10g包煎；心悸、唇绀、脉虚数或结代者，宜重用熟附片至 15g，再加桂枝 10g、炙甘草 6g、人参 9g另煎、丹参 10g。

【中成药】

处方 1：金匮肾气丸。大蜜丸每次 1 丸，每日 2 次，口服；8 周为 1 个疗程，可用 1～2 个疗程。

处方 2：苓桂术甘颗粒。每次 1 袋，每日 3 次，温开水冲服；4 周为 1 个疗程，可用 1～2 个疗程。

（三）糖尿病肾病晚期

晚期则阴损及阳，阴阳两虚；真元耗伤，肾阳衰微。治疗以维护肾气、保摄阴阳为基本原则，急则治标，缓则治本，不得滥用克伐之品以损伤肾气。必要时用西医手段积极抢救治疗。注意非透析患者可酌情使用中药，一般需浓煎以减少服用量。

1. 肾阳衰微

【症状】尿浊，形寒肢冷，面浮身肿，面色㿠白，腹中冷痛，少气懒言，神疲乏力，唇爪色淡，小便不利。舌胖暗淡、边有齿痕，舌苔白滑，脉沉细或沉迟无力。

【治法】温补命门，助阳降浊。

【方药】真武汤加减。

人参 9g另煎	熟附片 10g先煎	茯苓 15g	白芍 9g
白术 15g	巴戟天 15g	仙茅 10g	淫羊藿 15g

7 剂

用法：加生姜 3 片，水煎服，早晚分 2～3 次服用。每日 1 剂。

【随症加减】水肿较甚者，加猪苓 10g、泽泻 10g、防己 10g；恶心呕吐较重者，加旋覆花 10g包煎、赭石 10g先煎、紫苏叶 15g、黄连 6g；亦可用生大黄 10g后下、熟附片 10g先煎、丹参 10g、牡蛎 10g先煎，合药水煎，高位保留灌肠，以加强通腑泄浊之力。

【中成药】

处方：右归丸。小蜜丸每次 9g，每日 3 次，口服；4 周为 1 个疗程，可用 1～2 个疗程。

2. 阴阳俱虚

【症状】尿浊，腰膝酸冷，精神萎靡不振，嗜睡，口渴欲饮，面色㿠白或晦暗，胸闷纳呆，心悸气喘，面足浮肿，大便干稀无常。舌淡胖，舌质暗淡，脉沉细无力。

【治法】滋阴补阳，固本利水。

【方药】大补元煎。

人参 9g另煎	山药 15g	熟地黄 15g	杜仲 10g
当归 10g	山茱萸 15g	枸杞子 9g	炙甘草 6g
紫苏叶 15g	鹿角胶 9g烊化	仙茅 10g	淫羊藿 15g

7 剂

用法：每日 1 剂，水煎服，鹿角胶烊化后冲入中药汁中，一日分 2～3 次服。

【随症加减】 若见喘闷、心悸，加桂枝 10g、丹参 10g、葶苈子 10g包煎；瘀血重者，加水蛭 9g、川芎 10g、红花 10g。

【中成药】

处方 1： 左归丸（偏肾阴虚者）。每次 9g，每日 2 次，口服；8 周为 1 个疗程。

处方 2： 右归丸（偏肾阳虚者）。小蜜丸每次 9g，每日 3 次，口服；8 周为 1 个疗程。

（四）变证

1. 浊毒犯胃

【症状】 呕吐频繁，脘痞胃痛，口干纳差，大便秘结，小便短赤。舌红或暗红，苔黄厚腻，脉滑或滑数。

【治法】 降浊解毒，和胃止呕。

【方药】 黄连温胆汤合连朴饮加减。

法半夏 9g	枳壳 9g	吴茱萸 3g	陈皮 9g
茯苓 15g	厚朴 10g	石菖蒲 12g	黄连 6g
竹茹 12g			

7 剂

用法：每日 1 剂，水煎服，一日分 2～3 次服。

【中成药】

处方 1： 半夏和胃颗粒。每次 10g，每日 3 次，温开水冲服；4 周为 1 个疗程。

处方 2： 丹葶肺心颗粒。每次 10g，每日 3 次，温开水冲服；4 周为 1 个疗程。

2. 水凌心肺

【症状】 尿少而浊，心悸乏力，胸闷气喘，咳吐泡沫样痰涎，面浮足肿，或全身俱肿，不能平卧。舌淡，苔白腻或白滑，脉弦滑。

【治法】 泻肺利水。

【方药】 己椒苈黄丸加减。

熟附片 9g先煎	人参 9g另煎	防己 6g	椒目 6g
葶苈子 10g包煎	制大黄 9g	川芎 12g	桃仁 9g

7 剂

用法：每日 1 剂，水煎服，一日分 2～3 次服。

【中成药】

处方： 固肾定喘丸。每次 1.5～2.0g，每日 2～3 次，口服；15 天为 1 个疗程。

三、日常调护

① 糖尿病肾病患者应予优质低蛋白低盐饮食，植物蛋白如豆类食品应限制摄入。

② 病变早期患者可采用太极拳、五禽戏、八段锦、鹤翔桩、强壮功等传统锻炼功法，适量活动，不宜剧烈运动；肾功能衰竭者应以卧床休息为主，活动量不宜过大，不可过劳。

第六节　尿路感染

尿路感染是指各种病原微生物在尿路中异常繁殖所致的肾盂、输尿管、膀胱及尿道等部位的感染，属于中医“淋证”“血淋”范畴。

一、西医诊断要点

（1）症状体征　常突然起病，排尿时尿道有烧灼痛，尿频，往往伴尿急，严重时类似尿失禁，排尿终末可有下腹部疼痛。尿液混浊，有时出现血尿。

（2）检查　尿液检查：尿常规白细胞计数≥25 个/μl，离心后尿沉渣镜检白细胞>5/HP，可有红细胞，但无管型，蛋白尿多为阴性或微量。清洁中段尿培养菌落计数≥10^5/ml，且提示致病菌。必要时可在感染急性期后或感染控制后行膀胱镜检查，或在发病后行超声、X 线检查排除尿路结石等病因或其他并发因素。

二、中医辨证论治

1. 湿热下注之热淋

【症状】尿频、尿急、尿痛，尿道灼热刺痛，伴见口干、口苦、口中黏腻，小便短赤，大便干结。舌红苔黄腻，脉濡数。

【治法】清热通淋。

【方药】八正散。

萹蓄 30g	生大黄 6g后下	滑石 30g先煎	通草 6g
车前草 30g	生甘草梢 10g	瞿麦 15g	炒栀子 10g

7 剂

用法：每日 1 剂，水煎服，一日分 2～3 次服。

【随症加减】若伴见寒热往来、口苦、呕恶者，可合用小柴胡汤以和解少阳；尿灼热明显者，可加蒲公英 30g 清热通淋；大便干结明显者，可加枳实 10g、火麻仁 20g 行气通腑、润肠通便。

【中成药】

处方 1：热淋清胶囊。每次 4～6 粒，每日 3 次，口服；4 周为 1 个疗程，可用 1～2 个疗程。

处方 2：三金片。每次 3 片（大片），每日 3 次，口服；4 周为 1 个疗程，可用 1～2 个疗程。

处方 3：八正片。每次 3～4 片，每日 3 次，口服；4 周为 1 个疗程，可用 1～2 个疗程。

2. 湿热下注之血淋

【症状】小便灼热刺痛，尿色深红，或夹有血块。舌尖红，苔薄黄，脉滑数。

【治法】清热通淋，凉血止血。

【方药】小蓟饮子加减。

小蓟 30g	生地黄 15g	滑石 30g先煎	生蒲黄 15g包煎
藕节 15g	竹叶 10g	当归 10g	栀子 10g
生甘草梢 6g			

7 剂

用法：每日 1 剂，水煎服，一日分 2～3 次服。

【随症加减】若出血多者，可加黄芩炭 15g、白茅根 30g，重用生地黄 30g 以凉血止血；若血多痛甚者，可另服三七粉 3g冲服、琥珀粉 10g冲服以化瘀通淋止血。

【中成药】

处方 1：热淋清胶囊。每次 4～6 粒，每日 3 次，口服；4 周为 1 个疗程，可用 1～2 个疗程。

处方 2：三金片。每次 3 片（大片），每日 3 次，口服；4 周为 1 个疗程，可用 1～2 个疗程。

处方 3：宁泌泰胶囊。每次 3～4 粒，每日 3 次，口服；7 天为 1 个疗程，或遵医嘱。

3. 湿热下注之膏淋

【症状】小便混浊呈乳糜色，置之沉淀如絮，或混浊如脂，或混有血液，排尿热痛。舌红，苔黄腻，脉濡数。

【治法】清热利湿，分清泌浊。

【方药】程氏萆薢分清饮加减。

萆薢 15g	黄柏 10g	石菖蒲 15g	茯苓 15g
白术 15g	莲子心 5g	丹参 15g	车前子 30g包煎

7 剂

用法：每日 1 剂，水煎服，一日分 2～3 次服。

【随症加减】若小腹胀、尿涩不畅者，加乌药 10g、青皮 10g 行气消胀；若小便灼热、涩痛明显者，可加车前草 30g、生甘草梢 10g 清热通淋止痛。

【中成药】

处方1：萆薢分清丸。每次6～9g，每日2次，口服；4周为1个疗程，可用1～2个疗程。

处方2：癃清片。每次6片，每日2次；重症每次8片，每日3次，口服；4周为1个疗程，可用1～2个疗程。

处方3：三金片。每次3片（大片），每日3～4次，口服；4周为1个疗程，可用1～2个疗程。

4. 气阴两虚

【症状】症情反复不愈，小便赤涩，余沥不尽，身倦乏力，遇劳则发，心烦口渴或有夜寐不宁。舌质淡或红，苔少或微黄，脉细数或细弱。

【治法】益气养阴，清热利湿。

【方药】清心莲子饮加减。

黄芩 12g	麦冬 9g	地骨皮 15g	车前子 30g包煎
炙甘草 6g	莲子 6g	茯苓 15g	炙黄芪 15g
党参 15g			

7剂

用法：每日1剂，水煎服，一日分2～3次服。

【随症加减】尿热痛明显者，可加金银花9g、鱼腥草15g、萹蓄15g、瞿麦15g等以助清热解毒、利湿通淋之力；神倦乏力等气虚表现明显者，可加山药15g、黄精15g等；五心烦热等阴虚表现明显者，可加女贞子15g、墨旱莲15g等。

【中成药】

处方：生脉饮。每次10ml，每日3次，口服；4周为1个疗程。

5. 肝肾阴虚

【症状】尿频，排尿涩痛，头晕目眩，五心烦热，腰膝酸软，多梦易醒，或伴有烘热汗出，或与情绪有关，小腹胀满疼痛。舌红，苔少或微黄，脉弦细或细数。

【治法】滋肝补肾，清热利湿。

【方药】知柏地黄丸。

知母 12g　　黄柏 12g　　熟地黄 15g　　山茱萸 15g
牡丹皮 9g　　山药 15g　　茯苓 15g　　泽泻 10g

7 剂

用法：每日 1 剂，水煎服，一日分 2～3 次服。

【随症加减】尿热痛明显者，可加金银花 9g、鱼腥草 15g、萹蓄 15g、瞿麦 15g 等以助清热解毒、利湿通淋之力；烘热汗出明显者，可加桑叶 12g、白薇 9g、地骨皮 9g 等；腰痛、下肢怕冷者可加用仙茅 9g、淫羊藿 12g 等；小腹胀痛且与情绪关系密切者，可合用四逆散（柴胡 12g、芍药 12g、枳实 10g、甘草 6g）。

【中成药】

处方 1：知柏地黄丸（浓缩丸）。每次 8 丸，每日 3 次，口服；4 周为 1 个疗程，可用 1～2 个疗程。

处方 2：二至丸。每次 9g，每日 2 次，口服；8 周为 1 个疗程。

处方 3：杞菊地黄丸。大蜜丸每次 1 丸，每日 2 次，口服；8 周为 1 个疗程。

6. 脾肾两虚

【症状】病程长，反复发作，小便不甚赤涩，淋沥不已，时作时止，遇劳则发，神倦乏力，腰膝酸软，腹胀便溏。舌质淡，舌体胖大或边有齿痕，苔薄白，脉沉细或细弱。

【治法】健脾益肾，清热利湿。

【方药】无比山药丸加减。

山茱萸 15g　　泽泻 10g　　熟地黄 15g　　茯苓 15g
巴戟天 12g　　牛膝 15g　　山药 15g　　杜仲 12g
菟丝子 10g

7 剂

用法：每日 1 剂，水煎服，一日分 2～3 次服。

【随症加减】尿热痛明显者，可加金银花 15g、鱼腥草 9g、萹蓄 15g、瞿麦 15g 等以助清热解毒、利湿通淋之力；腰膝酸软等肾虚表现明显者，加桑寄生、续断各 15g；腹胀、便溏等脾虚表现明显者，加炒白术 12g、砂仁 3g[后下] 等。

【中成药】

处方 1: 补肾通淋颗粒。每次 1 袋，每日 2 次，温开水冲服；8 周为 1 个疗程。

处方 2: 桂附理中丸。大蜜丸每次 1 丸，每日 2 次，用姜汤或温开水送服；8 周为 1 个疗程。

三、日常调护

平时注意多饮水，不要憋尿，勤排尿，以冲洗膀胱和尿道，避免细菌在尿路繁殖。性生活前后要注意外阴清洁，必要时可用新霉素或呋喃咀啶油膏涂于尿道口旁黏膜或会阴部皮肤；注意不要久坐，避免熬夜；多进食水果、蔬菜等富含维生素的食物，不宜食辛辣刺激之品；加强户外活动和体育锻炼，提高机体抵抗力。

第七节　尿路结石

尿路结石是指一些晶体物质和有机基质在泌尿道异常聚积形成的石状物。属于中医学“石淋”“血淋”“砂淋”“腰痛”范畴。

一、西医诊断要点

(1) 症状体征　腰部或上腹部持续钝痛或阵发剧烈绞痛，常放射至同侧下腹部或外阴。绞痛发作时可伴有冷汗、呕吐。双侧同时有梗阻或尿道急性梗阻时可致无尿。

(2) 检查　肉眼或镜下血尿，绞痛发作时血尿加重。超声或 X 线腹部尿路平片可见尿路结石影；肾盂造影可进一步确定腹部平片中钙化影是否与泌尿系有关，可明确结石部位、有无梗阻，并可显示 X 线阴性的结石。放射性核素肾图及泌尿系 CT 扫描对诊断有一定帮助。

二、中医辨证论治

1. 湿热下注

【症状】 腰腹绞痛，牵引少腹，涉及外阴，尿中时夹沙石，小便频急涩痛，尿中带血或排尿中断，尿时刺痛难忍，大便干结。舌苔黄腻，脉弦或数。

【治法】清热利湿，通淋排石。

【方药】石韦散加减。

金钱草 30g	车前草 15g	瞿麦 15g	滑石 15g（先煎）
石韦 15g	海金沙 15g（包煎）	冬葵子 15g	白茅根 10g
竹叶 6g	紫花地丁 15g	黄柏 12g	

7 剂

用法：每日 1 剂，水煎服，一日分 2～3 次服。

【随症加减】若腰腹酸痛甚者，加白芍 15g、甘草 6g 缓急止痛；若尿血明显者，加小蓟 15g、藕节炭 15g 等清热凉血；尿道灼热涩痛者，加蒲公英 15g、荠菜 15g、珍珠草 15g 清热利湿通淋。

【中成药】

处方 1：热淋清胶囊。每次 4～6 粒，每日 3 次，口服；4 周为 1 个疗程，可用 1～2 个疗程。

处方 2：排石颗粒。每次 1 袋，每日 3 次，或遵医嘱，温开水冲服；4 周为 1 个疗程，可用 1～2 个疗程。

处方 3：琥珀消石颗粒。每次 1 袋，每日 2 次，或遵医嘱，冲服；4 周为 1 个疗程，可用 1～2 个疗程。

2. 气滞血瘀

【症状】腰痛发胀，少腹刺痛，痛处固定，小便淋沥不畅，尿中夹血块或尿色暗红，舌质紫暗或有瘀点，苔黄，脉弦涩。

【治法】化瘀行气，活血通淋。

【方药】石韦散合失笑散加减。

石韦 10g	红花 6g	赤芍 15g	王不留行 15g（包煎）
牛膝 15g	车前子 15g（包煎）	蒲黄 10g（包煎）	五灵脂 15g（包煎）
冬葵子 15g	皂角刺 10g	三棱 6g	莪术 6g
滑石 15g（先煎）			

7 剂

用法：每日1剂，水煎服，一日分2～3次服。

【随症加减】若兼见头晕气短、四肢乏力、脉细弱等脾虚气弱者，可加党参15g、黄芪30g以补脾益气，利于排石；若低热、心烦、舌红、脉细数者，加生地黄15g、女贞子15g、知母10g、黄柏10g等以滋阴降火；若腰腹胀痛明显者，加青皮10g、陈皮6g、木香10g后下、乌药10g以行气除胀止痛；若结石锢结、久不移动而体质较强者，可加桃仁10g、海浮石15g先煎以通关散结排石。

【中成药】

处方1：灵泽片。每次4片，每日3次，口服；6周为1个疗程。

处方2：癃闭舒片。每次3片，每日2次，口服；1个月为1个疗程。

处方3：血府逐瘀胶囊。每次6粒，每日2次，口服；1个月为1个疗程。

3. 肾气亏虚

【症状】石淋日久，腰腹隐痛，排尿无力，少腹坠胀，神倦乏力，遇劳发作，甚或颜面虚浮，畏寒肢冷。舌体淡胖，脉沉细弱。

【治法】补益肾气，通淋排石。

【方药】济生肾气丸加减。

熟附片9g先煎	茯苓15g	泽泻10g	牡丹皮10g
滑石10g先煎	车前子20g包煎	山茱萸15g	肉桂6g
川牛膝10g	白术10g	海金沙30g包煎	金钱草30g
熟地黄15g			

7剂

用法：每日1剂，水煎服，一日分2～3次服。

【随症加减】若腰腹胀痛明显者，加乌药10g、木香10g后下以行气止痛；若血瘀之象明显者，加桃仁10g、赤芍15g、蒲黄10g包煎以活血化瘀；气虚明显者，加黄芪15g、人参9g另煎；若肾气有所恢复，可加萹蓄 10g、瞿麦 15g 以利排石。

【中成药】

处方 1：金匮肾气丸。大蜜丸每次 1 丸，每日 2 次，口服；8 周为 1 个疗程。

处方 2：桂附地黄丸。大蜜丸每次 1 丸，小蜜丸每次 9g，水蜜丸每次 6g，每日 2 次，口服；8 周为 1 个疗程。

4. 肾阴亏虚

【症状】石淋日久，腰腹隐痛，头晕，耳鸣，心烦，咽燥，腰酸膝软，便干尿少。舌红，苔少，脉细数。

【治法】滋补肾阴，通淋排石。

【方药】左归丸加味。

熟地黄 30g	炒山药 15g	茯苓 15g	山茱萸 10g
菟丝子 10g	枸杞子 10g	川牛膝 15g	鹿角胶 10g烊化
龟甲胶 10g烊化	金钱草 30g	海金沙 15g包煎	女贞子 15g
冬葵子 10g	石韦 10g	金钱草 20g	瞿麦 10g

7 剂

用法：每日 1 剂，水煎服，鹿角胶、龟甲胶烊化后冲入中药汁中，一日分 2～3 次服。

【随症加减】阴虚火旺者，去鹿角胶，加黄柏 9g、墨旱莲 15g 清虚热；肾绞痛或腰痛明显者，加延胡索 15g、乌药 10g、川楝子 10g 行气止痛；兼见血尿者，加白茅根 15g、小蓟炭 15g 凉血止血，或合二至丸（中成药）。

【中成药】

处方 1：左归丸。每次 9g，每日 2 次，口服；4 周为 1 个疗程，可用 1～2 个疗程。

处方 2：六味地黄丸（浓缩丸）。每次 8 丸，每日 3 次，口服；8 周为 1 个疗程。

5. 脾肾阳虚

【症状】石淋日久，腰腹隐痛，喜揉喜按，神疲乏力，畏寒肢冷，尿涩无力，少腹坠胀，纳差，便溏，面色少华。舌淡或边有齿印，苔薄，脉沉细无力。

【治法】温肾健脾，补虚排石。

【方药】大补元煎加减。

党参 15g	黄芪 15g	山药 15g	熟地黄 15g
当归 10g	杜仲 10g	山茱萸 15g	泽泻 10g
金钱草 30g	海金沙 15g包煎	鸡内金 10g	甘草 6g

7 剂

用法：每日 1 剂，水煎服，一日分 2～3 次服。

【随症加减】尿出无力、少腹坠胀者，加升麻 10g、葛根 10g 以升举阳气；纳差者，加生山楂、六神曲各 10g 以消食开胃；便溏者，加薏苡仁 15g，六神曲、白扁豆各 10g 以健脾止泻；反复合并泌尿系感染者，加黄柏 10g、凤尾草 15g。

【中成药】

处方 1：右归丸。小蜜丸每次 9g，每日 3 次，口服；4 周为 1 个疗程，可用 1～2 个疗程。

处方 2：金匮肾气丸。大蜜丸每次 1 丸，每日 2 次，口服；8 周为 1 个疗程。

三、日常调护

泌尿系结石一般只要发现及时，积极治疗，结石排出后根据结石成分调整饮食结构，多饮水，适当多运动，其预后往往都比较好。

参考文献

[1] 李平，李顺民，程庆砾．现代中医肾病学［M］．北京：中国医药科技出版社，2021.

[2] 何文兵，刘光陵．急性肾小球肾炎中医诊疗指南［J］．中医儿科杂志，2011，7（2）：3.

[3] 陈香美，倪兆慧，刘玉宁，等．慢性肾衰竭中西医结合诊疗指南［J］．中国中西医结合杂志，2015，35（9）：5.

［4］ 上海慢性肾脏病早发现及规范化诊治与示范项目专家组．慢性肾脏病筛查诊断及防治指南［J］．中国实用内科杂志，2017，37（1）：7.

［5］ 中国医师协会中西医结合医师分会内分泌与代谢病学专业委员会，余江毅，倪青，等．糖尿病肾病病证结合诊疗指南［J］．中医杂志，2022，63（2）：190-197.

［6］ 中华中医药学会．糖尿病肾病中医防治指南［J］．中国中医药现代远程教育，2011，09（4）：151-153.

（姚东升）

第五章 内分泌和代谢性疾病

第一节 糖尿病

糖尿病是由遗传和环境因素共同引起的一组以高血糖为主要特征的代谢性疾病，目前分为 1 型糖尿病、2 型糖尿病、妊娠糖尿病和特殊类型糖尿病。糖尿病属于中医学“消渴病”范畴。

一、西医诊断要点

糖尿病的诊断标准［中国 2 型糖尿病防治指南（2020 年版）］

诊断标准	静脉血浆葡萄糖或 HbA1c 水平
典型糖尿病症状	
加上随机血糖	≥11.1mmol/L
或加上空腹血糖	≥7.0mmol/L
或加上 OGTT 2h 血糖	≥11.1mmol/L
或加上 HbA1c	≥6.5%
无糖尿病典型症状者，需改日复查确认	

注：1. OGTT 为口服葡萄糖耐量试验；HbA1c 为糖化血红蛋白。

2. 典型糖尿病症状包括烦渴多饮、多尿、多食、不明原因体重下降。

3. 随机血糖指不考虑上次用餐时间，一天中任意时间的血糖，不能用来诊断空腹血糖受损或糖耐量减低。

4. 空腹状态指至少 8h 没有摄入热量。

二、中医辨证论治

1. 肺热津伤

【症状】口渴多饮，尿多，多食，烦热，口干舌燥。舌质红，苔薄黄，脉数。

【治法】清热润肺，生津止渴。

【方药】消渴方加减。

桑白皮 10～15g	地骨皮 9g	天花粉 10～15g	葛根 10～15g
麦冬 9g	地黄 10～15g	黄连 3g	黄芩 9g
知母 9g			

7 剂

用法：每日 1 剂，水煎服，一日分 2～3 次服。

【随症加减】口干甚者，加鲜石斛 10～15g、鲜芦根 10～15g。大便秘结，加火麻仁 15g、郁李仁 15g。胸腹胀满、心烦口苦者，加全瓜蒌 15g、法半夏 9g。

【中成药】

处方 1：降糖甲片。每次 6 片，每日 3 次，口服；4 周为 1 个疗程，可用 1～2 个疗程。

处方 2：金芪降糖片。每次 2～3 片，每日 3 次，口服；疗程 3 个月。

处方 3：渴乐宁胶囊。每次 4 粒，每日 3 次，口服；疗程 3 个月。

2. 胃热炽盛

【症状】多食易饥，口干多饮，尿量增多，形体消瘦，大便干结。舌红，苔黄，脉实有力。

【治法】清泻胃火，养阴增液。

【方药】玉女煎加减；或白虎加人参汤加减。

处方 1：玉女煎

石膏 15～30g先煎　知母 9g　熟地黄 9～15g　麦冬 9g
牛膝 10～15g

7 剂

用法：每日 1 剂，水煎服，一日分 2～3 次服。

处方 2： 白虎加人参汤

石膏 30g先煎　知母 9～18g　人参 9g另煎　粳米 9g
炙甘草 6g

7 剂

用法：每日 1 剂，水煎服，一日分 2～3 次服。

【随症加减】 若口舌生疮，燥热内炎，为热毒蕴结，可加黄连 9g、黄芩 6g、黄柏 6g；兼大便秘结不行，为热盛伤津，可加玄参 10～15g、生地黄 10～15g、生大黄 6～9g后下、芒硝 3g冲服。

【中成药】

处方 1： 金芪降糖片。每次 2～3 片，每日 3 次，口服；疗程 3 个月。

处方 2： 清胃黄连丸。水丸每次 9g，每日 2 次，口服；4 周为 1 个疗程，可用 1～2 个疗程。

3. 气阴两虚

【症状】 口渴引饮，倦怠乏力，或便溏，或饮食减少。舌淡，苔少而干，脉细弱。

【治法】 健脾益气，生津养胃。

【方药】 生脉散合七味白术散。

太子参 10～15g　麦冬 9g　五味子 6g　黄芪 10～15g
白术 9g　山药 10～15g　玉竹 9g　石斛 9～15g
葛根 10～15g

7 剂

用法：每日 1 剂，水煎服，一日分 2～3 次服。

【随症加减】 兼口干咽燥、干咳少痰，为燥热伤肺，加地骨皮

9g、知母 9g、黄芩 9g；兼气短易汗，加浮小麦 15g、山茱萸 9g；兼食少腹胀，加砂仁 3g后下、佛手 9g。

【中成药】

处方 1：天芪降糖胶囊。每次 5 粒，每日 3 次，口服；8 周为 1 个疗程，可用 1～2 个疗程。

处方 2：津力达颗粒。每次 9g，每日 3 次，冲服；8 周为 1 个疗程，可用 1～2 个疗程。

处方 3：天麦消渴片。第 1 周每次 2 片、每日 2 次，以后每次 1～2 片、每日 2 次，口服；4 周为 1 个疗程，可用 1～2 个疗程。

处方 4：参芪降糖颗粒。每次 1g，每日 3 次，冲服；4 周为 1 个疗程，可用 1～2 个疗程。

4. 肾阴亏虚

【症状】尿频量多，混浊如脂膏，腰膝酸软，乏力，头晕耳鸣，口干唇燥，皮肤干燥、瘙痒。舌红苔少，脉细数。

【治法】滋阴固肾。

【方药】六味地黄丸。

熟地黄 24g	山茱萸 12g	山药 12g	茯苓 9g
泽泻 9g	牡丹皮 9g		

7 剂

用法：每日 1 剂，水煎服，一日分 2～3 次服。

【随症加减】兼五心烦热、盗汗、失眠，加知母 6g、黄柏 6g；兼气短乏力、困倦，加太子参 10～15g、黄芪 10～15g；兼气短、潮热、咽干、干咳，加人参 9g另煎、麦冬 9g、五味子 6g。

【中成药】

处方 1：左归丸。每次 9g，每日 2 次，口服；4 周为 1 个疗程，可用 1～2 个疗程。

处方 2：六味地黄丸（浓缩丸）。每次 8 丸，每日 3 次，口服；4 周为 1 个疗程，可用 1～2 个疗程。

处方 3：糖脉康颗粒。每次 1 袋，每日 3 次，冲服；4 周为 1 个疗程，可用 1～2 个疗程。

5. 阴阳两虚

【症状】 小便频数，甚至饮一溲一，或混浊，或清长，面容憔悴，耳轮干枯，腰膝酸软，畏寒肢冷，阳痿或月经不调。舌苔淡白而干，脉沉细无力。

【治法】 补肾养阴，益阳固摄。

【方药】 金匮肾气丸。

熟地黄 15g	山茱萸 9g	枸杞子 15g	五味子 9g
山药 15g	茯苓 15g	泽泻 9g	熟附片 9g先煎
桂枝 9g	牡丹皮 9g		

7 剂

用法：每日 1 剂，水煎服，一日分 2～3 次服。

【随症加减】 兼尿量多而混浊，加桑螵蛸 9g、覆盆子 9g、金樱子 15g；兼舌质紫暗，或有瘀点或瘀斑，脉涩或结或代，加丹参 9g、川芎 9g、郁金 9g、红花 9g、泽兰 9g；兼胸中痞闷疼痛，呼吸不畅，咳嗽痰多，可加瓜蒌皮 9g、薤白 9g、法半夏 9g。

【中成药】

处方 1: 金匮肾气丸。浓缩丸每次 8 丸，每日 2 次，口服；4 周为 1 个疗程，可用 1～2 个疗程。

处方 2: 桂附地黄丸。水蜜丸每次 6g，每日 2 次，口服；4 周为 1 个疗程，可用 1～2 个疗程。

三、日常调护

本病的调护主要应遵循五个方面，即糖尿病教育、饮食治疗、体育锻炼、血糖监测和药物治疗。a. 坚持接受糖尿病教育并保持健康的心理。b. 在饮食方面应做到均衡适量，合理分配碳水化合物、蛋白质和脂肪的摄入。在此前提下，可选择低升糖指数的食物，增加摄入新鲜蔬果，并做到戒烟限酒。c. 平时应加强体育锻炼，建议在医生的指导下选择适合自己的锻炼方式，并遵循循序渐进、量力而行、持之以恒的原则。d. 平时应坚持在家中进行自我血糖监测，并定期前往医院进行糖尿病相关检查。e. 最后，就是在医生的指导下服用降糖药。

（陶乐维）

第二节 肥 胖

肥胖是以体内脂肪异常累积为特征的代谢性疾病。根据体重指数（BMI）进行肥胖的判定，世界卫生组织将 BMI≥30kg/m^2 视为肥胖，我国将 BMI≥28kg/m^2 视为肥胖。

一、西医诊断要点

我国目前建议使用 BMI≥24.0kg/m^2 和≥28.0kg/m^2 分别诊断成人超重（24.0kg/m^2≤BMI＜28.0kg/m^2）和肥胖（BMI≥28.0kg/m^2），男性腰围≥90.0cm、女性腰围≥85.0cm 则诊断为成人中心型肥胖。

二、中医辨证论治

1. 胃热火郁

【症状】形体肥胖，多食，消谷善饥，脘腹胀满，面色红润，心烦头昏，口干口苦口臭，或口渴引饮，便秘或大便不爽。舌红，苔黄腻，脉弦滑数。

【治法】清胃泻火，佐以消导。

【方药】枳实导滞丸。

大黄 6～9g后下	黄连 6g	黄芩 9g	枳实 9g
厚朴 9g	山楂 15g	莱菔子 9g	槟榔 9g
连翘 9g	荷叶 9g后下		

7 剂

用法：每日 1 剂，水煎服，一日分 2～3 次服。

【随症加减】兼有汗多、乏力，加白术 9g、太子参 15g；若口干、口渴明显，加天花粉 9g、葛根 15g；若口干口苦、烦躁易怒、反酸嘈杂，加柴胡9g、栀子9g、淡豆豉9g、海螵蛸9g先煎；若胃脘胀满、嗳腐吞酸、不欲饮食，可用保和丸。

【中成药】

处方：防风通圣颗粒。每次1袋，每日2次，冲服；4周为1个疗程，可用1～2个疗程。

2. 脾虚湿盛

【症状】肥胖，神疲乏力，身体困重，胸闷腹胀，浮肿，劳累后明显，饮食如常或偏少，有暴饮暴食史，小便不利，便溏或便秘。舌淡胖边有齿印，苔薄白腻，脉细。

【治法】健脾益气，利水渗湿。

【方药】参苓白术散合二陈汤。

党参9g	白术15g	山药15g	茯苓9g
莲子9g	白扁豆15g	薏苡仁15g	陈皮9g
法半夏9g	砂仁6g后下	桔梗9g	甘草9g

7剂

用法：每日1剂，水煎服，一日分2～3次服。

【随症加减】若身体困重明显，加藿香9g后下、佩兰9g、荷叶9g后下；若肢体肿胀明显，加大腹皮15g、玉米须15g、猪苓9g；兼有脘腹痞胀者，加枳实9g、厚朴9g、木香9g后下；兼有腹中畏寒，加肉桂3g后下、高良姜6g、吴茱萸6g；胸满痞闷，加瓜蒌皮9g、薤白9g、枳实9g、厚朴9g；兼有身重、头昏、纳差、舌苔厚腻，加天麻9g、藿香9g后下、石菖蒲9g；兼有面色晦暗，舌质紫暗，有瘀斑、瘀点，加当归9g、赤芍9g、川芎9g、桃仁9g。

【中成药】

处方1：五苓胶囊。每次3粒，每日2次，口服；4周为1个疗程，可用1～2个疗程。

处方2：参苓白术散。每次6～9g，每日2～3次，口服；4周为1个疗程，可用1～2个疗程。

处方3：轻身消胖丸。每次30粒，每日2次，口服；4周为1个疗程，可用1～2个疗程。

3. 脾肾阳虚

【症状】 形体肥胖，颜面虚浮，面色㿠白，神疲乏力，腹胀便溏，自汗，动则更甚，畏寒肢冷，下肢浮肿，小便清长或昼少夜频。舌淡胖，苔薄白，脉沉细。

【治法】 温补脾肾，化气利水。

【方药】 真武汤合苓桂术甘汤。

熟附片 9g（先煎）	桂枝 9g	茯苓 9g	白术 15g
薏苡仁 15g	白芍 9g	甘草 9g	生姜 9g

7 剂

用法：每日 1 剂，水煎服，一日分 2～3 次服。

【随症加减】 兼有疲乏、动则汗出，加党参 15g、黄芪 15g、防风 9g、牡蛎 15g（先煎）；若尿少浮肿，加泽泻 10g、猪苓 15g、大腹皮 15g；若畏寒肢冷明显，加仙茅 9g、淫羊藿 15g、益智 15g。

【中成药】

处方 1： 右归丸。大蜜丸每次 1 丸，每日 3 次，口服；4 周为 1 个疗程，可用 1～2 个疗程。

处方 2： 附子理中丸。水蜜丸每次 6g，每日 2～3 次，口服；4 周为 1 个疗程，可用 1～2 个疗程。

处方 3： 桂附地黄丸。水蜜丸每次 6g，每日 2 次，口服；4 周为 1 个疗程，可用 1～2 个疗程。

4. 肝郁气滞

【症状】 肥胖，胸胁苦满，胃脘痞满，女性可见月经不调或闭经，失眠多梦，舌暗红，苔白或薄腻，脉弦。

【治法】 理气解郁。

【方药】 逍遥散。

当归 10g	茯苓 15g	白芍 10g	白术 15g
柴胡 9g	甘草 6g	生姜 6g	薄荷 3g（后下）

用法：每日1剂，水煎服，一日分2～3次服。

【随症加减】失眠多梦明显，加酸枣仁12g、石菖蒲9g、远志6g；兼心中烦闷，加栀子9g、淡豆豉9g；兼有月经不调、痛经、经少经闭、有血块，加泽兰9g、益母草15g、鸡血藤15g；兼有口干多饮、大便干燥，加生地黄15g、玄参9g、麦冬6g。

【中成药】

处方：逍遥丸（水丸）。每次6～9g，每日1～2次，口服；4周为1个疗程，可用1～2个疗程。

三、其他治法

穴位埋线：取穴天枢、中脘、肝俞、水道、归来、脾俞、胆俞、胃俞、大肠俞、三焦俞、带脉等。2周进行穴位埋线1次，连续治疗2～3个月。

耳穴压丸：主穴为内分泌、三焦、饥点；配穴为脾、胃、大肠、肺、神门。保持磁珠贴压2～3天，每周2次。每日自行按压3遍，以有痛感为度。

四、日常调护

要养成良好的饮食、生活习惯。提倡低糖、低脂、低盐饮食，多食蔬菜和水果；忌肥甘厚味，切忌暴饮暴食，戒除消夜。已患肥胖者，建议在医生的指导下进行膳食干预；或在饮食方式和时间上做调整，如轻断食、间歇性禁食等。同时遵循科学的运动方法和运动量。减肥须循序渐进，使体重逐渐减轻，接近正常体重，不宜骤减，以免损伤正气。

（陶乐维）

第三节 高脂血症

高脂血症是导致动脉粥样硬化进而形成心脑血管事件的主要因素之一，一定程度的低密度脂蛋白胆固醇（LDL-C）升高可诱发动脉粥样硬化，进而导致动脉粥样硬化性心血管疾病。本病属于中医学“脂浊”范畴。

一、西医诊断要点

高总胆固醇血症：总胆固醇≥5.18mmol/L；高甘油三酯血症：甘油三酯≥1.70mmol/L；高低密度脂蛋白胆固醇血症：低密度脂蛋白胆固醇≥3.37mmol/L；低高密度脂蛋白胆固醇血症：高密度脂蛋白胆固醇<1.04mmol/L。

二、中医辨证论治

1. 痰浊内阻

【症状】形体肥胖，少动嗜卧，口中黏腻乏味，舌质淡，苔白厚或白腻，脉沉缓或滑。

【治法】化痰祛湿。

【方药】温胆汤加减。

黄连 6g	竹茹 12g	枳实 6g	法半夏 6g
陈皮 6g	炙甘草 3g	生姜 6g	茯苓 10g

7 剂

用法：每日 1 剂，水煎服，一日分 2～3 次服。

【随症加减】若神疲乏力、恶心、纳呆、便溏者，可加炒白术 12g、党参 12g、泽泻 10g、决明子 6g 等健脾利湿之品。咳嗽痰多，加瓜蒌 9g、胆南星 6g 以化痰降逆。

【中成药】

处方 1：荷丹片。每次 2 片（薄膜衣片），每日 3 次，口服；8 周为 1 个疗程，可用 1～2 个疗程。

处方 2：脂必泰胶囊。每次 1 粒，每日 2 次，口服；4 周为 1 个疗程，可用 1～2 个疗程。

处方 3：血滞通胶囊。每次 2 粒，每日 3 次，口服；4 周为 1 个疗程，可用 1～2 个疗程。

【其他治法】

耳豆压丸：取脾、胃、内分泌等穴，或取敏感点。用耳贴王不留行压穴，每次取4～6穴，两耳交替，3天换药1次，5次为1个疗程，共1～4个疗程。

食养茶饮：山楂菊花决明子茶（山楂9g，菊花6g，炒决明子9g），加入适量水，煎煮，分多次代茶饮用。

2. 脾虚湿盛

【症状】身体困倦，大便不成形或腹泻，饮食无味，食后腹胀，舌淡，舌体胖大有齿痕，舌苔色白黏腻，脉细弱或濡缓。

【治法】健脾化痰。

【方药】胃苓汤加减；或参苓白术散加减。

处方1：胃苓汤加减

苍术15g	陈皮12g	厚朴12g	甘草6g
泽泻10g	猪苓12g	茯苓15g	白术12g
桂枝15g			

7剂

用法：每日1剂，水煎服，一日分2～3次服。

处方2：参苓白术散加减

薏苡仁15g	莲子肉6g	白扁豆9g	茯苓12g
陈皮9g	党参15g	白术15g	山药15g
丹参15g	山楂15g	泽泻9g	甘草6g

7剂

用法：每日1剂，水煎服，一日分2～3次服。

【随症加减】纳呆厌食者加六神曲12g、连翘9g、鸡内金9g；口苦者加柴胡9g、郁金9g、茵陈9g。

【中成药】

处方1：血脂康胶囊。每次2粒，每日2次，口服；4周为1个疗程，可用1～2个疗程。

处方2：脂必妥片。每次3片，每日2次，口服；4周为1个疗程，可用1～2个疗程。

处方3：脂可清胶囊。每次2～3粒，每日3次，口服；30天为1个疗程，可用1～2个疗程。

【其他治法】

穴位埋线：取丰隆、天枢等穴，痰湿者加阴陵泉，气虚者加足三里。方法：注入式埋线针严格消毒后，按照穴位皮下脂肪厚度选取适当可吸收性羊肠线穿入埋线针，注入穴位，敷料遮盖。7天1次，4次为1个疗程。

茶饮方：健脾饮（橘皮6g、荷叶6g、山楂3g、麦芽10g）。将橘皮、荷叶切丝，和山楂、麦芽一起加水500ml，煎煮30min，去渣留汁，分多次代茶饮用。孕妇慎用。

3. 气滞血瘀

【症状】平素易怒心烦，时感胸胁胀闷不适，胁下痞块刺痛拒按、夜间加重，头晕，舌质暗或有瘀斑，舌下静脉迂曲，脉弦或涩。

【治法】疏肝理气，活血通络。

【方药】血府逐瘀汤加减。

柴胡10g	枳壳10g	黄芪10g	茯苓10g
陈皮10g	红花10g	当归10g	生地黄10g
川芎10g	赤芍10g	桃仁9g	桔梗3g
牛膝15g			

7剂

用法：每日1剂，水煎服，一日分2～3次服。

【随症加减】性情急躁者，加郁金9g、黄芩9g疏肝清热；气郁化火，见心烦、舌红苔黄者，加栀子9g、牡丹皮9g、川楝子3g清热疏肝；胸痛甚者，加瓜蒌9g、薤白6g通阳散结。

【中成药】

处方1：心可舒片。每次4片（每片0.31g），每日3次，口服；4周为1个疗程，可用1～2个疗程。

处方2：银丹心脑通软胶囊。每次2～4粒，每日3次，口服；

4周为1个疗程，可用1～2个疗程。

处方3： 蒲参胶囊。每次4粒，每日3次，口服；4周为1个疗程，可用1～2个疗程。

【其他治法】

茶饮方： 三花橘皮茶（重瓣玫瑰10g、茉莉花10g、代代花10g、荷叶10g、橘皮3g），诸药研为细末，开水冲泡，分多次代茶饮用。

4. 肝肾阴虚

【症状】 眩晕头痛，失眠健忘，腰膝酸软，发脱齿摇，耳聋耳鸣，手心、脚心发热，心烦失眠，舌红，舌苔少，脉细数。

【治法】 补益肝肾。

【方药】 一贯煎合杞菊地黄丸加减。

北沙参9g	生地黄18～30g	麦冬9g	当归9g
枸杞子9～18g	川楝子4.5g	菊花9g	山茱萸9g
牡丹皮9g	山药15g	茯苓12g	泽泻9g

7剂

用法：每日1剂，水煎服，一日分2～3次服。

【随症加减】 口渴多饮者，加天花粉12g、玉竹12g；自汗盗汗者，加浮小麦12g、煅龙骨15g先煎、煅牡蛎15g先煎、五味子6g；大便秘结者，加柏子仁9g、火麻仁9g；头晕明显者，加钩藤9g后下、天麻12g、法半夏9g；耳鸣重者，加石菖蒲9g、怀牛膝12g、杜仲9g；失眠健忘者，加益智9g、酸枣仁6g、远志9g。

【中成药】

处方1： 灯盏生脉胶囊。每次2粒，每日3次，口服；2个月为1个疗程，可用1～2个疗程。

处方2： 降脂灵颗粒。每次1袋（3g），每日3次，口服；4周为1个疗程，可用1～2个疗程。

【其他治法】

茶饮方： 杞菊饮（枸杞子6g、菊花6g、炒决明子9g、绿茶

3g)，加入适量水，煎煮，分多次代茶饮用。

三、日常调护

本病病程长，发展缓慢，应以预防为主：①控制体重；②合理膳食，减少饱和脂肪酸、反式脂肪酸、胆固醇的摄入量；③适当锻炼，体育活动要循序渐进，不宜勉强做剧烈活动；④生活规律，保持乐观、愉快的情绪，劳逸结合，保证充足睡眠，戒烟限酒；⑤积极控制危险因素，如高血压、高血糖等。

（张春伶）

第四节　甲状腺功能亢进症

甲状腺功能亢进症（以下简称甲亢）是由于血液中甲状腺激素过多，作用于全身各组织所引起的一系列临床综合征。

一、西医诊断要点

（1）高代谢症状和体征。

（2）甲状腺肿大。

（3）血清甲状腺激素水平升高，TSH 水平降低。

具备以上 3 项，并除外非甲亢性甲状腺毒症，甲亢诊断即可成立。

二、中医辨证论治

1. 肝火旺盛

【症状】颈前喉结两旁轻度或中度肿大，柔软、边缘光滑；烦热，容易出汗，性情急躁易怒，心悸不宁，眼球突出，双手震颤，面部烘热，口苦，大便秘结，小便黄赤。舌质红，苔黄，脉弦数。

【治法】清泻肝火。

【方药】羚角钩藤汤加减。

羚羊角粉 0.6g冲服　钩藤 12g后下　桑叶 15g　菊花 12g
白芍 12g　生地黄 15g　竹茹 9g　生甘草 9g
浙贝母 12g　生牡蛎 15g先煎　连翘 9g

7 剂

用法：每日 1 剂，水煎服，一日分 2～3 次服。

【随症加减】双手震颤明显，加石决明 15g先煎、白蒺藜 9g；兼多食易饥，加生石膏 15～30g先煎、知母 9g、黄芩 9g；甲状腺肿大明显，伴结节、突眼或有舌质暗紫、脉弦涩等症状者，可重用皂角刺 9g、夏枯草 15g，浙贝母用至 15g。

【中成药】

处方 1：夏枯草口服液。每次 10ml，每日 2 次，口服；4 周为 1 个疗程，可用 1～2 个疗程。

处方 2：龙胆泻肝丸（水丸）。每次 3～6g，每日 2 次，口服；4 周为 1 个疗程，可用 1～2 个疗程。

处方 3：丹栀逍遥丸。每次 6～9g，每日 2 次，口服；4 周为 1 个疗程，可用 1～2 个疗程。

2. 心肝阴虚

【症状】瘿肿结块或大或小，质软；心悸不宁，心烦少寐，易出汗，双手震颤，眼干，目眩，倦怠乏力。舌质红，舌体颤动，脉弦细数。

【治法】滋阴降火，宁心柔肝。

【方药】天王补心丹。

酸枣仁 12g　柏子仁 10g　当归 10g　天冬 9g
麦冬 10g　生地黄 15g　人参 9g另煎　丹参 9g
玄参 10g　茯苓 12g　五味子 8g　远志肉 9g
桔梗 8g

7 剂

用法：每日 1 剂，水煎服，一日分 2～3 次服。

【随症加减】若双手震颤、舌体颤动明显，加钩藤 9g后下、白蒺藜 9g、白芍 15g；兼耳鸣、腰酸膝软，加龟甲 15g先煎、桑寄生 15g、牛膝 15g、菟丝子 9g；兼大便稀溏、便次增加，加炒白术 15g、怀山药 15g、薏苡仁 15g、麦芽 15g；若病久后兼妇女月经量少或闭经、男子阳痿，加黄芪 15g、山茱萸 9g、熟地黄 9g、枸杞子 9g。

【中成药】

处方 1：天王补心丹。每次 1 丸，每日 3 次，口服；4 周为 1 个疗程，可用 1～2 个疗程。

处方 2：甲亢灵胶囊。每次 4 粒，每日 3 次，口服；4 周为 1 个疗程，可用 1～2 个疗程。

3. 气阴两虚

【症状】头晕目眩，倦怠乏力，失眠多梦，腰膝酸软，食欲不振，心悸气短，女子月经量少或月经后期。舌红苔少或无，脉细数无力。

【治法】益气养阴。

【方药】生脉散合大定风珠加减。

人参 9g另煎	麦冬 9g	五味子 9g	龟甲 15g先煎
鳖甲 15g先煎	甘草 9g	白芍 12g	生地黄 15g
阿胶 9g烊化	鸡子黄 1 枚	火麻仁 12g	生牡蛎 15g先煎
贝母 12g	连翘 9g		

7 剂

用法：每日 1 剂，水煎服，阿胶烊化后冲入中药汁中，再加鸡子黄搅匀，一日分 2～3 次服。

【随症加减】伴肝损伤，可加垂盆草 15g、茵陈 9g；伴过敏性皮疹，可加僵蚕 9g、蝉蜕 9g；伴中性粒细胞减少，可加黄芪 15g、党参 15g、当归 9g、仙鹤草 15g、山茱萸 9g；失眠多梦明显，可加合欢皮 15g、酸枣仁 15g。

【中成药】

处方：生脉饮。每次 10ml，每日 3 次，口服；4 周为 1 个疗程，可用 1～2 个疗程。

三、其他治法

耳穴按摩：取穴内分泌、皮质下、脾、胃、肝、肾 6 个穴位。

每日自行按压 3～5 遍，每遍每穴 30～60s，3 天更换 1 次，双耳交替，3 天为 1 个疗程，连续 30 个疗程。

四、日常调护

注意饮食调摄，患者应多吃富含营养的食物，多吃新鲜蔬菜，避免肥甘辛辣之品，同时要忌碘，吃无碘盐。保持精神愉悦，防止情志内伤，以免诱发或加重病情。

（陶乐维）

第五节　原发性甲状腺功能减退症

甲状腺功能减退症（以下简称甲减）是由多种原因引起的血清甲状腺激素缺乏或对激素作用发生抵抗所致机体代谢及各系统功能减退为主要表现的临床综合征。

一、西医诊断要点

（1）症状体征　典型患者出现乏力、畏寒、手足肿胀感、记忆力减退、反应迟钝、嗜睡、体重增加、便秘、女性月经紊乱或者不孕。或伴有颜面和（或）眼睑水肿，皮肤温度低，水肿，手脚掌皮肤可呈姜黄色，毛发稀疏干燥，跟腱反射时间延长，脉率缓慢。

（2）实验室检查　轻型甲减和甲减初期以 FT_4 下降为主，较重者 T_4 和 T_3 均降低，血 TSH 升高。

二、中医辨证论治

1. 肝郁脾虚、痰气交阻

【症状】情绪不佳，善太息，咽部异物感，两侧胁肋胀闷不适，腹部胀满，大便溏结不调。舌质淡，苔薄白，脉弦细或缓。

【治法】疏肝健脾，理气化痰。

【方药】逍遥散合半夏厚朴汤加减。

柴胡 9g　　当归 9g　　白芍 9g　　白术 9g
薄荷 6g后下　　茯苓 9g　　甘草 9g　　法半夏 9g
厚朴 9g　　紫苏 9g

7 剂

用法：加生姜 3 片，水煎服，早晚分 2～3 次服用。每日 1 剂。

【随症加减】 两胁肋胀闷、腹部胀满明显者，加香附 10g、郁金 10g；颈部肿大者，加夏枯草 12g、丹参 20g、浙贝母 15g、陈皮 10g；嗳气频频、胸脘不畅，加旋覆花 9g包煎、赭石 15g先煎、陈皮 9g。

【中成药】

处方 1： 逍遥丸（水丸）。每次 6～9g，每日 1～2 次，口服；4 周为 1 个疗程，可用 1～2 个疗程。

处方 2： 加味逍遥丸。每次 6g，每日 2 次，口服；4 周为 1 个疗程，可用 1～2 个疗程。

处方 3： 柴胡舒肝丸。大蜜丸每次 1 丸，每日 2 次，口服；4 周为 1 个疗程，可用 1～2 个疗程。

处方 4： 越鞠丸。每次 6～9g，每日 2 次，口服；4 周为 1 个疗程，可用 1～2 个疗程。

2. 心脾两虚

【症状】 肢倦神疲，面色少华，皮肤干燥，饮食无味，多梦易醒，健忘心悸，头晕目眩，女性月经量少或闭经。舌质淡，苔薄，脉细弱。

【治法】 补养心脾，益气养血。

【方药】 归脾汤加味。

黄芪 15g　　白术 9g　　人参 9g另煎　　当归 9g
甘草 6g　　茯神 9g　　远志 9g　　酸枣仁 9g
木香 9g后下　　龙眼肉 9g

7 剂

用法：加生姜 3 片、大枣 6 枚，水煎服，早晚分 2～3 次服用。每日 1 剂。

【随症加减】 食积停滞、食后腹胀，加焦山楂 15g、焦六神曲

15g、炒麦芽 15g；腹泻、手足不温，加肉桂 3g后下、炮姜 9g；胸闷脘痞者，加瓜蒌子 9g、薤白 9g、法半夏 9g、陈皮 9g。

【中成药】

处方 1：归脾丸。水蜜丸每次 6g，每日 3 次，口服；4 周为 1 个疗程，可用 1～2 个疗程。

处方 2：人参健脾丸。大蜜丸每次 2 丸，每日 2 次，口服；4 周为 1 个疗程，可用 1～2 个疗程。

处方 3：参芪五味子片。每次 3～5 片，每日 3 次，口服；4 周为 1 个疗程，可用 1～2 个疗程。

3. 心肾阳虚

【症状】形寒肢冷，心悸，胸闷，怕冷，汗少，身倦欲寐，浮肿，表情淡漠，女性月经不调、男性阳痿。舌质淡暗或青紫，苔白，脉迟缓微沉。

【治法】温补心肾，利水消肿。

【方药】真武汤合苓桂术甘汤加减。

熟附片 9g先煎	茯苓 9g	白术 9g	党参 9g
黄芪 9g	干姜 9g	桂枝 9g	甘草 9g
淫羊藿 9g	白芍 9g		

7 剂

用法：每日 1 剂，水煎服，一日分 2～3 次服。

【随症加减】水肿明显，加猪苓 9g、泽泻 9g；畏寒肢冷明显，加肉桂 3g后下、细辛 3g、高良姜 9g；畏寒肢冷较甚者，再加仙茅 9g，淫羊藿用至 15g；心悸胸闷明显者，加丹参 9g、檀香 3g后下、砂仁 3g后下。

【中成药】

处方 1：金匮肾气丸。浓缩丸每次 8 丸，每日 2 次，口服；4 周为 1 个疗程，可用 1～2 个疗程。

处方 2：桂附地黄丸。水蜜丸每次 6g，每日 2 次，口服；4 周为 1 个疗程，可用 1～2 个疗程。

处方 3：益肾丸。每次 1 丸，每日 2 次，口服；4 周为 1 个疗程，可用 1～2 个疗程。

4. 脾肾阳虚

【症状】神疲乏力，畏寒肢冷，记忆力减退，头晕目眩，耳鸣耳聋，毛发干燥易落，面色苍白，少气懒言，厌食腹胀，纳减便秘，男子可见遗精阳痿，女子可见月经量少。舌淡胖有齿痕，苔白，脉弱沉迟。

【治法】温补脾肾。

【方药】右归丸合附子理中汤。

熟附片 9g先煎	肉桂 3g后下	杜仲 15g	山茱萸 9g
熟地黄 15g	山药 15g	枸杞子 9g	当归 9g
党参 15g	白术 9g	茯苓 9g	干姜 9g
炙甘草 9g			

7 剂

用法：每日 1 剂，水煎服，一日分 2～3 次服。

【随症加减】腹泻者，加肉豆蔻 6g、补骨脂 9g、炒薏苡仁 15g；食后腹胀明显，加砂仁 3g后下、法半夏 9g、陈皮 9g；夜尿多者，加桑螵蛸 9g、益智 9g、乌药 9g。阳虚水泛，尿少浮肿者，加车前子 15g包煎、牛膝 15g。

【中成药】

处方 1：右归丸。大蜜丸每次 1 丸，每日 3 次，口服；4 周为 1 个疗程，可用 1～2 个疗程。

处方 2：附子理中丸。水蜜丸每次 6g，每日 2～3 次，口服；4 周为 1 个疗程，可用 1～2 个疗程。

处方 3：桂附地黄丸。水蜜丸每次 6g，每日 2 次，口服；4 周为 1 个疗程，可用 1～2 个疗程。

三、日常调护

甲减患者平时需劳逸结合，调畅情志，冬天时需注意防寒保暖；在饮食方面，需摄入富含维生素和蛋白质的食物，同时避免高脂饮食；因桥本甲状腺炎所致甲减者需低碘饮食；定期复查甲状腺功能。

（陶乐维）

第六节　亚急性甲状腺炎

亚急性甲状腺炎又称为亚急性肉芽肿性甲状腺炎，是病毒感染后发生变态反应而导致的甲状腺非化脓性炎症。本病通常于流感或普通感冒后1～3周发病，起病较急，临床主要表现为发热、甲状腺肿痛及甲状腺功能异常。本病男女发病率之比为1∶(3～6)，最常发生于30～50岁的女性。

一、西医诊断要点

本病的诊断主要根据其临床表现与实验室检查。患者多在病毒感染后1～3周发病；表现为颈部转移性、放射性疼痛伴甲状腺肿大和全身症状。实验室检查：甲状腺功能早期表现为T_3、T_4升高，TSH降低；随后发展至T_3、T_4降低，TSH升高；最后多数患者甲状腺功能恢复正常，少数成为永久性甲减；低摄碘率与高甲状腺激素血症共存的“分离现象”；红细胞沉降率明显增快；甲状腺穿刺组织活检有巨细胞存在。

二、中医辨证论治

1. 风温犯表

【症状】可见颈前不适，可稍有触痛，咽痛，不伴或伴恶寒发热。舌质红或淡红，苔薄黄，脉浮数。

【治法】疏风散邪，清热解毒。

【方药】银翘散加减。

金银花15g	连翘15g	牛蒡子15g	薄荷10g后下
淡竹叶10g	桔梗10g	芦根10g	

7剂

用法：每日1剂，水煎服，一日分2～3次服。

【随症加减】颈前疼痛者，加延胡索9g、川芎9g；颈部肿大者，加石见穿15g、猫爪草15g；情绪不舒者，加淮小麦15g、百合15g、合欢花15g；胃纳不香者，加炒麦芽15g、炒谷芽15g、焦山楂15g；咽喉不适者，加射干9g、挂金灯15g。

2. 热毒壅盛

【症状】颈部肿痛，触之坚硬，急躁易怒，心悸心慌，发热或恶寒发热交替出现，多汗，口干渴，易饥，手抖。舌质红，苔黄，脉弦数。

【治法】清热解毒。

【方药】小柴胡汤合普济消毒饮或合五味消毒饮。

处方1：小柴胡汤

柴胡24g	黄芩9g	法半夏9g	人参9g另煎
甘草6g			

7剂

用法：加生姜3片、大枣6枚，水煎服，早晚分2～3次服用。每日1剂。

处方2：普济消毒饮

黄芩15g	黄连15g	陈皮6g	甘草6g
玄参6g	柴胡6g	桔梗6g	连翘6g
板蓝根15g	马勃3g包煎	牛蒡子9g	薄荷3g后下
僵蚕9g	升麻3g		

7剂

用法：每日1剂，水煎服，一日分2～3次服。

处方3：五味消毒饮

金银花20g	野菊花15g	蒲公英15g	紫花地丁15g
紫背天葵子15g			

7剂

用法：每日1剂，水煎服，一日分2～3次服。

【随症加减】双手震颤者，加珍珠母15g先煎、钩藤9g后下、石决明15g先煎；心情烦躁者，加生栀子9g、淡豆豉9g、郁金9g；心慌胸闷者，加薤白9g、瓜蒌皮15g、桂枝9g、茶树根15g；夜寐不安者，加茯神 9g、酸枣仁 15g、合欢皮 15g；大便稀溏者，加芡实 15g、山药 15g、白扁豆 9g。

【中成药】

处方：夏枯草口服液。每次 10ml，每日 2 次，口服；4 周为 1 个疗程，可用 1～2 个疗程。

3. 气阴两虚

【症状】甲状腺无触痛或触痛明显减轻，甲状腺可有轻度肿大，神疲乏力，口干口渴。舌淡，苔薄白，脉细。

【治法】益气养阴，化痰散结。

【方药】生脉饮合消瘰丸。

人参 9g（另煎）　麦冬 9g　五味子 9g　玄参 9g
牡蛎 15g（先煎）　浙贝母 9g

7 剂

用法：每日 1 剂，水煎服，一日分 2～3 次服。

【随症加减】乏力显著者，加仙鹤草 30g、太子参 15g、功劳叶 15g；口干明显者，加生地黄 15g、石斛 15g；畏寒明显者，加淫羊藿 10～15g、肉桂 3g（后下）、熟附片 6～9g（先煎）。

三、日常调护

积极预防病毒感染是预防本病发病的关键所在，故平时应增强体质，提高机体免疫力。在疾病发作期，需忌碘，并清淡饮食，注意休息。甲状腺毒症属于一过性，无须使用抗甲状腺药物，更不能用 ^{131}I 或手术治疗，否则可能导致永久性甲减。

（陶乐维）

参考文献

[1] 中华中医药学会《中医体重管理临床指南》专家组，广东省针灸学会肥胖专病联盟．肥胖症中医诊疗方案专家共识［J］．北京中医药大学学报，2022，45（08）：786-794．

[2] 中国营养学会肥胖防控分会，等．中国居民肥胖防治专家共识［J］．中国预防医学杂志，2022，23（5）：321-339．

[3] 万红，燕树勋，闫诏，等．穴位埋线治疗胃热湿阻型单纯性肥胖：随机对照研究

[J]. 中国针灸，2022，42（02）：137-142.
[4] 郑凯中，黄海燕，金昕，等．耳穴贴压对湿热蕴脾证肥胖者减重的附加效果评价[J]. 上海护理，2018，18（12）：45-47.
[5] 郭永一，吴敏．甲状腺功能亢进症中医证治规律研究［J]. 中国中医基础医学杂志，2016，22（03）：422-423，433.
[6] 任志雄，李光善，黄达，等．林兰谈甲状腺功能亢进症的中医诊治［J]. 中国中医基础医学杂志，2013，19（06）：651-652.
[7] 陈徐栋，徐力．耳穴压豆法联合中药治疗甲状腺功能亢进症的临床观察［J]. 山东中医药大学学报，2015，39（04）：334-336.
[8] 王耀立，魏军平．魏军平治疗甲状腺功能减退症经验［J]. 中国中医基础医学杂志，2016，22（06）：869-871.
[9] 周阳，曲竹秋．甲状腺功能减退症的中医诊疗进展［J]. 江苏中医药，2005，26（03）：59-61.

第六章

风湿免疫系统疾病

第一节　类风湿关节炎

类风湿关节炎（RA）是一种以侵蚀性关节炎为主要表现的全身性自身免疫性疾病。本病是以双手和腕等小关节受累为主的对称性、持续性多关节炎。除关节损害外，心、肺、肾、神经系统等器官或组织也可受累，血清中可出现多种自身抗体。该病属于中医学“尪痹”范畴。

一、西医诊断要点

目前临床常用的是 1987 年美国风湿病学会制定的分类标准，以及 2010 年美国风湿病学会/欧洲风湿病联盟制定的分类标准，兼具重要性。前者的诊断特异性更强，不易误诊；后者的诊断敏感性更强，可以发现早期类风湿关节炎（RA）。

2010 年美国风湿病学会（ACR）/欧洲风湿病联盟（EULAR）制定的分类标准：①至少一个关节表现为临床滑膜炎；②滑膜炎不能用其他疾病解释；③X 线未见到典型的骨侵蚀改变。如满足上述 3 个条件，则进行以下 4 项评分，最高分为 10 分，当总分≥6 分时可诊断 RA。

A. 受累关节❶

1 个大关节　0 分

2～10 个中大关节　1 分

1～3 个小关节（伴或不伴有大关节受累）　2 分

4～10 个小关节（伴或不伴有大关节受累）　3 分

＞10 个关节（至少 1 个小关节）　5 分

B. 自身抗体

RF 和抗 CCP 抗体均阴性　0 分

RF 或抗 CCP 抗体至少一项低滴度阳性（＞正常参考值上限）　2 分

RF 或抗 CCP 抗体至少一项高滴度阳性（＞正常参考值上限3 倍）　3 分

C. 急性期反应物

CRP 和 ESR 正常　0 分

CRP 或 ESR 升高　1 分

D. 滑膜炎持续时间

＜6 周　0 分

⩾6 周　1 分

典型病例按照美国风湿病学会 1987 年修订的分类标准，共 7 项。

① 晨僵持续至少 1h(⩾6 周)。

② 3 个或 3 个以上关节肿（⩾6 周）。

③ 腕关节或掌指关节或近指间关节肿（⩾6 周）。

④ 对称性关节肿（⩾6 周）。

⑤ 类风湿皮下结节。

⑥ 手和腕关节的 X 线片有关节端骨质疏松和关节间隙狭窄。

⑦ 类风湿因子阳性（该滴度在正常人的阳性率＜5%）。

以上 7 项中，符合 4 项即可诊断为类风湿关节炎（要求①～④项病程至少持续 6 周）。

---

❶ 大关节包括肩关节、肘关节、髋关节、膝关节、踝关节；小关节包括腕关节、掌指关节、近指间关节、第 2～5 跖趾关节；不包括远指间关节、拇指腕掌关节、第 1 跖趾关节；RF 为类风湿因子；抗 CCP 为抗环瓜氨酸多肽；CRP 为 C 反应蛋白；ESR 为红细胞沉降率。

二、中医辨证论治

1. 寒湿阻络

【症状】关节肿胀、疼痛，痛有定处，晨僵，屈伸不利，遇寒则痛剧，局部畏寒怕冷。舌苔薄白，脉浮紧或沉紧。

【治法】散寒利湿，祛风通络。

【方药】蠲痹汤加减。

羌活 10g	独活 10g	肉桂心 6g[后下]	秦艽 10g
海风藤 10g	桑枝 10g	当归 10g	川芎 6g
乳香 6g	木香 6g[后下]	甘草 6g	

7 剂

用法：每日 1 剂，水煎服，一日分 2～3 次服。

【随症加减】风胜者，痛处游走不定，加荆芥 9g、防风 6g；寒胜者，疼痛剧烈不可按，加熟附片 9g[先煎]、细辛 3g、制川乌 6g[先煎]；湿胜者，关节肢体沉重、僵硬，肌肤麻木不仁，加防己 6g、苍术 9g、薏苡仁 15g；邪入里化热，关节红肿，去肉桂心，加知母 9g、石膏 15g[先煎]；痛在上肢，加姜黄 9g、威灵仙 9g；痛在下肢，加怀牛膝 9g、续断 9g。

【中成药】

处方 1：寒湿痹片。每次 4 片，每日 3 次，口服；4 周为 1 个疗程，可用 1～2 个疗程。

处方 2：复方雪莲胶囊。每次 2 粒，每日 2 次，口服；4 周为 1 个疗程，可用 1～2 个疗程。

处方 3：风湿祛痛胶囊。每次 5 粒，每日 3 次，口服；4 周为 1 个疗程，可用 1～2 个疗程。

2. 湿热痹阻

【症状】关节红、肿、疼痛如火燎，晨僵，活动受限，兼有恶风发热、有汗不解、心烦口渴、便干尿赤。舌质红，舌苔黄或燥，脉滑数。

【治法】清热利湿，宣痹和络。

【方药】宣痹汤合木防己汤加减；或白虎加桂枝汤加减。

处方1：宣痹汤合木防己汤

防己10g	薏苡仁15g	苦杏仁10g[后下]	滑石10g[先煎]
连翘10g	栀子10g	法半夏9g	蚕沙10g[包煎]
赤小豆10g	防己9g	石膏30g[先煎]	桂枝6g
人参9g[另煎]			

7剂

用法：每日1剂，水煎服，一日分2～3次服。

处方2：白虎加桂枝汤

生石膏30g[先煎]	知母18g	粳米6g	炙甘草6g
桂枝10g			

7剂

用法：每日1剂，水煎服，一日分2～3次服。

【随症加减】热盛可加赤芍9g、牡丹皮9g、忍冬藤15g；湿重可加苍术9g、六一散[包煎]9g。

【中成药】

处方1：四妙丸。每次6g，每日2次，口服；4周为1个疗程，可用1～2个疗程。

处方2：新癀片。每次2～4片，每日3次，口服；4周为1个疗程，可用1～2个疗程。

处方3：肿节风片（糖衣片）。每次3片，每日3次，口服；4周为1个疗程，可用1～2个疗程。

3. 痰瘀互结

【症状】关节肿胀日久，僵硬变形，屈伸受限，疼痛固定，痛如锥刺，昼轻夜重，口干不欲饮。舌紫暗，舌苔白腻或黄腻，脉细涩或细滑。

【治法】活血化瘀，祛痰宣络。

【方药】身痛逐瘀汤合指迷茯苓丸加减；或桃红饮加减。

处方1：身痛逐瘀汤合指迷茯苓丸加减

怀牛膝9g	地龙6g	羌活6g	秦艽6g

香附 6g	甘草 6g	当归 9g	川芎 6g
五灵脂 6g包煎	桃仁 9g	没药 6g	红花 9g
法半夏 30g	茯苓 30g	枳壳 15g	朴硝 9g

7 剂

用法：每日 1 剂，水煎服，一日分 2～3 次服。

处方 2： 桃红饮

桃仁 9g	红花 6g	川芎 9g	当归尾 9g
威灵仙 9g			

7 剂

用法：每日 1 剂，水煎服，一日分 2～3 次服。

【随症加减】 痰瘀化热伴口渴、尿赤，加连翘 6g、金银花 6g、牡丹皮 6g；痰浊偏盛，可加胆南星 9g；瘀血凝滞较重者，酌加虫类搜剔药，如全蝎 3g、乌梢蛇 9g。

【中成药】

处方 1： 华佗再造丸。每次 4～8g，每日 2～3 次，口服；4 周为 1 个疗程，可用 1～2 个疗程。

处方 2： 瘀血痹胶囊。每次 6 粒，每日 3 次，口服；4 周为 1 个疗程，可用 1～2 个疗程。

处方 3： 肿痛安胶囊。每次 2 粒，每日 3 次，口服；4 周为 1 个疗程，可用 1～2 个疗程。

4. 肾虚寒凝

【症状】 关节疼痛、肿胀，晨僵，活动不利，畏寒怕冷，神倦懒动，腰背酸痛，天气寒冷则症状加重。舌淡胖，舌苔白滑，脉沉细。

【治法】 温补肾阳，祛寒利湿。

【方药】 消阴来复汤加减。

鹿茸 12g	熟附片 9g先煎	补骨脂 12g	菟丝子 9g
狗脊 9g	怀牛膝 9g	独活 9g	枸杞子 9g
益智 6g	小茴香 6g	木香 6g后下	当归 9g
生姜 6g	大枣 6g		

7 剂

用法：每日 1 剂，水煎服，一日分 2～3 次服。

【随症加减】痛剧者可加羌活 9g；湿重可加苍术 9g、防己 6g、生薏苡仁 15g。

【中成药】

处方 1：虎力散胶囊。每次 1 粒，每日 1～2 次，口服；4 周为 1 个疗程，可用 1～2 个疗程。

处方 2：仙灵骨葆胶囊。每次 3 粒，每日 2 次，口服；4 周为 1 个疗程，可用 1～2 个疗程。

处方 3：独活寄生丸。水蜜丸每次 6g，每日 2 次，口服；4 周为 1 个疗程，可用 1～2 个疗程。

5. 肝肾阴虚

【症状】病久关节肿胀、畸形，局部关节灼热、疼痛，屈伸不利，形瘦骨立，腰膝酸软，伴有头晕耳鸣、盗汗、失眠。舌质红，少苔，脉细数。

【治法】滋补肝肾，强筋壮骨。

【方药】左归丸合龟鹿二仙膏加减。

熟地黄 24g	枸杞子 12g	山药 12g	山茱萸 12g
川牛膝 9g	菟丝子 12g	鹿角霜 12g先煎	龟甲 12g先煎
党参 12g			

7 剂

用法：每日 1 剂，水煎服，一日分 2～3 次服。

【随症加减】如阴虚内热，口干舌燥、大便燥结，可加玉竹 9g、石斛 15g、芦根 15g；阴虚血瘀者，可加丹参 15g、牡丹皮 9g。

【中成药】

处方 1：左归丸。每次 9g，每日 2 次，口服；4 周为 1 个疗程，可用 1～2 个疗程。

处方 2：健步丸。每次 9g，每日 2 次，口服；4 周为 1 个疗程，可用 1～2 个疗程。

处方 3：苁蓉益肾颗粒。每次 2g，每日 2 次，冲服；4 周为

1个疗程，可用1～2个疗程。

6. 气血两虚

【症状】关节疼痛、肿胀僵硬、麻木不仁，行动艰难，面色苍白，心悸自汗，神疲乏力。舌淡，舌苔薄白，脉细弱。

【治法】补益气血，宣痹通络。

【方药】三痹汤合独活寄生汤加减。

续断 12g	杜仲 12g	防风 9g	肉桂心 6g后下
细辛 3g	人参 9g另煎	茯苓 9g	当归 9g
白芍 9g	甘草 9g	秦艽 9g	生地黄 9g
川芎 9g	独活 12g	黄芪 9g	川牛膝 9g
桑寄生 9g			

7剂

用法：每日1剂，水煎服，一日分2～3次服。

【随症加减】若气虚甚者，可重用黄芪至15～30g，人参用至15g，加白术9g；血虚甚者，加熟地黄12g、鸡血藤15g。

【中成药】

处方1：归脾丸。水蜜丸每次6g，每日3次，口服；4周为1个疗程，可用1～2个疗程。

处方2：人参养荣丸。水蜜丸每次6g，每日1～2次，口服；4周为1个疗程，可用1～2个疗程。

处方3：痹祺胶囊。每次4粒，每日2～3次，口服；4周为1个疗程，可用1～2个疗程。

三、日常调护

病情严重者，需积极配合西医治疗，定期进行血常规、肝肾功能、C反应蛋白、红细胞沉降率等检测，评估病情。日常做到饮食均衡，急性期则注意关节制动，缓解期则适当运动锻炼，改善关节活动度。

第二节 系统性红斑狼疮

系统性红斑狼疮是一种系统性自身免疫病，以全身多系统多脏器受累、反复地复发与缓解、体内存在大量自身抗体为主要临床特点，如不及时治疗，会造成受累脏器的不可逆损害，最终导致死亡。该病属于中医学“蝶疮流注”“红蝴蝶疮”“阴阳毒”等范畴。

一、西医诊断要点

1982年美国风湿病学会修订的分类诊断标准（此标准于1997年修订，也是目前临床常用的分类标准之一）如下。

① 颊部红斑。

② 盘状红斑。

③ 光敏感。

④ 口腔溃疡：常为无痛性。

⑤ 关节炎：累及2个以上关节的非侵蚀性关节炎。

⑥ 浆膜炎：a. 胸膜炎；b. 心包炎。

⑦ 肾损害：a. 持续性蛋白尿，0.5g/d以上，或尿常规蛋白质（+++）以上；b. 细胞管型。

⑧ 神经损害：a. 抽搐；b. 精神障碍。

⑨ 血液学异常：a. 溶血性贫血，伴网织红细胞增多；b. 白细胞减少，$<4\times10^9/L$至少2次；c. 淋巴细胞减少，$<1.5\times10^9/L$至少2次；d. 血小板减少，$<100\times10^9/L$。

⑩ 免疫学异常：a. 抗双链DNA抗体阳性；b. 抗Sm抗体阳性；c. 抗磷脂抗体阳性（具备抗心磷脂抗体、狼疮抗凝物或至少持续6个月梅毒血清试验假阳性三者之一）。

⑪ 抗核抗体阳性。

注：以上11项中存在4项或以上者，但必须包含⑩或⑪，则可诊断为系统性红斑狼疮。

二、中医辨证论治

1. 热毒蕴结

【症状】突起高热或高热持续不退，面赤灼热，面部、肌肤红斑鲜艳，甚则溃疡出血，肌肉酸痛，多关节肿胀、疼痛拒按，烦躁不眠，咽干，口渴喜冷饮，溲赤，便干，甚则神昏谵语、抽搐，并可吐血、衄血、便血，血色鲜红。舌质红绛起刺或紫暗，舌苔黄腻或光面舌，脉洪数或细数。

【治法】清热凉血，解毒护阴。

【方药】犀角地黄汤合化斑汤加减。

水牛角 30g先煎	生地黄 24g	赤芍 12g	牡丹皮 9g
石膏 30g先煎	知母 12g	生甘草 9g	玄参 9g

7 剂

用法：每日 1 剂，水煎服，一日分 2～3 次服。

【随症加减】若见蓄血证，邪热与瘀血互结，可加大黄 9g后下、黄芩 9g；若见郁怒火旺，可加栀子 9g、黄芩 9g；若见血热出血甚，可加小蓟 9g、白茅根 15g、侧柏炭 9g。

【中成药】

处方 1：安宫牛黄丸。每次 1 丸（每丸 3g），每日 1 次，口服，中病即止。

处方 2：安脑丸。小蜜丸每次 3～6g，每日 2 次，口服，中病即止。

处方 3：紫雪散。每次 1.5～3g，每日 2 次，口服，中病即止。

2. 毒陷心肝

【症状】心悸，心慌，气急，胸闷，发热，神昏抽搐，或烦躁不安，自汗，面色紫暗，四肢逆冷。舌淡紫，舌苔薄白，脉细弱或结代。

【治法】清热养阴，解毒安神。

【方药】安宫牛黄丸（中成药）合生脉饮加减。

人参 9g另煎	麦冬 9g	五味子 6g

7 剂

用法：水煎服，一日分1～2次送服安宫牛黄丸1丸（每丸3g）。

【随症加减】病初有表邪，可加金银花9g、薄荷3g后下；若大便秘结，可加大黄9g后下。

【中成药】

处方1：生脉饮（党参方）。每次10ml，每日3次，送服安宫牛黄丸。

处方2：牛黄清心丸。大蜜丸每次1丸，每日1次，口服；1周为1个疗程，可用1～2个疗程。

处方3：速效牛黄丸。每次1丸，每日2次，口服；1周为1个疗程，可用1～2个疗程。

3．脾虚肝旺

【症状】胁肋胀痛，腹胀纳呆，月经不调或闭经、痛经，面部红斑渐转为褐斑、瘀斑，眩晕，失眠，唇舌青紫而暗，脉弦细而涩。

【治法】疏肝理气，健脾益气。

【方药】丹栀逍遥散合香砂六君子汤加减。

当归9g	芍药9g	茯苓9g	白术9g
柴胡9g	牡丹皮6g	焦栀子6g	甘草6g
木香6g后下	砂仁3g后下	人参6g另煎	陈皮6g
法半夏6g			

7剂

用法：每日1剂，水煎服，一日分2～3次服。

【随症加减】肝郁气滞较甚，可加香附6g、郁金6g；胸膈痞满者，可加枳壳6g、佛手6g。

【中成药】

处方1：逍遥丸（水丸）。每次6～9g，每日1～2次，口服；4周为1个疗程，可用1～2个疗程。

处方2：香砂六君丸。每次6～9g，每日2～3次，口服；4周为1个疗程，可用1～2个疗程。

处方3：补中益气丸。水丸每次6g，每日2～3次，口服；4周为1个疗程，可用1～2个疗程。

4. 肝肾阴虚

【症状】 精神不振，不耐烦劳，稍事活动则疲乏不堪，腰酸腿软，足跟痛，目涩头晕，耳鸣脱发，颧部潮红，面部烘热阵阵，红斑色暗或仅留色素沉着，关节隐隐作痛，时有低热盗汗，心烦少寐。舌质红，脉弦细或沉细略数。

【治法】 滋补肝肾，养阴清热。

【方药】 知柏地黄丸合二至丸加减。

熟地黄 24g	山茱萸 12g	山药 12g	泽泻 9g
牡丹皮 9g	茯苓 9g	知母 6g	黄柏 6g
女贞子 9g	墨旱莲 9g		

7 剂

用法：每日 1 剂，水煎服，一日分 2～3 次服。

【随症加减】 虚火明显者，可加生地黄 9g、青蒿 9g、地骨皮 9g。

【中成药】

处方 1： 知柏地黄丸。小蜜丸每次 9g，每日 2 次，口服；4 周为 1 个疗程，可用 1～2 个疗程。

处方 2： 二至丸。每次 9g，每日 2 次，口服；4 周为 1 个疗程，可用 1～2 个疗程。

处方 3： 六味地黄丸（浓缩丸）。每次 8 丸，每日 3 次，口服；4 周为1 个疗程，可用 1～2 个疗程。

5. 心脾两虚

【症状】 面部红斑不显，四肢肌肉羸弱，体羸肢倦，面色无华，胸痞气短，心悸失眠，神疲懒言，时时自汗，大便溏薄。舌淡，苔薄白，脉细无力。

【治法】 益气补血，健脾养心。

【方药】 归脾汤加减。

白术 9g	当归 9g	茯苓 9g	黄芪 9g
龙眼肉 9g	酸枣仁 9g	人参 9g另煎	木香 6g后下
甘草 6g			

7 剂

用法：每日 1 剂，水煎服，一日分 2～3 次服。

【随症加减】崩漏下血偏寒者，可加艾叶炭 6g、炮姜炭 6g；偏热者，可加生地黄 9g、阿胶珠 6g烊化。

【中成药】

处方 1：归脾丸。水蜜丸每次 6g，每日 3 次，口服；4 周为 1 个疗程，可用 1～2 个疗程。

处方 2：天王补心丹。每次 1 丸，每日 3 次，口服；4 周为 1 个疗程，可用 1～2 个疗程。

处方 3：八珍丸。浓缩丸每次 8 丸，每日 3 次，口服；4 周为 1 个疗程，可用 1～2 个疗程。

6. 脾肾阳虚

【症状】面部红斑不显或隐隐可见，腰酸腹胀，畏寒肢冷，关节冷痛，颜面、下肢浮肿，甚则全身浮肿，按之凹陷不起，周身乏力，少气懒言，气短自汗，便溏或五更泄泻或完谷不化。舌淡胖有齿痕，舌苔白滑，脉沉细弱。

【治法】健脾利湿，温阳化饮。

【方药】苓桂术甘汤合济生肾气丸加减。

茯苓 12g	桂枝 9g	白术 6g	甘草 6g
熟附片 12g先煎	泽泻 9g	山药 12g	山茱萸 12g
车前子 12g包煎	牡丹皮 9g	川牛膝 9g	熟地黄 12g

7 剂

用法：每日 1 剂，水煎服，一日分 2～3 次服。

【随症加减】阳虚畏寒甚者，可加淫羊藿 9g、补骨脂 9g；夜尿多者，可加五味子 9g、芡实 9g。

【中成药】

处方 1：济生肾气丸。大蜜丸每次 1 丸，每日 2～3 次，口服；4 周为 1 个疗程，可用 1～2 个疗程。

处方 2：右归丸。小蜜丸每次 9g，每日 3 次，口服；4 周为 1 个疗程，可用 1～2 个疗程。

处方 3：金匮肾气丸。水蜜丸每次 4～5g(20～25 粒)，每日 2 次，口服；4 周为 1 个疗程，可用 1～2 个疗程。

三、日常调护

需积极配合西医进行激素和调节免疫药物治疗，定期进行血常规、肝肾功能、C反应蛋白、红细胞沉降率、尿常规、自身抗体、补体等检测，评估病情。日常做到饮食均衡，避免紫外线直接照射，避免致光敏食物如芹菜、香菇等的大量摄入。注意避风寒，防止各类感染发生，避免过度劳累。

第三节　强直性脊柱炎

强直性脊柱炎是一种慢性炎症性疾病，主要侵犯骶髂关节、脊柱、脊柱旁软组织及外周关节，可伴发关节外表现，严重者可发生脊柱畸形和强直。该病属于中医学“大偻”范畴。

一、西医诊断要点

1984年美国风湿病学会修订的纽约标准：

① 下腰背痛持续至少3个月，疼痛随活动改善，但休息不减轻。

② 腰椎在前后和侧屈方向活动受限。

③ 胸廓扩展范围小于同年龄和性别的正常参考值。

④ X线：双侧骶髂关节炎Ⅱ～Ⅳ级，或单侧骶髂关节炎Ⅲ～Ⅳ级。

如患者符合第4条，并符合第1～3条中的任意1条则可诊断强直性脊柱炎。

1966年纽约标准X线分级：

0级：正常。

Ⅰ级：可疑改变。

Ⅱ级：轻度异常，关节面有明确的侵蚀和硬化，但关节间隙无改变。

Ⅲ级：中度异常，关节面侵蚀、硬化明显，关节间隙增宽或狭窄，部分强直。

Ⅳ级：严重异常，大部分或完全性关节强直、融合。

二、中医辨证论治

1. 肾虚督寒

【症状】腰胯疼痛，喜暖畏寒，膝腿酸软或腰腿疼痛，腰部不能转摇、俯仰受限，见寒加重，得热则舒，或兼男子阴囊寒冷、女子白带寒滑。舌苔薄白或白厚，脉象多见沉弦或尺脉沉弦略细或弱小。

【治法】补肾强督，散寒通络。

【方药】右归丸加减。

熟地黄 24g	山药 12g	山茱萸 9g	枸杞子 9g
菟丝子 12g	鹿角胶 12g烊化	杜仲 12g	肉桂 6g后下
当归 9g	熟附片 9g先煎	甘草 6g	

7 剂

用法：每日 1 剂，水煎服，鹿角胶烊化后冲入中药汁中，一日分 2～3 次服。

【随症加减】肾气虚甚者，可加人参 9g另煎；便溏，可加五味子 6g、肉豆蔻 3g；腰膝酸痛明显者，可加胡桃肉 9g、巴戟天 9g。

【中成药】

处方 1：金匮肾气丸。水蜜丸每次 4～5g，每日 2 次，口服；4 周为1 个疗程，可用 1～2 个疗程。

处方 2：桂附地黄丸。水蜜丸每次 6g，每日 2 次，口服；4 周为 1 个疗程，可用 1～2 个疗程。

处方 3：济生肾气丸。小蜜丸每次 9g，每日 2～3 次，口服；4 周为 1 个疗程，可用 1～2 个疗程。

【其他治法】

针刺、灸法：毫针刺，直刺华佗夹脊穴、肾俞穴、大椎穴、委中穴、命门穴，行平补平泻手法，刺入深度为 0.5～1.0 寸，针灸针刺入后于针柄插上长约 1.5cm 艾条，为避免艾灰掉落导致皮肤烫伤，需在穴位处垫硬纸片。于艾条燃尽针柄冷却后，将艾灰去除，出针，以消毒干棉棒按压针孔约 1min。治疗时间 30min/次，每日 1 次。以 10 日为 1 个疗程，连续治疗 3 个疗程，每 2 个疗程之间休息 3 天，后再进行下个疗程。

推拿功法：①循径按摩法。患者俯卧，医者站于一侧，在患者脊柱两侧膀胱经自上而下施㨰、揉手法往返治疗 3～5min，然后点按膀胱经腧穴及夹脊穴 3～5 遍，再弹拨脊柱两侧骶棘肌以达到松弛肌肉、解痉止痛的目的。②按脊后伸法：两手掌重叠自上而下有节律地按压胸背脊柱、腰骶等处，按压时要配合患者呼吸，即呼气时按压，吸气时松开，反复 5～8 遍，然后一手掌按住腰骶部，另一手托扶一侧大腿，使其后伸，双手同时向相反方向完成腰骶、骶髂及髋关节的被动后伸，还可做髋关节的外展、外旋及内旋运动，然后点按环跳、秩边、居髎等穴。

2. 湿热阻络

【症状】腰骶、胸背脊柱、髋部酸痛、僵硬、重着、活动不利，或伴膝、踝等关节红肿疼痛，或见烦热、口苦、胸脘痞闷、小便黄赤。舌红，苔黄腻，脉濡滑而数。

【治法】清热利湿，活血通络。

【方药】四妙散合宣痹汤加减。

黄柏 12g	苍术 15g	白术 15g	牛膝 9g
薏苡仁 30g	防己 9g	连翘 9g	栀子 9g
滑石 15g先煎	法半夏 9g	老鹳草 30g	蚕沙 15g包煎

7 剂

用法：每日 1 剂，水煎服，一日分 2～3 次服。

【随症加减】小便短赤甚者，加萆薢 12g、泽泻 9g、通草 6g；腰膝久痛酸楚，加杜仲 15g；热象明显，加忍冬藤 30g、土茯苓 15g、青风藤 30g；湿热蕴久，耗伤阴津，加石斛 15g、芦根 15g。

【中成药】

处方 1：四妙丸。每次 6g，每日 2 次，口服；4 周为 1 个疗程，可用 1～2 个疗程。

处方 2：肿节风片（糖衣片）。每次 3 片，每日 3 次，口服；4 周为 1 个疗程，可用 1～2 个疗程。

处方3：湿热痹片。每次6片，每日3次，口服；4周为1个疗程，可用1～2个疗程。

3. 肝肾阴虚

【症状】腰骶部、脊背酸痛伴下肢隐痛，转侧受限，甚则关节强直变形、屈伸不利，或有四肢酸软乏力、肌肉萎缩，或有双目干涩疼痛；可伴消瘦，咽干口渴，头晕目眩，盗汗耳鸣，心烦失眠，面色潮红，手足心热。舌质红，苔少或薄黄，脉弦细数。

【治法】补益肝肾，通络止痛。

【方药】当归地黄丸合虎潜丸加减。

熟地黄 15g	山茱萸 12g	山药 12g	龟甲 9g 先煎
知母 9g	白芍 15g	杜仲 15g	牛膝 9g
当归 9g			

7剂

用法：每日1剂，水煎服，一日分2～3次服。

【随症加减】关节疼痛明显，加鸡血藤30g、全蝎3g、乌梢蛇9g；阴虚火旺而见口渴烦躁、心烦易怒、面色潮红、大便干结、小便黄者，加牡丹皮9g、天花粉15g、生地黄9g。

【中成药】

处方1：知柏地黄丸。水蜜丸每次6g或小蜜丸每次9g或大蜜丸每次1丸，每日2次，口服；4周为1个疗程，可用1～2个疗程。

处方2：左归丸。每次9g，每日2次，口服；4周为1个疗程，可用1～2个疗程。

处方3：苁蓉益肾颗粒。每次2g，每日2次，冲服；4周为1个疗程，可用1～2个疗程。

4. 痰瘀阻络

【症状】腰背疼痛剧烈、固定不移、转摇不能，夜间尤甚，有时需下床活动后才能重新入睡，晨起肢体僵硬明显，或有关节屈曲变形。舌质暗或有瘀点或瘀斑，苔白腻或薄白，脉弦涩。

【治法】 活血祛瘀，通络止痛。

【方药】 身痛逐瘀汤加减。

土鳖虫 6g	丹参 15g	川芎 6g	桃仁 9g
红花 9g	牛膝 9g	乳香 9g	香附 9g
秦艽 15g	羌活 15g	独活 15g	地龙 9g
泽兰 9g	甘草 6g	法半夏 9g	白芥子 9g

7 剂

用法：每日 1 剂，水煎服，一日分 2～3 次服。

【随症加减】 寒邪偏重者，可加制川乌 3g先煎1～2h、细辛 3g、干姜 9g；关节屈伸不利者，可加木瓜 9g、威灵仙 9g。

【中成药】

处方 1： 益肾蠲痹丸。每次 8～12g，每日 3 次，口服；4 周为 1 个疗程，可用 1～2 个疗程。

处方 2： 血府逐瘀口服液。每次 20ml，每日 3 次，口服；4 周为 1 个疗程，可用 1～2 个疗程。

处方 3： 盘龙七片。每次 3～4 片，每日 3 次，口服；4 周为 1 个疗程，可用 1～2 个疗程。

三、日常调护

①加强脊柱和肢体运动锻炼，如瑜伽、游泳、八段锦、五禽戏类，锻炼强度因人而异，以活动后舒适为宜。②日常起居应注意保暖，避风寒，防外感，慎劳累。③科学合理饮食。④日常生活中注意维持正常姿势，应睡硬板床，多取仰卧位。

第四节　干燥综合征

干燥综合征是主要累及外分泌腺的慢性炎症性自身免疫性疾病，临床上常见侵犯唾液腺和泪腺，表现为口眼干燥，血清中常有抗 SSA 抗体、抗 SSB 抗体等自身抗体。本病主要指原发性干燥综合征（PSS），属于中医学“干燥病”范畴。

一、西医诊断要点

2016 年 ACR 和 EULAR 联合制定的分类标准如下。

入选标准：至少有眼干或口干症状之一的患者，有下列至少一项则为阳性。①每日感到不能忍受的眼干，持续 3 个月以上；②眼中反复沙砾感；③每日需用人工泪液 3 次或 3 次以上；④每日感到口干，持续 3 个月以上；⑤吞咽干性食物需要频繁饮水帮助。

排除标准：可能有重叠的临床表现或干扰诊断的试验结果，出现下述疾病，应予排除。①头颈部放疗史；②活动性丙型肝炎病毒感染；③获得性免疫缺陷综合征（AIDS)；④结节病；⑤淀粉样变性；⑥移植物抗宿主病；⑦IgG4 相关疾病。

满足上述入选标准和排除标准者，且下述五项评分总和≥4 分者诊断为 PSS：①唇腺灶性淋巴细胞浸润，且灶性指数≥1 个灶/$4mm^2$，计 3 分；②血清抗 SSA 抗体阳性，计 1 分；③至少单眼 OSS≥5 分或 VanBijsterveld 评分≥4 分，计 1 分；④至少单眼 Schirmer 试验≤5mm/5min，计 1 分；⑤未刺激的全唾液流率≤0. 1ml/min（Navazesh 和 Kumar 测定方法），计 1 分。常规使用胆碱能药物的患者应充分停药后再进行上述第 3～5 项评估口眼干燥的检查。该标准敏感度为 96%，特异度为 95%，在诊断标准的验证分析及临床试验的入组条件中均适用。

二、中医辨证论治

1. 肺胃津亏

【症状】身热不甚，干咳不已，口燥而渴，口唇干裂，肤干少汗或无汗，大便燥结，关节时或酸痛肿胀。舌质红，少苔，脉浮细涩或数。

【治法】甘凉滋润，滋养肺胃。

【方药】沙参麦冬汤加减或五汁饮。

处方 1：沙参麦冬汤加减

北沙参 15g　玉竹 9g　生甘草 3g　桑叶 9g

麦冬 9g　　白扁豆 6g　　天花粉 9g　　芦根 15g

7 剂

用法：每日 1 剂，水煎服，一日分 2～3 次服。

处方 2: 五汁饮

梨 100g　　荸荠 50g　　鲜莲藕 50g　　鲜芦根 50g
鲜麦冬 10g

用法：梨、荸荠、莲藕去皮切块，鲜芦根、鲜麦冬洗净切碎，加入适量温水榨汁，酌情加入蜂蜜，一次饮用 100～200ml，一周 2～3 次。

【随症加减】 津亏有热者，可加生地黄 9g、牡丹皮 9g；口干明显者，可加鲜石斛 9g。

【中成药】

处方 1: 养阴清肺丸。大蜜丸每次 1 丸，每日 2 次，口服；4 周为1 个疗程，可用 1～2 个疗程。

处方 2: 百合固金口服液。每次 10～20ml，每日 3 次，口服；4 周为 1 个疗程，可用 1～2 个疗程。

处方 3: 玉泉丸。每次 6g，每日 4 次，口服；4 周为 1 个疗程，可用 1～2 个疗程。

2. 肝肾阴虚

【症状】 目干涩、少泪或无泪，常有眼内异物感，或灼或痒或痛，时有目红赤，眼珠频繁眨动，头晕耳鸣，腰背酸痛，关节隐痛。舌质红，少苔，脉沉细涩或数。

【治法】 滋补肝肾，润燥明目。

【方药】 杞菊地黄丸加减。

熟地黄 24g　　山茱萸 12g　　山药 12g　　泽泻 9g
牡丹皮 9g　　茯苓 9g　　枸杞子 9g　　菊花 9g
密蒙花 9g　　青葙子 9g

7 剂

用法：每日 1 剂，水煎服，一日分 2～3 次服。

【随症加减】 虚火明显者，可加知母 9g、玄参 9g；大便秘结者，可加麦冬 9g、天冬 9g、白芍 15g。

【中成药】

处方 1： 大补阴丸。水蜜丸每次 6g，每日 2 次，口服；4 周为 1 个疗程，可用 1～2 个疗程。

处方 2： 二至丸。每次 9g，每日 2 次，口服；4 周为 1 个疗程，可用 1～2 个疗程。

处方 3： 石斛夜光丸。水蜜丸每次 7.3g，每日 2 次，口服；4 周为 1 个疗程，可用 1～2 个疗程。

3. 气阴两亏

【症状】 口腔干燥，气短乏力，纳差腹胀，肢体酸软，便溏或干结，或有低热，易于外感。舌胖嫩，舌苔净，脉浮虚大、重按无力。

【治法】 益气养阴。

【方药】 生脉饮加减。

人参 9g另煎	麦冬 9g	五味子 6g	天冬 9g
生地黄 9g	熟地黄 9g	白术 9g	山药 9g

7 剂

用法：每日 1 剂，水煎服，一日分 2～3 次服。

【随症加减】 阴虚有热者，可用西洋参代替人参；气虚明显者，可加黄芪 9g、茯苓 9g。

【中成药】

处方 1： 参苓白术散。每次 6～9g，每日 2～3 次，口服；4 周为 1 个疗程，可用 1～2 个疗程。

处方 2： 益气养阴口服液。每次 10ml，每日 2 次，口服；4 周为 1 个疗程，可用 1～2 个疗程。

处方 3： 津力达颗粒。每次 9g，每日 3 次，冲服；8 周为 1 个疗程，可用 1～2 个疗程。

4. 瘀血阻络

【症状】 形瘦肤干肌削，眼眶黧黑，关节疼痛固定甚则畸形，口燥但欲漱水不欲咽，大便燥结。舌紫暗少津，舌下络脉迂曲紫暗，脉沉短小涩。

【治法】活血化瘀，养血和络。

【方药】桃红四物汤加减。

当归 9g	川芎 6g	赤芍 9g	熟地黄 12g
桃仁 9g	红花 6g	麦冬 9g	石斛 9g
芦根 9g			

7 剂

用法：每日 1 剂，水煎服，一日分 2～3 次服。

【随症加减】血瘀有热者，可加牡丹皮 9g、生地黄 9g；瘀滞明显者，可加川牛膝 9g。

【中成药】

处方 1：血府逐瘀口服液。每次 20ml，每日 3 次，口服；4 周为 1 个疗程，可用 1～2 个疗程。

处方 2：四物颗粒。每次 5g，每日 3 次，冲服；4 周为 1 个疗程，可用 1～2 个疗程。

处方 3：脉络宁口服液。每次 20ml，每日 3 次，口服；4 周为 1 个疗程，可用 1～2 个疗程。

三、其他治法

针刺方法：阴虚津亏者可选用太溪、阴陵泉、三阴交、脾俞、肾俞、廉泉等穴滋补肝肾之阴。每日 1 次，每次留针 30min，采用补法，10 次为 1 个疗程，可连续 2～3 个疗程。阴虚血瘀者可选用膈俞、肝俞、肾俞、血海、气海、太冲等穴以行气活血润燥。每日 1 次，每次留针 30min，采用平补平泻法，10 次为 1 个疗程，可连续 2～3 个疗程。气阴两虚者可选用气海、太溪、阴陵泉、三阴交、足三里、关元，每日1 次，每次留针 30min，采用补法，10 次为 1 个疗程，可连续2～3 个疗程。

外治法：口鼻目干涩者可以养阴生津类中药，如人参叶、玉竹等煎汤熏洗或漱口，也可用滋润明目类眼药水或眼药膏润眼、润鼻通窍类滴鼻液滴鼻；皮肤干燥者可外搽润肤止痒类软膏。

四、日常调护

戒烟酒，忌辛辣刺激、温热性食物。保持口腔卫生，勤漱口、刷牙，以减少龋齿及口腔继发感染的发生。

第五节　痛　　风

痛风是指因嘌呤代谢紊乱，导致血尿酸过高而沉积在关节、组织中，造成多种损害的一组疾病，严重者可并发心脑血管疾病、肾功能衰竭，最终可能危及生命，是糖尿病、代谢综合征、血脂异常、慢性肾脏病和脑卒中等疾病发生的独立危险因素。

一、西医诊断要点

目前临床应用较广泛的是 1977 年美国风湿病学会制订的痛风分类标准、2015 年美国风湿病学会和欧洲抗风湿病联盟共同制定的标准，前者分类标准如下。

（1）关节液中有特征性尿酸盐结晶。

（2）用化学方法或偏振光显微镜证实痛风石中含尿酸盐结晶。

（3）具备以下 12 项（临床、实验室、X 线表现）中的 6 项：

① 急性关节炎发作＞1 次

② 炎症反应在 1 天内达高峰

③ 单膝关节炎发作

④ 可见关节发红

⑤ 第一跖趾关节疼痛或肿胀

⑥ 单侧第一跖趾关节受累

⑦ 单侧跗骨关节受累

⑧ 痛风石（已证实或可疑）

⑨ 高尿酸血症

⑩ 不对称关节内肿胀（X 线证实）

⑪ 无骨侵蚀的骨皮质下囊肿（X 线证实）

⑫ 关节炎发作时关节液微生物培养阴性

符合以上（1）～（3）项中的任何一项即可诊断为痛风。

二、中医辨证论治

1．湿热痹阻

【症状】下肢小关节猝然红、肿、热、痛，拒按，触之局部灼热，得凉则舒，伴发热口渴、心烦不安、溲黄。舌质红，舌苔黄腻，脉滑数。

【治法】清热化湿，舒筋通络。

【方药】白虎加桂枝汤合宣痹汤加减。

知母 18g	生石膏 30g先煎	甘草 9g	粳米 9g
人参 9g另煎	桂枝 9g	防己 12g	苦杏仁 12g后下
滑石 15g先煎	连翘 9g	焦栀子 9g	薏苡仁 15g
法半夏 9g	蚕沙 9g包煎	赤小豆 9g	

7剂

用法：每日1剂，水煎服，一日分2～3次服。

【随症加减】痛甚者，可加片姜黄6g、海桐皮9g；胃热甚而见口渴多饮、善饥、口疮、牙痛、舌红者，可加芦根15g、麦冬9g。

【中成药】

处方1：四妙丸。每次6g，每日2次，口服；4周为1个疗程，可用1～2个疗程。

处方2：痛风定胶囊。每次4粒，每日3次，口服；4周为1个疗程，可用1～2个疗程。

处方3：湿热痹片。每次6片，每日3次，口服；4周为1个疗程，可用1～2个疗程。

【其他治法】

针灸：一般急性期以热象为主者，宜针不宜灸。肘痛取合谷、手三里、曲池等穴；膝痛取膝眼、阳陵泉等穴；踝痛取中封、昆仑、解溪、丘墟等穴。行平补平泻法，得气后留针30min，每2天1次，10天为1个疗程，治1～2个疗程。

外治法：可用清热化湿类中药如樟木屑等煎汤洗足；青鹏软膏，一日2次，外用；雪山金罗汉止痛涂膜剂，一日3次，涂抹。

2. 瘀热阻滞

【症状】 关节红、肿、刺痛，局部肿胀变形，屈伸不利，肌肤色紫暗、按之稍硬，病灶周围或有块瘰硬结，肌肤干燥，皮色黧暗。舌紫暗或有瘀斑，舌苔薄白，脉细涩或沉弦。

【治法】 清热化瘀，活血通络。

【方药】 桃红饮合身痛逐瘀汤加味。

秦艽 9g	川芎 6g	桃仁 9g	红花 9g
甘草 6g	羌活 6g	没药 6g	当归 9g
五灵脂 6g包煎	香附 6g	川牛膝 9g	地龙 6g
威灵仙 9g			

7 剂

用法：每日 1 剂，水煎服，一日分 2～3 次服。

【随症加减】 瘀痛入络病久，关节肿痛反复发作，周围有硬结，舌有瘀斑者，可加全蝎 3g、三棱 9g、莪术 9g；气滞而见关节胀痛、痛无定处，平素腹胀、胁肋胀痛者，可加青皮 9g、川楝子 9g。

【中成药】

处方 1： 桂枝茯苓丸。每次 1 丸，每日 1～2 次，口服；4 周为 1 个疗程，可用 1～2 个疗程。

处方 2： 血府逐瘀口服液。每次 20ml，每日 3 次，口服；4 周为 1 个疗程，可用 1～2 个疗程。

处方 3： 瘀血痹胶囊。每次 6 粒，每日 3 次，口服；4 周为 1 个疗程，可用 1～2 个疗程。

3. 痰浊阻滞

【症状】 关节肿胀，甚则关节周围漫肿，局部酸麻疼痛，或见块瘰硬结不仁，伴有目眩、面浮足肿、胸脘痞闷。舌胖质暗，舌苔白腻，脉缓或弦滑。

【治法】 祛痰化浊，搜风通络。

【方药】 四妙散合指迷茯苓丸加味。

黄柏 9g	苍术 9g	川牛膝 9g	薏苡仁 15g

法半夏 30g　　茯苓 30g　　枳壳 15g　　芒硝 9g冲服

7 剂

用法：每日 1 剂，水煎服，一日分 2～3 次服。

【随症加减】 痰湿明显而见形体肥胖、大便黏腻、关节肿胀明显、苔厚腻者，可加萆薢 9g、赤小豆 9g、豨莶草 9g；关节屈伸不利者，可加木瓜 9g、威灵仙 9g。

【中成药】

处方 1： 二陈丸。每次 9～15g，每日 2 次，口服；4 周为 1 个疗程，可用 1～2 个疗程。

处方 2： 香砂六君丸。每次 6～9g，每日 2～3 次，口服；4 周为 1 个疗程，可用 1～2 个疗程。

处方 3： 木香顺气丸。每次 6～9g，每日 2～3 次，口服；4 周为 1 个疗程，可用 1～2 个疗程。

【其他治法】

针灸： 慢性期以痰瘀之象为主者，可针灸并用。取穴同“湿热痹阻”。穴位常规消毒后，快速进针，行捻转泻法，并加艾炷温灸，灸 3 壮。每日 1 次，5 次为 1 个疗程，休息 2 日后，继续下一疗程。

4. 肝肾阴虚

【症状】 病久屡发，关节痛如被杖，局部关节变形，昼轻夜重，肌肤麻木不仁，步履艰难，筋脉拘急，屈伸不利，头晕耳鸣，颧红口干。舌质红少苔，脉弦细或细数。

【治法】 滋补肝肾，通痹和络。

【方药】 健步丸合大补阴丸加减。

黄柏 9g　　知母 9g　　熟地黄 12g　　当归 9g
白芍 9g　　川牛膝 9g　　醋龟甲 12g先煎　　陈皮 6g
干姜 6g

7 剂

用法：每日 1 剂，水煎服，一日分 2～3 次服。

【随症加减】 阴虚发热者，可加牡丹皮 9g、生地黄 9g；关节痛甚者，可加络石藤 15g、全蝎 3g。

【中成药】

处方1：六味地黄丸（浓缩丸）。每次8丸，每日3次，口服；4周为1个疗程，可用1～2个疗程。

处方2：左归丸。每次9g，每日2次，口服；4周为1个疗程，可用1～2个疗程。

处方3：苁蓉益肾颗粒。每次2g，每日2次，冲服；4周为1个疗程，可用1～2个疗程。

三、日常调护

① 定期监测血尿酸、血肌酐等指标。积极控制血尿酸水平。

② 发作期患者卧床休息，患肢抬高以减轻疼痛，饮食宜以低嘌呤食物为宜，平时应忌食肥脂油腻辛辣之物、动物内脏、海味发物及豆类制品等，忌酒。

③ 每日饮水量2000～3000ml。

④ 避免劳累、受寒、过量运动等诱发因素。

参考文献

[1] 倪伟. 内科学 [M]. 北京：中国中医药出版社，2016.

[2] 王肖龙. 内科学 [M]. 2版. 上海：上海科学技术出版社，2019.

[3] 上海市卫生局. 上海市中医病证诊疗常规 [M]. 2版. 上海：上海中医药大学出版社，2003.

（吴辉辉）

第七章

神经系统疾病

第一节 头　痛

头痛是以头部自觉疼痛为特征的一类疾病，是临床常见的一种自觉症状，可单独出现，也可以出现在多种疾病的伴随症状中，呈一侧或双侧疼痛，常伴恶心呕吐，少数典型病例发作前有运动、感觉或者视觉障碍先兆，可伴有家族史，轻症头痛可以自行缓解，重症头痛可导致晕厥等危急重症。属于中医学“头痛”范畴。

一、西医诊断要点

（1）单侧或双侧搏动性头痛，中度或重度疼痛（日常活动受限或停止），常伴有恶心和（或）呕吐或畏光和怕声，每次头痛发作持续 4～72h(未治疗或未成功治疗)。

（2）遗传、饮食、内分泌以及精神等因素均与头痛发病有一定关系，具有明显家族聚集性。

（3）头颅 CT、MRI、MRA 等排除其他疾病。

二、中医辨证论治

1. 风寒头痛

【症状】 头痛反复，痛连项背，恶风寒，遇风寒加重，四肢不温，鼻塞流涕，关节酸痛，无汗，颈项僵硬等。舌淡红，苔薄白，脉浮紧。

【治法】 疏风散寒止痛。

【方药】 川芎茶调散加减；吴茱萸汤加减；麻黄附子细辛汤加减。

处方 1： 川芎茶调散加减

川芎 15g	荆芥 9g	防风 15g	细辛 3g
甘草 9g	薄荷 6g后下	白芷 12g	羌活 12g
葛根 15g			

7 剂

用法：每日 1 剂，水煎服，一日分 2～3 次服。

处方 2： 吴茱萸汤加减

吴茱萸 12g	人参 6g另煎	藁本 12g	川芎 15g

7 剂

用法：加生姜 3 片、大枣 6 枚，水煎服，早晚分 2～3 次服用。每日 1 剂。

处方 3： 麻黄附子细辛汤加减

麻黄 12g	熟附片 12g先煎	细辛 3g	白芷 12g
川芎 15g			

7 剂

用法：每日 1 剂，水煎服，一日分 2～3 次服。

【随症加减】 鼻塞、清涕重者，加辛夷 12g包煎、苍耳子 12g 等；颈项僵硬重，加伸筋草 15g、木瓜 30g 等；咳嗽者加干姜 6g、五味子 12g、蜜炙枇杷叶 15g包煎、茯苓 15g 等；纳差者，加焦山楂 15g、六神曲 15g 等。

【中成药】

处方 1： 川芎茶调颗粒。每次 1 袋，每日 2 次，饭后冲服，或遵医嘱。

处方 2： 天麻头痛片。每次 4～6 片，每日 3 次，口服，或遵医嘱。

处方 3： 都梁丸。每次 1 丸，每日 3 次，口服，或遵医嘱。

处方 4： 荆防颗粒。每次 15g，每日 3 次，冲服，或遵医嘱。

处方 5： 正柴胡饮颗粒。每次 10g，每日 3 次，冲服，或遵医嘱。

【其他治法】 艾灸太阳、百会、风池、风门、列缺穴 20min，每天 1 次。

2. 风热头痛

【症状】 头痛头胀，发热，口干口渴，面红目赤，心烦，小便黄，大便干结。舌红苔黄，脉浮数。

【治法】 疏风清热。

【方药】 芎芷石膏汤加减；或清震汤合普济消毒饮加减。

处方 1： 芎芷石膏汤加减

川芎 15g	白芷 12g	黄菊花 12g	石膏 30g先煎
藁本 15g			

7 剂

用法：每日 1 剂，水煎服，一日分 2～3 次服。

处方 2： 清震汤合普济消毒饮加减

升麻 30g	苍术 30g	荷叶 1 张后下	牛蒡子 12g
黄芩 15g	黄连 6g	甘草 9g	桔梗 9g
板蓝根 12g	连翘 12g	玄参 15g	柴胡 12g
陈皮 9g	僵蚕 12g	薄荷 6g后下	

7 剂

用法：每日 1 剂，水煎服，一日分 2～3 次服。

【随症加减】 若大便干结、口鼻生疮，加生大黄 6g后下、金银花 12g、蒲公英 30g；热盛津伤，口干口苦，加知母 12g、石斛 15g、天花粉 12g 等；烦躁者，加牡丹皮 12g、栀子 12g 等。

【中成药】

处方 1： 芎菊上清丸。每次 1 丸（9g），每日 2 次，口服，或遵医嘱。

处方 2： 清热解毒颗粒。每次 5～10g，每日 3 次，冲服，或遵医嘱。

处方 3：夏桑菊颗粒。每次 1～2 袋，每日 3 次，冲服，或遵医嘱。

处方 4：小柴胡颗粒。每次 1～2 袋，每日 3 次，温开水冲服，或遵医嘱。

处方 5：连花清瘟胶囊。每次 4 粒，每日 3 次，口服，或遵医嘱。

处方 6：双黄连口服液。每次 20ml，每日 3 次，口服，或遵医嘱。

处方 7：板蓝根颗粒。每次 5～10g，每日 3～4 次，温开水冲服，或遵医嘱。

【其他治法】针刺百会、太阳、列缺、曲池、大椎、外关等穴，每天 1 次。

3. 风湿头痛

【症状】头痛如裹，发热，肢体困倦，乏力，胸闷纳呆，小便不利，大便黏。舌淡，苔白腻，脉濡。

【治法】祛风胜湿。

【方药】羌活胜湿汤加减；或黄连香薷饮加减。

处方 1：羌活胜湿汤加减

羌活 15g	独活 15g	川芎 15g	防风 15g
藁本 15g	蔓荆子 12g		

7 剂

用法：每日 1 剂，水煎服，一日分 2～3 次服。

处方 2：黄连香薷饮加减

香薷 15g	黄连 12g	厚朴 12g	佩兰 12g
竹茹 12g	知母 12g		

7 剂

用法：每日 1 剂，水煎服，一日分 2～3 次服。

【随症加减】如胸闷纳呆、便溏，加苍术 12g、陈皮 9g、枳壳 12g；如恶心呕吐，加姜半夏 12g、生姜 3g；如小便短少，加薏苡仁 30g、竹叶 12g 等。

【中成药】

处方1： 藿香正气软胶囊。每次2～4粒，每日2次，口服，或遵医嘱。

处方2： 川芎清脑颗粒。每次1袋，每日3次，冲服，或遵医嘱。

处方3： 九味羌活丸。每次6～9g，每日2～3次，口服，或遵医嘱。

【其他治法】 针刺百会、太阳、丰隆、阴陵泉、率谷、中脘等穴，每天1次。

4. 肝肾亏虚、肝阳上亢头痛

【症状】 头痛头胀，心烦易怒，腰膝酸软，神疲乏力，面红目赤，遗精带下，耳鸣等。舌红少苔，脉弦细。

【治法】 滋补肝肾，平肝潜阳。

【方药】 天麻钩藤饮合大补元煎加减。

天麻 15g	钩藤 15g后下	石决明 30g先煎	黄芩 15g
栀子 15g	牛膝 15g	杜仲 15g	桑寄生 15g
熟地黄 20g	山药 15g	山茱萸 15g	

7剂

用法：每日1剂，水煎服，一日分2～3次服。

【随症加减】 若肝火旺，胁痛、口苦、面赤、便秘，加郁金12g、龙胆12g、夏枯草15g等；记忆力减退，可加石菖蒲15g、人参9g另煎、远志12g等；如畏寒、四肢不温，可加右归丸（中成药）等。

【中成药】

处方1： 天麻钩藤颗粒。每次1袋（10g），每日3次，温开水冲服，或遵医嘱。

处方2： 羚羊角颗粒。每次5g，每日2次，冲服，或遵医嘱。

处方3： 天舒胶囊。每次4粒，每日3次，饭后口服，或遵医嘱。

处方4： 熄风通络头痛片。每次4片，每日3次，饭后口服，或遵医嘱。

处方5：镇脑宁胶囊。每次4～5粒，每日3次，口服，或遵医嘱。

5. 气血亏虚头痛

【症状】头痛头晕，心悸不宁，乏力，面色白或萎黄，失眠，多梦等。舌淡苔薄，脉细弱。

【治法】补气养血。

【方药】补中益气汤合四物汤加减。

柴胡 6g	升麻 6g	当归 15g	人参 6g另煎
黄芪 30g	陈皮 12g	白术 15g	地黄 15g
白芍 15g	川芎 15g	蔓荆子 12g	

7剂

用法：每日1剂，水煎服，一日分2～3次服。

【随症加减】若乏力、汗出、气短，加煅牡蛎30g先煎、浮小麦30g、细辛3g；头晕、耳鸣、少寐，加制何首乌15g、枸杞子12g、酸枣仁15g等。

【中成药】

处方1：养血清脑颗粒。每次1袋（4g），每日3次，冲服，或遵医嘱。

处方2：正天丸。每次6g，每日2～3次，饭后服，或遵医嘱。

6. 痰瘀头痛

【症状】头痛昏蒙，或痛如针刺，心烦不宁，乏力，胸脘痞闷，呕吐痰涎等。舌暗苔白腻或伴有瘀斑，脉沉涩。

【治法】活血化痰，通络止痛。

【方药】半夏白术天麻汤合通窍活血汤加减。

法半夏 12g	白术 15g	天麻 15g	陈皮 12g
茯苓 15g	甘草 9g	桃仁 15g	红花 9g
当归 15g	生地黄 15g	白芍 15g	川芎 15g
白芷 15g	蔓荆子 12g		

7剂

用法：每日1剂，水煎服，一日分2～3次服。

【随症加减】头痛甚，加全蝎 3g、蜈蚣 2 条等；久病气血不足，加黄芪 30g、阿胶 6g烊化 等；大便不畅、口苦，加黄芩 12g、竹茹 12g、枳实 15g 等；头晕、健忘、不寐，加制何首乌 15g、枸杞子 12g、石菖蒲 15g、酸枣仁 15g 等。

【中成药】

处方 1：头痛宁胶囊。每次 3 粒，每日 3 次，口服，或遵医嘱。

处方 2：强力天麻杜仲胶囊。每次 2～3 粒，每日 2 次，口服，或遵医嘱。

处方 3：通天口服液。第 1 日：即刻服药，1h 后、2h 后、4h 后各服 10ml。以后每 6 小时服 10ml。第 2～3 日服法：每次 10ml，每日 3 次，或遵医嘱。

三、日常调护

适寒温，防止外感；调畅情绪，避免激动；调节饮食，戒烟酒；劳逸适度，防止过劳。

第二节　缺血性脑卒中

缺血性脑卒中是高血压、高血糖、高血脂等多种因素导致脑部血液循环障碍，致局部脑组织缺血缺氧性坏死，以突然昏仆、半身不遂、口舌歪斜、言语謇涩或不语、偏身麻木为主要临床表现的病症。一般来说，本病起病急、病情重、变化快。本病严重危害着人类健康，发病率高、死亡率高、致残率高、复发率高。属于中医学“中风”范畴。

一、西医诊断要点

① 起病突然，安静或活动时发病，口眼歪斜，口角流涎，偏侧肢体瘫痪或麻木，言语含糊等，甚则出现昏迷、呼之不应等。

② 头颅 CT、头颅 MRI、头颅 MRA 可见梗死灶。

③ 多数患者高龄，近年发病患者有低龄化趋势，多数患者身体肥胖，有吸烟饮酒的习惯，伴有高血压、糖尿病、血脂异常等基础疾病。

二、中医辨证论治

（一）中经络

1. 络脉空虚，风邪入中

【症状】 平素身体虚弱，经常肢体麻木，突然口眼歪斜，言语不利，口角流涎，甚至半身不遂，恶寒或伴有发热，肢体拘急，关节酸痛。舌淡红，苔薄白，脉浮数。

【治法】 祛风，化痰，养血，通络。

【方药】 大秦艽汤合半夏白术天麻汤加减。

秦艽 15g	羌活 15g	防风 12g	白芷 12g
细辛 3g	当归 15g	地黄 20g	赤芍 15g
川芎 15g	法半夏 12g	白术 15g	天麻 15g
茯苓 15g			

7 剂

用法：每日 1 剂，水煎服，一日分 2～3 次服。

【随症加减】 若有咽干、恶风等风热表证，加菊花 9g、桑叶 12g 等；如果呕吐痰涎，加天南星 12g 等；手足麻木、肌肤不仁，加桂枝 12g、炒白芥子 12g、僵蚕 12g；年老体弱者加黄芪 30g 等。

【中成药】

处方 1： 天丹通络片。每次 5 片，每日 3 次，口服，或遵医嘱。

处方 2： 脑安胶囊。每次 2 粒，每日 2 次，口服，或遵医嘱。

处方 3： 银杏叶片。每次 1 片，每日 3 次，口服，或遵医嘱。

处方 4： 龙血通络胶囊。每次 2 粒，每日 3 次，口服，或遵医嘱。

处方 5： 脑血康滴丸。每次 10～20 丸，每日 3 次，口服，或遵医嘱。

2. 肝肾阴虚，风阳上扰

【症状】 突然口眼歪斜、舌强语涩、肢体麻木或半身不遂等，平素头晕头痛、耳鸣、目干涩，腰酸等。舌红，苔白腻，脉细数或弦滑。

【治法】 滋阴潜阳，息风通络。

【方药】 镇肝熄风汤加减。

龙骨 30g[先煎]	牡蛎 30g[先煎]	龟甲 15g[先煎]	牛膝 15g
赭石 30g[先煎]	玄参 15g	天冬 15g	白芍 15g
天麻 15g	钩藤 20g[后下]	石决明 30g[先煎]	

7 剂

用法：每日 1 剂，水煎服，一日分 2～3 次服。

【随症加减】 痰热较重，加天南星 12g、竹沥 12g、浙贝母 12g；心烦易怒，加黄芩 15g、栀子 12g；头痛，加羚羊角粉 0.6g[冲服]、夏枯草 15g 等。

【中成药】

处方 1： 养血清脑颗粒。每次 1 袋（4g），每日 3 次，冲服，或遵医嘱。

处方 2： 天麻钩藤颗粒。每次 1 袋（10g），每日 3 次，冲服，或遵医嘱。

处方 3： 强力天麻杜仲胶囊。每次 2～3 粒，每日 2 次，口服，或遵医嘱。

3. 其他治法

针灸治疗： 根据不同证候选择合理穴位配伍和适宜的手法治疗，包括体针、电针、灸法、拔罐等。

主穴：肩髃、曲池、合谷、外关、环跳、阳陵泉、足三里、解溪、昆仑。吞咽困难，加内关、人中、风池、三阴交等；尿失禁，加中极、曲骨、关元等。每日 1 次，每次留针 30min。

推拿治疗：选穴肩髃、曲池、合谷、环跳、阳陵泉、太冲等，以㨰法、点法、拿法、按法、揉法、摇法、推法等治疗。

其他：如中药离子导入、熏蒸疗法等。

（二）中脏腑

1. 闭证

闭证以内闭邪实为主，属实证、急证，宜驱邪，根据患者有无热象，分阴闭、阳闭，分别采取辛温开窍、辛凉开窍等治法。

（1）阳闭

【症状】除突然出现昏倒、不省人事、牙关紧闭、口噤不开、两手握拳、二便闭、肢体强直外，还伴有身热面赤、口臭、烦躁不宁、舌苔黄腻、脉弦滑。

【治法】辛凉开窍，凉肝息风。

【方药】临床常用安宫牛黄丸、至宝丹等灌服。

（2）阴闭

【症状】除突然出现昏倒、不省人事、牙关紧闭、口噤不开、两手握拳、二便闭、肢体强直外，常伴有面白唇暗、四肢不温、痰涎壅盛、苔白腻、脉滑缓。

【治法】辛温开窍，豁痰息风。

【方药】临床常用苏合香丸灌服。

2. 脱证

【症状】突然昏倒，不省人事，口开目合，手撒身软，肢冷汗出，二便自遗，肢体痿软，脉细弱。

【治法】益气回阳，救阴固脱。

【方药】生脉饮或参附注射液。

闭证或脱证属于中医急证，患者病情变化大，随时可能出现心跳、呼吸骤停，需要密切注意患者血压、心律、呼吸等生命体征的变化。

（三）后遗症

（后遗症：气虚血瘀，络脉瘀阻。）

【症状】 半身不遂，疲倦无力，失眠多梦，面色萎黄，舌淡红，苔薄白，脉细无力。

【治法】 补气，活血，通络。

【方药】 补阳还五汤加减。

黄芪 120g	桃仁 15g	红花 9g	当归 15g
地龙 12g	赤芍 15g	川芎 15g	水蛭 6g

7 剂

用法：每日 1 剂，水煎服，一日分 2～3 次服。

【随症加减】 若言语不利，加石菖蒲 15g、郁金 15g、远志 15g 等；若肢体麻木，加桂枝 12g、炒白芥子 12g、僵蚕 12g 等；如果口眼歪斜，加制白附子 12g、僵蚕 12g 等。

【中成药】

处方 1： 脉血康胶囊。每次 2～4 粒，每日 3 次，口服，或遵医嘱。

处方 2： 消栓通络胶囊。每次 6 粒，每日 3 次，口服，或遵医嘱。

处方 3： 血栓心脉宁片。每次 2 片，每日 3 次，口服，或遵医嘱。

【其他治法】

针灸治疗： 根据不同证候选择合理穴位配伍和适宜的手法治疗，包括体针、电针、灸法、拔罐等。

取穴：以肩井穴、肩贞穴、曲池穴、手三里穴、合谷穴、委中穴、环跳穴、阳陵泉穴、足三里穴等为主。吞咽困难，加廉泉穴、天突穴等；言语不利，加百会穴、金津穴等。每日 1 次，每次留针 30min。

推拿治疗： 选髀关穴、伏兔穴、梁丘穴、血海穴、阳陵泉穴等，以㨰法、点法、拿法、按法、揉法、摇法、推法等进行治疗。

三、日常调护

① 中风属危急重病，临床极为常见。中风的预防，在于避风寒、慎起居、节饮食、远房事、调情志。

② 重视先兆症状的观察，如一过性言语不利、肢体无力或麻木等症状，应积极评估病情变化，必要时行溶栓治疗，积极治疗是预防中风发生的关键。

③ 加强护理是提高临床治愈率、减少合并症、降低死亡率和病残率的重要环节。急性期患者宜卧床休息，尤其是中脏腑患者要密切观察病情，重点注意神志、瞳神、气息、脉象等情况，以了解闭、脱证的转化。

④ 保持呼吸道和肠道的通畅。防止肺部、口腔、皮肤、会阴等部位感染。语言不利者，宜加强语言训练。病情稳定后，可配合推拿及功能训练，并指导患者自我锻炼，促进患肢功能的恢复。

第三节　运动神经元病（痿病）

运动神经元病是指上运动神经元和（或）下运动神经元损伤后的慢性进行性神经系统变性疾病。病因至今不明，可能与遗传及基因缺陷或环境因素，如重金属中毒等有关。属于中医学“痿证”范畴。

一、西医诊断要点

（1）起病隐匿，进展缓慢，四肢肌肉萎缩无力进行性加重、动作僵硬等，可见肌肉震颤，部分患者以舌肌萎缩起病，疾病晚期多卧床不起、呼吸功能不全。

（2）肌电图、神经传导速度检测、血清特殊抗体检查，以及头颅 MRI、颈腰椎 MRI 等影像学检查，甚至肌肉活检。

（3）部分患者发病前有感冒、腹泻病史，有的患者有神经毒性药物接触史或家族遗传史。

二、中医辨证论治

1. 肺热津伤

【症状】发病急，病起发热，或热后突然出现肢体软弱无力，可较快发生肌肉瘦削，皮肤干燥，心烦口渴，咳呛少痰，咽干不利，小便黄赤或热痛，大便干燥。舌质红，苔黄，脉细数。

【治法】清热润燥，养阴生津。

【方药】清燥救肺汤加减。

人参 9g（另煎）　麦冬 15g　生甘草 9g　阿胶 6g（烊化冲入）
苦杏仁 12g（后下）　炒胡麻仁 30g　生石膏 30g（先煎）　霜桑叶 15g
炙枇杷叶 15g（包煎）

7 剂

用法：每日 1 剂，水煎服，阿胶烊化后冲入中药汁中，分2～3次服用。

【随症加减】痰中带血，加百合 15g、玄参 12g 等；咽干不利，加天花粉 15g、芦根 15g；咳嗽少痰，加全瓜蒌 15g、浙贝母 12g；低热加地骨皮 15g 等；声低、气短、多汗加黄芪 30g、五味子 12g 等。

【中成药】

处方 1：羚羊清肺丸。大蜜丸每次 1 丸，每日 3 次，口服，或遵医嘱。

处方 2：清肺抑火片。每次 4 片，每日 2 次，口服，或遵医嘱。

处方 3：清肺化痰丸。水蜜丸每次 6g，每日 2 次，口服，或遵医嘱。

2. 湿热浸淫

【症状】起病较缓，逐渐出现肢体困重、痿软无力，尤以下肢或两足痿弱为甚，兼见微肿，手足麻木，扪及微热，喜凉恶热，或有发热，胸脘痞闷，小便赤涩热痛。舌质红，苔黄腻，脉濡数或滑数。

【治法】清热利湿，通利经脉。

【方药】加味二妙散加减。

苍术 15g	黄柏 12g	萆薢 15g	防己 12g
薏苡仁 30g	蚕沙 12g包煎	木瓜 30g	牛膝 15g
龟甲 15g先煎			

7 剂

用法：每日 1 剂，水煎服，一日分 2～3 次服。

【随症加减】 湿盛而肢体困重甚者，加陈皮 12g、厚朴 15g 等；湿热伤阴，出现心烦、手足心热，加生地黄 15g、麦冬 15g、山药 15g 等。

【中成药】

处方 1： 四妙丸。每次 6g，每日 2 次，口服，或遵医嘱。

处方 2： 龙胆泻肝丸（水丸）。每次 3～6g，每日 2 次，口服，或遵医嘱。

处方 3： 六君子丸。每次 9g，每日 2 次，口服，或遵医嘱。

3. 脾胃虚弱

【症状】 起病缓慢，肢体软弱无力逐渐加重，神疲肢倦，肌肉萎缩，少气懒言，纳呆便溏，面色白或萎黄无华，面浮。舌淡苔薄白，脉细弱。

【治法】 补中益气，健脾升清。

【方药】 参苓白术散合补中益气汤加减。

人参 9g另煎	白术 15g	山药 15g	白扁豆 30g
莲子 15g	甘草 9g	大枣 6g	黄芪 30g
当归 15g	薏苡仁 30	茯苓 15g	砂仁 9g后下
陈皮 12g	升麻 12g	柴胡 12g	六神曲 15g

7 剂

用法：每日 1 剂，水煎服，一日分 2～3 次服。

【随症加减】 肥人痰多，可加姜半夏 12g、泽泻 15g 等；热伤胃阴，大便干结、口燥咽干，可加石膏 30g先煎、怀牛膝 15g、知母 12g、麦冬 15g；食积不运，加焦山楂、炒麦芽各 15g 等。

【中成药】

处方 1： 人参健脾丸。大蜜丸每次 2 丸，每日 2 次，口服，或遵医嘱。

处方 2： 参苓白术丸。每次 6g，每日 3 次，口服，或遵医嘱。

处方3： 香砂养胃丸（浓缩丸）。每次8丸，每日3次，口服，或遵医嘱。

4. 肝肾亏虚

【症状】 起病缓慢，渐见肢体痿软无力，尤以下肢明显，腰膝酸软，不能久立甚至步履全废，腿胫大肉渐脱，或伴有眩晕耳鸣，舌咽干燥，遗精或遗尿，或妇女月经不调。舌红少苔，脉细数。

【治法】 补益肝肾，滋阴清热。

【方药】 虎潜丸加减。

狗骨 30g	牛膝 15g	熟地黄 20g	龟甲 15g（先煎）
知母 12g	黄柏 12g	锁阳 15g	当归 15g
白芍 15g	陈皮 12g	干姜 6g	

7剂

用法：每日1剂，水煎服，一日分2～3次服。

【随症加减】 若久病及阳，阴阳两虚，症见畏寒、阳痿、小便清长，可加补骨脂12g、鹿角片6g（先煎）、肉桂3g（后下）、淫羊藿15g等。

【中成药】

处方1： 归芍地黄丸。水蜜丸每次6g，每日2～3次，口服，或遵医嘱。

处方2： 知柏地黄丸。大蜜丸每次1丸，每日2次，口服，或遵医嘱。

处方3： 壮骨丸。每次1丸，每日2次，口服，或遵医嘱。

5. 脉络瘀阻

【症状】 久病体虚，四肢痿弱，肌肉瘦削，手足麻木不仁，四肢青筋显露，可伴有肌肉活动时隐痛不适，舌痿不能伸缩。舌质暗淡或有瘀点、瘀斑，脉细涩。

【治法】 益气养营，活血行瘀。

【方药】 圣愈汤合补阳还五汤加减。

人参 9g另煎	黄芪 30g	当归 15g	川芎 15g
熟地黄 20g	白芍 15g	川牛膝 15g	地龙 12g
桃仁 15g	红花 12g	鸡血藤 20g	

7 剂

用法：每日 1 剂，水煎服，一日分 2～3 次服。

【随症加减】如手足麻木、舌痿不伸，加桂枝 12g、僵蚕 12g、橘络 9g 等；肌肤甲错、形体消瘦，加土鳖虫 12g、水蛭 6g 等。

【中成药】

处方 1：龙血通络胶囊。每次 2 粒，每日 3 次，口服，或遵医嘱。

处方 2：脉血康胶囊。每次 2～4 粒，每日 3 次，口服，或遵医嘱。

处方 3：脉络舒通丸。每次 12g，每日 3 次，口服，或遵医嘱。

三、其他治法

针灸治疗：主穴——上肢病取曲池、合谷、背部夹脊穴；下肢病取髀关、风市、足三里、阳陵泉、三阴交、腰部夹脊穴。配穴：肺热津伤者，配尺泽、肺俞；湿热浸淫者，配阴陵泉、大椎；脾胃虚弱者，配脾俞、胃俞、中脘；肝肾亏虚者，配肝俞、肾俞。操作：毫针刺，按虚补实泻法操作。每日 1 次，每次留针 30min，10 次为 1 个疗程。

四、日常调护

① 痿病的发生常与居住湿地、感受温热湿邪有关，因此，避居湿地，防御外邪侵袭，有助于痿病的预防和康复。

② 病情危重、卧床不起、吞咽呛咳、呼吸困难者，要常翻身拍背，鼓励病人排痰，以防止痰湿壅肺和褥疮。对瘫痪患者，应注意患肢保暖，保持肢体功能体位，防止肢体挛缩和关节僵硬，有利于日后功能的恢复。由于肌肤麻木，在日常生活与护理中，应避免冻伤或烫伤。

③ 进行适当体育锻炼，生活规律，饮食宜清淡富有营养，忌

油腻辛辣之物。

第四节　失　眠

失眠是一种最常见的睡眠障碍形式。临床上主要表现为睡眠时间、深度的不足，轻者入睡困难，或寐而不酣，时寐时醒，或醒后不能再寐，重则彻夜不寐，常影响人们的正常工作、生活、学习和健康。属于中医学“不寐”范畴。

一、西医诊断要点

① 失眠：表现入睡困难，入睡时间超过 30min（30min 不能入睡）。

② 睡眠质量：睡眠质量下降，睡眠维持障碍，整夜觉醒次数≥2次，早醒，睡眠质量下降。

③ 总睡眠时间：总睡眠时间减少，通常少于 6h。

二、中医辨证论治

1. 肝火扰心

【症状】 不寐多梦，甚则彻夜不眠，急躁易怒，伴头晕头胀、目赤耳鸣、口干而苦、不思饮食、便秘溲赤。舌红苔黄，脉弦而数。

【治法】 疏肝泻火，镇心安神。

【方药】 龙胆泻肝汤加减；或柴胡加龙骨牡蛎汤加减。

处方 1： 龙胆泻肝汤加减

龙胆 12g	黄芩 12g	栀子 12g	泽泻 15g
车前子 20g包煎	当归 15g	生地黄 15g	柴胡 12g
甘草 6g	生龙骨 30g先煎	生牡蛎 30g先煎	磁石 30g先煎

7 剂

用法：每日 1 剂，水煎服，一日分 2～3 次服。

处方 2：柴胡加龙骨牡蛎汤加减

柴胡 12g　　黄芩 12g　　桂枝 12g　　法半夏 12g
生龙骨 30g[先煎]　　生牡蛎 30g[先煎]　　制大黄 9g　　茯苓 15g
人参 6g[另煎]

7 剂

用法：每日 1 剂，水煎服，一日分 2～3 次服。

【随症加减】 胸闷、叹息，加香附 12g、郁金 12g、佛手 15g 等；头胀头痛，加天麻 15g、钩藤 15g[后下]、石决明 30g[先煎]；腰膝酸软，加杜仲 15g、牛膝 15g 等。

【中成药】

处方 1：龙胆泻肝丸（水丸）。每次 3～6g，每日 2 次，口服，或遵医嘱。

处方 2：加味逍遥丸。每次 6g，每日 2 次，口服，或遵医嘱。

处方 3：朱砂安神丸。水蜜丸每次 6g，每日 1～2 次，睡前口服，或遵医嘱。

2. 痰热扰心

【症状】 心烦不寐，胸闷脘痞，泛恶嗳气，伴口苦、头重、目眩。舌偏红，苔黄腻，脉滑数。

【治法】 清化痰热，和中安神。

【方药】 黄连温胆汤加减。

法半夏 12g　　陈皮 12g　　茯苓 15g　　枳实 12g
黄连 9g　　竹茹 12g　　龙骨 30g[先煎]　　珍珠母 30g[先煎]
磁石 30g[先煎]

7 剂

用法：每日 1 剂，水煎服，一日分 2～3 次服。

【随症加减】 心悸不安，加琥珀粉 0.6g[冲服]；大便干结，加大黄 6g[后下]；情绪烦躁，加牡丹皮 12g、栀子 12g 等。

【中成药】

处方 1：龙胆泻肝丸（水丸）。每次 3～6g，每日 2 次，冲服，或遵医嘱。

处方 2：牛黄清心丸。大蜜丸每次 1 丸，每日 1 次，口服，或遵医嘱。

处方 3：心速宁胶囊。每次 4 粒，每日 3 次，口服，或遵医嘱。

3. 心脾两虚

【症状】不易入睡，多梦易醒，心悸健忘，神疲食少，伴头晕目眩、四肢倦怠、腹胀便溏、面色少华。舌淡苔薄，脉细无力。

【治法】补益心脾，养血安神。

【方药】归脾汤加减。

人参 6g另煎	白术 15g	甘草 6g	当归 15g
黄芪 30g	远志 12g	酸枣仁 15g	茯神 15g
龙眼肉 12g	木香 9g后下		

7 剂

用法：每日 1 剂，水煎服，一日分 2～3 次服。

【随症加减】面色不华，加丹参 15g、地黄 15g 等；不寐严重，加五味子 12g、首乌藤 15g、柏子仁 12g 等；腹泻，加苍术 12g 等。

【中成药】

处方 1：归脾丸。小蜜丸每次 9g，每日 3 次，口服，或遵医嘱。

处方 2：柏子养心丸。水蜜丸每次 6g，每日 2 次，口服，或遵医嘱。

处方 3：养心宁神丸。每次 6g，每日 2 次，口服，或遵医嘱。

4. 心肾不交

【症状】心烦不寐，入睡困难，心悸多梦，伴头晕耳鸣、腰膝酸软、潮热盗汗、五心烦热、咽干少津、男子遗精、女子月经不调。舌红少苔，脉细数。

【治法】滋阴降火，交通心肾。

【方药】六味地黄丸合交泰丸加减。

熟地黄 20g	山茱萸 15g	山药 15g	泽泻 12g
茯苓 12g	牡丹皮 12g	黄连 6g	肉桂 3g后下

7 剂

用法：每日 1 剂，水煎服，一日分 2～3 次服。

【随症加减】面红微热、头晕，加龟甲15g先煎、鳖甲15g先煎、牡蛎30g先煎等；盗汗，加浮小麦30g、麻黄根15g、糯稻根30g等。

【中成药】

处方1：天王补心丸。大蜜丸每次1丸，每日2次，口服，或遵医嘱。

处方2：安神健脑片。每次5片，每日2次，口服，或遵医嘱。

处方3：石榴补血糖浆。每次20～30ml，每日3次，口服，或遵医嘱。

处方4：六味安神胶囊。每次3粒，每日3次，口服，或遵医嘱。

5. 心胆气虚

【症状】虚烦不寐，触事易惊，终日惕惕，胆怯心悸，伴气短自汗、倦怠乏力。舌淡，脉弦细。

【治法】益气镇惊，安神定志。

【方药】安神定志丸合酸枣仁汤加减。

人参6g另煎	茯苓15g	甘草6g	茯神15g
远志12g	龙骨30g先煎	石菖蒲15g	川芎15g
酸枣仁15g	知母12g		

7剂

用法：每日1剂，水煎服，一日分2～3次服。

【随症加减】心悸气短甚，加黄芪30g、山药15g等；气虚自汗甚，加黄芪30g、煅牡蛎30g先煎、浮小麦30g等；胸闷叹息，加柴胡12g、香附12g、郁金12g等；神魂不安，加牡蛎30g先煎、石决明30g先煎等。

【中成药】

处方1：安神温胆丸。每次1丸，每日2次，口服，或遵医嘱。

处方2：柏子养心丸。大蜜丸每次1丸，每日2次，口服，或遵医嘱。

处方3：安神补心丸。每次15丸，每日3次，口服，或遵医嘱。

三、其他治法

针灸疗法

① 体针：针刺神门、三阴交穴。心脾两虚者可选加心俞、厥阴俞、脾俞；心肾不交者选加心俞、肾俞、太溪；肝火扰心者选加肝俞、间使、太冲。针刺用平补平泻法，或针灸并用，留针20min，每周治疗3～4次，10次为1个疗程，3～4个疗程后失眠会明显缓解。

② 耳针：穴位为皮质下、交感、心、脾、肾、内分泌、神门。每次选2～3穴，中强刺激，留针20min。

放松疗法：静坐、打坐、站桩、慢走都是有效的放松方法。

足浴疗法：热水泡脚，可以促进血液循环，再加入治疗失眠的中药，热水中的热力还能帮助药物成分渗入脚部的毛细血管。泡脚时间最好选择在睡觉前半小时。

四、日常调护

本病属心神病变，故尤应注意精神方面的调摄，做到喜怒有节、心情舒畅；睡前不宜饮浓茶、咖啡、酒等兴奋刺激之品；养成良好的生活习惯，适当参加体力劳动和体育锻炼，如练气功、打太极拳等。

第五节　椎基底动脉供血不足（眩晕）

椎基底动脉供血不足是指各种原因引起的椎基底动脉狭窄（或闭塞）而导致脑干、小脑或枕叶皮质的缺血。属于中医学“眩晕”范畴。

一、西医诊断要点

（1）患者常存在高血压、糖尿病、高血脂、肥胖、吸烟等因素。

（2）临床表现为头晕目眩，视物旋转，轻则闭目即止，重则如坐舟船，甚则仆倒，可伴有恶心呕吐、眼球震颤、耳鸣耳聋、汗出、面色苍白等，甚则伴有构音障碍、吞咽障碍、偏盲、猝倒发作等。起病较急，常反复发作，或渐进加重。

（3）头部CT、MRI检查未见明显梗死灶，椎动脉造影可见不同程度的狭窄。

二、中医辨证论治

1．风痰阻络

【症状】眩晕有旋转感或摇晃感、漂浮感，头重如裹，伴有恶心呕吐或恶心欲呕、呕吐痰涎、食少便溏。舌苔白或白腻，脉弦滑。

【治法】祛风化痰，健脾和胃。

【方药】半夏白术天麻汤加减；或温胆汤加减。

处方1：半夏白术天麻汤加减

陈皮12g	法半夏12g	白术15g	天麻15g
茯苓15g	生姜3g	大枣9g	

7剂

用法：每日1剂，水煎服，一日分2～3次服。

处方2：温胆汤加减

陈皮12g	法半夏12g	茯苓15g	甘草9g
竹茹12g	枳壳12g		

7剂

用法：每日1剂，水煎服，一日分2～3次服。

【随症加减】眩晕较甚、呕吐频作，加赭石30g先煎等；如耳鸣，加石菖蒲15g、郁金15g、磁石30g先煎等。

【中成药】

处方1：再造丸。大蜜丸每次1丸，每日2次，口服，或遵医嘱。

处方2：大活络丸。小蜜丸每次1袋，每日1～2次，口服，或遵医嘱。

处方3： 天麻丸。小蜜丸每次9g，每日2～3次，口服，或遵医嘱。

2. 肝肾阴虚

【症状】 头晕目涩，耳鸣，心烦失眠，多梦，面赤，盗汗，手足心热，口干。舌红少苔，脉细数或弦细。

【治法】 镇肝息风，滋阴潜阳。

【方药】 天麻钩藤饮加减；或镇肝熄风汤加减；或大定风珠加减。

处方1： 天麻钩藤饮加减

天麻 9g	川牛膝 15g	钩藤 12g后下	石决明 30g先煎
栀子 12g	杜仲 15g	黄芩 15g	益母草 15g
桑寄生 15g	首乌藤 20g	朱茯神 12g	

7剂

用法：每日1剂，水煎服，一日分2～3次服。

处方2： 镇肝熄风汤加减

怀牛膝 15g	生赭石 30g先煎	生龙骨 30g先煎	生牡蛎 30g先煎
生龟甲 15g先煎	白芍 15g	玄参 15g	天冬 15g
川楝子 12g	生麦芽 15g	茵陈 15g	甘草 12g

7剂

用法：每日1剂，水煎服，一日分2～3次服。

处方3： 大定风珠加减

生白芍 15g	阿胶 6g烊化	生龟甲 15g先煎	干地黄 15g
火麻仁 12g	五味子 9g	生牡蛎 30g先煎	麦冬 15g
炙甘草 9g	鳖甲 15g先煎		

7剂

用法：每日1剂，水煎服，阿胶烊化后冲入中药汁中，一日分2～3次服。

【随症加减】 肝火旺盛，加龙胆12g、牡丹皮12g、菊花9g等，若手足震颤、筋惕肉瞤，加羚羊角粉0.6g冲服等。

【中成药】

处方1： 养血清脑颗粒。每次1袋（4g），每日3次，冲服，或遵医嘱。

处方 2: 大活络丸。小蜜丸每次 1 袋，每日 1～2 次，口服，或遵医嘱。

处方 3: 左归丸。水蜜丸每次 9g，每日 2 次，口服，或遵医嘱。

3. 瘀血阻窍

【症状】 眩晕头痛，伴健忘失眠、耳鸣耳聋、肢体麻木或刺痛、唇甲发绀、肌肤甲错，或皮肤如蚁行状。舌质紫暗有瘀斑，苔薄白，脉弦涩或细涩。

【治法】 活血化痰，通络开窍。

【方药】 通窍活血汤加减。

赤芍 15g　　川芎 9g　　桃仁 9g　　红花 6g

白芷 12g

7 剂

用法：加生姜 3 片、大枣 6 枚、老葱白 3 枚，水煎服，早晚分 2～3 次服用。日 1 剂。

【随症加减】 气虚较重，神疲乏力，重用黄芪 120g；如畏寒怕冷，加熟附片 12g先煎、桂枝 12g 等；如新近跌扑受伤，加苏木 9g、血竭 2g 等。

【中成药】

处方 1: 银杏叶片。每次 1 片，每日 3 次，口服，或遵医嘱。

处方 2: 诺迪康胶囊。每次 1～2 粒，每日 3 次，口服，或遵医嘱。

处方 3: 强力天麻杜仲胶囊。每次 2～3 粒，每日 2 次，口服，或遵医嘱。

4. 气血亏虚

【症状】 头晕目眩，动则加剧，遇劳则发，面色㿠白，爪甲不荣，神疲乏力，心悸少寐，纳差食少，便溏。舌淡苔薄白，脉细弱。

【治法】 补益气血，健运脾胃。

【方药】 归脾汤加减；或八珍汤加减。

处方 1：归脾汤

白术 15g　人参 9g[另煎]　黄芪 30g　当归 15g
甘草 9g　白茯苓 15g　远志 12g　酸枣仁 15g
木香 9g[后下]　龙眼肉 12g

7 剂

用法：加生姜 3 片、大枣 6 枚，水煎服，早晚分 2～3 次服用。每日 1 剂。

处方 2：八珍汤

人参 6g[另煎]　当归 15g　炒白术 15g　茯苓 15g
熟地黄 15g　生白芍 15g　川芎 15g　炙甘草 9g

7 剂

用法：每日 1 剂，水煎服，一日分 2～3 次服。

【随症加减】脾虚湿盛而食少便溏，加砂仁 9g[后下]、薏苡仁 30g 等；气损及阳，出现形寒肢冷、腹中冷痛等阳虚症状，加桂枝 12g、干姜 6g 等。

【中成药】

处方 1：十全大补丸。大蜜丸每次 1 丸，每日 2～3 次，口服，或遵医嘱。

处方 2：归脾丸。小蜜丸每次 9g，每日 3 次，口服，或遵医嘱。

处方 3：人参养荣丸。水蜜丸每次 6g，每日 1～2 次，口服，或遵医嘱。

三、其他治法

针刺治疗

主穴：百会、四神聪、风池（双）、三阴交。

辨证取穴：风痰阻络加丰隆、内关；肝肾阴虚加太溪、肝俞；气血亏虚加足三里、血海；瘀血阻窍加膈俞、脾俞。每日 1 次，每次留针 30min，10 次为 1 个疗程。

四、日常调护

适当运动；保持心情舒畅，防止七情内伤；劳逸结合，避免劳累过度；忌暴饮暴食，忌过食肥甘厚味，戒烟酒；发作期间少做或不做低头、转头等动作。

参考文献

[1] 中国医师协会神经内科医师分会．中国偏头痛诊治指南（2022 版）[J]．中国疼痛医学杂志，2022，28（12）：881-898.

[2] 刘燕，李春胜，秦丽玲．偏头痛的中医药治疗研究进展[J]．中国中医急症，2019，28（09）：1675-1678.

[3] 中华医学会神经病学分会，中华医学会神经病学分会脑血管病学组．中国缺血性卒中和短暂脑缺血发作二级预防指南（2022）[J]．中华神经科杂志，2022，55（10）：1071-1110.

[4] 方基才．缺血性中风的中医药治疗进展 [J]．中医药临床杂志，2006（05）：522-525.

[5] 中华医学会神经病学分会．肌萎缩侧索硬化的诊断标准（草案）[J]．中华神经科杂志，2001，03：190.

[6] 王会平，张晓宇，李建，等．运动神经元病的中医药治疗研究进展 [J]．中华中医药学刊，2020，38（03）：71-74.

[7] 中医科学院失眠症中医临床实践指南课题组．失眠症中医临床实践指南（WHO/WPO）[J]．世界睡眠医学杂志，2016，3（01）：8-25.

[8] 王靖，潘婧，戴兆燕．失眠的辨证论治及方药研究体会 [J]．中医临床研究．2018，10（16）：102-103.

[9] 杨任民．椎基底动脉短暂缺血发作、椎基底动脉供血不足与慢性脑供血不足 [J]．临床神经病学杂志，2002（04）：247-249.

[10] 陈湘君．中医内科学 [M]．上海：上海科学技术出版社，2013：370-378.

（秦保锋）

第八章

血液系统疾病

第一节　缺铁性贫血

缺铁性贫血是指体内贮存铁被耗尽，影响血红蛋白合成所引起的小细胞低色素性贫血，是妇女、儿童与老年人常见的血液系统疾病。因缺铁性贫血以面色萎黄为主要特征，属于中医学“虚劳”“黄胖”“食劳疳黄”等范畴。

一、西医诊断要点

（1）慢性失血是成年人缺铁性贫血最常见的原因，多见于溃疡病、胃肠道恶性肿瘤、溃疡性结肠炎、痔等引起的消化道出血，女性可见于月经量过多。

（2）症状体征　常见面色萎黄或苍白、乏力、易倦、头昏、头痛、耳鸣、心悸、气促、食欲不振等症状，严重贫血者可有心率增快、心尖区收缩期杂音，甚至心力衰竭等体征。

（3）实验室检查　典型表现为小细胞低色素性贫血，平均红细胞体积（MCV）低于80fL，平均红细胞血红蛋白浓度（MCHC）低于0.32，成熟红细胞苍白区扩大，大小不一，白细胞和血小板计数一般正常或轻度减少。骨髓增生活跃，幼红细胞增生，中幼红细胞及晚幼红细胞比例增高，幼红细胞核染色质致密，胞质较少，血红蛋白形成不良，边缘不整齐，骨髓铁染色显示骨髓小粒可染铁消失，铁粒幼细胞消失或显著减少。血清铁及总铁结合力测定：血清铁浓度常低于 8.9μmol/L，总铁结合力超过 64.4μmol/L，转铁蛋白饱和度常降至 15%以下，血清铁蛋白低于 12μg/L，铁剂治疗有效。

二、中医辨证论治

1. 脾胃虚弱

【症状】面色萎黄，目睛不黄，食欲不振，恶心欲吐，胃脘部不适，脘腹胀满，食后腹胀，大便溏稀。舌质淡红，舌苔薄白或白腻，脉细弱。

【治法】健脾和胃，益气养血。

【方药】香砂六君子汤加减。

木香 6g后下	砂仁 3g后下	陈皮 6g	法半夏 9g
党参 15g	白术 9g	茯苓 9g	甘草 9g

7 剂

用法：每日 1 剂，水煎服，一日分 2～3 次服。

【随症加减】如腹泻、便溏者，加薏苡仁 15g、山药 12g。恶心欲吐者，加竹茹 10g、生姜 10g 降逆和胃止呕。伴畏寒肢冷者，可加熟附片 12g先煎、炮姜 6g 以温阳祛寒。如伴消瘦、口干唇燥、手足心烦热者，说明脾胃阴虚，上方去陈皮、法半夏，加石斛 12g、芡实 9g 健脾养阴。若伴长期低热不退，属脾虚发热，用上方合补中益气丸。

【中成药】

处方 1：益中生血片。每次 6 片，每日 3 次，口服；4 周为 1 个疗程，可用 1～2 个疗程。

处方 2：益气维血颗粒。每次 10g，每日 3 次，冲服；4 周为 1 个疗程，可用 1～2 个疗程。

处方 3：香砂六君丸。每次 6～9g，每日 2～3 次，口服；4 周为 1 个疗程，可用 1～2 个疗程。

处方 4：补脾益肠丸。每次 6g，每日 3 次，口服；4 周为 1 个疗程，可用1～2个疗程。

处方5： 健脾丸。大蜜丸每次1丸，每日2次，口服；4周为1个疗程，可用1～2个疗程。

处方6： 六君子丸。每次9g，每日2次，口服；4周为1个疗程，可用1～2个疗程。

处方7： 人参健脾丸。大蜜丸每次2丸，每日2次，口服；4周为1个疗程，可用1～2个疗程。

处方8： 四君子丸。每次3～6g，每日3次，口服；4周为1个疗程，可用1～2个疗程。

处方9： 参苓白术丸。每次6g，每日3次，口服；4周为1个疗程，可用1～2个疗程。

处方10： 补中益气丸。水丸每次6g，每日2～3次，口服；4周为1个疗程，可用1～2个疗程。

2. 心脾两虚

【症状】 面色萎黄，目睛不黄，头目眩晕，失眠多梦，心悸气短，食欲不振，食后腹胀，大便不调。舌质淡红，舌苔薄白，脉象细弱。

【治法】 补益心脾。

【方药】 归脾汤加减。

党参15g	黄芪15g	白术10g	茯苓10g
龙眼肉9g	木香6g后下	酸枣仁15g	大枣5枚
甘草3g	当归9g	远志9g	

7剂

用法：每日1剂，水煎服，一日分2～3次服。

【随症加减】 若伴便血、月经过多或崩漏不止，可加阿胶12g烊化冲入、艾叶炭12g等以补血止血。若以心悸失眠、健忘纳差为主要表现者，可加首乌藤15g，合欢皮15g，生龙骨、生牡蛎各20g先煎安神镇静。

【中成药】

处方1： 健脾生血颗粒。每次3袋（15g），每日3次，冲服；4周为1个疗程，可用1～2个疗程。

处方2：归脾丸。水蜜丸每次6g，每日3次，口服；4周为1个疗程，可用1～2个疗程。

处方3：十全大补丸。水蜜丸每次6g，每日2～3次，口服；4周为1个疗程，可用1～2个疗程。

处方4：八珍丸。水蜜丸每次6g，每日2次，口服；4周为1个疗程，可用1～2个疗程。

处方5：生血宁片。每次2片，每日2次，口服；4周为1个疗程，可用1～2个疗程。

处方6：人参养荣丸。水蜜丸每次6g，每日1～2次，口服；4周为1个疗程，可用1～2个疗程。

处方7：当归补血口服液。每次10ml，每日2次，口服；4周为1个疗程，可用1～2个疗程。

3. 脾肾双亏

【症状】面色萎黄，颜面虚浮，食欲不振，食后腹胀，腰膝酸软，夜尿频多。舌体胖大，舌质淡红，舌苔薄白或水滑，脉象细弱或沉迟。

【治法】健脾益肾。

【方药】异功散合六味地黄丸；或实脾饮。

处方1：异功散合六味地黄丸

人参9g另煎	白术10g	茯苓10g	陈皮6g
法半夏9g	熟地黄15g	山茱萸9g	山药10g
牡丹皮9g	泽泻9g	炙甘草9g	

7剂

用法：每日1剂，水煎服，一日分2～3次服。

处方2：实脾饮

干姜3片	熟附片6g先煎	白术12g	茯苓15g
炙甘草3g	厚朴6g	大腹皮6g	草果3g
木香3g后下	木瓜6g		

7剂

用法：每日1剂，水煎服，一日分2～3次服。

【随症加减】 畏寒肢冷者，加桂枝 6g；腰痛明显者，加桑椹、杜仲各 9g。

【中成药】

处方 1： 生血宝合剂。每次 15ml，每日 3 次，口服；4 周为 1 个疗程，可用 1～2 个疗程。

处方 2： 复方皂矾丸。每次 7～9 丸，每日 3 次，口服；4 周为 1 个疗程，可用 1～2 个疗程。

处方 3： 济生肾气丸。小蜜丸每次 9g，每日 2～3 次，口服；4 周为 1 个疗程，可用 1～2 个疗程。

处方 4： 金匮肾气丸。水蜜丸每次 4～5g(20～25 粒)，每日 2 次，口服；4 周为 1 个疗程，可用 1～2 个疗程。

处方 5： 苁蓉益肾颗粒。每次 2g，每日 2 次，冲服；4 周为 1 个疗程，可用 1～2 个疗程。

处方 6： 右归丸。小蜜丸每次 9g，每日 3 次，口服；4 周为 1 个疗程，可用 1～2 个疗程。

处方 7： 健脾益肾颗粒。每次 30g，每日 2 次，冲服；4 周为 1 个疗程，可用 1～2 个疗程。

处方 8： 益血生胶囊。每次 4 粒，每日 3 次，口服；4 周为 1 个疗程，可用 1～2 个疗程。

4. 冲任失调

【症状】 面色萎黄，目睛不黄，头目晕眩，心悸失眠，月经过多，经期延长，或见崩漏，或见腹痛。舌质淡红，舌苔薄白，脉象细弱。

【治法】 调理冲任，止血生血。

【方药】 固冲汤加减。

白术 9g	生黄芪 15g	龙骨 15g 先煎	牡蛎 15g 先煎
山茱萸 9g	白芍 9g	海螵蛸 9g 先煎	茜草 9g
棕边炭 9g	五倍子 15g		

7 剂

用法：每日 1 剂，水煎服，一日分 2～3 次服。

【随症加减】 面色苍白者，加阿胶 6g 烊化冲入、当归 9g；月经不止者，加血余炭9g、炒蒲黄9g包煎。

【中成药】

处方1：八珍丸。水蜜丸每次6g，每日2次，口服；4周为1个疗程，可用1～2个疗程。

处方2：八珍益母丸。小蜜丸每次9g，每日2次，口服；4周为1个疗程，可用1～2个疗程。

处方3：六味地黄丸（浓缩丸）。每次8丸，每日3次，口服；4周为1个疗程，可用1～2个疗程。

处方4：阿胶补血口服液。每次20ml，每日2次，口服；4周为1个疗程，可用1～2个疗程。

处方5：二至丸。每次9g，每日2次，口服；4周为1个疗程，可用1～2个疗程。

处方6：金匮肾气丸。水蜜丸每次4～5g（20～25粒），每日2次，口服；4周为1个疗程，可用1～2个疗程。

5. 肠道虫积

【症状】面色萎黄，脘腹胀满，恶心欲吐，时常腹痛，消谷善饥，喜食异物，或吐或便虫体。舌体胖大，舌质淡红，舌苔薄白，脉象细弱。

【治法】健脾驱虫。

【方药】四君子汤合化虫丸加减。

党参15g	白术9g	茯苓9g	槟榔9g
鹤虱6g	苦楝根9g	枯矾9g	使君子9g
芜荑9g			

7剂

用法：每日1剂，水煎服，一日分2～3次服。

【随症加减】腹中冷痛者，加细辛3g、白芍9g、甘草9g；恶心呕吐者，加法半夏6g、生姜6g、陈皮9g。

【中成药】

处方1：当归苦参丸。每次6g，每日2次，口服；4周为1个疗程，可用1～2个疗程。

处方2：槟榔四消丸（水丸）。每次6g，每日2次，口服；

4周为1个疗程，可用1～2个疗程。

处方3: 保和丸。每次9～18g，每日2次，口服；4周为1个疗程，可用1～2个疗程。

处方4: 越鞠保和丸。每次6g，每日1～2次，口服；4周为1个疗程，可用1～2个疗程。

处方5: 乌梅丸。大蜜丸每次2丸，每日2～3次，口服；4周为1个疗程，可用1～2个疗程。

处方6: 木香槟榔丸。每次3～6g，每日2～3次，口服；4周为1个疗程，可用1～2个疗程。

处方7: 枳实导滞丸。每次6～9g，每日2次，口服；4周为1个疗程，可用1～2个疗程。

三、日常调护

针对病因进行治疗是有效预防本病的关键，如有效治疗消化性溃疡、手术切除胃肠肿瘤、痔疮根治术、驱虫治疗、控制肠道慢性感染、调理月经、纠正偏食等。补铁时可与维生素C或其含量高的食物同服，可更好地促进铁的吸收。

第二节　溶血性贫血

溶血性贫血是由不同因素引起红细胞过早及过多地被破坏，且其破坏速度超过骨髓的代偿能力时出现的贫血。多归属于中医学“虚劳”“血虚”“虚黄”“黄疸”等范畴。

一、西医诊断要点

（1）病史　患者近期内有无输血史或特殊药物服用史。

（2）症状体征

① 急性溶血性贫血：由于在短时间内体内血液红细胞大量溶解，故患者出现高热或过高热，伴有明显寒战、气短、胸闷、恶心、呕吐等；严重病例可出现腹痛、腰背痛、面色苍白、黄疸、血红蛋白严重降低、血红蛋白尿等危重症状。最严重的病例可出现休

克、心力衰竭、急性肾功能不全等。

② 慢性溶血性贫血：贫血程度不一，多呈轻度至中度贫血，急性溶血或长期反复溶血时可见重度贫血。临床可见面色苍白、虚弱无力、动则多汗等一系列贫血症状。

（3）实验室检查　血清间接胆红素升高，血清乳酸脱氢酶活性常增高；粪便中尿胆原排泄量增多，是溶血早期且敏感指标。由于反复溶血，骨髓红细胞代偿性增殖，可见网织红细胞明显增多。严重溶血时粒细胞增多、核左移，血小板可增多；骨髓象增生明显活跃，以红细胞增生为主，粒细胞/红细胞比值下降。

二、中医辨证论治

1. 血败急黄

【症状】发病急，进展快，病势较重，面色发黄，身目俱黄，头目眩晕，或见恶寒发热，腰背身痛，恶心呕吐，小便黄赤。舌质淡红，舌苔黄而干或黄腻，脉滑数。

【治法】清热解毒，凉血退黄。

【方药】茵陈蒿汤合黄连解毒汤加味。

茵陈 15g	栀子 9g	大黄 6g后下	黄连 3g
黄芩 9g	黄柏 9g		

7 剂

用法：每日 1 剂，水煎服，一日分 2～3 次服。

【随症加减】热象不明显者，去黄连、大黄，加茯苓 20g、车前子 20g包煎以健脾利湿；湿邪不著者，去黄柏，加知母 10g、金银花 20g、连翘 20g 以清热解毒；腰痛腹痛者，加延胡索 20g、牛膝 10g、香附 10g 以活血祛瘀止痛。

【中成药】

处方 1: 安宫牛黄丸。每次 1 丸（每丸 3g），每日 1 次，口服；2 周为1 个疗程，可用 1～2 个疗程。

处方 2: 牛黄清心丸。大蜜丸每次 1 丸，每日 1 次，口服；2 周为1 个疗程，可用 1～2 个疗程。

处方 3: 清热安宫丸。每次 1 丸，每日 2 次，口服；2 周为

1个疗程，可用1～2个疗程。

处方4：安脑丸。小蜜丸每次3～6g，每日2次，口服。

处方5：片仔癀胶囊。每次2粒，每日3次，口服；2周为1个疗程，可用1～2个疗程。

处方6：茵栀黄口服液。每次10ml，每日3次，口服；2周为1个疗程，可用1～2个疗程。

2. 脾虚发黄

【症状】发病缓慢，面色萎黄或晦暗或如烟熏，肢体倦怠，疲乏无力，头目眩晕，食欲不振，食后腹胀，小便短少，大便不爽。舌体胖大，舌苔腻，脉濡缓或沉迟。

【治法】健脾益气，养血退黄。

【方药】人参养荣汤加减。

白芍 9g	当归 9g	陈皮 6g	炙黄芪 15g
肉桂心 3g后下	人参 9g另煎	炒白术 9g	炙甘草 9g
熟地黄 15g	五味子 9g	茯苓 15g	远志 9g

7剂

用法：每日1剂，水煎服，一日分2～3次服。

【随症加减】便溏纳呆明显者，去当归，加白扁豆10g、焦三仙各10g以健脾消食；兼血瘀者，加丹参20g、川芎10g、鸡血藤15g以活血祛瘀。

【中成药】

处方1：四君子丸。每次3～6g，每日3次，口服；4周为1个疗程，可用1～2个疗程。

处方2：六君子丸。每次9g，每日2次，口服；4周为1个疗程，可用1～2个疗程。

处方3：香砂六君丸。每次6～9g，每日2～3次，口服；4周为1个疗程，可用1～2个疗程。

处方4：归脾丸。水蜜丸每次6g，每日3次，口服；4周为1个疗程，可用1～2个疗程。

处方5：参苓白术散。每次6～9g，每日2～3次，口服；4周为1个疗程，可用1～2个疗程。

处方6：垂盆草颗粒。每次1袋，每日3次，冲服；4周为1个疗程，可用1～2个疗程。

处方7：黄芪颗粒。每次1袋，每日2次，冲服；4周为1个疗程，可用1～2个疗程。

3. 肾虚发黄

【症状】发病缓慢，面色暗黄，或面目虚浮，或面色苍白，腰膝酸软，极度疲乏，小便清长或小便不利，大便稀溏。舌质淡暗，舌苔水滑，脉沉细。

【治法】补肾填精，利湿退黄。

【方药】六味地黄汤。

熟地黄15g	山茱萸9g	牡丹皮9g	山药15g
茯苓15g	泽泻15g		

7剂

用法：每日1剂，水煎服，一日分2～3次服。

【随症加减】盗汗明显者，加地骨皮25g、浮小麦15g、煅牡蛎15g先煎以清热止汗；出血明显者，加蒲黄炭20g包煎、玄参15g、侧柏叶20g以凉血止血；若心悸失眠，加炒酸枣仁30g、合欢皮20g、远志20g以养血安神；阴虚内热明显者，加地骨皮25g、知母20g以滋阴清热。

【中成药】

处方1：六味地黄丸（浓缩丸）。每次8丸，每日3次，口服；4周为1个疗程，可用1～2个疗程。

处方2：知柏地黄丸（浓缩丸）。每次8丸，每日3次，口服；4周为1个疗程，可用1～2个疗程。

处方3：参芪肝康胶囊。每次5粒，每日3次，口服；4周为1个疗程，可用1～2个疗程。

处方4：养阴生血合剂。每次50ml，每日1次，口服；4周为1个疗程，可用1～2个疗程。

4. 湿热发黄

【症状】 发病缓慢，面色发黄，食欲不振，纳谷不香，脘腹胀满，头目眩晕，肢体沉重，小便黄赤或呈浓茶水色，大便黏腻。舌质淡红，舌苔黏腻或黄腻，脉滑。

【治法】 清热利湿退黄。

【方药】 茵陈五苓散合二陈汤加减；或八正散加减。

处方 1： 茵陈五苓散合二陈汤加减

茵陈 15g	桂枝 9g	茯苓 15g	白术 9g
泽泻 15g	猪苓 9g	陈皮 6g	法半夏 9g
炙甘草 9g			

7 剂

用法：每日 1 剂，水煎服，一日分 2～3 次服。

处方 2： 八正散加减

木通 20g	瞿麦 20g	车前子 25g包煎	白术 15g
萹蓄 15g	栀子 12g	大黄 6g后下	黄芪 30g
当归 20g	丹参 20g	甘草 10g	田基黄 20g

7 剂

用法：每日 1 剂，水煎服，一日分 2～3 次服。

【随症加减】 发热严重者，去木通，加黄芩 20g、败酱草 15g、板蓝根 15g 以清热解毒利胆；若腹胀腹痛明显，加延胡索 10g、郁金 10g、九香虫 10g 以理气止痛；若热邪已去、湿邪轻微、舌苔转白，加党参 30g、阿胶 10g烊化冲入以补养气血。

【中成药】

处方 1： 茵栀黄颗粒。每次 2 袋（6g），每日 3 次，冲服；4 周为1 个疗程，可用 1～2 个疗程。

处方 2： 苦黄颗粒。每次 1 袋，每日 3 次，冲服；4 周为 1 个疗程，可用 1～2 个疗程。

处方 3： 六合定中丸。每次 3～6g，每日 2～3 次，口服；4 周为 1 个疗程，可用 1～2 个疗程。

处方 4： 二陈丸。每次 9～15g，每日 2 次，口服；4 周为

1个疗程，可用1～2个疗程。

处方5：香砂六君丸。每次6～9g，每日2～3次，口服；4周为1个疗程，可用1～2个疗程。

处方6：龙胆泻肝丸（水丸）。每次3～6g，每日2次，口服；4周为1个疗程，可用1～2个疗程。

处方7：当归龙荟片。每次4片，每日2次，口服；4周为1个疗程，可用1～2个疗程。

5．血瘀发黄

【症状】面色暗黄或淡暗或紫暗，周身疼痛，见肋下癥积，午后低热，大便暗黑，小便短黄。舌质淡暗，或见瘀斑、瘀点，脉涩或细弱。

【治法】活血化瘀退黄。

【方药】膈下逐瘀汤。

五灵脂6g包煎	当归9g	川芎9g	桃仁6g
牡丹皮9g	赤芍15g	乌药9g	延胡索15g
甘草9g	香附6g	红花3g	枳壳9g

7剂

用法：每日1剂，水煎服，一日分2～3次服。

【随症加减】腹胀纳差甚者，加木香10g后下、山楂10g、六神曲10g、麦芽10g理气消食。若皮下瘀斑、鼻衄、齿衄者，加茜草15g、藕节15g、仙鹤草15g凉血止血。

【中成药】

处方1：血府逐瘀丸。每次1～2丸，每日2次，空腹口服；4周为1个疗程，可用1～2个疗程。

处方2：西黄丸。每次3g，每日2次，口服；4周为1个疗程，可用1～2个疗程。

处方3：大黄䗪虫丸。大蜜丸每次1～2丸，每日1～2次，口服；4周为1个疗程，可用1～2个疗程。

三、日常调护

①改变不良生活习惯，如起居有节、饮食有常、戒烟限酒、

适当运动、增强体质。②注意避免感染、劳累、熬夜等诱发因素。③注意避免食用生蚕豆、酸性食品，禁服某些药物，避免对疾病的不规范治疗。④保持乐观情绪，树立战胜疾病的信心。⑤一旦出现疾病诱发或加重，需积极就诊，进行专科诊治，切勿延误。

第三节　再生障碍性贫血

再生障碍性贫血是多种原因导致骨髓造血干细胞和（或）造血微环境损伤性血液病。急性再生障碍性贫血属于中医“急劳”“热劳”“血证”等范畴，称为“急髓劳”；慢性再生障碍性贫血属于中医“虚劳”“血虚”或“血证”范畴，称为“慢髓劳”。“髓”代表病位，“劳”代表病情与病性。

一、西医诊断要点

（1）症状体征　以骨髓造血功能低下、全血细胞减少及其引起的相应临床表现如贫血、出血、感染为临床特征。急性再生障碍性贫血表现为显著贫血、严重出血、高热及发病急骤。慢性再生障碍性贫血表现为头晕乏力、面色㿠白、心慌气短等症状。

（2）实验室检查

① 血常规检查：全血细胞（包括网织红细胞）减少，淋巴细胞比例增高。至少符合以下 3 项中的 2 项：a. 血红蛋白＜100g/L；b. 血小板＜50×10^9/L；c. 中性粒细胞绝对值＜1.5×10^9/L。

② 骨髓穿刺：多部位（不同平面）骨髓增生减低或重度减低；小粒空虚，非造血细胞（淋巴细胞、网状细胞、浆细胞、肥大细胞等）比例增高；巨核细胞明显减少或缺如；红系、粒系细胞均明显减少。

③ 骨髓活检：（髂骨）全切片增生减低，造血组织减少，脂肪组织和（或）非造血细胞增多，网硬蛋白不增加，无异常细胞。

④ 必须除外先天性和其他获得性、继发性骨髓衰竭性疾病。

二、中医辨证论治

（一）急髓劳

1. 温热型

【症状】起病急骤，持续高热，口渴，汗出热不退，口腔溃疡，舌出血疱，齿鼻衄血，口内血腥臭味难闻，皮下大片瘀血紫癜，尿血，便血。妇女可见月经淋漓不断，重则血崩不止、心悸气短、面色苍白。舌质淡而乏津，苔黄或黑腻，脉滑大数疾。

【治法】凉血解毒，补肾益髓。

【方药】清营汤合六味地黄丸加减。

水牛角 30g先煎	生地黄 15g	玄参 10g	竹叶 15g
麦冬 10g	黄连 10g	金银花 20g	连翘 10g
蒲公英 30g	白茅根 30g	熟地黄 15g	山药 10g
山茱萸 10g	茯苓 20g	泽泻 10g	仙鹤草 15g
生甘草 10g	羚羊角粉 3g冲服		

7 剂

用法：每日 1 剂，水煎服，一日分 2～3 次服。

【随症加减】若血热迫血妄行而见各种出血者，加茜草 12g、墨旱莲 12g 等凉血止血；热盛者加栀子 12g 清热泻火；神昏谵语者，加用安宫牛黄丸以清热开窍、豁痰解毒；咽痛明显者，加射干 9g 清咽止痛；口舌生疮者，以锡类散、冰硼散加入盐水中漱口兼外涂。

【中成药】

处方 1：清热解毒胶囊。每次 2～4 粒，每日 3 次，口服；1 周为 1 个疗程，可用 1～2 个疗程。

处方 2：复方双花颗粒。每次 6g，每日 4 次，冲服；3 天为 1 个疗程，可用 1～2 个疗程。

处方 3：复方羊角胶囊。每次 5 粒，每日 2～3 次，口服；1 周为 1 个疗程，可用 1～2 个疗程。

处方 4：槐角丸。水蜜丸每次 6g，每日 2 次，口服；1 周为 1 个疗程，可用 1～2 个疗程。

处方5：裸花紫珠片。每次2片，每日3次，口服；1周为1个疗程，可用1～2个疗程。

【其他治法】

复发性口腔溃疡，可将养阴生肌散（组成：牛黄、青黛、黄柏、龙胆、甘草、冰片制成粉剂）加蜂蜜（1∶1）调匀后涂于溃疡表面，每天4次，分别于三餐之后及睡前半小时涂用。或将化腐生肌定痛散涂患处，每日数次。

2. 虚寒型

【症状】起病急骤，畏寒肢冷，精神不振，怠惰嗜卧，大便稀溏，小便清长，口腔溃疡，舌出血疱，齿鼻衄血，皮下多见瘀血紫癜，尿血，便血；女性可见月经淋漓不断，重则血崩不止、心悸气短、面色苍白；男性可见阳痿、遗精、早泄。舌淡苔白体胖或有齿痕，脉沉微无力。

【治法】温肾补阳，益精填髓。

【方药】右归丸加减。

熟地黄15g	山药10g	山茱萸10g	枸杞子20g
杜仲10g	鹿角胶6g烊化	熟附片10g先煎	肉桂6g后下
菟丝子15g			

7剂

用法：每日1剂，水煎服，鹿角胶烊化后冲入中药汁中，一日分2～3次服。

【随症加减】衄血者加仙鹤草18g、三七粉3g冲服以凉血活血止血；虚胖浮肿者加茯苓15g、泽泻10g、桂枝10g以温阳利水；阳虚明显者加补骨脂30g、淫羊藿10g，则温肾助阳之力尤佳。

【中成药】

处方1：健脾补肾颗粒。每次1袋（30g），每日2次，冲服；4周为1个疗程，可用1～2个疗程。

处方2：苁蓉益肾颗粒。每次2g，每日2次，冲服；4周为1个疗程，可用1～2个疗程。

处方3：济生肾气丸。小蜜丸每次9g，每日2～3次，口服；4周为1个疗程，可用1～2个疗程。

处方 4: 金匮肾气丸。水蜜丸每次 4～5g(20～25 粒)，每日 2 次，口服；4 周为 1 个疗程，可用 1～2 个疗程。

处方 5: 桂附地黄丸。大蜜丸每次 1 丸，每日 2 次，口服；4 周为1 个疗程，可用 1～2 个疗程。

（二）慢髓劳

1. 肾阴虚

【症状】 乏力，心悸，气短，活动后加重，面白唇淡，甲床苍白，可见发热，轻者低热、轻度出血，重者中度发热，手足心热，盗汗，口渴，出血明显，皮下、口、鼻均可出血，甚至眼底及内脏出血，腰酸腿软，大便干结，尿黄。脉细数，舌质淡或有舌边尖红，苔薄白或无苔。

【治法】 滋阴益肾，填精益髓。

【方药】 大菟丝子饮；或归芍地黄汤；或左归丸加减。

处方 1: 大菟丝子饮

菟丝子 15g	女贞子 15g	桑椹 30g	补骨脂 15g
巴戟天 10g	黄精 10g	制何首乌 10g	熟地黄 15g
山茱萸 10g	墨旱莲 15g	枸杞子 20g	肉苁蓉 15g

7 剂

用法：每日 1 剂，水煎服，一日分 2～3 次服。

处方 2: 归芍地黄汤

当归 10g	白芍 10g	熟地黄 15g	山茱萸 10g
山药 10g	泽泻 10g	茯苓 15g	牡丹皮 10g

7 剂

用法：每日 1 剂，水煎服，一日分 2～3 次服。

处方 3: 左归丸加减

熟地黄 30g	山药 10g	山茱萸 10g	枸杞子 20g
龟甲胶 6g烊化	鹿角胶 6g烊化	菟丝子 15g	

7 剂

用法：每日 1 剂，水煎服，龟甲胶、鹿角胶烊化后冲入中药汁中，一日分 2～3 次服。

【随症加减】 气虚者加太子参 30g、黄芪 30g 以补气；出血者加仙鹤草 18g 凉血止血，加淫羊藿 12g、补骨脂用至 30g 以求阳生阴长。

【中成药】

处方 1： 六味地黄丸（浓缩丸）。每次 8 丸，每日 3 次，口服；4 周为1 个疗程，可用 1～2 个疗程。

处方 2： 大补阴丸。水蜜丸每次 6g，每日 2 次，口服；4 周为 1 个疗程，可用 1～2 个疗程。

处方 3： 麦味地黄丸。水蜜丸每次 6g，每日 2 次，口服；4 周为 1 个疗程，可用 1～2 个疗程。

处方 4： 知柏地黄丸。小蜜丸每次 9g，每日 2 次，口服；4 周为 1 个疗程，可用 1～2 个疗程。

处方 5： 二至丸。每次 9g，每日 2 次，口服；4 周为 1 个疗程，可用 1～2 个疗程。

2. 肾阳虚

【症状】 畏寒喜暖，手足冷凉，倦怠乏力，精神萎靡不振，心悸气短，活动后加重，面白唇淡，甲床苍白，腰膝酸软，夜尿多，性欲减退，多无出血，或见大便稀溏，面浮肢肿。苔白，舌质淡，脉细无力。

【治法】 温肾壮阳，益精填髓。

【方药】 十四味建中汤加减；或金匮肾气丸；或右归丸加减。

处方 1： 十四味建中汤加减

桂枝 10g	熟附片 10g先煎	肉苁蓉 15g	麦冬 10g
炙黄芪 30g	太子参 15g	炒白术 10g	茯苓 15g
炙甘草 10g	熟地黄 15g	当归 10g	白芍 10g

7 剂

用法：每日 1 剂，水煎服，一日分 2～3 次服。

处方 2： 金匮肾气丸

熟地黄 15g　山茱萸 10g　山药 10g　茯苓 20g

泽泻 10g　牡丹皮 10g　桂枝 10g　熟附片 10g先煎

7 剂

用法：每日 1 剂，水煎服，一日分 2～3 次服。

处方 3： 右归丸加减

熟地黄 15g　山药 10g　山茱萸 10g　枸杞子 20g
杜仲 10g　鹿角胶 6g烊化　熟附片 10g先煎　肉桂 6g后下
菟丝子 15g

7 剂

用法：每日 1 剂，水煎服，鹿角胶烊化后冲入中药汁中，一日分 2～3 次服。

【随症加减】 气虚者加人参 9g另煎（红参尤佳）、黄芪 30g（处方 1 不加）补益元气；脾虚甚者加白扁豆 9g、麦芽 9g、砂仁 3g后下健脾和胃；衄血者加仙鹤草 18g、三七粉 3g冲服以凉血活血止血；虚胖浮肿者加车前子 15g包煎、牛膝 9g 温阳利水；阳虚明显者加补骨脂 30g、淫羊藿 10g，则温肾助阳之力尤佳。

【中成药】

处方 1： 健脾补肾颗粒。每次 1 袋（30g），每日 2 次，冲服；4 周为1 个疗程，可用 1～2 个疗程。

处方 2： 苁蓉益肾颗粒。每次 2g，每日 2 次，冲服；4 周为 1 个疗程，可用 1～2 个疗程。

处方 3： 济生肾气丸。小蜜丸每次 9g，每日 2～3 次，口服；4 周为 1 个疗程，可用 1～2 个疗程。

处方 4： 金匮肾气丸。水蜜丸每次 4～5g（20～25 粒），每日 2 次，口服；4 周为 1 个疗程，可用 1～2 个疗程。

处方 5： 桂附地黄丸。大蜜丸每次 1 丸，每日 2 次，口服；4 周为 1 个疗程，可用 1～2 个疗程。

3. 肾阴阳两虚

【症状】 眩晕耳鸣，形寒肢冷，五心烦热，畏寒畏热并见，腰膝酸软，甚则驼背弯腰，倦怠乏力，心悸气短，活动后加重，面白唇淡，甲床苍白，肌肉瘦削，视物模糊，脱发，男子遗精早泄，女子经少难孕，脉沉弱、尺脉尤甚。

【治法】滋阴温阳，填精益髓。

【方药】左归丸合右归丸加减。

熟地黄 30g	山药 10g	山茱萸 10g	枸杞子 20g
龟甲胶 6g烊化	鹿角胶 6g烊化	菟丝子 15g	熟附片 10g先煎
肉桂 6g后下	当归 6g	姜杜仲 10g	补骨脂 15g
淫羊藿 10g	锁阳 20g	巴戟天 10g	女贞子 30g

7 剂

用法：每日 1 剂，水煎服，龟甲胶、鹿角胶烊化后冲入中药汁中，一日分 2～3 次服。

【随症加减】阴虚内热明显者加墨旱莲 18g、知母 12g 滋阴清热；阳虚明显者加肉苁蓉 9g、仙茅 9g 温肾助阳；衄血者加仙鹤草 18g、茜草 12g 凉血止血；瘀血者加桃仁 10g、葛根 12g、丹参 20g 活血化瘀。

【中成药】

处方 1：河车大造丸。水蜜丸每次 6g，每日 2 次，口服；4 周为1 个疗程，可用 1～2 个疗程。

处方 2：益血生胶囊。每次 4 粒，每日 3 次，口服；4 周为 1 个疗程，可用 1～2 个疗程。

处方 3：复方皂矾丸。每次 7～9 丸，每日 3 次，口服；4 周为 1 个疗程，可用 1～2 个疗程。

处方 4：再造生血胶囊。每次 5 粒，每日 3 次，口服；4 周为 1 个疗程，可用 1～2 个疗程。

处方 5：龟鹿二仙膏。每次 15～20g，每日 3 次，口服；4 周为 1 个疗程，可用 1～2 个疗程。

4. 血瘀

【症状】痛有定处、刺痛，面色晦暗，眩晕健忘，或精神异常，肢体麻木或见偏瘫，皮下散见瘀斑瘀点，女性可见月经色暗或痛经或闭经，舌色紫暗或有瘀斑瘀点或舌下络脉曲张，脉细涩或结代。本证多见于慢髓劳病长期输血依赖患者，病程绵长，属兼夹证候。

【治法】补肾填精，养血活血。

【方药】桃红四物汤加减。

当归 10g　　川芎 6g　　赤芍 10g　　生地黄 10g
桃仁 6g　　红花 6g

7 剂

用法：每日 1 剂，水煎服，一日分 2～3 次服。

【随症加减】配合收敛止血时，加仙鹤草 18g、茜草 12g、大黄炭 9g、海螵蛸 10g先煎等加强凉血收敛之效。上述出血诸证型，辨证论治时，因出血部位不同而加减。上部出血者（如口腔血疱、齿鼻衄血、胸部以上肌衄者）加大黄 5～10g后下、赭石 20～30g先煎、生甘草 10g 以清降火热、引血下行而归经。下部出血（如便血、尿血、月经过多、下肢出血等）加补气升提之葛根 12g、黄芪 20g 及收敛之仙鹤草 18g、海螵蛸 10g先煎等。对于重症出血者，如脑出血加用安宫牛黄丸鼻饲，上消化道出血（呕血、黑便）用四味止血散（白及、阿胶珠、大黄炭、三七粉各等分研末）以藕粉调服。

【中成药】

处方 1： 血府逐瘀丸。每次 1～2 丸，每日 2 次，口服；4 周为 1 个疗程，可用 1～2 个疗程。

处方 2： 复方丹参片。每次 3 片（小片），每日 3 次，口服；4 周为1 个疗程，可用 1～2 个疗程。

处方 3： 复方丹参丸（浓缩丸）。每次 1g，每日 3 次，口服；4 周为 1 个疗程，可用 1～2 个疗程。

处方 4： 丹七片。每次 3～5 片，每日 3 次，口服；4 周为 1 个疗程，可用 1～2 个疗程。

处方 5： 大黄䗪虫丸。大蜜丸每次 1～2 丸，每日 1～2 次，口服；4 周为 1 个疗程，可用 1～2 个疗程。

处方 6： 二陈丸。每次 9～15g，每日 2 次，口服；4 周为1 个疗程，可用 1～2 个疗程。

三、日常调护

避风寒；调情志；注意预防出血、感染的发生，防止外伤及剧烈活动；进行必要的心理疏导；需注意饮食调养。

第四节　白细胞减少症及中性粒细胞减少症

白细胞减少症是指外周血白细胞计数持续低于正常值（$4.0\times10^9/L$）而言，主要是由中性粒细胞减少所造成的，因而当外周血中性粒细胞绝对值低于同年龄组正常值低限时，称中性粒细胞减少症。属于中医学“虚损”“虚损热毒”范畴。

一、西医诊断要点

（1）起病较缓慢，少数病人可无症状，检查血常规时才被发现。

（2）症状体征　临床除具有疲乏无力、头目眩晕、食欲不振、失眠多梦等一般性虚损症状外，还可见发热恶寒，或高热神昏、口干烦渴、大便干结、小便黄赤等感染征象。

（3）实验室检查　①外周血白细胞低于 $4.0\times10^9/L$（儿童：≥10 岁则低于 $4.5\times10^9/L$，＜10 岁则低于 $5.0\times10^9/L$）。②外周血中性粒细胞绝对值计数，＜10 岁的儿童低于 $1.5\times10^9/L$，10～14 岁儿童低于 $1.8\times10^9/L$，成人低于 $2.0\times10^9/L$。③当中性粒细胞严重减少，低于 $0.5\times10^9/L$ 时，称为粒细胞缺乏症。

二、中医辨证论治

1. 气血两虚

【症状】面色萎黄，头昏，心悸怔忡，少寐多梦，少气懒言，动则气急，纳呆食少，腹胀便溏。舌淡，苔薄，脉细弱。

【治法】益气养血。

【方药】八珍汤加减。

熟地黄 15g	炙黄芪 15g	太子参 15g	炒白芍 9g
炒白术 9g	当归 9g	川芎 9g	制何首乌 9g
茯苓 15g	龙眼肉 9g	枸杞子 9g	炙甘草 9g

7 剂

用法：每日 1 剂，水煎服，一日分 2～3 次服。

【随症加减】若头晕目眩明显者，加决明子 9g 以养肝明目；心悸怔忡明显者，加炒酸枣仁 9g、远志 9g 以养血安神；纳呆食少明显者，加炒麦芽 15g、山楂 9g 以健胃消食；自汗较多者，加生牡蛎 15g[先煎]、浮小麦 9g 以固表敛汗；因虚而易于外感者，加防风 9g、板蓝根 9g、贯众 6g 以祛风固表。

【中成药】

处方 1： 十全大补丸。水蜜丸每次 6g，每日 2～3 次，口服；4 周为 1 个疗程，可用 1～2 个疗程。

处方 2： 人参养荣丸。水蜜丸每次 6g，每日 1～2 次，口服；4 周为1 个疗程，可用 1～2 个疗程。

处方 3： 八珍丸。水蜜丸每次 6g，每日 2 次，口服；4 周为 1 个疗程，可用 1～2 个疗程。

处方 4： 芪胶升白胶囊。每次 4 粒，每日 3 次，口服；4 周为 1 个疗程，可用 1～2 个疗程。

处方 5： 芪枣口服液。每次 1～2 支，每日 3 次，口服；4 周为 1 个疗程，可用 1～2 个疗程。

2. 肝肾阴虚

【症状】 面色少华，两颧潮红，神疲乏力，头晕目眩，耳鸣如蝉，腰膝酸软，五心烦热，潮热盗汗，或口干咽燥，虚烦少寐，梦多遗精，或胁肋胀痛，或妇女月经量少。舌质红，苔少，脉细数。此型多见于疾病中期，症状较重。

【治法】 滋补肝肾。

【方药】 生脉饮合六味地黄丸加减；或滋补肝肾升白汤加减；或归芍地黄汤合大补阴丸加减。

处方 1： 生脉饮合六味地黄丸加减

黄芪 15g	党参 15g	麦冬 9g	五味子 9g
玉竹 9g	北沙参 15g	熟地黄 15g	山茱萸 9g
山药 15g	墨旱莲 9g	牡丹皮 9g	

7 剂

用法：每日 1 剂，水煎服，一日分 2～3 次服。

处方 2： 滋补肝肾升白汤加减

生晒参 15g	黄芪 20g	当归 10g	鸡血藤 30g

熟地黄 15g	菟丝子 15g	枸杞子 10g	山茱萸 10g
龟甲胶 10g烊化	女贞子 15g	墨旱莲 10g	山药 15g
炙甘草 10g			

7 剂

用法：每日 1 剂，水煎服，龟甲胶烊化后冲入中药汁中，一日分 2～3 次服。

处方 3：归芍地黄汤合大补阴丸加减

当归 10g	白芍 15g	熟地黄 15g	茯苓 15g
山茱萸 15g	泽泻 10g	牡丹皮 15g	山药 15g
黄柏 10g	知母 12g		

7 剂

用法：每日 1 剂，水煎服，一日分 2～3 次服。

【随症加减】 若精血枯竭，耳鸣、耳聋明显者，加紫河车 9g、阿胶 9g烊化 以填补精血；阴虚内热、烦热盗汗明显者，加地骨皮 9g、生地黄 9g 以泄热养阴；虚烦少寐者，加炒酸枣仁 9g、黄连 3g 以清心宁神；口干咽燥明显者，加南沙参 15g、石斛 15g 以滋养肺胃之阴；梦遗明显者，加生龙骨 15g先煎、生牡蛎 15g先煎 以降火潜阳；胁肋隐痛明显者，加川楝子 9g 以柔肝疏泄；妇女月经量少者，加阿胶 9g烊化、益母草 9g 以养血调经；伴纳差者，加炒麦芽 9g、炒白术 9g 健脾调中，以助化精；两眼昏花、视力不清者加菊花 6g；腰膝酸软疼痛者加杜仲 9g、桑寄生 9g、怀牛膝 9g。

【中成药】

处方 1：生血宝合剂。每次 15ml，每日 3 次，口服；4 周为 1 个疗程，可用 1～2 个疗程。

处方 2：六味地黄丸（浓缩丸）。每次 8 丸，每日 3 次，口服；4 周为1 个疗程，可用 1～2 个疗程。

处方 3：杞菊地黄丸（浓缩丸）。每次 8 丸，每日 3 次，口服；4 周为1 个疗程，可用 1～2 个疗程。

处方 4：知柏地黄丸（浓缩丸）。每次 8 丸，每日 3 次，口服；4 周为1 个疗程，可用 1～2 个疗程。

处方 5：左归丸。每次 9g，每日 2 次，口服；4 周为 1 个疗程，可用 1～2 个疗程。

3. 脾肾阳虚

【症状】 面色苍白，精神萎靡，形寒肢冷，神疲自汗，腰膝酸冷，食少便溏，小便清长，或下肢肿胀，或脘腹冷痛。舌质淡胖、边有齿痕，苔薄白，脉沉细。此型多见于疾病后期，症状重。

【治法】 温补脾肾。

【方药】 金匮肾气丸合黄芪建中汤加减；或温补脾肾升白汤；或参芪地黄汤合右归饮加减。

处方 1： 金匮肾气丸合黄芪建中汤加减

熟地黄 15g	山茱萸 15g	山药 15g	炙黄芪 15g
茯苓 9g	干姜 3g	淡附片 3g先煎	炒白术 9g
大枣 2 枚	炙甘草 9g		

7 剂

用法：每日 1 剂，水煎服，一日分 2～3 次服。

处方 2： 温补脾肾升白汤

红参 15g	黄芪 20g	当归 10g	鸡血藤 30g
熟地黄 15g	菟丝子 15g	补骨脂 15g	肉桂 10g后下
鹿角胶 10g烊化	山茱萸 10g	枸杞子 10g	山药 10g
炙甘草 10g			

7 剂

用法：每日 1 剂，水煎服，鹿角胶烊化后冲入中药汁中，一日分 2～3 次服。

处方 3： 参芪地黄汤合右归饮加减

黄芪 15g	党参 15g	白术 10g	茯苓 15g
熟地黄 15g	山茱萸 15g	山药 12g	当归 15g
菟丝子 15g			

7 剂

用法：每日 1 剂，水煎服，一日分 2～3 次服。

【随症加减】 若形寒肢冷明显者，酌加淫羊藿 9g、干姜至 9g 以补火助阳、散寒止痛；腰膝肢冷者，加杜仲 9g、续断 9g 以补肾壮骨；脾虚明显，乏力纳差者，加白扁豆 9g、炒麦芽 15g 以益气健脾；下利清谷明显者，去熟地黄、当归，加五味子 8g、肉豆蔻

6g以温脾暖肾、固肠止泻；下肢肿胀者，加薏苡仁12g、猪苓9g以利水消肿；兼见头晕耳鸣者，加淫羊藿15g以补肾固精、清肝明目。若阳虚较甚，出现久泻、久痢者，可加用禹余粮9g先煎、吴茱萸6g、五味子6g、肉豆蔻6g等；若阳虚鼓胀、小便短少者，可加用车前子15g包煎、牛膝15g、猪苓10g等。

【中成药】

处方1：桂附理中丸。大蜜丸每次1丸，每日2次，口服；4周为1个疗程，可用1～2个疗程。

处方2：复方皂矾丸。每次7～9丸，每日3次，口服；4周为1个疗程，可用1～2个疗程。

处方3：龟鹿二仙膏。每次15～20g，每日3次，口服；4周为1个疗程，可用1～2个疗程。

处方4：桂附地黄丸。水蜜丸每次6g，每日2次，口服；4周为1个疗程，可用1～2个疗程。

4. 温热证

（1）邪犯肺卫

【症状】发热恶风，头痛，口咽干燥，咳嗽痰稠，舌质偏红，苔薄或微黄，脉浮数。

【治法】辛凉解表，清热化痰。

【方药】银翘散。

连翘9g	金银花9g	桔梗15g	薄荷9g后下
竹叶15g	生甘草9g	荆芥穗9g	淡豆豉9g
牛蒡子15g	芦根15g		

7剂

用法：每日1剂，水煎服，一日分2～3次服。

【随症加减】临床可根据患者表现进行加减，如项肿咽痛者，系热毒较甚，加马勃9g包煎、玄参9g清热解毒、利咽消肿；出血者，因热伤血络所致，去荆芥穗、淡豆豉之辛温，加白茅根9g、侧柏炭9g、栀子炭9g凉血止血等。

【中成药】

处方1：桑菊银翘散。每次1袋（10g），每日2～3次，冲服；

4 周为 1 个疗程，可用 1～2 个疗程。

处方 2：疏风解毒胶囊。每次 4 粒，每日 3 次，口服；2 周为 1 个疗程，可用 1～2 个疗程。

处方 3：银翘解毒丸。每次 1 丸，每日 2～3 次，口服；2 周为 1 个疗程，可用 1～2 个疗程。

（2）风热搏结

【症状】畏寒发热，咽痛，吞咽困难，口中不适，有腐败味、恶臭，倦怠无力，便秘，尿黄赤。舌红，苔黄或腻，脉弦数。

【治法】疏风清热，解毒利咽。

【方药】普济消毒饮。

黄芩 9g	黄连 3g	陈皮 6g	甘草 9g
玄参 15g	柴胡 15g	桔梗 15g	连翘 9g
板蓝根 9g	马勃 9g包煎	牛蒡子 9g	薄荷 9g后下
僵蚕 3g	升麻 15g		

7 剂

用法：每日 1 剂，水煎服，一日分 2～3 次服。

【随症加减】口渴甚者，加石斛 15g；发热神志不清者，加服安宫牛黄丸。

【中成药】

处方 1：清开灵口服液。每次 20～30ml，每日 2 次，口服；4 周为 1 个疗程，可用 1～2 个疗程。

处方 2：板蓝根颗粒。每次 5～10g，每日 3～4 次，冲服；2 周为1 个疗程，可用 1～2 个疗程。

处方 3：清热解毒口服液。每次 10～20ml，每日 3 次，口服；2 周为 1 个疗程，可用 1～2 个疗程。

（3）痰热壅盛

【症状】发热不恶寒，或有寒战，鼻翼扇动，咳嗽胸痛，咳痰黄稠或痰中带血，小便黄赤。舌红，苔黄少津，脉洪大。

【治法】清热解毒，宣肺化痰。

【方药】麻杏石甘汤合千金苇茎汤加减。

麻黄 15g　苦杏仁 9g后下　生石膏 30g先煎　薏苡仁 15g
冬瓜仁 9g　桃仁 6g　焦栀子 15g　桑白皮 15g
鲜芦根 9g　生甘草 9g

7 剂

用法：每日 1 剂，水煎服，一日分 2～3 次服。

【随症加减】 若咳痰黄稠、渴喜冷饮者，可加知母 9g、贯众 9g、黄芩 9g 清热解毒；若口干咽燥者，可加水牛角 9g先煎、牡丹皮 9g、赤芍 9g、生地黄 15g、白茅根 15g、茜草 10g 滋阴凉血。

【中成药】

处方 1： 橘红痰咳液。每次 10～20ml，每日 3 次，口服；4 周为 1 个疗程，可用 1～2 个疗程。

处方 2： 肺力咳合剂。每次 20ml，每日 3 次，口服；2 周为 1 个疗程，可用 1～2 个疗程。

处方 3： 复方鲜竹沥液。每次 20ml，每日 2～3 次，口服；2 周为 1 个疗程，可用 1～2 个疗程。

三、日常调护

① 饮食调理。宜食清淡、新鲜、松软、易消化的食物，忌食生冷、半熟、辛辣、刺激之品。

② 生活护理。保持环境清洁、空气清新，注意冷暖，预防感冒，避免呼吸道感染。前往公共场所时戴好口罩。做好口腔护理，注意口腔清洁，选用合适的漱口液，饭前、饭后、睡前、晨起漱口。保持全身皮肤清洁，特别要注意会阴、肛周的清洁，预防肛周脓肿（感染）。

第五节　慢性髓细胞性白血病

慢性髓细胞性白血病是伴有获得性染色体异常的多能干细胞水平上的恶性变而引起的一种克隆性疾病，90%以上的病例具有 Ph^1

染色体。本病是白血病中常见的一种类型，在我国占白血病总数的15%～25%，仅次于急性粒细胞白血病和急性淋巴细胞白血病，各年龄均可发生，25～50岁之间发病率最高。多属中医“虚劳”“积聚”“髓毒”等范畴。

一、西医诊断要点

(1) 症状体征　超过85%的患者发病时处于慢性期，部分患者无任何症状，因查体或偶然发现血常规异常或脾大而发现。典型症状包括乏力、低热、盗汗、左上腹胀满、体重下降等。查体可触及肿大的脾脏，或腹部B超显示脾大。如果疾病处于加速期或急变期，病情恶化，常伴有不明原因的发热、骨痛、脾脏进行性肿大等症状。

(2) 实验室检查

① 血常规：白细胞增多，可伴有血红蛋白下降或血小板增多。外周血分类可见不成熟粒系细胞，嗜碱性粒细胞和嗜酸性粒细胞增多。

② 骨髓形态学：骨髓增殖极度活跃，以粒系增殖为主，可伴有巨核细胞系增殖，红系增殖相对受抑。

二、中医辨证论治

1. 热毒炽盛

【症状】高热，咽喉肿痛，口渴，肌衄或便血、尿血，胁下痞块，或见胁下疼痛，或全身肢体剧痛，腹胀便秘，形体消瘦。舌质紫暗，苔黄，脉洪大或细数。

【治法】清热解毒，凉血止血。

【方药】犀角地黄汤合青蒿鳖甲汤加减。

水牛角 15g(先煎)	生地黄 15g	芍药 9g	牡丹皮 9g
青蒿 9g	鳖甲 9g(先煎)	知母 9g	

7剂

用法：每日1剂，水煎服，一日分2～3次服。

【随症加减】大便干秘者，加生大黄6g(后下)、枳壳6g以通腑泄热。正虚明显者，加太子参 15g、南沙参 20g、黄芪 20g 以益气扶正。肢体疼痛明显者，加红藤 20g、五灵脂 10g包煎 以活血止痛。咽痛明显者加板蓝根 10g、山豆根 10g 以益其清热解毒之功。

【中成药】

处方 1：当归龙荟丸。每次 6g，每日 2 次，口服；2 周为 1 个疗程，可用 1～2 个疗程。

处方 2：西黄丸。每次 3g，每日 2 次，口服；2 周为 1 个疗程，可用 1～2 个疗程。

处方 3：牛黄解毒丸。大蜜丸每次 1 丸，每日 2～3 次，口服；2 周为 1 个疗程，可用 1～2 个疗程。

2. 肝肾阴虚

【症状】头晕眼花，口干咽燥，心悸失眠，五心烦热，盗汗，腰膝酸软，遗精，月经量少，胁下痞块。舌红少苔，脉弦细数。

【治法】滋补肝肾。

【方药】杞菊地黄丸加减；或知柏地黄丸合沙参麦冬汤加减。

处方 1：杞菊地黄丸

枸杞子 15g	菊花 9g	熟地黄 15g	山茱萸 9g
牡丹皮 9g	山药 15g	茯苓 15g	泽泻 15g

7 剂

用法：每日 1 剂，水煎服，一日分 2～3 次服。

处方 2：知柏地黄丸合沙参麦冬汤加减

黄柏 10g	知母 6g	生地黄 30g	山茱萸 15g
枸杞子 15g	牡丹皮 10g	南沙参 30g	麦冬 30g
鳖甲 15g先煎	夏枯草 15g	赤芍 12g	红花 10g

7 剂

用法：每日 1 剂，水煎服，一日分 2～3 次服。

【随症加减】虚热明显者，加白薇 30g、青蒿 10g 以清虚热。虚火迫血妄行者，加墨旱莲 30g、侧柏叶 15g 以凉血止血。

【中成药】

处方 1：养阴生血合剂。每次 50ml，每日 1 次，口服；4 周为

1个疗程，可用1～2个疗程。

处方2：杞菊地黄丸。大蜜丸每次1丸，每日2次，口服；4周为1个疗程，可用1～2个疗程。

处方3：二至丸。每次9g，每日2次，口服；4周为1个疗程，可用1～2个疗程。

3. 气阴两虚

【症状】 身疲乏力，心悸气短，纳呆，自汗盗汗，手足心热，腹内痞块，或颈项、腋下瘰疬痰核，唇甲无华。舌淡暗，苔薄白或薄黄，脉细或细数。

【治法】 益气养阴，化瘀散结。

【方药】 四君子汤合麦味地黄汤合化积丸加减。

太子参 30g	白茯苓 15g	白术 15g	生黄芪 30g
麦冬 15g	生地黄 12g	山茱萸 12g	当归 10g
牡丹皮 10g	三棱 10g	莪术 10g	瓦楞子 15g先煎
海浮石 15g先煎	甘草 6g		

7剂

用法：每日1剂，水煎服，一日分2～3次服。

【随症加减】 虚热明显者，加玄参15g、青蒿15g以养阴清热。食少纳呆者，加山楂、六神曲、麦芽、白扁豆各30g以健脾开胃消食。

【中成药】

处方1：养阴生血合剂。每次50ml，每日1次，口服；4周为1个疗程，可用1～2个疗程。

处方2：四君子丸。每次3～6g，每日3次，口服；4周为1个疗程，可用1～2个疗程。

处方3：生脉饮。每次10ml，每日3次，口服；4周为1个疗程，可用1～2个疗程。

处方4：贞芪扶正胶囊。每次6粒，每日2次，口服；4周为1个疗程，可用1～2个疗程。

处方5：二至丸。每次9g，每日2次，口服；4周为1个疗程，可用1～2个疗程。

处方 6：天王补心丹。每次 1 丸，每日 3 次，口服；4 周为 1 个疗程，可用 1～2 个疗程。

4. 气血两虚

【症状】 面色苍白，倦怠乏力，心悸气短，头晕耳鸣，唇甲色淡无华，腹胀纳呆，腹中痞块大且硬。舌淡或有瘀斑，苔薄白，脉细弱。

【治法】 益气养血，兼以化瘀消积。

【方药】 八珍汤合膈下逐瘀汤加减。

当归 15g	川芎 9g	白芍 15g	熟地黄 15g
党参 30g	白术 15g	茯苓 10g	生黄芪 30g
阿胶 10g（烊化）	丹参 30g	红花 10g	生牡蛎 30g（先煎）

7 剂

用法：每日 1 剂，水煎服，阿胶烊化后冲入中药汁中，分2～3 次服用。

【随症加减】 心悸不宁者，加远志 10g、石菖蒲 10g 以宁心安神。腹胀、纳呆、便溏者，加焦三仙各 30g、陈皮 10g、苍术 6g 以健脾燥湿、行气消食。出血明显者，加仙鹤草 30g、艾叶 15g 以止血。

【中成药】

处方 1：八珍丸。水蜜丸每次 6g，每日 2 次，口服；4 周为 1 个疗程，可用 1～2 个疗程。

处方 2：八珍益母丸。小蜜丸每次 9g，每日 2 次，口服；4 周为 1 个疗程，可用 1～2 个疗程。

处方 3：归脾丸。水蜜丸每次 6g，每日 3 次，口服；4 周为 1 个疗程，可用 1～2 个疗程。

三、日常调护

本病症状不明显时，可暂时不予特殊治疗，密切观察，注意防止感染等并发症；凡饮食、起居、摄生有节、避免过度劳累者，病情大多数较稳定。

第六节　真性红细胞增多症

真性红细胞增多症是一种以克隆性红细胞异常增殖为主的慢性骨髓增殖性疾病。该病多见于中老年，男性稍多于女性。因真性红细胞增多症系骨髓红细胞过度增殖，处于淤积状态，并具有肿瘤特征，属于中医学“髓毒血积病”范畴。

一、西医诊断要点

（1）大部分患者起病缓慢，早期症状不甚明显，可因常规体检发现，或因血栓形成及出血症状，或因脾大、上腹饱胀而就医确诊。

（2）症状体征　临床以面红如醉酒状、头痛、眩晕、耳鸣、脾大、皮肤紫红、出血、血栓形成等为主要表现。

（3）实验室检查　主要标准：①男性血红蛋白＞165g/L、女性血红蛋白＞160g/L，或男性红细胞比容＞49%、女性红细胞比容＞48%；②骨髓活检示三系均高度增殖伴多形性巨核细胞；③有JAK2突变。次要标准：血清红细胞生成素（EPO）水平低于正常参考值水平。本病诊断需符合3条主要标准或第1、2条主要标准和次要标准。

二、中医辨证论治

1. 热毒血瘀

【症状】面色红赤，貌如醉酒状，肌似溢血，发热，口苦目眩，咽干舌燥，尿赤便干，心悸不宁，食欲不振，烦躁易怒，失眠多梦，皮肤瘙痒，或有骨痛。舌质红绛，或伴瘀斑、瘀点，苔薄黄或黄腻，脉弦滑有力。

【治法】解毒清肝，活血化瘀。

【方药】龙胆泻肝汤合青黄散加减。

龙胆 15g	黄芩 9g	栀子 9g	泽泻 15g
竹叶 15g	柴胡 9g	当归 9g	生地黄 15g
车前子 15g包煎	甘草 9g	青黛 0.2g冲服	雄黄 0.1g冲服

7剂

用法：每日1剂，水煎服，一日分2～3次服。

【随症加减】 胁下积块明显者，加三棱10g、莪术10g、鳖甲20g先煎以破血消癥化积；头晕耳鸣明显者，加川芎6g、葛根6g、牛膝10g以活血通络、引血下行；口渴明显者，加玄参20g、天冬20g以生津止渴；大便秘结者，加草决明30g、火麻仁15g以泻热通便；肝经实热显著者，加服当归龙荟丸以泻肝清火；若见乏力、头晕明显者，可加黄芪20g、太子参10g以补中益气；皮肤瘀斑、瘀点者，可加牡丹皮10g、芦荟10g、鸡血藤30g以凉血化瘀止血。

【中成药】

处方1： 当归龙荟丸。每次6g，每日2次，口服；4周为1个疗程，可用1～2个疗程。

处方2： 泻青丸。每次1袋，每日3次，口服；4周为1个疗程，可用1～2个疗程。

处方3： 西黄丸。每次3g，每日2次，口服；4周为1个疗程，可用1～2个疗程。

处方4： 牛黄解毒丸。大蜜丸每次1丸，每日2～3次，口服；4周为1个疗程，可用1～2个疗程。

2. 气滞血瘀

【症状】 面色暗红或紫暗，口唇紫暗，胸胁满闷，心下痞满，肌肤甲错，或呃逆不适，或胁下积块，痛有定处。舌质暗红，或有瘀点、瘀斑，脉弦细或涩。

【治法】 行气止痛，活血化瘀。

【方药】 血府逐瘀汤合青黄散加减；或血府逐瘀汤合柴胡疏肝散加减。

处方1： 血府逐瘀汤合青黄散加减

桃仁 9g	红花 6g	当归 9g	生地黄 15g

川芎 9g	赤芍 9g	牛膝 9g	桔梗 9g
柴胡 15g	枳壳 9g	甘草 9g	青黛 0.2g冲服
雄黄 0.1g冲服			

7 剂

用法：每日 1 剂，水煎服，一日分 2～3 次服。

处方 2： 血府逐瘀汤合柴胡疏肝散加减

柴胡 15g	枳壳 12g	郁金 15g	莪术 15g
赤芍 9g	红花 15g	川芎 12g	川牛膝 15g
生地黄 12g	鳖甲 15g先煎	土鳖虫 15g	甘草 9g

7 剂

用法：每日 1 剂，水煎服，一日分 2～3 次服。

【随症加减】 如肢体麻木疼痛重者，加鸡血藤 30g、忍冬藤 20g 以活血通络；纳呆食少者，加焦三仙各 10g、鸡内金 10g 以健脾和胃消食；胁肋刺痛明显者，可加蒲黄 9g包煎、五灵脂 9g包煎活血化瘀止痛；皮肤有出血倾向者，可酌加仙鹤草 10g、茜草10g、卷柏 10g、土大黄 30g 止血；便血者，可加海螵蛸 30g先煎、侧柏炭 10g；尿血，加小蓟 10g、大蓟 10g、白茅根 30g、槐花 10g。

【中成药】

处方 1： 血塞通片。每次 50～100mg，每日 3 次，口服；4 周为 1 个疗程，可用 1～2 个疗程。

处方 2： 血府逐瘀丸。每次 1～2 丸，每日 2 次，口服；4 周为 1 个疗程，可用 1～2 个疗程。

处方 3： 丹栀逍遥丸。每次 6～9g，每日 2 次，口服；4 周为 1 个疗程，可用 1～2 个疗程。

处方 4： 舒肝丸。水丸每次 20 丸（2.3g），每日 2～3 次，口服；4 周为 1 个疗程，可用 1～2 个疗程。

处方 5： 柴胡舒肝丸。大蜜丸每次 1 丸，每日 2 次，口服；4 周为1 个疗程，可用 1～2 个疗程。

处方 6： 复方川芎胶囊。每次 4 粒，每日 3 次，饭后口服；4 周为 1 个疗程，可用 1～2 个疗程。

3. 阴虚血瘀

【症状】 颧红耳赤，低热虚烦，手足心热，午后潮热，口燥咽干，腰膝酸软，衄血、便血、尿血、呕血，血色鲜红兼见血瘀证候，或有骨痛。舌红或红绛见瘀点、瘀斑，脉细涩或兼数。

【治法】 滋阴清热，活血化瘀。

【方药】 通幽汤加减；或知柏地黄丸合青黄散加减。

处方 1： 通幽汤加减

生地黄 12g	熟地黄 12g	牡丹皮 12g	当归 8g
桃仁 12g	红花 15g	丹参 15g	三棱 15g
枸杞子 15g	天冬 15g	秦艽 12g	地骨皮 12g

7 剂

用法：每日 1 剂，水煎服，一日分 2～3 次服。

处方 2： 知柏地黄丸合青黄散加减

熟地黄 15g	山茱萸 9g	山药 15g	茯苓 15g
泽泻 15g	牡丹皮 9g	知母 15g	黄柏 6g
青黛 0.2g冲服	雄黄 0.1g冲服		

7 剂

用法：每日 1 剂，水煎服，一日分 2～3 次服。

【随症加减】 瘀血重者可加用苏木 10g、莪术 10g、蒲黄 10g包煎以加强化瘀作用；虚烦失眠，加用栀子 10g、首乌藤 30g、酸枣仁 20g 以清热安神；腰膝酸软重者，加用续断 10g、桑寄生 30g、墨旱莲 10g 以补益肝肾。

【中成药】 临床可依据证候属性酌情选用。

处方 1： 知柏地黄丸。小蜜丸每次 9g，每日 2 次，口服；4 周为 1 个疗程，可用 1～2 个疗程。

处方 2： 大补阴丸。水蜜丸每次 6g，每日 2 次，口服；4 周为 1 个疗程，可用 1～2 个疗程。

4. 阳虚血瘀

【症状】 面目暗红、虚浮，神疲乏力，畏寒肢冷，肢体麻木或痿废不用，或局部固定刺痛，便溏。舌淡胖或有瘀点、瘀斑，脉沉迟或涩。

【治法】温补肾阳，活血化瘀。

【方药】右归丸合逐瘀汤类加减。

熟地黄 15g	熟附片 6g先煎	肉桂 3g后下	山药 15g
山茱萸 9g	菟丝子 15g	鹿角胶 9g烊化	枸杞子 15g
当归 9g	杜仲 15g	红花 3g	牛膝 9g
川芎 9g	桔梗 9g	赤芍 9g	枳壳 9g

7 剂

用法：每日 1 剂，水煎服，鹿角胶烊化后冲入中药汁中，一日分 2～3 次服。

【随症加减】腰痛脚软、身半以下常有冷感、少腹拘急、小便不利者，可加仙茅 9g、淫羊藿 15g 以加强温补肾阳之功。

【中成药】临床可根据证候属性酌情选用。

处方 1：金匮肾气丸。大蜜丸每次 1 丸，每日 2 次，口服；4 周为 1 个疗程，可用 1～2 个疗程。

处方 2：济生肾气丸。小蜜丸每次 9g，每日 2～3 次，口服；4 周为 1 个疗程，可用 1～2 个疗程。

处方 3：桂附地黄丸。小蜜丸每次 9g，每日 2 次，口服；4 周为 1 个疗程，可用 1～2 个疗程。

三、日常调护

宜食清洁、软质、易消化的食物，少食多餐，忌食辛辣、生冷、腥膻、油腻、刺激性的食物。避风寒，慎起居，适劳逸，保持皮肤清洁，避免剧烈搔抓、挫伤、染发、蚊虫叮咬等。加强疾病常识宣教，使患者正确认识疾病，学会自我调节心理，保持心情舒畅，避免情志刺激。

第七节　多发性骨髓瘤

多发性骨髓瘤又称浆细胞性骨髓瘤，是一种以骨髓内多灶性增殖浆细胞为特征的肿瘤。浆细胞通常会分泌完整和（或）部分单克隆免疫球蛋白，引起相关器官功能损害等事件。多发于中老年人，中位发病年龄约为 65 岁，男女发病比例为 3∶2。根据疾病临床症状，本病多归属于中医学“骨痹”“骨蚀”“骨髓瘤”等范畴。

一、西医诊断要点

（1）症状体征　本病以贫血、骨骼疼痛或溶骨性骨质破坏、高钙血症和肾功能不全为主要临床特征。

（2）实验室检查　多发性骨髓瘤临床表现症状复杂，并发症较多，其诊断主要以找到骨髓瘤细胞为依据。①骨髓中浆细胞＞15%，并有异常浆细胞（骨髓瘤细胞）或组织活检证实为浆细胞瘤。②血清中出现大量单克隆免疫球蛋白（M 蛋白），IgG＞35g/L，IgA＞20g/L，IgD＞2.0g/L，IgE＞2.0g/L，IgM＞15g/L；或尿中单克隆免疫球蛋白轻链（本周蛋白）＞1.0g/24h。少数病例可出现双克隆或三克隆免疫球蛋白。③无其他原因的溶骨病变或广泛性骨质疏松。

二、中医辨证论治

1. 肝肾阴虚

【症状】周身疼痛，骨痛尤甚，固定不移；肢倦乏力，腰膝酸软，五心烦热，潮热盗汗，口干咽燥。舌红少苔，脉细数。

【治法】滋补肝肾。

【方药】杞菊地黄丸加减；或三才封髓丹合二至丸加减。

处方 1：杞菊地黄丸加减

熟地黄 9g	山茱萸 9g	山药 15g	牡丹皮 9g
泽泻 15g	茯苓 15g	知母 9g	黄柏 9g
枸杞子 9g	菊花 6g		

7 剂

用法：每日 1 剂，水煎服，一日分 2～3 次服。

处方 2：三才封髓丹合二至丸加减

生地黄 10g	熟地黄 10g	天冬 10g	太子参 10g

山茱萸 10g　　枸杞子 10g　　女贞子 10g　　墨旱莲 10g
牛膝 10g　　黄柏 10g　　砂仁 3g后下　　牡丹皮 10g
丹参 10g　　半枝莲 15g　　石见穿 15g

7 剂

用法：每日 1 剂，水煎服，一日分 2～3 次服。

【随症加减】肝阴虚兼有肝火偏盛，加麦冬 10g、川楝子 10g、栀子 10g 以养肝阴、泻肝火。

【中成药】

处方 1：六味地黄丸（浓缩丸）。每次 8 丸，每日 3 次，口服；4 周为1 个疗程，可用 1～2 个疗程。

处方 2：杞菊地黄丸（浓缩丸）。每次 8 丸，每日 3 次，口服；4 周为1 个疗程，可用 1～2 个疗程。

处方 3：二至丸。每次 9g，每日 2 次，口服；4 周为 1 个疗程，可用 1～2 个疗程。

处方 4：左归丸。每次 9g，每日 2 次，口服；4 周为 1 个疗程，可用 1～2 个疗程。

2. 肾阳亏损

【症状】面目虚浮，腰膝酸痛，转侧不利，肢体麻木，倦怠乏力，头晕目眩，健忘多梦，男性可见阳痿早泄，夜尿频多。舌淡苔薄白，脉虚弱。

【治法】补肾填精。

【方药】右归丸加减。

熟附片 10g先煎　　肉桂 3g后下　　山茱萸 10g　　枸杞子 10g
淫羊藿 10g　　杜仲 10g　　桑寄生 10g　　巴戟天 10g
狗脊 10g　　黄芪 10g　　白花蛇舌草 15g　　益母草 10g
泽兰 10g　　桃仁 10g

7 剂

用法：每日 1 剂，水煎服，一日分 2～3 次服。

【随症加减】喘促短气，动则甚，属肾不纳气者，可加五味子、补骨脂、蛤蚧各9g以补肾纳气。

【中成药】

处方1： 右归丸。小蜜丸每次9g，每日3次，口服；4周为1个疗程，可用1～2个疗程。

处方2： 济生肾气丸。大蜜丸每次1丸（9g），每日2～3次，口服；4周为1个疗程，可用1～2个疗程。

处方3： 金匮肾气丸。水蜜丸每次4～5g，每日2次，口服；4周为1个疗程，可用1～2个疗程。

处方4： 桂附地黄丸。大蜜丸每次1丸，每日2次，口服；4周为1个疗程，可用1～2个疗程。

处方5： 苁蓉益肾颗粒。每次2g，每日2次，冲服；4周为1个疗程，可用1～2个疗程。

处方6： 强肾片。每次4～6片，每日3次，口服；4周为1个疗程，可用1～2个疗程。

3. 邪毒内盛

【症状】 发热身痛，高热不退，出血发斑，骨痛剧烈，肢体麻木，疼痛难忍，或神识昏蒙，躁动不安，大便干燥，小便黄赤和混浊。舌红，苔黄，脉数大或滑数。

【治法】 清热解毒。

【方药】 普济消毒饮加减；犀角地黄汤合清瘟败毒散加减。

处方1： 普济消毒饮加减

黄芩9g	黄连3g	连翘9g	玄参15g
板蓝根9g	马勃9g包煎	牛蒡子9g	僵蚕3g
升麻9g	柴胡9g	陈皮6g	桔梗15g
甘草9g	薄荷9g后下		

7剂

用法：每日1剂，水煎服，一日分2～3次服。

处方2： 犀角地黄汤合清瘟败毒散加减

水牛角30g先煎	赤芍10g	生石膏15g先煎	黄连6g
栀子10g	黄芩10g	连翘10g	生地黄10g

玄参 10g	知母 10g	丹参 10g	大青叶 15g
紫草 10g	牡丹皮 15g	甘草 6g	

7 剂

用法：每日 1 剂，水煎服，一日分 2～3 次服。

【随症加减】热甚伤阴者，加南沙参 15g、石斛 10g 以养阴清热；便秘、苔黄垢者，加淡竹叶 9g、大黄 3g后下以清热解毒凉营；若痰蒙心窍，加川芎 9g、厚朴 9g 等以助化痰活血通络。

【中成药】

处方 1：牛黄解毒丸。大蜜丸每次 1 丸，每日 2～3 次，口服；7 天为 1 个疗程，可用 1～2 个疗程。

处方 2：大黄通便胶囊。每次 2 粒，每日 1 次，晚睡前口服；7 天为 1 个疗程，可用 1～2 个疗程。

处方 3：三黄片。每次 4 片（小片），每日 2 次，口服；7 天为 1 个疗程，可用 1～2 个疗程。

处方 4：新癀片。每次 2～4 片，每日 3 次，口服；7 天为 1 个疗程，可用 1～2 个疗程。

处方 5：片仔癀。每次 0.6g，每日 2～3 次，口服；7 天为1 个疗程，可用 1～2 个疗程。

4. 痰瘀痹阻

【症状】骨痛剧烈，痛有定处，疼痛难忍，转侧不利，肢体麻木，癥瘕痞块，胸闷，痰多，面色黧黑，精神萎靡，舌体胖大、质暗，苔厚腻，脉涩或紧或弦滑等。

【治法】活血化痰化瘀。

【方药】桃仁红花煎合温胆汤加减；或涤痰汤合膈下逐瘀汤加减。

处方 1：桃仁红花煎合温胆汤加减

法半夏 9g	陈皮 6g	茯苓 15g	甘草 9g
枳实 9g	竹茹 9g	丹参 15g	赤芍 9g
桃仁 9g	红花 6g	香附 9g	延胡索 15g

青皮 9g	当归 9g	川芎 9g	生地黄 15g

7 剂

用法：每日 1 剂，水煎服，一日分 2～3 次服。

处方 2： 涤痰汤合膈下逐瘀汤加减

法半夏 10g	茯苓 10g	陈皮 10g	海藻 10g
黄药子 10g	当归 10g	川芎 6g	桃仁 10g
牡丹皮 10g	赤芍 10g	乌药 10g	白花蛇舌草 15g
鳖甲 10g先煎	蛇六谷 15g		

7 剂

用法：每日 1 剂，水煎服，一日分 2～3 次服。

【随症加减】 胁下痞块，加鳖甲煎丸 1g，日 3 次，消补兼施；伤及气阴，加黄芪 15g、党参 10g、玄参 10g、北沙参 20g 益气养阴。

【中成药】

处方 1： 大败毒胶囊。每次 5 粒，每日 4 次，口服；2 周为 1 个疗程，可用 1～2 个疗程。

处方 2： 二陈丸。每次 9～15g，每日 2 次，口服；4 周为 1 个疗程，可用 1～2 个疗程。

处方 3： 清气化痰丸。每次 6～9g，每日 2 次，口服；2 周为 1 个疗程，可用 1～2 个疗程。

处方 4： 蛇胆陈皮散。每次 0.3～0.6g，每日 2～3 次，口服；2 周为 1 个疗程，可用 1～2 个疗程。

处方 5： 清开灵颗粒。每次 1～2 袋，每日 2～3 次，冲服；2 周为1 个疗程，可用 1～2 个疗程。

处方 6： 安脑丸。小蜜丸每次 3～6g，每日 2 次，口服。

处方 7： 礞石滚痰丸。每次 6～12g，每日 1 次，口服；2 周为 1 个疗程，可用 1～2 个疗程。

三、日常调护

①本病的发生与环境、饮食等因素有关，故增强患者体质、积极治疗慢性疾患、避免与射线及化学毒物的接触，对于疾病的防治

具有重要的意义。②患病之后，保持乐观情绪，树立战胜疾病的信心。③注意锻炼身体，可采取练气功、打太极拳等方法。④注意起居有常，劳逸有度，适寒温，避虚邪。⑤禁烟酒，注意饮食调养，忌暴饮暴食、饮食偏嗜，避免辛辣肥甘厚味之品。

第八节　原发免疫性血小板减少症

原发免疫性血小板减少症是临床最为常见的获得性自身免疫性出血性疾病，以缺乏明确特异病因的孤立性血小板减少为特征。该病临床表现变化较大，无症状血小板减少、皮肤黏膜出血、严重内脏出血、致命性颅内出血均可发生。属于中医学“紫癜病”范畴。

一、西医诊断要点

（1）症状体征　肌肤出现青紫斑点，小如针尖，大者融合成片，压之不褪色。好发于四肢，尤以下肢为甚。部分患者伴有鼻衄、齿衄、尿血、便血、崩漏等。小儿和成人均可发病，女性较多发。

① 急性：起病急骤，表现为全身性皮肤、黏膜多部位出血。最常见肢体远端皮肤瘀斑，严重者瘀斑可融合成片或形成血疱。口腔黏膜、舌体出现血疱，牙龈和鼻腔出血。少数可有消化道和视网膜等部位出血，甚至可以导致颅内出血。

② 慢性：起病隐匿，30%～40%的患者在诊断时无任何自觉症状。主要表现为不同程度的皮肤小出血点或瘀斑，尤其在搔抓或外伤后易出现。女性可表现出月经量增多。慢性患者存在明显的气虚特征，主要表现为持续乏力、气短等症状，部分患者表现比较突出。

（2）实验室检查　原发免疫性血小板减少症的诊断是临床排除性诊断，其诊断要点如下：①至少 2 次血常规检查示血小板计数减少，血细胞形态无异常。②脾脏一般不增大。③骨髓检查：巨核细胞数增多或正常，有成熟障碍。④须排除其他继发性血小板减少症。

二、中医辨证论治

1. 血热妄行

【症状】 皮肤出现青紫斑点或瘀斑，或有鼻衄、齿衄、便血、尿血，或有发热、口渴、大便干燥。舌质红，苔黄，脉数。

【治法】 清热解毒，凉血止血。

【方药】 犀角地黄汤加减；或四生丸合补络补管汤加减。

处方1： 犀角地黄汤加减

水牛角 15g先煎	生地黄 20g	牡丹皮 12g	赤芍 9g
茜草 9g	紫草 9g	板蓝根 15g	连翘 9g
黄芩 9g	甘草 9g		

7剂

用法：每日1剂，水煎服，一日分2～3次服。

处方2： 四生丸合补络补管汤加减

生地黄 12g	牡丹皮 12g	侧柏叶 12g	玄参 12g
白芍 12g	藕节炭 12g	仙鹤草 30g	地榆 12g
生龙骨 30g先煎	煅牡蛎 30g先煎	山茱萸 12g	艾叶炭 12g
三七粉 2g冲服	甘草 12g	蒲公英 30g	黄柏 9g

7剂

用法：每日1剂，水煎服，一日分2～3次服。

【随症加减】 合并上呼吸道感染，可加金银花 12g、薄荷 3g后下、大青叶 12g 等清热解毒之品。

【中成药】

处方1： 升血小板胶囊。每次4粒，每日3次，口服；4周为1个疗程，可用1～2个疗程。

处方2： 维血宁颗粒。每次1袋（20g），每日3次，冲服；4周为1个疗程，可用1～2个疗程。

处方3： 云南白药胶囊。每次1～2粒，每日4次，口服；4周为1个疗程，可用1～2个疗程。

处方4： 槐角丸。水蜜丸每次6g，每日2次，口服；4周为

1个疗程，可用1～2个疗程。适用于血热所致的痔疮出血。

处方5: 宫血宁胶囊。每次1～2粒，每日3次，口服；血止停服。适用于月经过多或慢性盆腔炎。

2. 阴虚火旺

【症状】 皮肤有青紫点或斑块，时发时止。手足烦热，颧红咽痛，或午后潮热，盗汗，月经过多，伴有齿衄、鼻衄。舌红，少苔，脉细数。

【治法】 滋阴清火，凉血止血。

【方药】 六味地黄汤合当归补血汤、二至丸加减。

熟地黄12g	山茱萸12g	山药12g	茯苓12g
当归12g	黄芪12g	女贞子15g	墨旱莲15g
仙鹤草30g	生龙骨30g[先煎]	煅牡蛎30g[先煎]	甘草9g
茜草根12g	黄柏9g	石斛15g	

7剂

用法：每日1剂，水煎服，一日分2～3次服。

【随症加减】 患者应用糖皮质激素后，可出现多种副作用，脸部痤疮加金银花12g、连翘12g、蒲公英15g、紫花地丁12g；双眼干涩加杭白菊12g、枸杞子12g；寐差加炒酸枣仁12g、远志9g、木香12g[后下]；肝功能异常，加川楝子12g、延胡索15g、枸杞子15g、北沙参12g、麦冬12g；小腿酸胀，加白芍12g、木瓜12g。

【中成药】

处方1: 知柏地黄丸（浓缩丸）。每次8丸，每日3次，口服；4周为1个疗程，可用1～2个疗程。

处方2: 杞菊地黄丸（浓缩丸）。每次8丸，每日3次，口服；4周为1个疗程，可用1～2个疗程。

处方3: 大补阴丸。水蜜丸每次6g，每日2次，口服；4周为1个疗程，可用1～2个疗程。

处方4: 血美安胶囊。每次6粒，每日3次，口服；4周为1个疗程，可用1～2个疗程。

3. 气不摄血

【症状】皮肤紫癜反复发作，色暗呈乌青斑块，面色萎黄或皖白，神疲乏力，头晕目眩，心悸少寐，月经不调。舌淡，苔薄白，脉细弱。

【治法】补脾益气，摄血止血。

【方药】归脾汤加减。

党参 15g	黄芪 15g	白术 10g	茯苓 10g
龙眼肉 9g	木香 6g后下	酸枣仁 15g	大枣 5 枚
甘草 3g	当归 9g	远志 9g	

7 剂

用法：每日 1 剂，水煎服，一日分 2～3 次服。

【随症加减】临证时针对出血症状，尚需酌情辨证加入止血药物，如凉血止血药物（大蓟 15g、小蓟 15g、地榆 9g、白茅根 15g、槐花 10g、茜草炭 10g 等）、收敛止血药物（仙鹤草 15g、白及 10g、棕榈炭 10g、蒲黄炭 10g包煎、藕节炭 10g、紫珠 10g 等）、化瘀止血药物（三七粉 3g冲服、血余炭 10g、茜草 10g、藕节 10g、蒲黄 10g包煎 等）、温经止血药物（艾叶 9g、灶心土 15g包煎 等）。

【中成药】

处方 1：归脾丸。水蜜丸每次 6g，每日 3 次，口服；4 周为 1 个疗程，可用 1～2 个疗程。

处方 2：人参养荣丸。水蜜丸每次 6g，每日 1～2 次，口服；4 周为1 个疗程，可用 1～2 个疗程。

处方 3：金薯叶止血合剂。每次 5～10ml，每日 2～3 次，口服；4 周为 1 个疗程，可用 1～2 个疗程。

三、日常调护

①本病患者由于存在自体免疫紊乱，故一般不宜进行预防接种。②饮食宜清淡，避免辛辣刺激之物，以防助火动血。③当劳逸结合，避免焦虑或暴怒，心态平和利于疾病向愈。

参考文献

[1] 陈信义，陈志雄，邱仲川，等．常见血液病中医诊疗范例［M］．北京：科学技术文献出版社，2005.

[2] 夏小军．血病论［M］．兰州：甘肃科学技术出版社，2015.

[3] 陈信义，杨文华．中医血液病学［M］．北京：中国中医药出版社，2019.

[4] 梁冰，葛志红．血液科专病中医临床诊治［M］．北京：人民卫生出版社，2005.

[5] 黄振翘，梁冰，陈信义，等．实用中医血液病学［M］．上海：上海科学技术出版社，2005.

[6] 陈信义，周郁鸿，胡晓梅．血液疾病优势病种中医诊疗方案与路径解读［M］．北京：北京科学技术出版社，2019.

（朱小勤）

第九章

皮肤类疾病

第一节　带状疱疹

带状疱疹是由水痘-带状疱疹病毒感染引起的一种以沿神经分布的群集性水疱和局部神经痛为特征的病毒性皮肤病。神经痛为重要特征，部分患者疱疹消退后仍然存在被侵犯部位神经痛。本病可发于任何年龄，但以中老年人为多。属于中医学“蛇串疮”范畴。

一、西医诊断要点

（1）多在春秋季节发病，以中老年人为多。

（2）症状体征　皮损出现前，常先有皮肤刺痛或灼热感，可伴有周身轻度不适、发热。皮损多为绿豆大小的水疱，簇集成群，疱壁较紧张，常单侧分布，排列成带状；严重者皮损可表现为出血性或坏疽性；皮损发于头面部者，病情往往较重。自觉疼痛明显，可有难以忍受的疼痛，或皮损消退后仍遗有疼痛。

（3）实验室检查　一般无特异性，合并感染者，可有外周血白细胞总数及中性粒细胞升高。

二、中医辨证论治

1. 肝胆湿热

【症状】 皮肤潮红，疱壁紧张，灼热刺痛；伴口苦咽干，急躁易怒，大便干，小便黄；舌红，苔薄黄或黄腻，脉弦滑数。

【治法】 清热利湿解毒。

【方药】 龙胆泻肝汤加减。

酒炒龙胆 6g	酒炒黄芩 9g	酒炒栀子 9g	泽泻 12g
木通 9g	车前子 9g包煎	酒炒当归 8g	生地黄 20g
柴胡 10g	生甘草 6g	板蓝根 9g	茵陈 9g

7 剂

用法：每日 1 剂，水煎服，一日分 2～3 次服。

【随症加减】 发于颜面部，加牛蒡子 9g、菊花 9g、桑叶 9g、夏枯草 9g 等。发于眼部，加谷精草 6g、草决明 6g 等。发于上肢，加片姜黄 6g、桑枝 6g 等。发于下肢，加黄柏 9g、牛膝 9g、木瓜 9g、萆薢 9g 等。有血疱者，加紫草 6g、赤芍 6g、牡丹皮 6g、大青叶 6g、大蓟 6g、小蓟 6g 等凉血药物。疼痛剧烈者，可酌加延胡索 9g、川楝子 9g、乳香 9g、没药 9g、木香 9g后下等清肝泻火、行气活血、通络止痛类药物。

【中成药】

处方 1: 龙胆泻肝丸（水丸）。每次 3～6g，每日 2 次，口服；2 周为1 个疗程，可用 1～2 个疗程。

处方 2: 新癀片。每次 2～4 片，每日 3 次，口服；2 周为 1 个疗程，可用 1～2 个疗程。

处方 3: 茵栀黄颗粒。每次 2 袋（6g），每日 3 次，冲服；2 周为1 个疗程，可用 1～2 个疗程。

处方 4: 利胆片。每次 6～10 片，每日 3 次，口服；2 周为 1 个疗程，可用 1～2 个疗程。

【其他治法】

① 水疱未破，以青黛膏、清凉乳剂、三黄洗剂、双柏散等外用，每日 3 次。

② 水疱破后，用四黄膏或青黛膏外涂，每日 3 次；有坏死者，用九一丹换药，每日 1 次。

2. 脾虚湿蕴

【症状】 皮损颜色较淡，疱壁松弛，破后糜烂、渗出，疼痛轻；口不渴，纳差或食后腹胀，大便时溏；舌淡，苔白或白腻，脉沉缓或滑。

【治法】 健脾利湿解毒。

【方药】 除湿胃苓汤加减。

炒苍术 9g	炒白术 9g	茯苓 9g	陈皮 9g
姜厚朴 9g	猪苓 9g	栀子 9g	木通 9g
泽泻 9g	防风 9g	滑石 9g先煎	生甘草 3g
肉桂 3g后下	白花蛇舌草 6g		

7 剂

用法：每日 1 剂，水煎服，一日分 2～3 次服。

【随症加减】 疼痛甚者，选加延胡索 6～10g、乳香 6～10g、没药 6～10g。有血疱者，选加大蓟 6g、小蓟 6g。不思饮食、腹胀便溏而脾虚症状突出者，酌加党参 10～15g、山药 10～15g、砂仁6～10g后下 等。

【中成药】

处方： 参苓白术丸。每次 6g，每日 3 次，口服；2 周为1 个疗程，可用 1～2 个疗程。

【其他治法】

穴位注射法： 邻近取穴，皮疹在脐以上区域者取内关、曲池；皮疹在脐以下区域者取足三里、三阴交。循经取穴：主穴肝俞、胆俞、太冲；配穴风门、肺俞、环跳、足三里。50％当归注射液、维生素 B_{12}、醋酸泼尼松龙混悬液，任选一种，针刺得气后，每穴分别推注 0.5ml，每日 1 次，5 次为 1 个疗程。

3. 气滞血瘀

【症状】 患部皮损大部分消退，但疼痛不止或隐痛绵绵；伴心烦，夜寐不宁，动则加重；舌质暗紫，苔白，脉细涩。

【治法】 活血行气止痛。

【方药】桃红四物汤加减。

熟地黄 12g	当归 9g	白芍 9g	川芎 6g
桃仁 9g	红花 6g	地龙 6g	延胡索 9g

7 剂

用法：每日 1 剂，水煎服，一日分 2～3 次服。

【随症加减】热毒未尽者，选加栀子 6～10g、连翘 6～10g、板蓝根 6～10g 等。疼痛重者，选加全蝎 3～6g、乌梢蛇 3～6g、蜈蚣 3～6g 等药以搜风通络止痛，加磁石 30g先煎、珍珠母 1～3g先煎等药以潜阳息风镇痛。气虚体弱者，酌加黄芪 10～15g、党参 10～15g、鸡血藤 10～15g 等。阴血虚者，酌加生地黄 6～10g、玄参 6～10g、麦冬 6～10g 等。气阴两虚者，酌加太子参 10～15g、麦冬 6～10g、五味子 6～10g 等。心烦失眠者，选加石决明 6～10g先煎、栀子 6～10g、酸枣仁 6～10g 等。肢体沉重麻木者，酌加独活 6～10g、防风6～10g、路路通 6～10g 等。便秘者，酌加瓜蒌子 6～10g、决明子 6～10g 等。瘙痒者，酌加防风 6～10g、蝉蜕 1～3g、乌梢蛇 3～6g 等。

【中成药】

处方 1： 血府逐瘀胶囊。每次 6 粒，每日 2 次，口服；4 周为 1 个疗程，可用 1～2 个疗程。

处方 2： 血府逐瘀丸。每次 1～2 丸，每日 2 次，口服；4 周为 1 个疗程，可用 1～2 个疗程。

处方 3： 大黄䗪虫丸。大蜜丸每次 1～2 丸，每日 1～2 次，口服；4 周为 1 个疗程，可用 1～2 个疗程。

【其他治法】

耳针： 于肝区、神门取穴，每日 1 次，直至疼痛消失为止。

梅花针： 取原疱疹循行部位及现疼痛区域，常规消毒后，用梅花针中等力度叩刺，以皮肤潮红不出血为宜。每天 1 次，2 周为 1 个疗程。

三、日常调护

①加强营养，增强体质。②饮食宜清淡，多食蔬菜、水果，忌食辛辣、鱼腥发物。③保持病灶局部清洁、干燥，忌用刺激性

强的外用药物。

第二节 荨 麻 疹

荨麻疹是一种常见的瘙痒性过敏性皮肤病。男女老幼均可发病，以禀赋不耐者多见。急性者发病较快，消退迅速；慢性者反复发作，常达数月或数年之久。属于中医学“瘾疹”范畴。

一、西医诊断要点

(1) 发病突然，皮损可发生于身体的任何部位。

(2) 症状体征 皮损为鲜红色、苍白色或正常肤色风团，发无定处，骤起骤退，消退后不留任何痕迹。自觉灼热、瘙痒剧烈。皮肤划痕试验阳性。

(3) 实验室检查 血常规检查可有嗜酸性粒细胞增高。

二、中医辨证论治

1. 风热犯表

【症状】风团鲜红，灼热瘙痒，遇热加重，得冷则减，可伴发热恶寒。舌质红，苔薄白或薄黄，脉浮数。

【治法】疏风清热。

【方药】消风散。

当归 6g	生地黄 6g	防风 6g	蝉蜕 6g
知母 6g	苦参 6g	胡麻仁 6g	荆芥 6g
苍术 6g	牛蒡子 6g	石膏 6g先煎	甘草 3g
木通 3g			

7 剂

用法：每日 1 剂，水煎服，一日分 2～3 次服。

【随症加减】咽痛者，可酌加桔梗 9g、玄参 9g 等。热甚者，可酌加生地黄至 10～15g、黄芩 6～9g 等。

【中成药】

处方1：消风止痒颗粒。1岁以内每日1袋，1～4岁每日2袋，5～9岁每日3袋，10～14岁每日4袋，15岁以上每日6袋，分2～3次服用，冲服；2周为1个疗程，可用1～2个疗程。

处方2：银翘解毒颗粒。每次1袋，每日3次，冲服；2周为1个疗程，可用1～2个疗程。

处方3：肤痒颗粒。每次1袋，每日2次，冲服；2周为1个疗程，可用1～2个疗程。

处方4：皮敏消胶囊。每次4粒，每日3次，口服；2周为1个疗程，可用1～2个疗程。

【其他治法】

放血疗法：将双耳轮、双中指尖、双足趾尖消毒后用三棱针点刺放血。每3天1次，5次为1个疗程。

敷脐疗法：脐部消毒后，取适量消风散，温水调成糊状，直接填敷于脐部（神阙穴），然后用胶布固定，外敷2～4h。换药每天1次，7天为1个疗程。

2. 风寒束表

【症状】风团色白，遇风寒加重，得暖则减，口不渴。舌淡苔白，脉浮紧。

【治法】疏风散寒。

【方药】桂枝汤；或麻黄桂枝各半汤。

处方1：桂枝汤

桂枝15g	白芍9g	炙甘草6g	生姜9g
大枣3枚			

7剂

用法：每日1剂，水煎服，一日分2～3次服。

处方2：麻黄桂枝各半汤

桂枝5g	白芍9g	炙甘草6g	生姜9g
麻黄3g	大枣4枚	苦杏仁5g后下	

7剂

用法：每日1剂，水煎服，一日分2～3次服。

【随症加减】恶寒较重者，可加熟附片3g先煎、细辛3g、干姜皮3g等。

【中成药】

处方1：小青龙颗粒。每次1袋，每日3次，冲服；2周为1个疗程，可用1～2个疗程。

处方2：荆防败毒散。每次1袋，每日3次，冲服；2周为1个疗程，可用1～2个疗程。

处方3：荆银颗粒。每次1袋，每日3次，冲服；2周为1个疗程，可用1～2个疗程。

3. 气血不足

【症状】风团色泽淡红，或者与肤色相同，反复发作，迁延数月乃至数年不愈，或劳累后加重；伴有头晕心慌，神疲乏力，唇色白，失眠。舌质淡，苔薄白，脉细。

【治法】益气养血固表。

【方药】八珍汤合玉屏风散；或当归饮子。

处方1：八珍汤合玉屏风散

当归 10g	川芎 5g	白芍 8g	熟地黄 15g
人参 3g另煎	炒白术 10g	茯苓 8g	炙甘草 5g
防风 6g	黄芪 15g		

7剂

用法：每日1剂，水煎服，一日分2～3次服。

处方2：当归饮子

当归 30g	白芍 30g	川芎 30g	生地黄 30g
白蒺藜 30g	防风 30g	荆芥穗 30g	何首乌 15g
黄芪 15g	炙甘草 15g		

7剂

用法：每日1剂，水煎服，一日分2～3次服。

【随症加减】畏寒阳虚者，可加熟附片3g先煎、肉桂3g后下、干姜6g。痒甚者，可加乌梢蛇6g、煅龙骨6g先煎、首乌藤6g。

【中成药】

处方1：玉屏风颗粒。每次5g，每日3次，冲服；2周为1个疗程，可用1～2个疗程。

处方2：八珍颗粒。每次1袋，每日2次，冲服；2周为1个疗程，可用1～2个疗程。

处方3：当归补血口服液。每次10ml，每日2次，口服；2周为1个疗程，可用1～2个疗程。

处方4：人参归脾丸。大蜜丸每次1丸，每日2次，口服；2周为1个疗程，可用1～2个疗程。

【其他治法】

敷脐疗法：脐部消毒后，取适量玉屏风颗粒，温水调成糊状，直接填敷于脐部（神阙穴），然后用胶布固定，外敷2～4h。换药每天1次，7天为1个疗程。

针刺疗法：针刺气海、血海、足三里和三阴交得气5min后用补法，针刺曲池、丰隆得气5min后用泻法。每日1次，1周为1个疗程，共4个疗程。

4. 肠胃湿热

【症状】风团色泽鲜红，风团的出现与饮食不节有关，多伴腹痛腹泻或呕吐胸闷，大便稀烂不畅或便秘。舌红苔黄腻，脉数或濡数。

【治法】清热利湿，祛风止痒。

【方药】防风通圣散；或除湿胃苓汤。

处方1：防风通圣散

防风 10g	川芎 10g	当归 10g	生白芍 10g
生大黄 10g后下	薄荷 5g后下	生麻黄 10g	连翘 10g
芒硝 5g冲服	石膏 15g先煎	黄芩 10g	桔梗 30g
滑石 15g先煎	生甘草 3g	荆芥 10g	白术 10g
栀子 10g			

7剂

用法：每日1剂，加生姜3片，水煎服，上下午饭后1h服。

处方 2：除湿胃苓汤

炒苍术 9g	炒白术 9g	茯苓 9g	陈皮 9g
姜炒厚朴 9g	猪苓 9g	栀子 9g	木通 9g
泽泻 9g	防风 9g	滑石 9g先煎	生甘草 3g
肉桂 3g后下	白花蛇舌草 6g		

7 剂

用法：每日 1 剂，水煎服，一日分 2～3 次服。

【随症加减】腹痛便秘者，处方 2 酌加大黄 9g后下。大便溏泄者加炒薏苡仁 9g。食积者，酌加山楂 9g、麦芽 9g、六神曲 9g 等。

【中成药】

处方 1：防风通圣颗粒。每次 1 袋，每日 2 次，冲服；2 周为 1 个疗程，可用 1～2 个疗程。

处方 2：肤痒颗粒。每次 1 袋，每日 2 次，冲服；2 周为 1 个疗程，可用 1～2 个疗程。

处方 3：皮敏消胶囊。每次 4 粒，每日 3 次，口服；2 周为 1 个疗程，可用 1～2 个疗程。

5. 冲任不调

【症状】常在月经前数天起皮疹，往往随月经干净而消失，但在下次来潮前，再次发生，伴月经不调或痛经；舌质正常或色淡，脉弦细或弦滑。

【治法】调摄冲任。

【方药】四物汤合二仙汤；或温经汤。

处方 1：四物汤合二仙汤

熟地黄 12g	当归 10g	白芍 12g	川芎 8g
仙茅 9g	淫羊藿 9g	当归 9g	巴戟天 9g
黄柏 6g	知母 6g		

7 剂

用法：每日 1 剂，水煎服，一日分 2～3 次服。

处方 2： 温经汤

当归 15g	川芎 15g	肉桂 15g后下	莪术 15g
牡丹皮 15g	人参 9g另煎	牛膝 15g	炙甘草 15g

7 剂

用法：每日 1 剂，水煎服，一日分 2～3 次服。

【随症加减】 下腹冷痛甚者加艾叶 10g、熟附片 10g先煎 以增强温阳止痛之功。气短倦怠者加黄芪 30g、党参 15g 以益气扶正。

【中成药】

处方 1： 逍遥丸（水丸）。每次 6～9g，每日 1～2 次，口服；2 周为 1 个疗程，可用 1～2 个疗程。

处方 2： 济生肾气丸。水蜜丸每次 6g，每日 2～3 次，口服；2 周为 1 个疗程，可用 1～2 个疗程。

【其他治法】

针刺疗法： 常以风池、曲池、内关、三阴交、血海、合谷为主穴。阳虚畏寒者加肺俞、脾俞、肾俞；腹痛者加足三里、天枢；烦躁失眠者加神门、印堂。行泻法，留针 20min，隔 5min 行针一次。每日 1 次，10 次为 1 个疗程。

穴位埋线： 所选穴位为太冲、三阴交、血海、曲池、合谷、委中；冲任不固者加关元、肝俞、肾俞。选用 7 号腰穿针，4-0 号羊肠线。将已消毒的羊肠线穿入针管后接针芯，将针快速刺入穴位，进针深度及线体长度因局部解剖部位不同做适当调整。羊肠线贯穿筋膜层，然后顶住针芯退针管，退出穿刺针后针孔处以消毒棉球按压，以胶布固定。留线时间1 个月，每月埋线一次，8 次为1 个疗程。

三、日常调护

①积极寻找和去除病因及可能的诱因。②饮食适度，忌食辛辣发物，避免摄入可疑致敏食物、药物等。③注意气候变化，冷暖适宜时加强体育锻炼，同时保持良好心态。④治疗体内慢性病灶及肠道寄生虫，调节内分泌。

第三节　痤　　疮

痤疮是一种毛囊皮脂腺的慢性炎症性皮肤病。多发生于青春期男女，但也可见于青春期以后或成人。相当于中医的“粉刺”。

一、西医诊断要点

（1）患者多为青年男女。

（2）损害主要发生于面部、胸部、背部、肩部等皮脂腺较多的部位。

（3）以粉刺、丘疹、脓疱、结节、囊肿及瘢痕等损害为主要表现，且常伴有皮脂溢出。

（4）无自觉症状，或有不同程度痒痛。

二、中医辨证论治

1. 肺经风热

【症状】皮损以红色或皮色丘疹、粉刺为主，或有痒痛，小便黄，大便秘结，口干；舌质红，苔薄黄，脉浮数。

【治法】疏风宣肺，清热散结。

【方药】枇杷清肺饮；或泻白散加减。

处方 1：枇杷清肺饮

枇杷叶 9g包煎　　桑白皮 9g　　黄连 6g　　黄柏 9g
人参 3g另煎　　甘草 6g

7 剂

用法：每日 1 剂，水煎服，一日分 2～3 次服。

处方 2：泻白散加减

地骨皮 30g　　炒桑白皮 30g　　炙甘草 3g

7 剂

用法：每日 1 剂，水煎服，一日分 2～3 次服。

【中成药】

处方1：栀子金花丸。每次9g，每日1次，口服。

处方2：防风通圣丸。每次6g，每日2次，口服；3周为1个疗程。

处方3：金花消痤丸。每次4g，每日3次，口服；2周为1个疗程。

2. 脾胃湿热

【症状】皮损以红色丘疹、脓疱为主，有疼痛，面部、胸部、背部皮肤油腻；可伴口臭、口苦，纳呆，便溏或黏滞不爽或便秘，尿黄；舌红苔黄腻，脉滑或弦。

【治法】清热利湿，通腑解毒。

【方药】茵陈蒿汤；或芩连平胃散加减。

处方1：茵陈蒿汤

茵陈18g　　栀子12g　　大黄（去皮）6g后下

7剂

用法：每日1剂，水煎服，一日分2～3次服。

处方2：芩连平胃散加减

黄芩6g　　黄连3g　　姜厚朴6g　　炒苍术6g

甘草3g　　生姜1片

7剂

用法：每日1剂，水煎服，一日分2～3次服。

【随症加减】便秘者可选用中成药连翘败毒丸、防风通圣丸、润燥止痒胶囊等；便溏者可选用中成药香连丸、参苓白术散等。

【中成药】

处方1：栀子金花丸。每次9g，每日1次，口服；7天为1个疗程。

处方2：清热暗疮丸。每次2～4丸，每日3次，口服；2周为1个疗程。

处方3：当归苦参丸。每次6g，每日2次，口服；2周为1个疗程。

3. 痰瘀凝结

【症状】皮损以结节及囊肿为主，颜色暗红，也可见脓疱，日久不愈；可有纳呆、便溏；舌质淡暗或有瘀点，脉沉涩。

【治法】活血化瘀，化痰散结。

【方药】海藻玉壶汤；或桃红四物汤合二陈汤加减。

处方 1：海藻玉壶汤

海藻 6g	贝母 6g	陈皮 6g	昆布 6g
青皮 6g	川芎 6g	当归 6g	法半夏 6g
连翘 6g	甘草 6g	独活 6g	

7 剂

用法：每日 1 剂，水煎服，一日分 2～3 次服。

处方 2：桃红四物汤合二陈汤加减

当归 9g	川芎 9g	赤芍 9g	生地黄 9g
桃仁 9g	红花 6g	茯苓 15g	猪苓 9g
泽泻 9g	白术 9g	桂枝 9g	贝母 9g
法半夏 15g	橘红 15g	炙甘草 6g	

7 剂

用法：每日 1 剂，水煎服，一日分 2～3 次服。

【随症加减】伴妇女痛经者，加益母草 15g、泽兰 9g；伴囊肿成脓者，加皂角刺 9g、夏枯草 10g；伴结节、囊肿难消者，加三棱 9g、莪术 9g。

【中成药】

处方 1：丹参酮胶囊。每次 4 粒，每日 3～4 次，口服，小儿酌减。

处方 2：大黄䗪虫丸。大蜜丸每次 1～2 丸，每日 1～2 次，口服。

处方 3：当归苦参丸。每次 6g，每日 2 次，口服。

4. 冲任不调

【症状】皮损好发于额、眉间或两颊，在月经前增多加重，月经后减少减轻，伴有月经不调，经前心烦易怒、乳房胀痛，平素性情急躁；舌质淡红苔薄，脉沉弦或脉涩。相当于有高雄激素水平表现的女性痤疮。

【治法】调和冲任，理气活血。

【方药】逍遥散；或二仙汤合知柏地黄丸加减。

处方 1：逍遥散

当归 30g　　白茯苓 30g　　白芍 30g　　白术 30g
柴胡 30g　　炙甘草 15g

7 剂

用法：每日 1 剂，水煎服，一日分 2～3 次服。

处方 2：二仙汤合知柏地黄丸加减

仙茅 15g　　淫羊藿 15g　　当归 15g　　巴戟天 15g
黄柏 9g　　知母 9g

7 剂

用法：每日 1 剂，水煎服，一日分 2～3 次服。

【中成药】

处方 1：逍遥丸（水丸）。每次 6～9g，每日 1～2 次，口服。

处方 2：知柏地黄丸。小蜜丸每次 9g，每日 2 次，口服。

处方 3：左归丸。每次 9g(90 丸)，每日 2 次，口服。

处方 4：六味地黄丸（浓缩丸）。每次 8 丸，每日 3 次，口服。

三、其他治法

中药湿敷：马齿苋、紫花地丁、黄柏等量水煎湿敷，每日 2 次，每次 20min。用于炎性丘疹、脓疱皮损。

中药面膜：颠倒散（大黄、硫黄等量研细末），用水或蜂蜜调成稀糊状，涂于皮损处，30min 后用清水洗净。每晚 1 次。用于炎性丘疹、脓疱、结节、囊肿皮损。

耳尖点刺放血：选定耳尖、内分泌、皮质下穴，常规消毒后，用三棱针点刺，然后在点刺部位挤出瘀血 6～8 滴。每周治疗 1～2 次。

针灸：主穴为百会、尺泽、曲池、大椎、合谷、肺俞等穴，配穴为四白、攒竹、下关、颊车及皮损四周。方法：施平补平泻手法，针刺得气后留针 30min，每日 1 次。

火针：常选背俞穴，如肺俞、膈俞、脾俞、胃俞；热重加大椎，便秘加大肠俞，月经不调加次髎。皮肤常规消毒后，取火针在酒精灯上将针尖烧红后，迅速直刺各穴，每穴点刺 3 次，隔日

1次；或火针烧红后直刺囊肿、结节，每处皮损可连刺数针，每7～10天治疗1次，刺后24h不沾水。

刺络拔罐：取穴多为肺俞、大椎、脾俞、胃俞、大肠俞、膈俞、肾俞等。每次取背俞穴4～6个，三棱针刺破皮肤，然后在点刺部位拔罐，留罐10～15min。每3天1次，10次为1个疗程。

四、日常调护

① 限制高糖、油腻饮食及奶制品，适当控制体重，规律作息，避免熬夜及过度日晒等。

② 科学护肤：痤疮患者皮肤常伴有皮脂溢出，清洁皮肤可选用控油保湿清洁剂，去除皮肤表面多余油脂、皮屑和微生物的混合物，但不能过度清洗，忌挤压和搔抓。清洁后，要根据患者皮肤类型选择相应护肤品。油性皮肤宜选择控油保湿类护肤品；混合性皮肤T区选择控油保湿类护肤品，两颊选择舒敏保湿类护肤品；在使用维A酸类、过氧化苯甲酰等药物或进行物理、化学剥脱治疗时易出现皮肤屏障受损，宜选择舒敏保湿类护肤品。此外，应谨慎使用粉底、隔离防晒剂及彩妆等化妆品，尽量避免化妆品性痤疮的发生。

③ 定期随访：痤疮呈慢性过程，患者在治疗中需要定期复诊，根据治疗情况及时调整治疗及护肤方案，减少后遗症发生。

第四节　脓　疱　疮

脓疱疮是一种常见的化脓性、传染性皮肤病，因其脓疱破后滋流黄水而得名，又名“滴脓疮”“香瓣疮”“天疱疮”。多发于夏秋季节，以儿童多见，可在幼儿园及小学中流行，互相传染。相当于中医的“黄水疮”。

一、西医诊断要点

(1) 流行于夏秋季节，多见于儿童及幼儿，易传染，病前常先有痱子、湿疹类瘙痒性皮肤病。

（2）好发于颜面、四肢等暴露部位。

（3）皮损初为丘疹或水疱，迅速变为有炎性红晕的脓疱，散在分布。

（4）可伴有淋巴管炎，严重者可引起败血症或急性肾炎。

二、中医辨证论治

1. 毒热炽盛

【症状】 发病急骤，水疱迅速扩展、增多，糜烂面鲜红，或上覆脓液，灼热痒痛；伴身热口渴，烦躁不安，便干溲赤；舌质红绛，苔黄，脉弦滑或数。

【治法】 清热解毒，凉血清营。

【方药】 犀角地黄汤合黄连解毒汤加减。

水牛角 30g先煎	生地黄炭 10g包煎	金银花炭 10g	莲子心 10g
黄连 10g	白茅根 30g	天花粉 10g	栀子 10g
生石膏 30g先煎	紫花地丁 10g	甘草 10g	

7 剂

用法：每日 1 剂，水煎服，一日分 2～3 次服。

【随症加减】 高热者加玳瑁 9g先煎；大便干燥者加大黄 3g后下。

【中成药】

处方 1： 羚羊角胶囊。每次 0.3～0.6g（2～4）粒，每日 1 次，口服。

处方 2： 清开灵口服液。每次 20～30ml，每日 2 次，口服，儿童酌减。

处方 3： 如意金黄散。取适量药物涂于患处或敷于纱布上贴于患处，每日 2～3 次。

2. 心火脾湿

【症状】 燎浆水疱，新起不断，疮面色红，皮损较厚或结痂而不易脱落，疱壁紧张，潮红明显；伴见口舌糜烂，倦怠乏力，腹胀便溏，或心烦口渴，小便短赤；舌质红，苔黄或黄腻，脉数或濡数。

【治法】泻心凉血，清脾除湿。

【方药】清脾除湿饮加减。

茯苓皮 15g	白术 10g	黄芩 10g	栀子 6g
泽泻 10g	茵陈 15g	枳壳 10g	生地黄 12g
麦冬 10g			

7 剂

用法：每日 1 剂，水煎服，一日分 2～3 次服。

【随症加减】心火炽盛者加黄连 3g、莲子心 6g；口腔糜烂者加金莲花 9g、金雀花 9g、藏青果 6g、金果榄 6g；大便干燥者加大黄 3g后下。

【中成药】

处方 1：导赤丸。大蜜丸每次 1 丸，每日 2 次，口服；周岁以内小儿酌减。7～14 天为 1 个疗程。

处方 2：二妙丸。每次 6～9g，每日 2 次，口服；1 周为 1 个疗程。

处方 3：牛黄解毒丸。大蜜丸每次 1 丸，每日 2～3 次，口服；7 天为 1 个疗程。

3. 脾虚湿蕴

【症状】疱壁松弛，潮红不著，皮损较厚或结痂而不易脱落，糜烂面大或湿烂成片；伴口渴不欲饮，或恶心欲吐，倦怠乏力，腹胀便溏；舌质淡胖，苔白腻，脉沉缓。

【治法】清热解毒，健脾除湿。

【方药】除湿胃苓汤合参苓白术散加减。

茵陈 15g	猪苓 30g	车前草 30g	茯苓皮 15g
黄芩 10g	冬瓜皮 15g	泽泻 10g	黄柏 10g
枳壳 10g			

7 剂

用法：每日 1 剂，水煎服，一日分 2～3 次服。

【随症加减】皮损色红加牡丹皮 9g、赤芍 15g；便干加大黄

3g后下；痒甚加白鲜皮15g。

【中成药】

处方1：参苓白术丸。每次6g，每日3次，口服。

处方2：四妙丸。每次6g，每日2次，口服。

处方3：香砂六君丸。每次6～9g，每日2～3次，口服；7～10天为1个疗程。

4．气阴两伤

【症状】病程日久，已无水疱出现，疱干结痂，干燥脱落，瘙痒入夜尤甚，或遍体层层脱屑，状如落叶；伴口干咽燥，五心烦热，汗出口渴，不欲多饮，神疲无力，气短懒言；舌质淡红，苔少或无苔，脉沉细数。

【治法】益气养阴，清解余毒。

【方药】解毒养阴汤加减

南沙参15g	北沙参15g	玄参30g	佛手参30g
天冬10g	麦冬10g	玉竹10g	金银花15g
蒲公英15g	石斛6g	丹参15g	西洋参3g

7剂

用法：每日1剂，水煎服，一日分2～3次服。

【随症加减】痒甚可加刺蒺藜9g、当归15g。

【中成药】

处方1：人参健脾丸。大蜜丸每次2丸，每日2次，口服。

处方2：六味地黄丸（浓缩丸）。每次8丸，每日3次，口服。

处方3：生脉饮。每次10ml，每日3次，口服。

处方4：八珍颗粒。每次1袋，每日2次，温开水冲服。

三、其他治法

① 水疱大且未破溃时宜在消毒情况下抽干疱液，促进愈合。

② 皮损有糜烂渗液者，可用黄连、黄柏、马齿苋等清热解毒除湿中药煎汤湿敷；较大糜烂面可用清热解毒之油剂，如甘草油、复方大黄油、紫草油外涂患处。

③ 皮损结痂者，可用除湿解毒中药软膏外敷，以脱去厚痂。

④ 口舌糜烂者可口含金莲花片，或金银花、黄连、淡竹叶、生甘草等煎水含漱，或代茶饮。

四、日常调护

（1）饮食护理

① 毒热炽盛证或心火脾湿证，应嘱患者进食清心解毒的食物，如莲子汤、绿豆水、萝卜汤及各种新鲜蔬菜汤。

② 脾虚湿蕴证患者应进食健脾益气除湿的食物，如薏苡仁粥、山药粥、芡实粥、茯苓饼及藕粉等。

③ 气阴两伤证患者则应进食养血扶正的食物，如山药粥、当归补血汤、龙眼肉、黄芪粥等。忌食不易消化的食物，如年糕，还应注意避免食用辛辣刺激食物。

（2）精神护理　由于脓疱疮病情严重，常常严重影响患者的精神健康。初发患者常因自己病情较重、皮肤糜烂而感到恐惧，精神过度紧张；复发患者因病程反复发作、缠绵日久而抑郁悲观，对治疗失去信心。因此，必须要了解患者的精神心理状态，给予耐心解释，使其树立战胜疾病的信心。

第五节　股　　癣

股癣是发生于阴股部的皮肤浅层真菌病，是圆癣发于阴股部的特殊类型。以一侧或双侧阴股内侧钱币大小圆形或椭圆形红斑、水疱、糜烂、流滋，自觉剧痒为临床特征。夏季发病或加重，冬季消退或减轻。多见于成年男性。本病相当于中医的"阴癣"。

一、西医诊断要点

（1）部分病人可有鹅掌风、灰指（趾）甲、脚湿气等病史，夏重冬轻，多发于成年男性。

（2）临床表现　发于股内侧及大腿根部，多双侧发病，严重时皮疹延及会阴、肛门、臀部等处皮肤。初起阴股内侧小片红斑，上覆鳞屑，渐向四周蔓延、扩展，呈环状或半环状，边缘有丘疹、水疱、结痂、脱屑，中央自愈，日久则局部色素沉着，皮肤增厚，呈苔藓样变。

（3）皮损鳞屑镜检可见真菌菌丝或孢子，或培养出真菌菌落。

二、中医辨证论治

湿热虫淫

【症状】 阴股潮湿、多汗，局部出现糜烂乃至脂水溢渗，自觉痒痛相兼；伴口苦且干，小便短黄；舌红苔黄，脉弦数。

【治法】 清热燥湿，杀虫止痒。

【方药】 二妙丸加减。

荜澄茄 10g　炒黄柏 10g　炒龙胆 10g　苍术 10g
萆薢 10g　白鲜皮 10g　苦参 10g

7 剂

用法：每日 1 剂，水煎服，一日分 2～3 次服。

【中成药】

处方 1： 复方苦参洗剂。外用，每日 3 次；1 周为 1 个疗程，可用 1～2 个疗程。

处方 2： 冰黄肤乐软膏。外用，每日 3 次；1 周为1 个疗程，可用 1～2 个疗程。

【其他治法】

① 皮损以红斑、鳞屑、丘疹为主者，选大风子、蛇床子、地肤子、苦参、枯矾、防风、徐长卿等，水煎取汁熏洗患处，后涂癣药膏。

② 皮损以糜烂、渗出、局部红肿疼痛为主者，选用解毒止痒方外洗或湿敷，后扑黄白散，待皮肤干燥结痂后涂癣药膏。

③ 皮损以苔藓样化为主，伴剧烈瘙痒者，先用润燥止痒方外洗，后选涂雄黄膏、止痒膏、羊蹄根散等，至皮损消退，再继续用 2 周方能停药。

④ 阴股多汗潮湿者，选湿毒药粉、花蕊石散或黄白散扑患处。

三、日常调护

① 积极彻底治疗鹅掌风、脚湿气、灰指甲、圆癣等癣疾，以防诱发本病。

② 注意卫生，勤洗浴，勤换内衣内裤，保持阴股部清洁、干燥。

③ 避免使用刺激性强的洗涤用品洗患处。

第六节 手 足 癣

手癣为手掌及指间皮肤癣菌感染，中医病名为“鹅掌风”。足癣为足跖部、趾间的皮肤癣菌感染，可延及足跟及足背，但发生于足背者属体癣。主要通过间接接触传染，如公共浴室、澡盆、浴巾、拖鞋等，中医病名为“脚湿气”。

一、西医诊断要点

（1）手癣　与足癣临床表现大致相同，但分型不如足癣明显。损害初起常有散在小水疱发生，而后常以脱屑为主，皮纹增深，触之粗糙，病久者呈现角化增厚。患区与正常皮肤之间常可见一定界限。损害多限于一侧，初起时常始于掌心及第 2、第 3 或第 4 指掌处，久之累及整个手掌。自觉症状多不明显。

（2）足癣　男性多见，儿童罕见。①浸渍糜烂（间擦）型：好发于趾间，第 4 和第 5 趾间最常受累。表皮角质层因湿润而浸渍发白松软，剥去浸软的腐皮，露出鲜红糜烂面。②慢性丘疹鳞屑型：常见致病菌为红色毛癣菌，偶为须癣毛癣菌复合体。常为双侧受累，炎症轻微，足底有斑片状或弥漫性软鞋样白色鳞屑。③水疱型：好发于掌跖侧缘或趾间，发展至足底或足背，皮疹为 3mm 大小的丘疱疹或水疱，群集或散在，疱壁厚而紧张，不易破裂，数天后疱液吸收干涸，呈领口状脱屑。④角化过度型：皮疹为暗红色斑片，边界清楚，角化过度，被覆点片状白色鳞屑和皲裂。⑤溃疡型：趾间可见渗出、剥脱、溃疡和糜烂，伴有明显的白色角化过度和刺鼻的臭味。

二、中医辨证论治

1. 风湿毒聚

【症状】皮损泛发，蔓延浸淫，手如鹅掌，皮肤粗糙，皮下水疱；或趾糜烂、浸渍剧痒；苔薄白，脉濡。

【治法】祛风除湿，杀虫止痒。

【方药】消风散加减。

当归 6g	生地黄 6g	防风 6g	蝉蜕 6g
知母 6g	苦参 6g	胡麻仁 6g	荆芥 6g[后下]
苍术 6g	牛蒡子 6g	石膏 6g[先煎]	甘草 3g
木通 3g	地肤子 15g	白鲜皮 15g	威灵仙 9g

7 剂

用法：每日 1 剂，水煎服，一日分 2～3 次服。

【随症加减】兼有热毒者可加黄芩 9g、板蓝根 9g；兼有血虚者可加生地黄 15g、红藤 15g。

【中成药】

处方 1：顽皮藓草本乳膏。每日 2 次，外用涂擦。

处方 2：手足湿藓净。每日 2 次，外用涂擦。

处方 3：股藓膏。每日 3 次，外用涂擦。

2. 湿热下注

【症状】多见于脚湿气伴抓破染毒，症见足糜烂，渗流臭水或化脓，肿连足背，或见红丝上窜，胯下臖核肿痛；甚或形寒高热；舌红，苔黄腻，脉滑数。

【治法】清热化湿，解毒消肿。

【方药】湿重于热者用萆薢渗湿汤加减；湿热兼瘀者用五神汤加减；湿热并重者用龙胆泻肝汤加减。

处方 1：萆薢渗湿汤加减

萆薢 15g	薏苡仁 30g	黄柏 15g	茯苓 15g
牡丹皮 9g	泽泻 9g	滑石 15g[先煎]	通草 6g

7 剂

用法：每日 1 剂，水煎服，一日分 2～3 次服。

处方 2：五神汤加减

茯苓 30g　　车前子 30g包煎　　金银花 90g　　牛膝 15g
紫花地丁 30g

7 剂

用法：每日 1 剂，水煎服，一日分 2～3 次服。

处方 3：龙胆泻肝汤加减

酒炒龙胆 6g　　酒炒黄芩 9g　　酒炒栀子 9g　　泽泻 12g
木通 9g　　车前子 9g包煎　　酒炒当归 8g　　生地黄 20g
柴胡 10g　　生甘草 6g

7 剂

用法：每日 1 剂，水煎服，一日分 2～3 次服。

【随症加减】兼见情志不遂者可加野菊花 9g、酸枣仁 6g；兼见口干阴虚者可加知母 9g、玄参 9g。

【中成药】同“风湿毒聚”。

三、其他治法

外治疗法

① 水疱型：可选用 1 号癣药水、2 号癣药水、复方土槿皮酊外搽；或二矾汤熏洗；或鹅掌风浸泡方或藿黄浸剂（藿香 30g，黄精、大黄、皂矾各 12g，醋 1kg）浸泡。

② 浸渍糜烂型：可选用 1∶1500 高锰酸钾溶液、3％硼酸溶液、二矾汤或半边莲 60g 煎汤待温，浸泡 5min，后以皮脂膏或雄黄膏外搽。

③ 慢性丘疹鳞屑型：可选用以上中成药软膏外搽，浸泡剂浸泡。如角化增厚较剧，可选用 10％水杨酸软膏厚涂，外用油纸包扎，每晚 1 次，使其角质剥脱；然后再用抗真菌药物，也可用市售治癣中成药。

内服药：可选伊曲康唑、特比萘芬或氟康唑。伊曲康唑每日0.4g，连服1周；特比萘芬每日0.25g，连服1个月；氟康唑每次0.15g，每周1次，连服3～4次。对既往有肝病史者应慎用。外用咪唑类溶液或霜剂，亦可用水杨酸制剂，每日1～2次。皮肤干燥甚至皲裂者用软膏剂，局部封包疗效更好。

四、日常调护

① 加强癣病基本知识的宣传，对本病预防和治疗要有正确的认识。

② 注意个人、家庭及集体卫生。

③ 对已有患者要早发现、早治疗。对患癣病的动物也要及时处理，以消除传染源。

④ 要针对不同癣病传染途径做好消毒灭菌工作。患者要注意保持足部干燥，勿与他人共用洗脚盆、浴巾、鞋袜等，鞋袜宜干爽透风，并经常洗涤、暴晒。

第七节 银屑病

银屑病是一种多基因遗传、多环境因素刺激诱导的免疫异常性慢性炎症性系统性疾病。特征性损害为红色丘疹或斑块上覆有多层银白色鳞屑。中、重度银屑病患者罹患代谢综合征和动脉粥样硬化性心血管疾病的风险增加。

一、西医诊断要点

（1）银屑病可能发生在任何年龄，女性发病年龄普遍较男性早，病程几周至一生，变化多样。

（2）基本损害初期为红色丘疹或斑丘疹，其皮损差异较大，可从针尖大小的丘疹到直径超过20cm的损害。上覆多层疏松的银白色鳞屑，用指甲搔刮红色表面后，即出现多层银白色的鳞屑，将鳞屑刮除后，其下为一红色发亮的薄膜，称薄膜现象，轻刮薄膜即可出现散在的小出血点，呈露珠状，称为点状出血现象，即Auspitz

征。银白色鳞屑、薄膜现象、点状出血被看作银屑病皮肤症状的三大特点。

(3) 银屑病的皮疹一般伴有不同程度的瘙痒。

二、中医辨证论治

1. 血热内蕴

【症状】皮疹多呈点滴状，发展迅速，颜色鲜红，层层鳞屑，瘙痒剧烈，刮去鳞屑有点状出血；伴口干舌燥，咽喉疼痛，心烦易怒，便干溲赤；舌质红，苔薄黄，脉弦滑或数。

【治法】清热凉血，解毒消斑。

【方药】犀角地黄汤。

水牛角 30g先煎　　生地黄 10g　　牡丹皮 9g　　赤芍 9g

7 剂

用法：每日 1 剂，水煎服，一日分 2～3 次服。

【随症加减】咽喉肿痛者，加板蓝根 15g、射干 9g、玄参 9g；因感冒诱发者，加金银花 15g、连翘 9g；大便秘结者，加生大黄 3g后下。

【中成药】

处方 1：知柏地黄丸。水蜜丸每次 6g，每日 2 次，口服。

处方 2：皮肤病血毒丸。每次 20 粒，每日 2 次，口服。

处方 3：郁金银屑片。每次 3～6 片，每日 2～3 次，口服。

2. 血虚风燥

【症状】病程较久，皮疹多呈斑片状，颜色淡红，鳞屑减少，干燥皲裂，自觉瘙痒；伴口咽干燥；舌质淡红，苔少，脉沉细。

【治法】养血滋阴，润肤息风。

【方药】当归饮子。

当归 9g　　白芍 9g　　川芎 9g　　生地黄 9g
白蒺藜 9g　　防风 9g　　荆芥穗 9g后下　　何首乌 6g
黄芪 6g　　炙甘草 3g

7 剂

用法：每日1剂，水煎服，一日分2～3次服。

【随症加减】脾虚者，加白术15g、茯苓12g；风盛瘙痒明显者，加白鲜皮15g、乌梢蛇9g。

【中成药】

处方1：癣立净。每次10g，每日2次，外用喷涂。

处方2：银屑灵膏。每次33g，每日2次，口服。

处方3：消银胶囊。每次5～7粒，每日3次，口服。

3. 气血瘀滞

【症状】皮损反复不愈，皮疹多呈斑块状，鳞屑较厚，颜色暗红；舌质紫暗有瘀点、瘀斑，脉涩或细缓。

【治法】活血化瘀，解毒通络。

【方药】桃红四物汤。

当归 10g	赤芍 10g	生地黄 15g	川芎 9g
桃仁 12g	红花 6g		

7剂

用法：每日1剂，水煎服，一日分2～3次服。

【随症加减】病程日久，反复不愈者，加土茯苓15g、白花蛇舌草15g、蜈蚣1条；皮损肥厚色暗者，加三棱9g、莪术9g；月经色暗、经前皮损加重者，加益母草15g、泽兰10g。

【中成药】

处方1：白芍总苷胶囊。每次2粒，每日2～3次，口服。

处方2：雷公藤片。每次1～2片，每日2～3次，口服。

处方3：四物颗粒。每次5g，每日3次，冲服。

4. 湿毒蕴积

【症状】皮损多发生在腋窝、腹股沟等褶皱部位，红斑糜烂有渗出，痂屑黏厚，瘙痒剧烈，或表现为掌（跖）红斑、脓疱、脱皮；或伴关节酸痛、肿胀，下肢沉重；舌质红，苔黄腻，脉滑。

【治法】清利湿热，解毒通络。

【方药】萆薢渗湿汤。

萆薢 15g	薏苡仁 30g	黄柏 15g	茯苓 15g
牡丹皮 9g	泽泻 9g	滑石 15g先煎	通草 6g

7 剂

用法：每日 1 剂，水煎服，一日分 2～3 次服。

【随症加减】脓疱泛发者，加蒲公英 15g、紫花地丁 15g、半枝莲 15g；关节肿痛明显者，加羌活 9g、独活 15g、秦艽 9g、忍冬藤 15g；瘙痒剧烈者，加白鲜皮 15g、地肤子 15g。

【中成药】

处方 1：萆薢分清丸。每次 6～9g，每日 2 次，口服。

处方 2：克银丸。每次 10g，每日 2 次，口服。

处方 3：连翘败毒丸。水丸每次 6g，每日 2 次，口服。

5. 风寒湿痹

【症状】皮疹红斑不鲜，鳞屑色白而厚，抓之易脱，关节肿痛，活动受限，甚至僵硬畸形；伴形寒肢冷；舌质淡，苔白腻，脉濡滑。

【治法】祛风除湿，散寒通络。

【方药】独活寄生汤合桂枝芍药知母汤加减。

独活 15g	桑寄生 15g	杜仲 15g	牛膝 15g
细辛 3g	秦艽 9g	肉桂 6g后下	防风 9g
川芎 9g	人参 9g另煎	当归 15g	桂枝 9g
赤芍 9g	知母 9g	熟附片 9g先煎	

7 剂

用法：每日 1 剂，水煎服，一日分 2～3 次服。

【中成药】

处方 1：独活寄生丸。水蜜丸每次 6g，每日 2 次，口服。

处方 2：防风通圣颗粒。每次 1 袋（3g），每日 2 次，冲服。

处方 3：复方青黛胶囊。每次 4 粒，每日 3 次，口服。

6. 火毒炽盛

【症状】全身皮肤潮红、肿胀，大量脱皮，或有密集小脓疱，伴局部灼热痒痛；壮热畏寒，头身疼痛，口渴欲饮，便干溲赤；舌质红绛，苔黄腻，脉弦滑数。

【治法】 清热泻火，凉血解毒。

【方药】 清瘟败毒饮。

生石膏 30g[先煎]	生地黄 15g	水牛角粉 15g[冲服]	黄连 6g
栀子 9g	桔梗 9g	黄芩 9g	知母 12g
赤芍 15g	玄参 15g	连翘 9g	淡竹叶 9g
甘草 6g	牡丹皮 9g		

7 剂

用法：每日 1 剂，水煎服，一日分 2～3 次服。

【随症加减】 大量脱皮、口干唇燥者，加天花粉 15g、石斛 15g；大便秘结者，加生大黄 6g[后下]。

【中成药】

处方 1： 连花清瘟颗粒。每次 6g，每日 3 次，冲服。

处方 2： 牛黄解毒片。每次 3 片（小片），每日 2～3 次，口服。

处方 3： 银翘解毒颗粒。每次 1 袋，每日 3 次，冲服。

三、其他治法

外治疗法： 寻常型进行期皮损宜用温和制剂，可用黄连膏外搽，每日 1 次；寻常型静止期、消退期皮损可用内服煎剂的药渣煎水，待温洗浴浸泡患处，再以黄连膏外搽，亦可采用中药药浴熏洗疗法；红皮病型、脓疱型可用紫草油外搽，每日 2 次。

四、日常调护

① 预防感染和外伤。在秋冬及冬春季节交替之时，要特别注意预防感冒、咽炎、扁桃体炎。对反复发作的扁桃体炎合并扁桃体肥大者，可考虑手术摘除。

② 忌食辛辣腥膻发物，戒烟酒，多食新鲜蔬菜和水果。

③ 避免过度紧张劳累，生活要有规律，保持情绪稳定。

④ 进行期或红皮病型患者不宜用刺激性强的药物，忌热水洗浴。

第八节　湿　疹

湿疹是一种由多种内外因素所引起的具有渗出倾向的皮肤炎症性疾病。可发生于任何年龄、性别和季节，而以先天禀赋不耐者为多，严重影响患者生活质量。中医统称本病为“湿疮”。

一、西医诊断要点

（1）显著瘙痒　在大部分湿疹中，严重瘙痒是突出症状。引起瘙痒的刺激阈（痒阈）因紧张而下降。瘙痒常在夜间明显。热和疲劳也可刺激瘙痒发作。

（2）皮疹以小丘疹、丘疱疹为主，急性期多见红斑、糜烂、渗出，慢性期多见苔藓样化、皮肤肥厚浸润，亚急性期多见脱屑、结痂，但临床上可多种疹型同时存在。

（3）皮疹可泛发或局限，多呈群集特点，对称分布，好发于四肢屈侧、手、足、肘窝、腘窝、耳后、乳房、脐、外阴和肛门等处。

二、中医辨证论治

1. 风热蕴肤

【症状】常见于急性湿疹初发者或慢性湿疹急性发作者。病变进展快，皮损以红色丘疹为主，可见鳞屑、结痂，渗出不明显，皮肤灼热，瘙痒剧烈，可伴发热、口渴。舌边尖红或舌质红，苔薄黄，脉浮。

【治法】疏风清热止痒。

【方药】消风散加减；或桑菊饮加减。

处方1：消风散

当归 6g	生地黄 6g	防风 6g	蝉蜕 6g
知母 6g	苦参 6g	胡麻仁 6g	荆芥 6g后下
苍术 6g	牛蒡子 6g	石膏 6g先煎	甘草 3g
木通 3g			

7剂

用法：每日 1 剂，水煎服，一日分 2～3 次服。

处方 2：桑菊饮

桑叶 8g	苦杏仁 6g后下	桔梗 6g后下	芦根 6g
连翘 5g	菊花 4g	薄荷 3g后下	生甘草 3g

7 剂

用法：每日 1 剂，水煎服，一日分 2～3 次服。

【随症加减】皮损鲜红灼热者，可加牡丹皮 9g、赤芍 9g 等清热凉血之品。伴口渴者，可加玄参 15g、天花粉 15g 等清热生津止咳之品。大便秘结者，可加大黄 6g后下等泻下攻积。瘙痒剧烈者，可加蒺藜 6g 等疏风止痒。

【中成药】

处方 1：消风止痒颗粒。15 岁以上每日 6 袋，分 2～3 次服用；1 周为 1 个疗程，可用 1～2 个疗程。

处方 2：三黄洗剂。每日 2～3 次，外用，涂抹于患处。

处方 3：皮敏消胶囊。每次 4 粒，每日 3 次，饭后口服。急性荨麻疹疗程 1 周，慢性荨麻疹和急性湿疹疗程 2 周。

2. 湿热浸淫

【症状】常见于急性湿疹。急性病程，皮损潮红，多见丘疹、丘疱疹、水疱，皮肤灼热，瘙痒剧烈，抓破后糜烂、渗出，可伴心烦、口渴、尿黄、便干。舌质红，苔黄腻，脉滑。

【治法】清热燥湿止痒。

【方药】龙胆泻肝汤。

酒炒龙胆 6g	酒炒黄芩 9g	酒炒栀子 9g	泽泻 12g
木通 9g	车前子 9g包煎	酒炒当归 8g	生地黄 20g
柴胡 10g	生甘草 6g		

7 剂

用法：每日 1 剂，水煎服，一日分 2～3 次服。

【随症加减】发于上部者，加桑叶 9g、野菊花 9g、蝉蜕 9g；发于中部者，重用龙胆至 15g、黄芩至 15g；发于下部者，重用车前子至 15g、泽泻至 15g；伴有青筋暴露者，加泽兰 6g、赤芍 6g、川牛膝6g；瘙痒甚者，加白鲜皮9g、地肤子6g、徐长卿9g后下；焮红热盛者，重用生地黄至30g，加赤芍12g、牡丹皮12g；便溏者，加山药15g、炒白扁豆15g。

【中成药】

处方1： 龙胆泻肝丸（水丸）。每次3～6g，每日2次，口服。

处方2： 除湿止痒软膏。每日3～4次，外用，涂抹于患处。

处方3： 复方甘草酸苷。成人通常每次2～3片，小儿每次1片，每日3次，饭后口服；注射液制剂，成人通常每日1次，5～20ml/次，静脉注射。可依病情、年龄选用剂型及增减剂量。

处方4： 金蝉止痒胶囊。每次6粒，每日3次，饭后服用。

处方5： 疗癣卡西甫丸。每次10g，每日2次，口服。

【其他治法】

中药塌渍疗法： 用于炎症较重、渗出明显的皮损。方法：采用黄柏溶液、三黄洗剂等具有清热燥湿止痒功效的溶液浸湿消毒纱布4～6层后，拧至不滴水时对皮损进行冷湿敷。每次20min，每日2～4次。

3. 脾虚湿蕴

【症状】 常见于亚急性湿疹。皮损以丘疹或丘疱疹为主，色暗或有鳞屑，有少许渗出，瘙痒，可伴食少乏力、腹胀便溏、小便清长或微黄。舌淡胖，苔薄白或腻，脉濡。

【治法】 健脾利湿止痒。

【方药】 除湿胃苓汤。

炒苍术 9g	姜厚朴 9g	陈皮 9g	猪苓 9g
泽泻 9g	赤茯苓 9g	炒白术 9g	滑石 9g先煎
防风 9g	栀子 9g	木通 9g	肉桂 3g后下
甘草 3g			

7剂

用法：每日1剂，水煎服，一日分2～3次服。

【随症加减】 瘙痒甚者加白鲜皮9g、地肤子9g利湿止痒。

【中成药】

处方 1： 参苓白术丸。每次 6g，每日 3 次，口服。

处方 2： 丹皮酚软膏。每日 2～3 次，外用，涂抹于患处。

处方 3： 复方黄柏液。湿敷，4～6 层纱布浸泡药液，覆盖创面，每次 20～30min，每日 2～3 次。

【其他治法】

中药药浴疗法： 适用于急性、亚急性和慢性湿疹皮损无明显渗出者。方法：急性期可选用苦参、白鲜皮、地肤子、马齿苋、黄柏、地榆、千里光等药物以清热燥湿、凉血止痒；慢性湿疹可选用当归、桃仁、生地黄、鸡血藤、蛇床子、土荆皮等药物以滋阴养血、润燥止痒。病变范围小的，可局部洗浴；病变范围大的，可全身洗浴。水温宜调至 38～43℃，微微发汗即可。每次 20min，每日 1 次。

4. 阴虚血燥

【症状】 常见于慢性湿疹。皮损干燥脱屑、粗糙肥厚、苔藓样变，可见抓痕，瘙痒严重，可伴口干、便干，或手足心热。舌红，苔少或剥，脉细。

【治法】 滋阴养血，润燥止痒。

【方药】 当归饮子或四物消风散加减。

处方 1： 当归饮子

当归 9g	白芍 9g	川芎 9g	生地黄 9g
蒺藜 9g	防风 9g	荆芥穗 9g后下	何首乌 6g
黄芪 6g	炙甘草 3g		

7 剂

用法：每日 1 剂，水煎服，一日分 2～3 次服。

处方 2： 四物消风散

生地黄 9g	当归 6g	荆芥 5g后下	防风 5g
赤芍 3g	川芎 3g	白鲜皮 3g	蝉蜕 3g
薄荷 3g后下	独活 2g	柴胡 2g	

7 剂

用法：每日 1 剂，水煎服，一日分 2～3 次服。

【随症加减】瘙痒不能入眠者，加珍珠母 10g先煎、牡蛎 9g先煎、酸枣仁 10g、首乌藤 10g；皮损粗糙肥厚者，加丹参 12g、益母草 12g、鸡血藤 12g。

【中成药】

处方 1：润燥止痒胶囊。每次 4 粒，每日 3 次，口服。

处方 2：湿毒清胶囊。每次 3～4 粒，每日 3 次，口服

处方 3：青鹏软膏。每日 2 次，外用，涂抹于患处。

处方 4：消炎癣湿药。每日 2～3 次，外用，涂抹于患处。

处方 5：肤舒止痒膏。取本品 5～10g，置于温毛巾上抹擦皮肤，揉摩 5～10min，用清水冲净即可。每日 1 次。

【其他治法】

刺络拔罐疗法：适用于慢性湿疹皮肤肥厚、苔藓样变者。方法：常规皮肤消毒后，用一次性梅花针在皮损肥厚处叩刺，以皮肤轻微渗血为度，再行拔罐治疗。每日 1 次。

三、日常调护

①健康教育：使患者对湿疹的发病因素、发展规律和防治方法有一定了解，以便积极配合治疗。②饮食禁忌：慎用鱼腥动风之品，应注意食用后及停食后的效果，但无须盲目忌口。③避免过度烫洗、肥皂及各种有害因子的刺激。对于慢性湿疹，尤其注重保湿润肤剂的长期规范使用。④避免过度精神紧张及疲劳，保持情绪稳定、乐观，生活要规律，注意劳逸结合。⑤积极治疗原发疾病。

第九节　神经性皮炎

神经性皮炎又名慢性单纯性苔藓，是一种由神经功能障碍引起的以阵发性剧烈瘙痒和皮肤苔藓样变为特征的常见慢性炎症性皮肤病。其发病与神经精神因素相关。属于中医“牛皮癣”“摄领疮”“顽癣”等范畴。

一、西医诊断要点

（1）症状体征

①皮肤苔藓样变：皮损为密集的粟粒至米粒大小的扁平丘疹，圆形或多角形，逐渐形成边界清楚、皮纹加深和皮嵴隆起的苔藓样变斑块，一块或数块，大小不等，直径可达 2～6cm 以上。坚硬的苔藓化斑块源自小丘疹的融合。②阵发性剧烈瘙痒：初期为局部皮肤瘙痒，反复搔抓后出现皮损。

（2）皮损好发于颈项部、小腿、腕、踝、前臂伸侧、上睑、耳后、外耳孔、阴囊、腹股沟和肛门。

（3）病程迁延，易于复发。

二、中医辨证论治

1. 肝郁化火

【症状】皮疹色红，伴心烦易怒、失眠多梦、头晕目眩、心悸、口苦咽干。舌尖红，脉弦数。

【治法】疏肝理气，清肝泻火。

【方药】龙胆泻肝汤。

酒炒龙胆 6g	酒炒黄芩 9g	酒炒栀子 9g	泽泻 12g
木通 9g	车前子 9g 包煎	酒炒当归 8g	生地黄 20g
柴胡 10g	生甘草 6g		

7 剂

用法：每日 1 剂，水煎服，一日分 2～3 次服。

【随症加减】痒甚者，加刺蒺藜 12g、白鲜皮 12g。

【中成药】

处方 1：龙胆泻肝丸。每次 3～6g，每日 2 次，口服。

处方 2：丹栀逍遥片。每次 6～8 片，每日 2 次，口服。

处方 3：除湿止痒软膏。取适量药膏涂抹于患处，每日 3～4 次，外用。

【其他治法】

梅花针：苔藓样变明显者，用梅花针叩击皮损，以少量渗血为度，每 3 日 1 次，连续 3 次为 1 个疗程，治疗 3 个疗程。

2. 风湿蕴肤

【症状】皮损成片，粗糙肥厚，阵发剧痒，并伴有部分皮损潮红、糜烂、湿润和血痂。舌红，苔薄黄或黄腻，脉濡缓。

【治法】疏风清热利湿。

【方药】消风散。

当归 6g	生地黄 6g	防风 6g	蝉蜕 6g
知母 6g	苦参 6g	胡麻仁 6g	荆芥 6g后下
苍术 6g	牛蒡子 6g	石膏 6g先煎	甘草 3g
木通 3g			

7 剂

用法：每日 1 剂，水煎服，一日分 2～3 次服。

【随症加减】凡情绪波动、病情加剧者，加珍珠母 10g先煎、生牡蛎 10g先煎、五味子 12g；大便溏烂不爽者，加土茯苓 9g、茵陈 9g。

【中成药】

处方 1：湿毒清胶囊。每次 3～4 粒，每日 3 次，口服。

处方 2：防风通圣丸。水丸每次 6g，每日 2 次；浓缩丸每次 8 丸，每日 2 次；口服。

处方 3：金蝉止痒颗粒。每次 6 粒，每日 3 次，饭后服用。

【其他治法】

中药溻渍疗法：用辨证论治煎服的中药方即可。适用于局部瘙痒较甚、皮损搔抓伴渗出者。每日 1～2 次。

3. 血虚风燥

【症状】皮损肥厚粗糙，瘙痒夜间尤甚，病程较长；可伴有头晕、心悸怔忡、气短乏力、妇女月经量过多等。舌质淡，苔薄白，脉细。

【治法】养血祛风，润燥止痒。

【方药】当归饮子加减或四物消风散加减。

处方 1：当归饮子

当归 9g	白芍 9g	川芎 9g	生地黄 9g

白蒺藜 9g　　防风 9g　　荆芥穗 9g后下　　何首乌 6g
黄芪 6g　　炙甘草 3g

7 剂

用法：每日 1 剂，水煎服，一日分 2～3 次服。

处方 2：四物消风散

生地黄 9g　　当归 6g　　荆芥 5g后下　　防风 5g
赤芍 3g　　川芎 3g　　白鲜皮 3g　　蝉蜕 3g
薄荷 3g后下　　独活 2g　　柴胡 2g

7 剂

用法：每日 1 剂，水煎服，一日分 2～3 次服。

【随症加减】夹血瘀者，加桃仁 9g、红花 12g、丹参 9g。

【中成药】

处方 1：润燥止痒胶囊。每次 4 粒，每日 3 次，口服；2 周为 1 个疗程。

处方 2：川百止痒洗剂。每日 2 次，擦洗患处；2 周为 1 个疗程，共观察 3 个疗程。

处方 3：疗癣卡西甫丸。每次 10g，每日 2 次，口服。

三、其他治法

中药熏洗疗法：适用于泛发性皮损且皮肤干燥者。可用鸡血藤、当归、丹参、三棱、莪术、白鲜皮等具有活血化瘀、软坚散结的中药水煎外洗，每日 1～2 次。

中药熏蒸疗法：适用于病程较长、皮损呈苔藓样变者。可用当归、丹参、茯苓、白术、白鲜皮等具有养血活血、除湿解毒功效的中药水剂通过熏蒸进行治疗，每日 1～2 次。

中药涂擦疗法：适用于皮损肥厚、皮肤干燥者。可外用中药膏外涂，或外用油膏热烘。如用普榆膏、红升软膏、五倍子膏等外涂患处。

四、日常调护

禁止搔抓及热水烫洗，避免硬质衣领摩擦。保持心情舒畅，避免精神刺激。忌烟、酒、辣椒等刺激性食物，忌喝浓茶、咖啡。

第十节 酒 渣 鼻

酒渣鼻亦称玫瑰痤疮，是一种主要发生于面部中央的以红斑、毛细血管扩张、丘疹、脓疱为特点的慢性皮肤病。多发于中年人，男女均可发病。

一、西医诊断要点

（1）诊断酒渣鼻的必备条件　面颊或口周或鼻部无明显诱因出现阵发性潮红，且潮红明显受温度、情绪及紫外线等因素影响，或出现持久性红斑。

（2）诊断酒渣鼻的次要条件　①灼热、刺痛、干燥或瘙痒等皮肤敏感症状；②面颊或口周或鼻部毛细血管扩张；③面颊或口周或鼻部丘疹或脓丘疱疹；④鼻部或面颊、口周肥大增生改变；⑤眼部症状。

排除明显诱因如口服异维 A 酸胶囊或化学换肤或局部外用糖皮质激素引起皮肤屏障受损而导致的阵发性潮红或持久性红斑，必备条件加 1 条及以上次要条件即可诊断为酒渣鼻。

二、中医辨证论治

1. 肺胃蕴热

【症状】红斑期多见。红斑多发生于鼻尖或两翼，压之褪色，平素嗜酒、饮食不节，可伴有便秘、口干口渴。舌红，苔薄黄，脉弦滑。

【治法】清宣肺胃，凉血活血。

【方药】枇杷清肺饮。

枇杷叶 12g包煎　桑白皮 12g　黄芩 6g　黄柏 6g
人参 6g另煎　生甘草 6g

7 剂

用法：每日 1 剂，水煎服，一日分 2～3 次服。

【随症加减】红斑严重者，可加生石膏 12g先煎、白茅根 12g；

便秘者，加生大黄 6g[后下]。

【中成药】

处方 1：防风通圣丸。每次 6g，每日 2 次，口服。

处方 2：强力枇杷膏。每次 20g，每日 3 次，泡水喝。

处方 3：黄连上清丸。水丸或水蜜丸每次 3～6g，每日 2 次，口服。

【其他治法】

四黄膏：外涂，每日 2～3 次，适用于红斑期，起到清热解毒、消肿的作用。

中药塌渍：马齿苋、紫花地丁、黄柏等水煎取汁，冷湿敷。每日 2 次，每次 20min。适用于红斑期、丘疹脓疱期，起到清热凉血解毒、减轻炎症的作用。

2. 热毒蕴肤

【症状】丘疹脓疱期多见。红斑转为深红色，红斑上出现丘疹、脓疱，血丝显露，局部灼热，伴口干、便秘。舌红绛，苔黄，脉滑数或弦数。

【治法】清热解毒。

【方药】五味消毒饮：或黄连解毒汤。

处方 1：五味消毒饮

金银花 15g　野菊花 6g　蒲公英 6g　紫花地丁 6g
紫背天葵子 6g

7 剂

用法：每日 1 剂，水煎服，一日分 2～3 次服。

处方 2：黄连解毒汤

黄连 9g　黄芩 6g　黄柏 6g　栀子 9g

7 剂

用法：每日 1 剂，水煎服，一日分 2～3 次服。

【随症加减】脓疱多者，金银花用至 20g、紫花地丁用至 12g，另加连翘 12g。

【中成药】

处方 1：栀子金花丸。每次 9g，每日 1 次，口服。

处方 2：复方黄柏洗液。外用湿敷患处，每次 20～40min，每日 2 次。

【其他治法】

中药面膜：颠倒散（大黄、硫黄等量研细末）清水调敷，涂于皮损处，30min 后清水洗净，每晚 1 次。用于炎性丘疹、脓疱、结节、囊肿，起到活血化瘀、清热散结的作用。

3. 痰瘀互结

【症状】 鼻赘期多见。鼻部暗红或紫红并逐渐肥厚增大，或有结节增生如瘤状，血丝明显，全身症状不明显。舌暗红或有瘀点、瘀斑，脉沉缓或弦涩。

【治法】 活血化瘀散结。

【方药】 通窍活血汤加减。

赤芍 3g	川芎 3g	桃仁 9g	大枣 7 个
红花 9g	老葱 3 根	鲜姜 9g	麝香 0.15g包煎

7 剂

用法：每日 1 剂，水煎服，一日分 2～3 次服。

【随症加减】 皮损明显增生者，加夏枯草 12g、浙贝母 10g、丹参 9g；伴有脓疱者，加金银花 15g、连翘 12g。

【中成药】

处方 1：大黄䗪虫丸。大蜜丸每次 1～2 丸，每日 1～2 次，口服。

处方 2：西黄丸。每次 3g，每日 2 次，口服。

处方 3：丹参酮胶囊。每次 4 粒，每日 3～4 次，口服。

三、日常调护

①忌饮酒，少饮浓茶、咖啡；饮食清淡，多食水果、蔬菜，忌刺激性食物。②纠正胃肠功能障碍和内分泌失调，保持大便通畅。③避免局部过热、过冷及剧烈的情绪波动等可能引起面部潮红的因素。④生活应有规律，注意劳逸结合；避免长时间的日光照射。

⑤避免接触有刺激性的物质、收敛剂、磨蚀剂，使用无皂清洁剂。⑥应做酒渣鼻诱发物日记，记下可能促使病情发作或加重的原因，以便以后避免接触这些诱发物。

第十一节 斑 秃

斑秃是一种突然发生的局限性斑片状脱发。其病变处头皮正常，无炎症及自觉症状。本病病程经过缓慢，可自行缓解和复发。可发生于任何年龄，多见于青年，男女均可发病。中医称为“油风”。

一、西医诊断要点

初起为1个或数个边界清楚的圆形、椭圆形或不规则形脱发区，直径1～2cm或更大。活动期：脱发区的边缘处常有一些松而易脱的头发，有的已经折断，近侧端的毛囊往往萎缩。如将该毛发拔出，可以看到该毛发上粗下细而像惊叹号，且下部的毛发色素可脱失。这种现象是进展期的征象。静止期：脱发停止，脱发区范围不再扩大，边缘毛发也较牢固，不易拔出，经过若干天，边缘毛发仍较牢固，不易拔出，经过若干月份，毛发可逐渐或迅速长出。

二、中医辨证论治

1. 气滞血瘀

【症状】病程较长，头发脱落前先有头痛或胸胁疼痛等症；伴夜多噩梦，烦热难眠；舌质暗红，有瘀斑、瘀点，苔薄，脉沉细。

【治法】通窍活血，祛瘀生发。

【方药】通窍活血汤加减。

赤芍 9g	川芎 6g	桃仁 9g	红花 9g
麝香 0.15g包煎	香附 6g	青皮 6g	茜草 6g

泽兰 6g	牛膝 6g	生甘草 6g

7 剂

用法：每日 1 剂，水煎服，一日分 2～3 次服。

【随症加减】 头痛者，加白芷 6g、藁本 6g、天麻 9g；胸胁疼痛者，加郁金 6g、柴胡 6g、延胡索 6g；烦热难眠多梦者，加栀子 9g、丹参 9g。

【中成药】

处方 1： 逍遥丸（浓缩丸）。每次 8 丸，每日 3 次，口服。

处方 2： 舒肝解郁胶囊。每次 2 粒，每日 2 次，口服。

处方 3： 血府逐瘀胶囊。每次 6 粒，每日 2 次，口服。

2. 气血两虚

【症状】 多在病后或产后头发呈斑块状脱落，并呈渐进性加重，范围由小而大，毛发稀疏枯槁，触摸易脱；伴唇白，心悸，气短懒言，倦怠乏力。舌质淡，苔薄白，脉细弱。

【治法】 益气补血，养血生发。

【方药】 八珍汤。

当归 15g	川芎 9g	熟地黄 15g	白芍 9g
党参 12g	白术 12g	茯苓 12g	甘草 6g

7 剂

用法：每日 1 剂，水煎服，一日分 2～3 次服。

【随症加减】 乏力、气短明显者，加黄芪 30g。

【中成药】

处方 1： 右归丸。小蜜丸每次 9g，每日 3 次，口服。

处方 2： 八珍丸。水蜜丸每次 6g，每日 2 次，口服。

处方 3： 人参养荣丸。大蜜丸每次 1 丸，每日 1～2 次，口服。

三、其他治法

梅花针局部叩刺治疗： 患者采取坐位或卧位，常规消毒后，局部用梅花针（七星针）叩刺治疗，以叩刺局部出现均匀点状出血点为度，4～6h 后外用中药酊剂，如侧柏叶酊等。每日 1 次。

温针法： 主穴取百会、上星、后顶，痒甚加风池、曲池，失眠加神门、内关，两鬓脱发加头维、率谷，食欲不振加中脘、足三里，脱眉加鱼腰透丝竹空。

常规消毒，针刺得气后行平补平泻手法，再在针柄上置艾段，点燃艾段，行温针疗法。每次 30min，每日 1 次，7～10 次为 1 个疗程。

围刺法： 取阿是穴。操作：用 1.5 寸毫针在皮损局部斑秃处围刺，针尖向斑秃中央刺入，行平补平泻手法。

四、日常调护

① 生活起居：讲究头发卫生，不要用碱性太强的肥皂等洗发，不滥用护发用品，少用电吹风，避免烫、染发。

② 饮食调理：合理饮食，忌食肥甘厚腻、辛辣腥发食物。斑秃是一种与饮食关系密切的病症，要根据局部的皮损表现辨证和分型，制订食疗方案。

③ 情志调摄：注意调整心态，保持心情舒畅，避免悲观、愤怒等情绪。

第十二节　脂溢性皮炎

脂溢性皮炎是一种发生在头、面、胸背或会阴等皮脂溢出部位的慢性、亚急性炎症性皮肤病。因其多发于面部，表现为皮肤瘙痒、脱屑，故中医称之为“面游风”。

一、西医诊断要点

（1）临床特点

① 皮损初起为毛囊性丘疹，逐渐扩大融合成暗红色或黄红色斑，被覆油腻鳞屑或结痂，可见渗出、结痂、糜烂并呈湿疹样表现，伴有不同程度的瘙痒。

② 好发于头面部及胸背等皮脂溢出部位。

③ 本病呈慢性经过，可反复发作。

（2）辅助检查　真菌镜检可见菌丝或孢子。Auspitz 征及束发征阴性。

二、中医辨证论治

1. 血燥证

【症状】 皮损为淡红色斑片，皮肤干燥，有糠秕状鳞屑，瘙痒剧烈，头发干燥无光甚至可见脱发。舌质干色红，苔白或少苔，脉弦或细数。

【治法】 养血润燥，祛风止痒。

【方药】 当归饮子加减。

当归 9g	生地黄 12g	白芍 6g	川芎 9g
何首乌 12g	荆芥 9g	防风 12g	苦参 9g
白鲜皮 12g			

7 剂

用法：每日 1 剂，水煎服，一日分 2～3 次服。

【随症加减】 风热血燥，加桑白皮 9g、地骨皮 6g、僵蚕 6g 等；阴虚血燥，加知母 9g、麦冬 12g、天冬 9g、首乌藤 9g 等。

【中成药】

处方 1： 当归苦参丸。每次 6g，每日 2 次，口服。

处方 2： 润燥止痒胶囊。每次 4 粒，每日 3 次，口服。

处方 3： 人参归脾丸。大蜜丸每次 1 丸，每日 2 次，口服。

【其他治法】

中药涂擦疗法： 可用苦蛇酊、重楼解毒酊、白屑风酊或青黛膏、青鹏膏等外搽，每日 2 次。

2. 湿热证

【症状】 皮损为潮红斑片，有油腻性鳞屑，并有渗出、糜烂、结痂，瘙痒遇热加重。舌质红，苔厚腻，脉滑或滑数。

【治法】 疏肝健脾，清热除湿。

【方药】 四妙丸加减。

苍术 9g　　牛膝 9g　　黄柏 12g　　薏苡仁 15g
陈皮 12g　　法半夏 9g

7 剂

用法：每日 1 剂，水煎服，一日分 2～3 次服。

【随症加减】 热重于湿，加栀子 9g、龙胆 6g、柴胡 9g 等；湿重于热，加茯苓 15g、冬瓜皮 9g、赤小豆 9g 等。

【中成药】

处方 1： 龙胆泻肝丸（水丸）。每次 3～6g，每日 2 次，口服。

处方 2： 四妙丸。每次 6g，每日 2 次，口服。

处方 3： 芩连片。每次 4 片，每日 2～3 次，口服。

【其他治法】

外洗疗法： 湿性皮损可用香附、侧柏叶、土荆皮、肉桂、丁香、皂角刺、透骨草等煎汁并与洗发液混匀后局部外洗，隔日 1 次。或用姜黄消痤洗剂外洗，隔日 1 次。

湿敷疗法： 湿性皮损、少量渗出者应用马齿苋、苦参、黄柏、苍耳子、野菊花、大青叶、龙葵、丁香等中药煎汁，局部湿敷。每次 20～30min，每日 2 次。

三、日常调护

生活规律，睡眠充足，保持大便通畅；注意饮食营养，以水果、蔬菜等清淡之品为主，少食油腻、辛辣食物，忌烟、酒、浓茶、咖啡等。皮肤避免搔抓，不用刺激性强的肥皂清洗；保持乐观，释放心理压力，避免情绪过激。

第十三节　黄　褐　斑

黄褐斑是指由于皮肤色素沉着而在面部呈现局限性褐色斑的皮肤病。常发生在额、眉、颊、鼻背、唇等颜面部。多见于女性，可能与妊娠、日晒、服用避孕药、肿瘤及肝病有关。中医称为“黧黑斑”。

一、西医诊断要点

（1）面部淡褐色至深褐色、界限清楚的斑片，平于皮肤，色如尘垢，通常对称性分布，无炎症表现及鳞屑。

（2）无明显自觉症状。

（3）女性多发，主要发生在青春期后。

（4）皮肤组织病理检查显示表皮中色素过度沉着，真皮中噬黑素细胞也有较多的色素，基底细胞层色素颗粒增多。

二、中医辨证论治

1. 肝郁气滞

【症状】多见于女性，斑色深褐，弥漫分布；伴有烦躁不安，胸胁胀满，经前乳房胀痛，月经不调，口苦咽干；舌质红，苔薄，脉弦细。

【治法】疏肝理气，活血消斑。

【方药】逍遥散；或柴胡疏肝散。

处方1：逍遥散

当归 15g　芍药 12g　柴胡 9g　茯苓 12g
生姜 9g　薄荷 6g后下　生甘草 6g

7剂

用法：每日1剂，水煎服，一日分2～3次服。

处方2：柴胡疏肝散

陈皮 12g　柴胡 12g　川芎 9g　香附 9g
枳壳 9g　芍药 9g　甘草 6g

7剂

用法：每日1剂，水煎服，一日分2～3次服。

【随症加减】伴口苦咽干、大便秘结者，加牡丹皮9g、栀子9g；斑色深褐而面色晦暗者，加桃仁6g、红花6g、益母草6g。

【中成药】

处方1：舒肝解郁胶囊。每次2粒，每日2次，口服。

处方 2： 逍遥丸（浓缩丸）。每次 8 丸，每日 3 次，口服。

处方 3： 丹芩消郁合剂。每次 35ml，每日 2 次，口服。

2. 气滞血瘀

【症状】 斑色灰褐或黑褐；多伴有慢性肝病病史，或月经色暗有血块，或痛经；舌质暗红有瘀斑，苔薄，脉涩。

【治法】 理气活血，化斑消瘀。

【方药】 桃红四物汤。

桃仁 15g	红花 15g	当归 15g	熟地黄 15g
川芎 15g	白芍 15g		

7 剂

用法：每日 1 剂，水煎服，一日分 2～3 次服。

【随症加减】 胁胀痛者，加柴胡 9g、郁金 9g；痛经甚者，加香附 9g、乌药 9g、益母草 9g；病程长者，加僵蚕 6g、白芷 6g。

【中成药】

处方 1： 复方丹参片。每次 1 片（大片），每日 3 次，口服。

处方 2： 血府逐瘀胶囊。每次 6 粒，每日 2 次，口服。

处方 3： 血栓通胶囊。每次 1～2 粒，每日 3 次，口服。

三、其他治法

按摩疗法： 涂抹积雪苷霜软膏于患处，双手沿面部经络循行路线按摩。每日 1～2 次。

西医疗法： 口服大剂量维生素 C，每次 1g，每日 3 次；或静脉注射维生素 C，每次 1g，隔日 1 次，好转后改为口服，每次 0.2g，每日 3 次。

四、日常调护

①保持乐观情绪，避免忧思恼怒。②注意劳逸结合，睡眠充足。③避免日光暴晒，慎用含香料和药物的化妆品，忌用刺激性药物及激素类药物。④多食富含维生素 C 的蔬菜、水果，忌食辛辣之物，忌烟酒。

参考文献

［1］ 何清湖，秦国政．中医外科学［M］. 3版．北京：人民卫生出版社，2016.

［2］ 吴志华．现代皮肤科学［M］. 北京：人民卫生出版社，2021.

［3］ 刁庆春．湿疹（湿疮）中医诊疗专家共识（2016年）［J］. 中国中西医结合皮肤性病学杂志，2018，17（2）：181-183.

［4］ 李铁男．中西医结合治疗酒渣鼻专家共识［J］. 中华皮肤科杂志，2016，49（06）：380-383.

［5］ Schmader K. Herpes Zoster［J］. Ann Intern Med，2018，169（3）：C19-C31.

［6］ 曹益红．龙胆泻肝汤联合西药治疗带状疱疹临床研究［J］. 新中医，2022，54（17）：47-50.

［7］ 李秀峰．龙胆泻肝丸治疗肝经郁热型带状疱疹的疗效观察［J］. 内蒙古中医药，2014，33（30）：26-27.

［8］ 项倩彤，崔伟，张慧，等．用红光照射疗法联合新癀片预防带状疱疹后遗神经痛的效果观察［J］. 当代医药论丛，2020，18（04）：102-103.

［9］ 蒋雨徽，李怡帆，樊碧发．中医外治法治疗带状疱疹后神经痛的网状Meta分析［J］. 中日友好医院学报，2022，36（02）：109-111.

［10］ 乐春云，陈翠香，王方智．加味龙胆泻肝汤结合中医外治法治疗带状疱疹的临床观察［J］. 中国民间疗法，2021，29（22）：58-60.

［11］ 曾婧纯，卢立宏，陆丽明，等．刺络拔罐法为主治疗带状疱疹临床疗效及安全性的系统评价［J］. 世界科学技术-中医药现代化，2022，24（11）：4347-4357.

［12］ 李冠汝，孙丽蕴．加减除湿胃苓汤治疗带状疱疹脾虚湿蕴证的临床试验［J］. 中国中西医结合皮肤性病学杂志，2020，19（03）：261-264.

［13］ 胡梦婷，葛逊，李佩芳．循经刺结合穴位注射治疗带状疱疹后遗神经痛的临床研究［J］. 针灸临床杂志，2022，38（07）：10-15.

［14］ 郑国俊．针灸联合桃红四物汤治疗带状疱疹后遗神经痛患者效果观察［J］. 包头医学院学报，2021，37（06）：90-92.

［15］ 方远洲．调神针法联合血府逐瘀胶囊治疗带状疱疹后遗神经痛的临床观察［D］. 南京中医药大学，2022.

［16］ 韩长元，焦婷，王金燕．大黄䗪虫片联合青鹏软膏治疗带状疱疹后遗神经痛疗效观察［J］. 中国现代医生，2017，55（16）：116-120.

［17］ 胡欢欢．梅花针刺络拔罐结合中药治疗带状疱疹后遗神经痛效果观察［J］. 实用中医药杂志，2023，39（01）：17-19.

［18］ 曹黎静，潘欣欣，吴瑞莲，等．带状疱疹神经痛预防、管理健康科普活动在社区居民中的干预研究［J］. 中国医药导报，2022，19（23）：154-157.

［19］ Radonjic-Hoesli S，Hofmeier K S，Micaletto S，et al. Urticaria and Angioedema：an Update on Classification and Pathogenesis［J］. Clin Rev Allergy Immunol，2018，54（1）：88-101.

［20］ Saini S S，Kaplan A P. Chronic Spontaneous Urticaria：The Devil's Itch［J］. J Allergy Clin Immunol Pract，2018，6（4）：1097-1106.

[21] 周袁，王建锋，张虹亚．消风散加减联合西替利嗪治疗风热型荨麻疹临床疗效观察［J］．医学理论与实践，2022，35（23）：4034-4036.

[22] 张娜．加减消风止痒颗粒联合依巴斯汀治疗风热型荨麻疹疗效研究［J］．中医临床研究，2018，10（20）：107-108.

[23] 廖小七，王菁．曲池穴放血疗法治疗风热型慢性荨麻疹疗效观察［J］．上海针灸杂志，2016，35（11）：1323-1325.

[24] 罗莎，陈嘉琪，庄明月，等．基于数据挖掘分析中医治疗痤疮的用药规律［J］．现代中医临床，2022，29（06）：59-63.

[25] 申琳，赵玲娟．中医外治法在皮肤科的应用进展［J］．光明中医，2021，36（21）：3723-3726.

[26] 蓝宇频．丹参酮联合异维A酸治疗中重度痤疮效果观察［J］．皮肤病与性病，2019，41（06）：832-833.

[27] 曹洋，曲剑华，张苍，等．口服中成药治疗寻常痤疮的诊疗思路［C］//中华中医药学会．中华中医药学会皮肤科分会第十一次学术年会论文集，2014：259.

[28] 吕雪莲．中国体癣和股癣诊疗指南（基层实践版2022）［J］．中国真菌学杂志，2022，17（03）：177-182.

[29] 益雯艳，项志兵，张莉芬，等．中药外用治疗股癣的临床研究进展［J］．上海中医药杂志，2014，48（04）：108-109.

[30] 中华中医药学会皮肤科专业委员会．脓疱疮中医治疗专家共识［J］．中国中西医结合皮肤性病学杂志，2019，18（02）：175-176.

[31] 胡献国．脓疱疮的中医治疗［J］．家庭中医药，2017，24（09）：40-41.

[32] 何翔，张慧敏，徐平．基于“以毒攻毒法”运用狼毒外洗方治疗肛周尖锐湿疣的疗效观察［J］．辽宁中医杂志，2014，41（08）：1682-1683.

[33] 陈红风．中医外科学［M］．北京：中国中医药出版社，2016.

（何翔）

第十章 妇产科疾病

第一节 功能性痛经

痛经指行经前后或行经期出现的下腹部疼痛、坠胀，伴有腰酸或其他不适。痛经分为原发性和继发性两种，原发性痛经是指生殖器无器质性病变的痛经，即功能性痛经；继发性痛经指由盆腔器质性疾病引起的痛经。本节仅叙述原发性痛经。中医学称为“痛经”“经行腹痛”。

一、西医诊断要点

① 原发性痛经在青春期多见，常在初潮后1～2年发病。

② 疼痛多自月经来潮后开始，最早出现在经前12h，以行经第1日疼痛最剧烈，持续2～3日后缓解。疼痛常呈痉挛性，通常位于下腹部耻骨联合上，可放射至腰骶部和大腿内侧。

③ 可伴有恶心、呕吐、腹泻、头晕、乏力等症状，严重时面色发白、出冷汗。

④ 妇科检查多无异常发现。

二、中医辨证论治

1. 气滞血瘀

【症状】每于经前或经期小腹胀痛、拒按；或经量少，或经行不畅，经血色紫暗有块，块下痛减；或伴胸胁乳房作胀或胸闷不舒，急躁不宁，甚至恶心、呕吐等症。舌紫暗或有瘀点，脉弦或弦滑或弦涩。

【治法】理气行滞，化瘀止痛。

【方药】膈下逐瘀汤；或加味没竭汤。

处方 1：膈下逐瘀汤

当归 12g	川芎 9g	赤芍 12g	桃仁 12g
红花 9g	枳壳 12g	延胡索 10g	五灵脂 9g(包煎)
牡丹皮 9g	乌药 6g	香附 12g	甘草 6g

7 剂

用法：每日 1 剂，水煎服，一日分 2～3 次服。

处方 2：加味没竭汤（国医大师朱南孙家传验方）

生蒲黄 30g(包煎)	五灵脂 15g(包煎)	三棱 12g	莪术 12g
乳香 3g	没药 3g	生山楂 12g	青皮 6g
血竭粉 2g(冲服)			

7 剂

用法：每日 1 剂，水煎服，一日分 2～3 次服。

【随症加减】痛甚者，处方 1 加血竭粉 2g(冲服)，或另外冲服三七粉 2g；痛甚见呕恶者，为肝气犯胃，佐和胃降逆之吴茱萸 3g、黄连 6g，或将生姜汁兑入中药液中服用；如膜样痛经，加山楂 9g（处方 2 不加）、益母草 30g；兼见前后二阴坠胀者加柴胡 9g。

【中成药】

处方 1：元胡止痛片。每次 4～6 片，每日 3 次，口服；每 1 个月经周期为 1 个疗程，可用 1～3 个疗程。

处方 2：血府逐瘀胶囊。每次 6 粒，每日 2 次，口服；每 1 个月经周期为 1 个疗程，可用 1～3 个疗程。

处方 3：散结镇痛胶囊。每次 4 粒，每日 3 次，口服；于月经来潮第一天开始服药，连续 3 个月经周期为 1 个疗程。

2. 寒凝血瘀

【症状】经前数日或经期小腹冷痛，得热痛减，按之痛甚，经量少，经色暗黑有块，或畏冷身疼，手足欠温。舌淡暗，苔白滑或白腻，脉沉紧或弦。

【治法】温经散寒，化瘀止痛。

【方药】少腹逐瘀汤；或当归四逆汤；或温经汤（《校注妇人良方》）。

处方 1：少腹逐瘀汤

小茴香 10g　干姜 6g　延胡索 10g　没药 9g
当归 12g　川芎 9g　肉桂 6g[后下]　赤芍 12g
生蒲黄 30g[包煎]　五灵脂 9g[包煎]

7 剂

用法：每日 1 剂，水煎服，一日分 2～3 次服。

处方 2：当归四逆汤

当归 12g　桂枝 12g　芍药 12g　细辛 6g
炙甘草 6g　大枣 12g　通草 6g

7 剂

用法：每日 1 剂，水煎服，一日分 2～3 次服。

处方 3：温经汤

人参 9g[另煎]　当归 12g　川芎 9g　白芍 12g
肉桂 6g[后下]　莪术 15g　牡丹皮 9g　甘草 6g
牛膝 12g

7 剂

用法：每日 1 剂，水煎服，一日分 2～3 次服。

【随症加减】手足不温、冷汗淋漓者，加熟附片 6g[先煎]、艾叶 6g；恶心呕吐者，减没药，加法半夏 9g、橘皮 9g；血块多者，加桃仁 12g、水蛭 6g、益母草 30g、花蕊石 30g[先煎]；胀甚于痛者，加乌药 6g、香附 12g、九香虫 12g。

【中成药】

处方 1：痛经丸。每次 6～9g，每日 1～2 次，口服，临经时服用；每 1 个月经周期为 1 个疗程，服用 2～3 个疗程。

处方2：桂枝茯苓胶囊。每次3粒，每日3次，饭后口服；每1个月经周期为1个疗程，服用2～3个疗程。

3. 虚寒证

【症状】经期或经后小腹冷痛，喜按，得热则舒；经量少，经色淡质稀，腰腿酸冷，形寒怕冷，口淡纳差，小便清长，大便溏薄。舌淡，苔薄白润，脉沉细迟。

【治法】温经暖宫，养血止痛。

【方药】温经汤（《金匮要略》）。

吴茱萸5g	当归12g	芍药12g	川芎9g
人参9g另煎	生姜3片	麦冬12g	法半夏9g
牡丹皮9g	阿胶9g烊化	甘草6g	桂枝12g

7剂

用法：每日1剂，水煎服，阿胶烊化后，冲入中药汁中，分2～3次服用。

【随症加减】腰膝酸软，加杜仲12g、续断12g、桑寄生15g、狗脊9g；纳呆便溏，加木香6g后下、鸡内金12g。

【中成药】

处方1：乌鸡白凤丸。小蜜丸每次9g，每日2次，口服；每1个月经周期为1个疗程，可用1～3个疗程。

处方2：艾附暖宫丸。小蜜丸每次9g，每日2～3次，口服；每1个月经周期为1个疗程，可用1～3个疗程。

【其他治法】

外治法：暖宫贴外用。

中药穴位贴敷：可选取温经散寒中药如桂枝、艾叶研为药末，姜汁为糊，贴敷在下腹部任脉穴位及少腹部区域。

4. 湿热瘀阻

【症状】经前或经期小腹疼痛拒按，有灼热感，或伴有腰骶胀痛；经色暗红，质稠有块或夹较多黏涎，或平时少腹时痛，行经时加重；平素带下黄稠臭秽，或伴有低热起伏、小便短黄。舌红苔黄而腻，脉弦数或滑数。

【治法】 清热除湿，化瘀止痛。

【方药】 清热调血汤加减。

牡丹皮 9g	黄连 3g	生地黄 12g	当归 12g
白芍 12g	川芎 9g	红花 9g	桃仁 9g
莪术 15g	香附 12g	延胡索 10g	

7 剂

用法：每日 1 剂，水煎服，一日分 2～3 次服。

【随症加减】 带下黄稠者，去川芎，加败酱草 30g、生薏苡仁 30g、红藤 30g、车前草 10g；经血块多，加益母草 30g、山楂 12g；腰痛甚者，加狗脊 9g、续断 12g。

【中成药】

处方 1： 妇炎净胶囊。每次 3～4 粒，每日 3 次，口服；4 周 1 个疗程，可用 1～3 个疗程。

处方 2： 妇科千金片。每次 6 片，每日 3 次，口服；4 周 1 个疗程，可用 1～3 个疗程。

处方 3： 康妇炎胶囊。每次 3 粒，每日 3 次，口服；4 周为 1 个疗程，可用 1～3 个疗程。

5. 气血虚弱

【症状】 经后或经期小腹隐隐作痛，或小腹及阴部空坠，喜揉按；月经量少，色淡质薄，或神疲乏力，或面色不华，或纳少便溏。舌淡，脉细弱或细而无力。

【治法】 益气补血止痛。

【方药】 圣愈汤；或大补元煎。

处方 1： 圣愈汤

人参 9g另煎	黄芪 15g	当归 12g	川芎 9g
熟地黄 15g	白芍 9g		

7 剂

用法：每日 1 剂，水煎服，一日分 2～3 次服。

处方 2： 大补元煎

人参 9g另煎	山药 15g	熟地黄 15g	杜仲 12g
当归 9g	山茱萸 6g	枸杞子 12g	炙甘草 6g

7 剂

用法：每日 1 剂，水煎服，一日分 2～3 次服。

【随症加减】 血虚甚者，症见头晕、心悸、眠差者，加鸡血藤 20g、大枣 12g、酸枣仁 10g、阿胶 9g烊化；血虚肝郁，症见胁痛、乳胀、下腹胀痛，加川楝子 9g、柴胡 6g、小茴香 12g、乌药 6g、香附 12g；兼肾虚，症见腰膝酸软者，加菟丝子 15g、续断 12g、桑寄生 12g。

【中成药】

处方 1： 八珍益母丸。小蜜丸每次 9g，每日 2 次，口服；4 周 1 个疗程，可用 1～3 个疗程。

处方 2： 女金胶囊。每次 3 粒，每日 2 次，口服；1 个月为 1 个疗程，可用 1～3 个疗程。

处方 3： 定坤丹。每次半丸至 1 丸，每日 2 次，口服；4 周为 1 个疗程，可用 1～3 个疗程。

6. 肝肾虚损

【症状】 经后小腹绵绵作痛，腰部酸胀，经色暗淡，经量少，质稀薄；或有潮热，或伴有头晕耳鸣，小便清长或夜尿频多。舌淡暗或嫩红，苔薄白或薄黄，脉沉细弱、尺部无力。

【治法】 益肾养肝止痛。

【方药】 调肝汤。

当归 12g	白芍 12g	山茱萸 6g	巴戟天 12g
阿胶 6g烊化	山药 15g	甘草 6g	

7 剂

用法：每日 1 剂，水煎服，阿胶烊化后冲入中药汁中，分2～3 次服用。

【随症加减】 痛及腰骶者，加续断 15g、杜仲 12g、菟丝子

15g；兼少腹两侧或胁肋胀痛，加橘核 9g、郁金 9g、川楝子 9g；潮热者，加鳖甲 9g先煎、青蒿 9g、地骨皮 12g；夜尿多、小便清长甚者，加金樱子 9g、益智 9g。

【中成药】

处方 1：乌鸡白凤丸。小蜜丸每次 9g，每日 2 次，口服；4 周 1 个疗程，可用 1～3 个疗程。

处方 2：坤泰胶囊。每次 4 粒，每日 3 次，口服；4 周为 1 个疗程，可用 1～3 个疗程。

处方 3：妇科再造丸。每次 10 丸，每日 2 次，口服；每 1 个月经周期为 1 个疗程，可用 1～3 个疗程。

三、日常调护

注意保暖，避免受寒；注意经期卫生，避免剧烈运动或过冷刺激；保持精神愉悦；保持足够的休息和睡眠时间、规律而适度的锻炼。

（刘莹）

第二节 闭　　经

闭经为常见的妇科症状，表现为无月经或月经停止 6 个月以上。根据既往有无月经来潮，分为原发性闭经和继发性闭经两类。原发性闭经指年龄超过 14 岁，第二性征未发育，或年龄超过16 岁，第二性征已发育，月经还未来潮的现象。继发性闭经指正常月经建立后月经停止 6 个月，或按自身原有月经周期计算停止3 个周期以上者。青春期前、妊娠期、哺乳期及绝经后的月经不来潮属生理现象，不在本节讨论范围内。古称“女子不月”“月事不来”“经水不通”“经闭”等。

一、西医诊断要点

(1) 病史　详细询问发病前有无导致闭经的诱因。已婚妇女需询问生育史及产后并发症史；原发性闭经应询问第二性征发育情况，了解生长发育史、有无先天缺陷或其他疾病家族史。

（2）体格检查　检查智力、身高、体重、第二性征、皮肤色泽、毛发分布，以及有无甲状腺肿大、溢乳情况；原发性闭经性征幼稚者还应检查嗅觉有无缺失。妇科检查应注意内外生殖器发育，有无先天缺陷、畸形。

（3）辅助检查　生育期妇女首先需排除妊娠。生化检查包括激素测定、染色体核型检查。其他辅助检查包括盆腔超声检查、基础体温测定、宫腔镜检查、影像学检查等。

二、中医辨证论治

1. 肝肾不足

【症状】初潮时间偏晚而常有停闭，或由月经后期、量少逐渐至经闭；体质虚弱，腰酸腿软，头晕耳鸣。舌淡红，苔少，脉沉弱或细涩。

【治法】补肾养肝调经。

【方药】归肾丸。

熟地黄 15g	山药 15g	山茱萸 6g	茯苓 12g
当归 9g	枸杞子 12g	杜仲 12g	菟丝子 15g

7 剂

用法：每日 1 剂，水煎服，一日分 2～3 次服。

【随症加减】经水涩少，可加鸡血藤 30g、制何首乌 9g。

【中成药】

处方 1：坤泰胶囊。每次 4 粒，每日 3 次，口服；4 周为 1 个疗程，服用 2～3 个疗程。

处方 2：六味地黄丸（浓缩丸）。每次 8 丸，每日 3 次，口服；4 周为1 个疗程，服用 2～3 个疗程。

处方 3：左归丸。每次 9g，每日 2 次，口服；4 周为 1 个疗程，服用 3 个疗程。

2. 气血虚弱

【症状】月经逐渐延后，量少，经色淡而质薄，继而停闭不行；

或头昏眼花，或神疲肢倦，心悸气短，或食欲不振，毛发不泽或易脱落，羸瘦。舌淡，苔少或薄白，脉沉缓或虚数。

【治法】补气养血调经。

【方药】人参养荣丸；或归脾汤。

处方1：人参养荣丸

人参9g[另煎]	黄芪15g	白术9g	茯苓12g
远志3g	陈皮6g	五味子3g	当归9g
白芍9g	熟地黄15g	肉桂5g	炙甘草6g

7剂

用法：每日1剂，水煎服，一日分2～3次服。

处方2：归脾汤

白术10g	茯神12g	黄芪12g	龙眼肉9g
酸枣仁10g	人参9g[另煎]	木香6g	当归9g
远志3g	甘草6g		

7剂

用法：加生姜3片、大枣6枚，水煎服，早晚分2～3次服用。每日1剂。

【随症加减】心悸怔忡者，加生脉饮10ml、石菖蒲9g。

【中成药】

处方1：黄芪颗粒。每次1袋，每日2次，冲服；4周1个疗程，可用2～3个疗程。

处方2：归脾丸。大蜜丸每次1丸，每日3次，口服；4周1个疗程，可用2～3个疗程。

处方3：人参养荣丸。大蜜丸每次1丸，每日1～2次，口服；4周为1个疗程，可用2～3个疗程。

处方4：生血宝颗粒。每次8g，每日2次，冲服；4周为1个疗程，可用2～3个疗程。

【其他治法】

食疗方：当归生姜羊肉汤。材料：羊肉500g，当归25g，生姜5g。将羊肉、生姜洗净切块，当归放入药包，同时放入砂锅内，加水适量，武火煮沸后再以文火煮120min，去除药包，调味服食。

月经结束后服用，每天 1 次，连续服用 3～5 天。

3. 阴虚血燥

【症状】 经血由少而渐至停闭，经血色紫暗质稠；潮热或五心烦热，两颧潮红，夜间盗汗，或骨蒸劳热，咽干口燥或咳嗽唾血。舌红，苔少，脉细数。

【治法】 养阴清热调经。

【方药】 加减一阴煎。

生地黄 10g	熟地黄 12g	白芍 9g	麦冬 12g
知母 9g	地骨皮 12g	炙甘草 6g	

7 剂

用法：每日 1 剂，水煎服，一日分 2～3 次服。

【随症加减】 虚烦潮热甚者，加青蒿 9g、鳖甲 10g（先煎）；咳嗽咯血者，加百合 10g、五味子 6g、川贝母 9g、阿胶 9g（烊化）；虚烦、少寐、心悸者，加柏子仁 12g、首乌藤 30g；头痛易怒者，加龟甲 10g（先煎）、牡蛎 30g（先煎）。

【中成药】

处方 1： 大补阴丸。水蜜丸每次 6g，每日 2 次，口服；4 周 1 个疗程，可用 2～3 个疗程。

处方 2： 坤泰胶囊。每次 4 粒，每日 3 次，口服；4 周为 1 个疗程，可用 2～3 个疗程。

处方 3： 知柏地黄丸。水蜜丸每次 6g，每日 2 次，口服；4 周为 1 个疗程，可用 2～3 个疗程。

4. 气滞血瘀

【症状】 月经数月不行，精神抑郁，烦躁易怒，胸胁胀满，少腹胀痛或拒按。舌边紫暗或有瘀点，苔正常或薄黄，脉沉弦或沉涩。

【治法】 理气活血，祛瘀通经。

【方药】 血府逐瘀汤。

桃仁 9g	红花 9g	当归 9g	生地黄 12g
川芎 9g	赤芍 12g	牛膝 12g	桔梗 6g

柴胡 9g　　枳壳 9g　　甘草 6g

7 剂

用法：每日 1 剂，水煎服，一日分 2～3 次服。

【随症加减】胸胁及少腹胀甚者，加莪术 10g、青皮 6g、木香 6g后下；少腹疼痛拒按者，加姜黄 6g、三棱 12g；若小腹疼痛灼热、带下色黄、脉数苔黄，加黄柏 9g、败酱草 15g、牡丹皮 9g。

【中成药】

处方 1：血府逐瘀丸。每次 1～2 丸，每日 2 次，口服；每 3 个月经周期为 1 个疗程，可用 1～2 个疗程。

处方 2：调经活血片。每次 5 片，每日 3 次，口服；每 3 个月经周期为 1 个疗程，可用 1～2 个疗程。

处方 3：加味逍遥丸。每次 6g，每日 2 次，口服；每 3 个月经周期为 1 个疗程，可用 1～2 个疗程。

5. 痰湿阻滞

【症状】月经停闭，或经量渐少、经期延后，渐至停闭；形体肥胖，胸胁满闷，呕恶痰多，神疲倦怠，或面浮足肿，或带下量多色白。舌淡胖，苔白腻，脉滑或沉滑。

【治法】豁痰除湿，调气活血通经。

【方药】苍附导痰汤合佛手散。

苍术 9g　　香附 12g　　茯苓 12g　　法半夏 9g
陈皮 6g　　甘草 6g　　胆南星 12g　　枳壳 9g
六神曲 12g　　当归 12g　　川芎 9g

7 剂

用法：每日 1 剂。加生姜 3 片，水煎服，一日分 2～3 次服。

【随症加减】胸闷呕恶者，加厚朴 9g、竹茹 6g。

【中成药】

处方 1：大黄䗪虫丸。水蜜丸每次 3g，每日 1～2 次，口服；4 周1 个疗程，可用 1～3 个疗程。

处方 2：六君子丸。每次 9g，每日 2 次，口服；4 周为 1 个疗程，可用 1～3 个疗程。

处方 3：二陈丸。每次 9～15g，每日 2 次，口服；4 周为 1 个疗程，可用1～3个疗程。

三、日常调护

调节情绪，不急不躁；劳逸结合，避免熬夜；加强锻炼，增强体质。虚证者，可适当滋补，不宜过度运动，不宜节食减重；偏于实证者，饮食宜清淡，不可过食生冷之物及肥甘厚味，以免加重痰湿，影响月经。另外，注意避孕药物要遵医嘱合理使用。

（刘莹）

第三节　排卵障碍相关异常子宫出血

排卵障碍相关异常子宫出血（AUB-O）主要是由调节生殖的下丘脑-垂体-卵巢轴功能失常引起的异常子宫出血。排卵障碍包括稀发排卵、无排卵及黄体功能不足，常见于青春期、绝经过渡期，生育期也可因多囊卵巢综合征、肥胖、高催乳素血症、甲状腺疾病等而引起。属于中医学“崩漏”“月经量多”“经期延长”“经间期出血”等范畴。

一、西医诊断要点

（1）病史　询问出血史及既往治疗史。

（2）症状　不规律的月经，经量、经期长度、周期频率及规律性均可异常。初诊时需查体，尤其对于急性异常子宫出血（AUB）及治疗效果不满意的AUB患者，除外AUB-PALM[子宫内膜息肉（P）、子宫腺肌病（A）、子宫平滑肌瘤（L）、子宫内膜恶变和不典型增生（M）]及妊娠和产褥相关出血。

（3）辅助检查　推荐2项基本检查：血常规检查，评估出血严重程度并除外AUB-C（凝血相关疾病引起的出血）；盆腔超声检查排除或发现AUB-P、A、L、M、I（医源性）、N（其他病因）的线索。其他酌情选择。

二、中医辨证论治

1. 肾阴虚证

【症状】 经血非时而下，出血量少或多，淋漓不断，血色鲜红、质稠；头晕耳鸣，腰酸膝软，手足心热，颧赤唇红。舌红，苔少，脉细数。

【治法】 滋肾益阴，固冲止血。

【方药】 左归丸加减；或育阴汤加减；或知柏地黄汤加减。

处方1： 左归丸加减

熟地黄20g　炒山药10g　枸杞子10g　山茱萸10g
菟丝子10g　鹿角胶10g(烊化)　龟甲胶10g(烊化)　墨旱莲15g
炒地榆10g

7剂

用法：每日1剂，水煎服，鹿角胶、龟甲胶烊化后冲入中药汁中，分2～3次服用。

处方2： 育阴汤加减

熟地黄20g　续断20g　山茱萸15g　海螵蛸10g(先煎)
山药20g　白芍10g　龟甲15g(先煎)　炒地榆10g
阿胶10g(烊化)　煅牡蛎30g(先煎)

7剂

用法：每日1剂，水煎服，阿胶烊化后冲入中药汁中，分2～3次服用。

处方3： 知柏地黄汤加减

熟地黄24g　山药12g　山茱萸12g　盐知母12g
茯苓9g　牡丹皮9g　墨旱莲15g　盐黄柏12g
小蓟10g　仙鹤草12g

7剂

用法：每日1剂，水煎服，一日分2～3次服。

【随症加减】 若阴虚有热者，加生地黄15g、麦冬10g、地骨皮15g；大便干结者，加麦冬15g、生地黄15g；颧红面赤、潮热汗出者，加仙茅9g、淫羊藿12g、浮小麦30g；虚烦不得眠者，加酸枣仁15g。

【中成药】

处方1：固经丸。每次6g，每日2次，口服，或遵医嘱。

处方2：葆宫止血颗粒。每次1袋（15g），每日2次，温开水冲服。月经来后即开始服药，14天为1个疗程，连续服2个月经周期。

处方3：丹贞颗粒。每次1袋（5g），每日2次，冲服；10天为1个疗程。

【其他治法】

针刺疗法：选取太溪、阴谷、关元、肾俞、三阴交，施补法，每次20min，每天1次至血止。

2. 肾阳虚证

【症状】经血非时而下，出血量多，淋漓不尽，色淡质稀；面色晦暗，腰痛如折，畏寒肢冷，小便清长，大便溏薄。舌淡暗，苔薄白，脉沉弱。

【治法】温肾助阳，固冲止血。

【方药】右归丸加减；或赞育丹加减；或斑龙丸加减。

处方1：右归丸加减

熟地黄24g	炒山药12g	枸杞子12g	鹿角胶6g烊化
菟丝子12g	炒杜仲12g	山茱萸9g	熟附片9g先煎
海螵蛸10g先煎	姜炭9g	血余炭9g	

7剂

用法：每日1剂，水煎服，鹿角胶烊化后冲入中药汁中，分2～3次服用。

处方2：赞育丹加减

仙茅9g	淫羊藿12g	巴戟天12g	肉苁蓉10g
熟地黄25g	白术15g	枸杞子15g	山茱萸12g
杜仲12g	熟附片9g先煎	艾叶炭9g	仙鹤草12g

7剂

用法：每日1剂，水煎服，一日分2～3次服。

处方 3：斑龙丸加减

鹿角胶 6g烊化	菟丝子 20g	柏子仁 10g	熟地黄 10g
杜仲炭 20g	仙鹤草 30g	茯苓 10g	姜炭 10g

7 剂

用法：每日 1 剂，水煎服，鹿角胶烊化后，冲入中药汁中，分 2～3 次服用。

【随症加减】 若伴气虚，出现气短、乏力者，加党参 15g、炒白术 15g(处方 2 不加)；小便自遗者，加益智 15g、覆盆子 15g；大便溏薄者，加补骨脂 10g、山药 10g(处方 1 不加)；兼手足逆冷、小腹冷痛者，加细辛 3g、肉桂 5g后下、艾叶 9g。

【中成药】

处方 1：春血安胶囊。每次 4 粒，每日 3 次，口服，或遵医嘱。

处方 2：右归胶囊。每次 4 粒，每日 3 次，口服，或遵医嘱。

处方 3：全鹿丸。水蜜丸每次 6～9g，每日 2 次，口服，或遵医嘱。

【其他治法】

艾灸疗法：取百会、大敦（双）、隐白（双）等穴，每次取2～3 穴，每穴灸 5～7 壮，7 次为 1 个疗程。

3. 肾气虚证

【症状】 多见于青春期少女及经断前后妇女的经乱无期，出血量多势急，或淋漓不净，色淡红或暗，质清稀；面色晦暗，小腹空坠，腰膝酸软。舌淡暗，苔白润，脉沉弱。

【治法】 补肾益气，固冲止血。

【方药】 大补元煎加减；经进地仙丹加减。

处方 1：大补元煎加减

熟地黄 10g	党参 15g	炒杜仲 10g	枸杞子 10g
山茱萸 10g	炙甘草 6g	补骨脂 10g	艾叶炭 9g
鹿角胶 6g烊化	海螵蛸 10g先煎		

7 剂

用法：每日 1 剂，水煎服，鹿角胶烊化后冲入中药汁中，分

2～3 次服用。

处方 2：经进地仙丹加减

党参 15g	川椒 8g	熟附片 9g先煎	肉苁蓉 10g
茯苓 10g	甘草 9g	炒白术 15g	菟丝子 15g
覆盆子 12g	骨碎补 9g	巴戟天 10g	海螵蛸 10g先煎
仙鹤草 12g			

7 剂

用法：每日 1 剂，水煎服，一日分 2～3 次服。

【随症加减】若血滞者，加川芎 9g；经血淋漓日久者，加三七粉 3g冲服、花蕊石 15g。

【中成药】

处方 1：妇科止血灵。每次 5 片，每日 3 次，口服，或遵医嘱。

处方 2：金匮肾气丸。水蜜丸每次 4～5g，每日 2 次，口服，或遵医嘱。

处方 3：女宝胶囊。每次 4 粒，每日 3 次，口服，或遵医嘱。

【其他治法】

艾灸百会：每日 15～20min，每日 1 次。

耳穴压豆：选取内生殖器、卵巢、脑垂体、皮质下、内分泌、肝、脾、肾。每天按 3～5 遍，3～5 天更换 1 次，两耳穴位交替使用。

4. 脾虚证

【症状】经血非时而下，量多如崩，或淋漓不断，色淡质稀；神疲体倦，气短懒言，不思饮食，四肢不温，或面浮肢肿，面色淡黄。舌淡胖，苔薄白，脉缓弱。

【治法】健脾益气，固冲止血。

【方药】固冲汤加减；或补中益气汤加减；或固本止崩汤加减；或黄土汤加减。

处方 1：固冲汤加减

炒白术 30g	黄芪 20g	煅龙骨 24g先煎	煅牡蛎 24g先煎
山茱萸 24g	海螵蛸 15g先煎	茜草炭 10g	党参 15g

7 剂

用法：每日 1 剂，水煎服，一日分 2～3 次服。

处方 2： 补中益气汤加减

黄芪 15g　党参 15g　白术 10g　当归炭 10g
升麻 6g　柴胡 6g　棕榈炭 15g　海螵蛸 15g先煎
三七粉 3g冲服

7 剂

用法：每日 1 剂，水煎服，一日分 2～3 次服。

处方 3： 固本止崩汤加减

熟地黄 30g　炒白术 30g　生黄芪 20g　当归 10g
黑姜 6g　党参 9g　阿胶 9g烊化

7 剂

用法：每日 1 剂，水煎服，阿胶烊化后冲入中药汁中，分 2～3 次服用。

处方 4： 黄土汤加减

灶心土 30g包煎　白术 10g　熟附片 9g先煎　阿胶 10g烊化
生地黄 10g　艾叶炭 9g　麦冬 10g

7 剂

用法：每日 1 剂，水煎服，阿胶烊化后冲入中药汁中，分 2～3 次服用。

【随症加减】 若腹中痛者，加炒白芍 10g、炙甘草 10g、川芎 6g；久漏不止者，加藕节炭 15g、蒲黄炭 10g包煎；出血多者，加三七粉 3g冲服（处方 2 不加）、白及 10g；若暴崩不止者，输液、输血以迅速补充血容量，预防休克。

【中成药】

处方 1： 补中益气丸。大蜜丸每次 1 丸，每日 2～3 次，口服，或遵医嘱。

处方 2： 白柏胶囊。每次 5～8 粒，每日 3 次，口服，或遵医嘱。

处方 3： 益妇止血丸。每次 6g，每日 3 次，口服；于月经来潮后第 1 天起服用，连服 7 天。

【其他治法】

针刺疗法：选取足三里、气海、关元、脾俞、隐白针刺，隐白亦可灸，施补法，每次 20min。每日或隔日 1 次，至血止。

断红穴（经验穴）：在手背第 2、3 掌骨之间，指端下方约 1 寸的凹陷处。用毫针沿掌骨水平方向快速刺入 1.5～2 寸，使针感上行至肩，留针 20min，起针后灸 10～15min，灸时患者自觉有一股热气至肘者则效果良。每日 1 次，至血止。

5. 血热证

【症状】经血非时而下，量多如崩，或淋漓不断，血色深红，质稠；心烦少寐，渴喜冷饮，头晕面赤。舌红，苔黄，脉滑数。

【治法】养阴清热，固冲止血。

【方药】上下相资汤加减；或保阴煎加减。

处方 1：上下相资汤加减

熟地黄 15g	山茱萸 10g	玉竹 10g	玄参 10g
南沙参 15g	麦冬 15g	五味子 6g	党参 10g
地榆炭 15g	侧柏炭 15g		

7 剂

用法：每日 1 剂，水煎服，一日分 2～3 次服。

处方 2：保阴煎加减

生地黄 20g	熟地黄 15g	芍药 10g	山药 10g
续断 15g	黄芩炭 9g	墨旱莲 15g	

7 剂

用法：每日 1 剂，水煎服，一日分 2～3 次服。

【随症加减】若出血淋漓不止，伴有血块者，加蒲黄炭 10g包煎、五灵脂 10g包煎、三七粉 3g冲服；烘热汗出、心烦不眠者，加珍珠母 30g先煎；骨蒸潮热有汗者，加地骨皮 10g；无汗者，加牡丹皮 6g。

【中成药】

处方 1：宫血宁胶囊。每次 1～2 粒，每日 3 次，口服；血止停服，或遵医嘱。

处方 2：止血宁胶囊。每次 6 粒，每日 2 次，口服，或遵医嘱。

处方 3：断血流片。每次 3～6 片，每日 3 次，口服，或遵医嘱。

处方 4：荷叶丸。每次 1 丸，每日 2～3 次，口服，或遵医嘱。

6. 血瘀证

【症状】经血非时而下，量多或少，淋漓不净，或停闭数月突然崩中，继之漏下，血色紫暗有块，小腹疼痛或胀痛。舌紫暗或有瘀点，脉涩或弦涩有力。

【治法】活血祛瘀，固冲止血。

【方药】失笑散合四乌贼骨一芦茹丸加减；或桃仁红花煎加减；或生化汤加减。

处方 1：失笑散合四乌贼骨一芦茹丸加减

蒲黄炭 10g包煎	五灵脂 10g包煎	海螵蛸 10g先煎	茜草根 10g
三七粉 3g冲服	益母草 15g	仙鹤草 12g	党参 15g

7 剂

用法：每日 1 剂，水煎服，一日分 2～3 次服。

处方 2：桃仁红花煎加减

桃仁 9g	红花 9g	熟地黄 10g	当归 10g
川芎 9g	白芍 10g	丹参 10g	延胡索 10g
香附 10g	茜草炭 10g	三七粉 3g冲服	

7 剂

用法：每日 1 剂，水煎服，一日分 2～3 次服。

处方 3：生化汤加减

当归 15g	川芎 9g	炙甘草 6g	姜炭 8g
党参 15g	茜草 10g	益母草 15g	花蕊石 15g先煎
阿胶 9g烊化			

7 剂

用法：每日 1 剂，水煎服，阿胶烊化后冲入中药汁中，分 2～3 次服用。

【随症加减】若小腹疼痛明显者，加没药 6g；若兼气虚，见头晕乏力者，加山药 15g、炒白术 15g；若兼血虚，见心悸怔忡者，加大枣 8 枚、酸枣仁 15g。

【中成药】

处方 1： 茜芷片。每次 5 片，每日 3 次，饭后温开水送服；连服 9 天为 1 个疗程。

处方 2： 三七血伤宁胶囊。每次 1 粒（重症者 2 粒），每日 3 次，每 4 小时服一次，用温开水送服，初服者若无副作用，可如法连服多次。

处方 3： 云南白药胶囊。每次 1～2 粒，每日 4 次，温开水送服。

处方 4： 益母草胶囊。每次 2～4 粒，每日 3 次，口服，或遵医嘱。

处方 5： 独一味胶囊。每次 3 粒，每日 3 次，7 天为 1 个疗程；或遵医嘱。

三、日常调护

①调畅情志，避免情绪波动。②注意休息，避免剧烈运动及重体力劳动。③加强营养，慎食辛辣热燥食物。④保持外阴清洁，出血期间禁房事。

（李艳红）

第四节　经前期综合征

经前期综合征是指女性反复在黄体期出现周期性的以躯体、情感和行为障碍为特征的综合征。其症状与精神和内科疾病无关，在月经来潮后自行恢复到没有任何症状的状态。属于中医学"经行乳房胀痛""经行泄泻""经行水肿""经行头痛""经行身痛""经行吐衄""经行口疮""经行发热""经行情志异常"等，上述症状可单独出现，也可二三症同见，是一种综合因素导致的疾病。

一、西医诊断要点

（1）病史　该病特点是伴随月经周期反复发作，常因家庭问题或工作紧张而诱发，与精神心理因素密切相关，多见于25～45岁妇女。

（2）症状　多于经前1～2周出现，经前几天加重，月经来潮后症状明显减轻或消失。常见症状有紧张、焦虑、激动、情绪不稳定、注意力下降、工作效率低；社交障碍；失眠、嗜睡、眩晕、眼花；厌食、恶心、腹泻；心悸、盗汗、性欲改变；肢体肿胀、乳房胀痛、头痛等。所出现症状伴随月经周期反复出现，至少出现2个月经周期以上。症状轻重有明显的个体性，症状的严重程度足以影响患者的正常生活及工作。

（3）体征　一般全身及局部无明显体征，部分患者可有肢体肿胀或体重增加。

（4）辅助检查　①BBT测定：大多为双相，但排卵后体温上升缓慢，或不规则，或上升时间短，与黄体功能不足有关。②生殖激素测定：黄体期血清孕酮（P）水平低下或正常，雌二醇（E_2）浓度偏高。E_2/P比值增高，可有催乳素（PRL）水平升高。

二、中医辨证论治

1. 肝郁气滞

【症状】经前乳房胀痛，甚则不能触衣，胁肋胀满，烦躁易怒，或精神抑郁，善太息，或头晕失眠，或头痛剧烈；月经先后不定，经行不畅，色暗红。舌质暗红，苔薄白或薄黄，脉弦或弦滑。

【治法】疏肝解郁，养血调经。

【方药】逍遥散加减；或柴胡疏肝散加味。

处方1：逍遥散加减

柴胡10g	当归10g	白芍10g	白术10g
茯苓10g	百合10g	炙甘草9g	丹参10g
川芎9g			

7剂

用法：每日1剂，水煎服，一日分2～3次服。

处方2：柴胡疏肝散加味

柴胡 10g	枳壳 12g	香附 10g	川芎 10g
白芍 12g	当归 15g	川楝子 9g	路路通 10g
陈皮 6g	甘草 6g		

7剂

用法：每日1剂，水煎服，一日分2～3次服。

【随症加减】若肝郁化火者，加牡丹皮9g、栀子8g、黄芩9g；大便溏薄、倦怠乏力者，加党参15g、黄芪20g；乳房胀硬、有结块者，加夏枯草15g、橘核10g。

【中成药】

处方1：逍遥丸（水丸）。每次6～9g，每日1～2次，口服，或遵医嘱。

处方2：柴胡舒肝丸。大蜜丸每次1丸，每日2次，温开水送下。

处方3：舒肝理气丸。每次3～6g，每日3次，口服，或遵医嘱。

处方4：平肝舒络丸。每次1丸，每日2次，温开水送服。

【其他治法】

针刺疗法：取膻中、乳根、期门、肩井、太冲、内关等穴，行泻法，每次20min，1周为1个疗程。

按摩疗法：取平卧位，术者双手掌根部斜擦患者两侧胁肋部，以微热为度，再用拇指或食指指腹点揉章门、期门穴，每穴约1min，以感觉酸胀为度。

2. 肝肾阴虚

【症状】经行或经后乳房作胀，乳房按之柔软无块，五心烦热，两目干涩，头晕目眩，腰膝酸软，或口舌糜烂，或潮热盗汗，或伴月经量少、色红。舌质红，少苔，脉细。

【治法】滋肾养肝，育阴调经。

【方药】一贯煎加减；或滋水清肝饮加减；或两地汤加味；或加味地骨皮饮加减；或四物济阴汤加减。

处方 1：一贯煎加减

北沙参 10g	麦冬 10g	当归 10g	生地黄 20g
枸杞子 15g	川楝子 6g	牡丹皮 10g	炙甘草 10g

7 剂

用法：每日 1 剂，水煎服，一日分 2～3 次服。

处方 2：滋水清肝饮加减

熟地黄 20g	白芍 12g	酸枣仁 10g	山茱萸 12g
茯苓 9g	山药 12g	栀子 10g	牡丹皮 9g
泽泻 9g	醋龟甲 10g先煎		

7 剂

用法：每日 1 剂，水煎服，一日分 2～3 次服。

处方 3：两地汤加味

生地黄 30g	玄参 30g	白芍 15g	麦冬 15g
地骨皮 9g	阿胶 9g烊化	牡丹皮 10g	黄连 3g

7 剂

用法：每日 1 剂，水煎服，阿胶烊化后冲入中药汁中，分 2～3 次服用。

处方 4：加味地骨皮饮加减

生地黄 15g	当归 15g	白芍 15g	川芎 9g
牡丹皮 9g	地骨皮 9g	胡黄连 6g	知母 9g
黄柏 9g			

7 剂

用法：每日 1 剂，水煎服，一日分 2～3 次服。

处方 5：四物济阴汤加减

川芎 9g	当归 10g	白芍 12g	熟地黄 12g
麦冬 15g	杜仲 10g	茯苓 10g	知母 12g
生甘草 6g	柴胡 6g	牡丹皮 10g	

7 剂

用法：每日 1 剂，水煎服，一日分 2～3 次服。

【随症加减】 若大便秘结者，加瓜蒌子 15g；烦热而渴者，加天花粉 10g、石膏 15g先煎、百合 15g；睡眠不安或夜不能寐者，加酸枣仁至 15g、远志 10g；潮热汗出频繁者，加浮小麦 30g、麻黄根 12g。

【中成药】

处方 1： 知柏地黄丸（浓缩丸）。每次 8 丸，每日 3 次，口服。

处方 2： 大补阴丸。水蜜丸每次 6g，每日 2 次，口服。

处方 3： 归芍地黄丸。水蜜丸每次 6g，小蜜丸每次 9g，大蜜丸每次 1 丸，每日 2～3 次，口服。

3. 脾肾阳虚

【症状】 每遇经前出现面浮肢肿，脘腹胀满，腰酸腿软，纳少便溏或经前泄泻，或经行前后头晕沉重，体倦嗜睡，胸闷泛恶；月经量多，色淡质稀。舌质淡红，苔白滑，脉濡细或沉缓。

【治法】 温肾健脾，化湿调经。

【方药】 右归丸合苓桂术甘汤；或健固汤加味；或加味七神丸加减；或真武汤加减。

处方 1： 右归丸合苓桂术甘汤

熟地黄 15g	熟附片 9g先煎	山药 15g	山茱萸 12g
菟丝子 15g	枸杞子 15g	杜仲 15g	鹿角胶 10g烊化
当归 10g	茯苓 15g	桂枝 10g	炒白术 15g
甘草 6g			

7 剂

用法：每日 1 剂，水煎服，鹿角胶烊化后冲入中药汁中，分 2～3 次服用。

处方 2： 健固汤加味

党参 15g	炒白术 15g	茯苓 15g	薏苡仁 20g
巴戟天 10g	吴茱萸 3g	肉豆蔻 6g	

7 剂

用法：每日 1 剂，水煎服，一日分 2～3 次服。

处方 3：加味七神丸加减

肉豆蔻 15g	吴茱萸 3g	广木香 8g后下	补骨脂 10g
炒白术 10g	茯苓 15g	车前子 15g包煎	山药 15g

7 剂

用法：每日 1 剂，水煎服，一日分 2～3 次服。

处方 4：真武汤加减

茯苓 10g	芍药 10g	生姜 10g	熟附片 9g先煎
白术 9g	巴戟天 15g		

7 剂

用法：每日 1 剂，水煎服，一日分 2～3 次服。

【随症加减】若兼里寒而腹痛者，加干姜 9g、肉桂 3g后下；脾虚湿重者，加黄芪 15g、苍术 10g；心下痞或腹中有水声，加枳实 12g。

【中成药】

处方 1：右归丸。小蜜丸每次 9g，每日 3 次，口服，或遵医嘱。

处方 2：济生肾气丸。大蜜丸每次 1 丸，每日 2～3 次，口服，或遵医嘱。

处方 3：参苓白术丸。每次 6g，每日 3 次，口服，或遵医嘱。

【其他治法】

验方：赤石脂 9g、补骨脂 9g，共研末，每次服 3g，每日 3 次，温开水送服。

按摩疗法：仰卧位，手掌按顺时针方向按摩小腹 3～6min，再用拇指按揉气海穴和三阴交穴，每穴 1min。

4. 心肝火旺

【症状】经前或经期狂躁易怒、头痛头晕、发热，或经行吐衄，失眠，心烦，口苦咽干，面红目赤，溲黄便干；经行不畅。舌质红，舌苔黄，脉弦滑数。

【治法】疏肝解郁，清热调经。

【方药】丹栀逍遥散加减；或羚角钩藤汤加减。

处方 1：丹栀逍遥散加减

牡丹皮 10g	栀子 10g	柴胡 9g	白术 15g
茯苓 12g	当归 10g	白芍 15g	薄荷 3g后下
甘草 6g	百合 15g	枳壳 10g	

7 剂

用法：每日 1 剂，水煎服，一日分 2～3 次服。

处方 2：羚角钩藤汤加减

羚羊角粉 0.3g冲服	钩藤 9g后下	桑叶 6g	菊花 9g
生地黄 15g	白芍 9g	茯神 10g	淡竹茹 10g
生甘草 5g	牡丹皮 10g	珍珠母 15g先煎	

7 剂

用法：每日 1 剂，水煎服，一日分 2～3 次服。

【随症加减】若胃脘灼痛明显而伴泛酸、烧心者，加黄连 6g、吴茱萸 3g、瓦楞子 15g先煎；若头痛头胀明显，甚则头痛欲裂者（除外头部器质性病变），加夏枯草 15g、白蒺藜 10g、龙胆 9g、黄芩 10g；发热者，减白芍，加黄芩 10g、生石膏先煎 15g；吐衄反复者，减柴胡，加牛膝 10g、白茅根 10g、茜草 10g。

【中成药】

处方 1：加味逍遥丸。每次 6g，每日 2 次，口服，或遵医嘱。

处方 2：泻肝安神丸。每次 6g，每日 2 次，口服，或遵医嘱。

处方 3：女珍颗粒。每次 6g，每日 3 次，冲服，或遵医嘱。

5. 心脾两虚

【症状】经前或经期心悸失眠，神疲乏力，多思善虑，面色萎黄，纳差懒言，或头晕头痛，或泄泻，自汗或盗汗；月经量少或多，色淡质稀。舌质淡红，舌苔白，脉细弱。

【治法】养心益脾，补血调经。

【方药】归脾汤；或养心汤。

处方 1：归脾汤

白术 15g	茯神 15g	黄芪 15g	龙眼肉 15g

党参 10g	木香 10g后下	炙甘草 6g	炒酸枣仁 15g

7 剂

用法：加入生姜 5 片、大枣 1 枚，水煎服，一日分 2～3 次服。每日 1 剂。

处方 2： 养心汤

炙黄芪 15g	茯苓 15g	茯神 15g	法半夏 9g
当归 10g	川芎 10g	远志 9g	肉桂 5g后下
柏子仁 10g	炒酸枣仁 10g	北五味子 9g	党参 9g
炙甘草 10g			

7 剂

用法：每日 1 剂，水煎服，一日分 2～3 次服。

【随症加减】 若血虚气弱，出血不止者，可加煅龙骨 30g先煎、阿胶 10g烊化、山茱萸 12g；月经量少、经期延后者，加益母草 15g、鸡血藤 15g、丹参 10g；风疹团块，痒甚难眠者，加过敏煎（祝谌予经验方：防风、银柴胡、乌梅、五味子各 10g）。

【中成药】

处方 1： 归脾丸。水蜜丸每次 6g，每日 3 次，用温开水或生姜汤送服。

处方 2： 参芪五味子片。每次 3～5 片，每日 3 次，口服，或遵医嘱。

处方 3： 益气养血口服液。每次 15～20ml，每日 3 次，口服，或遵医嘱。

6. 气滞血瘀

【症状】 经前或经期头痛剧烈，或经行发热，腹痛，肢体肿胀不适；月经量少或行而不畅，色紫暗有块。舌质紫暗或舌边尖有瘀点，脉弦涩。

【治法】 理气活血，化瘀调经。

【方药】 血府逐瘀汤加减；或羌桂四物汤加味；或趁痛散加减。

处方 1： 血府逐瘀汤加减

桃仁 9g	红花 9g	当归 9g	赤芍 9g

川芎 12g	桔梗 6g	甘草 6g	柴胡 6g
菊花 9g	蔓荆子 9g		

7 剂

用法：每日 1 剂，水煎服，一日分 2～3 次服。

处方 2： 羌桂四物汤加味

羌活 10g	桂枝 10g	当归 10g	熟地黄 12g
白芍 12g	川芎 8g	木瓜 10g	防风 10g

7 剂

用法：每日 1 剂，水煎服，一日分 2～3 次服。

处方 3： 趁痛散加减

黄芪 15g	当归 10g	白术 15g	炙甘草 9g
肉桂 10g后下	独活 10g	牛膝 15g	生姜 10g
薤白 9g	羌活 10g	路路通 15g	

7 剂

用法：每日 1 剂，水煎服，一日分 2～3 次服。

【随症加减】 若痛在后脑或连及颈项，属太阳经，加羌活 10g（处方 1、处方 3 加）；痛在前额或眉棱骨，属阳明经，加葛根 10g、白芷 10g、知母 10g；痛在头两侧或连及耳部，属少阳经，加夏枯草 15g、桑叶 10g；痛在颠顶或连于目，属厥阴经，加吴茱萸 3g、藁本 10g；口苦咽干、大便秘结者，加酒大黄 10g、天花粉 10g；食欲不振兼有呕吐者，加焦山楂 15g、鸡内金 15g、竹茹 10g。

【中成药】

处方 1： 元胡止痛片。每次 4～6 片，每日 3 次，口服，或遵医嘱。

处方 2： 血府逐瘀胶囊。每次 6 粒，每日 2 次，口服；1 个月为 1 个疗程。

处方 3： 气血和胶囊。每次 4 粒，每日 3 次，口服，或遵医嘱。

处方 4： 女金胶囊。每次 3 粒，每日 2 次，口服；1 个月为 1 个疗程。

【其他治法】

针刺放血疗法： 针刺太阳穴出血，点刺合谷、气海。每日

1次，7次为1个疗程。

7. 痰火上扰

【症状】经行烦躁不安，情绪不宁，甚或狂躁不安，心胸泛恶，痰多不寐，面红目赤，口腔溃疡，大便干结；月经量少或量多，色深红，质黏稠，平时带下量多、色黄质稠。舌质红，舌苔黄厚或腻，脉弦滑数。

【治法】清热化痰，宁心安神。

【方药】生铁落饮加减；或黄连温胆汤加味。

处方1：生铁落饮加减

天冬10g	麦冬10g	贝母10g	胆南星6g
橘红6g	远志6g	石菖蒲6g	连翘6g
茯神6g	玄参5g	钩藤5g（后下）	丹参5g
郁金6g	黄连6g	生铁落30g（先煎）	

7剂

用法：生铁落先煎45min，取此水煎药，一日分2～3次服。每日1剂。

处方2：黄连温胆汤加味

黄连6g	竹茹12g	枳实6g	法半夏6g
陈皮6g	甘草3g	生姜6g	茯苓10g
石菖蒲9g	胆南星6g		

7剂

用法：每日1剂，水煎服，一日分2～3次服。

【随症加减】痰涎壅盛者，加白术10g、天麻10g、天竺黄9g；大便秘结者，加生大黄9g（后下）、礞石10g（布包先煎）。

【中成药】

处方1：礞石滚痰丸。每次6～12g，每日1次，口服，或遵医嘱。

处方2：清胃黄连丸。水丸每次9g，每日2次，口服，或遵医嘱。

处方3：牛黄清心丸。大蜜丸每次1丸，每日1次，口服，或遵医嘱。

三、日常调护

① 坚持运动：适当进行体育锻炼，如跑步、打球、游泳、步行、爬山、骑车、瑜伽等方式，不仅能减轻甚至能根除经前期综合征的症状。

② 合理饮食：保持足够维生素和微量元素的摄入，如维生素B_6、维生素E；摄入高碳水化合物、低蛋白饮食可以改善经前期综合征的精神症状；应限制食盐量，避免或减少咖啡因的摄入，多吃新鲜水果和蔬菜等；不良的饮食习惯可能会加重症状。

③ 其他：合理减压，放松身心，不熬夜，养成良好的作息习惯。

（李艳红）

第五节 多囊卵巢综合征

多囊卵巢综合征（polycystic ovary syndrome，PCOS）是一组病因不明，临床表现高度异质性，以稀发或无排卵、高雄激素血症为主要特征的临床综合征。育龄早期多并发不孕症、不良妊娠结局、妊娠糖尿病、糖耐量减低、高脂血症等疾病，远期增加2型糖尿病、心血管疾病、代谢综合征等代谢异常相关疾病的患病风险。另外，该病也是子宫内膜癌的重要危险因素。本病属于中医学“闭经”“月经后期”“不孕”等范畴。

一、西医诊断要点

（1）疑似PCOS　月经稀发或闭经或不规则子宫出血是诊断的必需条件。另外再符合下列2项中的1项：①高雄激素表现或高雄激素血症（多毛、高雄激素痤疮、女性型脱发、皮脂溢出、男性化表现等）；②超声表现为卵巢多囊状态（PCOM）[单侧或双侧卵巢内卵泡≥12个、直径在2～9mm，以及（或）卵巢体积（长×宽×厚/2）≥10ml，同时可表现为髓质回声增强。]。

（2）确诊PCOS　在具备上述疑似PCOS诊断条件的基础上，

还必须逐一排除其他可能引起高雄激素表现或高雄激素血症和排卵异常的疾病才能确定诊断。

（3）青春期 PCOS 诊断　同时符合 3 个指标，即①初潮后月经稀发持续至少 2 年或闭经；②高雄激素表现或高雄激素血症；③超声下卵巢 PCOM 表现。同时排除其他疾病。

二、中医辨证论治

1. 肾虚证

【症状】月经周期延迟，经量少，色淡质稀，渐至经闭，或月经周期紊乱，经量多或淋漓不净，或婚久不孕；头晕耳鸣，面色无华，腰酸腿软，身疲倦怠，畏寒，尿频，便溏。舌淡，苔薄，脉沉细。

【治法】益肾调冲。

【方药】肾气丸加味；或大补元煎加味；或毓麟珠加减；或归肾丸加减。

处方 1：肾气丸加味

生地黄 24g	山药 12g	山茱萸 12g	泽泻 9g
茯苓 9g	牡丹皮 9g	益母草 15g	熟附片 6g先煎
丹参 15g	肉桂 5g后下		

7 剂

用法：每日 1 剂，水煎服，一日分 2～3 次服。

处方 2：大补元煎加味

党参 10g	熟地黄 9g	山茱萸 12g	杜仲 6g
当归 9g	枸杞子 9g	炙甘草 6g	丹参 15g
鸡血藤 15g			

7 剂

用法：每日 1 剂，水煎服，一日分 2～3 次服。

处方 3：毓麟珠加减

菟丝子 15g	杜仲 20g	鹿角霜 10g先煎	熟地黄 15g
川椒 10g	党参 15g	鸡血藤 15g	川芎 9g
当归 10g			

7 剂

用法：每日 1 剂，水煎服，一日分 2～3 次服用。

处方 4：归肾丸加减

菟丝子 15g	杜仲 15g	枸杞子 12g	山茱萸 12g
熟地黄 12g	当归 10g	川牛膝 15g	山药 12g
丹参 15g			

7 剂

用法：每日 1 剂，水煎服，一日分 2～3 次服。

【随症加减】若夜尿多者，可加巴戟天 10g、益智 10g、金樱子 10g、芡实 10g；纳呆便溏者，加党参 10g（处方 2 不加）、炒白术 15g、焦麦芽 10g；性欲淡漠者，加仙茅 10g、淫羊藿 10g；经行伴有血块或下腹疼痛者，加益母草 12g、五灵脂 10g包煎。

【中成药】

处方 1：金匮肾气丸。水蜜丸每次 4～5g，每日 2 次，口服；4 周为 1 个疗程，可用 2～3 个疗程；或遵医嘱。

处方 2：调经促孕丸。每次 5g，每日 2 次，口服；自月经周期第 5 天起连服 20 天；无周期者每月连服 20 天，连服 3 个月；或遵医嘱。

处方 3：右归丸。小蜜丸每次 9g，每日 3 次，口服；4 周为 1 个疗程，可用 2～3 个疗程；或遵医嘱。

2. 痰湿阻滞

【症状】月经周期错后，经量少，色淡质稠，渐至闭经，或婚久不孕；形体肥胖，胸闷恶心，咽中多痰，神疲肢重，带下量多。舌淡，苔白腻，脉滑或沉滑。

【治法】化痰燥湿，活血调经。

【方药】苍附导痰丸加减；或丹溪治湿痰方加减；或五积散加减。

处方 1：苍附导痰丸加减

炒苍术 15g	香附 15g	陈皮 10g	炒枳壳 9g
炒六神曲 10g	法半夏 9g	川芎 10g	茯苓 15g

益母草 15g　　肉桂 5g后下　　泽兰 12g

7 剂

用法：每日 1 剂，水煎服，一日分 2～3 次服。

处方 2： 丹溪治湿痰方加减

苍术 15g　　白术 15g　　法半夏 9g　　茯苓 15g
香附 10g　　川芎 9g　　当归 10g　　党参 15g

7 剂

用法：每日 1 剂，水煎服，一日分 2～3 次服。

处方 3： 五积散加减

姜半夏 10g　　茯苓 15g　　陈皮 9g　　枳壳 10g
炙甘草 6g　　川芎 10g　　苍术 15g　　当归 10g
鸡血藤 30g　　肉桂 3g后下　　白芍 10g

7 剂

用法：每日 1 剂，水煎服，一日分 2～3 次服。

【随症加减】 肝火盛者，加龙胆 9g、黄芩 10g；胃脘灼痛明显而伴泛酸、烧心者，加黄连 6g、吴茱萸 3g、瓦楞子 15g先煎；腰酸膝冷、头晕耳鸣者，加仙茅 9g、淫羊藿 9g、杜仲 15g。

【中成药】

处方 1： 二陈丸。每次 9～15g，每日 2 次，口服；4 周为 1 个疗程，可用 2～3 个疗程；或遵医嘱。

处方 2： 五积丸。每次 9g，每日 1～2 次，口服；4 周为 1 个疗程，可用 2～3 个疗程；或遵医嘱。

处方 3： 平胃丸。每次 6g，每日 2 次，餐前口服；4 周为 1 个疗程，可用 2～3 个疗程，或遵医嘱。

【其他治法】

针灸疗法： 选取阴陵泉、肾俞、丰隆、三阴交、气海、太溪、子宫、太冲、关元，针刺配合艾灸，每次 20min，每周 2 次，经期停止针灸，连续 3 个月为 1 个疗程。

埋线疗法： 取中脘、天枢、气海、上巨虚、三阴交为主穴埋线，20 天 1 次，连续 4 次为 1 个疗程。

3. 气滞血瘀

【**症状**】月经周期延后，经量多或少，经期淋漓不净，色暗红，质稠有块，渐至闭经，或婚久不孕；乳房胀痛，胸胁胀痛。舌暗红或有瘀点，苔薄，脉弦或弦涩。

【**治法**】理气活血，祛瘀调经。

【**方药**】柴胡疏肝散加味；或逍遥散合血府逐瘀汤加减；或清肝达郁汤加减。

处方1：柴胡疏肝散加味

柴胡 9g	陈皮 10g	川芎 10g	炒枳壳 10g
香附 10g	芍药 12g	丹参 15g	炙甘草 6g
玫瑰花 10g			

7 剂

用法：每日 1 剂，水煎服，一日分 2～3 次服。

处方2：逍遥散合血府逐瘀汤加减

柴胡 9g	当归 10g	赤芍 10g	白芍 10g
白术 10g	茯苓 10g	炙甘草 9g	桃仁 9g
红花 9g	牛膝 10g	川芎 9g	枳壳 9g
莪术 9g	三棱 9g		

7 剂

用法：每日 1 剂，水煎服，一日分 2～3 次服。

处方3：清肝达郁汤加减

柴胡 9g	白芍 9g	栀子 9g	牡丹皮 9g
菊花 6g	橘叶 6g	当归 10g	丹参 15g
炙甘草 6g	月季花 10g		

7 剂

用法：每日 1 剂，水煎服，一日分 2～3 次服。

【**随症加减**】暴怒气盛者，加郁金 10g、醋青皮 8g；肠鸣飧泄者，加乌梅 6g、僵蚕 5g；脾胃虚弱者，加山药 15g、砂仁 6g[后下]；胁肋痛甚者，加郁金 10g、青皮 9g、乌药 6g；肝郁化火者，加黄芩 10g、川楝子 10g。

【中成药】

处方 1： 加味逍遥丸。每次 6g，每日 2 次，口服；4 周为 1 个疗程，可用 2～3 个疗程；或遵医嘱。

处方 2： 血府逐瘀胶囊。每次 6 粒，每日 2 次，口服；4 周为 1 个疗程，可用 2～3 个疗程；或遵医嘱。

处方 3： 大黄䗪虫丸。水蜜丸每次 3g，每日 1～2 次，口服；4 周为1 个疗程，可用 2～3 个疗程；或遵医嘱。

处方 4： 活血调经丸。每次 1 丸（9g），每日 2 次，黄酒或温开水送服；4 周为 1 个疗程，可用 2～3 个疗程；或遵医嘱。

4. 肾虚血瘀

【症状】 月经后期、量少，甚至闭经，或婚久不孕；多毛，痤疮，头晕，腰酸腿软，性欲淡漠，带下量少或无，阴道干涩疼痛，便秘。舌淡红或暗红有瘀斑，脉沉细涩。

【治法】 补肾化瘀，固冲调经。

【方药】 参芪地黄汤合桃红四物汤加减；或补肾活血汤加减。

处方 1： 参芪地黄汤合桃红四物汤加减

党参 10g	炙黄芪 15g	熟地黄 15g	山药 15g
山茱萸 10g	茯苓 10g	牡丹皮 9g	桃仁 9g
红花 9g	当归 10g	白芍 10g	鸡血藤 15g

7 剂

用法：每日 1 剂，水煎服，一日分 2～3 次服。

处方 2： 补肾活血汤加减

熟地黄 15g	菟丝子 15g	枸杞子 15g	当归尾 10g
杜仲 10g	山茱萸 10g	肉苁蓉 10g	丹参 10g
川牛膝 10g	益母草 15g		

7 剂

用法：每日 1 剂，水煎服，一日分 2～3 次服。

【随症加减】 体胖痰多者，加石菖蒲 9g、白芥子 10g、苍术 15g、木香 6g[后下]；经血闭久不行者，加土鳖虫 10g、泽兰 15g；经血量少质稀者，加白术 15g、阿胶 10g[烊化]；经行量多、夹有血块者，加炒蒲黄 10g[包煎]、五灵脂 10g[包煎]、茜草炭 10g；小腹冷痛者，加艾叶 9g、小茴香 9g、延胡索 15g。

【中成药】

处方 1：培坤丸。小蜜丸每次 9g，每日 2 次，用黄酒或温开水送服；连服 3 个月，经期停药。

处方 2：调经促孕丸。每次 5g，每日 2 次，口服；自月经周期第 5 天起连服 20 天；无周期者每月连服 20 天，连服 3 个月；或遵医嘱。

处方 3：定坤丹。每次半丸至 1 丸，每日 2 次，口服；连服 3 个月；或遵医嘱。

三、日常调护

① 调整饮食：避免过度节食及服用高雄激素制剂或食品，饮食营养均衡，戒烟限酒。

② 合理运动：坚持适度锻炼，每周≥3 次，每次≥30min，最大心率≥120 次/min。

③ 体重管理：对于肥胖型患者，建议减轻体重 5%～10%，但避免短期内过快减重；对于非肥胖型患者，建议减少内脏脂肪，或进行以增加肌肉量为目标的增重。

④ 调畅情志：对疾病树立正确认知，消除焦虑、恐惧等不良情绪，以积极的心态面对生活。

（李艳红）

第六节　卵巢功能早衰

卵巢功能早衰是指发生在 40 岁之前的由于卵巢内卵泡耗竭或医源性损伤导致卵巢功能衰竭的现象，具有高促性腺激素和低雌激素的特征。本病属中医学“闭经”“血枯”“血膈”“经断前后诸证”“不孕症”等范畴。

一、西医诊断要点

（1）病史　多数患者无明显诱因。少数可有家族遗传史；自身免疫性疾病引起的免疫性卵巢炎病史；幼时腮腺炎及结核、脑炎、盆腔器官感染史；盆腔放射、全身化疗、服用免疫抑制剂及生殖器官手术等医源性损伤史；吸烟饮酒、有毒有害物质接触史；或在发病前有突发的惊恐或持续不良的精神刺激史。

（2）症状体征　①继发性闭经：发生在40岁以前。可在月经周期紊乱后渐至闭经，或月经周期规则而突然闭经。②雌激素缺乏的症状：可出现潮热、出汗、情绪改变等。③停经时间长的可出现生殖器官萎缩，阴道黏膜充血、皱襞消失。

（3）辅助检查　间隔1个月持续两次卵泡刺激素（FSH）≥40IU/L；雌二醇（E_2）≤73.2pmol/L。

二、中医辨证论治

1.肝肾阴虚

【症状】月经周期先后不定，量少渐至闭经，阴道分泌物减少，伴阴部干涩；烘热汗出，五心烦热，头晕耳鸣，腰膝酸软，或足后跟疼，尿赤便干。舌红或有裂纹，苔少，脉细数或弦细。

【治法】滋阴降火，调理冲任。

【方药】知柏地黄汤加味；或左归饮加味；或大补阴丸加减；或归肾丸加减；或五子衍宗丸加味。

处方1：知柏地黄汤加味

熟地黄24g	山茱萸12g	山药12g	泽泻9g
茯苓9g	牡丹皮9g	知母12g	黄柏12g
当归10g	女贞子15g	浮小麦30g	

7剂

用法：每日1剂，水煎服，一日分2～3次服。

处方2：左归饮加味

熟地黄15g	山药15g	山茱萸15g	枸杞子15g
茯苓9g	女贞子15g	菟丝子15g	墨旱莲15g
黄柏10g	地骨皮15g	当归10g	炙甘草9g

7剂

用法：每日1剂，水煎服，一日分2～3次服。

处方 3： 大补阴丸加减

熟地黄 20g	盐知母 12g	盐黄柏 12g	制龟甲 15g[先煎]
菟丝子 15g	丹参 15g	鸡血藤 15g	炙甘草 9g

7 剂

用法：每日 1 剂，水煎服，一日分 2～3 次服。

处方 4： 归肾丸加减

生地黄 20g	熟地黄 20g	山茱萸 15g	枸杞子 15g
山药 15g	茯苓 10g	菟丝子 15g	盐杜仲 15g
当归 10g	牛膝 10g	淫羊藿 10g	盐知母 9g

7 剂

用法：每日 1 剂，水煎服，一日分 2～3 次服。

处方 5： 五子衍宗丸加味

菟丝子 25g	枸杞子 25g	覆盆子 12g	五味子 3g
车前子 6g[包煎]	熟地黄 15g	山药 15g	肉桂 5g[后下]
陈皮 9g			

7 剂

用法：每日 1 剂，水煎服，一日分 2～3 次服。

【随症加减】 若大便干结者，加麦冬 15g、火麻仁 15g；烦躁不得眠者，加酸枣仁 15g、五味子至 9g、远志 9g、百合 15g；双目干涩，或视物昏花者，加枸杞子 15g(处方 1、处方 3 加)、菊花 9g；口唇灼热、易饥者，加白芍 10g；潮热汗出、面红口干者，加生地黄 15g(处方 4 不加)、麦冬 15g、龙骨 30g[先煎]、牡蛎 30g[先煎]。

【中成药】

处方 1： 知柏地黄丸（浓缩丸）。每次 8 丸，每日 3 次，口服；4 周为1 个疗程，可用 3 个疗程。

处方 2： 坤泰胶囊。每次 4 粒，每日 3 次，口服；4 周为1 个疗程，或遵医嘱。

处方 3： 河车大造丸。大蜜丸每次 1 丸，每日 2 次，口服；4 周为1 个疗程，可用 3 个疗程。

处方 4： 大补阴丸。水蜜丸每次 6g，每日 2 次，口服；4 周为1 个疗程，可用 3 个疗程。

处方 5： 归肾丸。水蜜丸每次 9g，每日 2 次，口服；4 周为 1 个疗程，可用 3 个疗程。

处方 6： 坤宝丸。每次 50 丸，每日 2 次，口服；4 周为 1 个疗程，可用 3 个疗程。

处方 7： 麒麟丸。每次 6g，每日 2～3 次，口服；4 周为 1 个疗程，可用 3 个疗程。

2. 肾阳虚

【症状】 月经错后，量少渐至闭经，白带无或极少；面色晦暗，头晕耳鸣，腰脊冷痛，性欲淡漠，肢冷，或面浮肢肿，尿频或夜尿，便溏或五更泄泻。舌质淡红，苔薄白，脉沉细或沉迟而弱、尺脉尤甚。

【治法】 温肾助阳，调养冲任。

【方药】 右归丸加味；或桂附地黄丸加味；或龟鹿二仙胶加味。

处方 1： 右归丸加味

肉桂 9g[后下]	熟附片 9g[先煎]	熟地黄 25g	山药 12g
枸杞子 15g	鹿角胶 6g[烊化]	杜仲 15g	山茱萸 10g
当归 10g	菟丝子 15g	丹参 20g	玫瑰花 10g

7 剂

用法：每日 1 剂，水煎服，鹿角胶烊化后冲入中药汁中，分 2～3 次服用。

处方 2： 桂附地黄丸加味

熟附片 9g[先煎]	肉桂 9g[后下]	熟地黄 30g	山茱萸 15g
肉苁蓉 15g	山药 15g	茯苓 10g	泽泻 10g
菟丝子 15g			

7 剂

用法：每日 1 剂，水煎服，一日分 2～3 次服。

处方 3： 龟鹿二仙胶加味

鹿角胶 10g[烊化]	龟甲胶 10g[烊化]	党参 15g	枸杞子 15g
续断 20g	陈皮 10g	牛膝 10g	鸡血藤 15g

7 剂

用法：每日1剂，水煎服，鹿角胶、龟甲胶烊化后冲入中药汁中，分2～3次服用。

【随症加减】 兼气虚者，加党参15g(处方3不加)；带浊、便溏者，加补骨脂10g；泄泻不止者，加五味子9g、肉豆蔻10g；饮食减少，食不易化，或呕恶吞酸者，加干姜9g；下肢肿胀者，加车前子15g包煎、猪苓10g；虚阳上扰，头晕目眩者，加菊花9g、天麻9g。

【中成药】

处方1： 龟鹿二仙膏。每次15～20g，每日3次，口服；4周为1个疗程，可用3个疗程。

处方2： 右归胶囊。每次4粒，每日3次，口服；4周为1个疗程，可用3个疗程。

处方3： 调经促孕丸。每次5g，每日2次，口服；连服3个月，或遵医嘱。

处方4： 鹿胎膏。每次10g，每日2次，温黄酒或温开水送下；4周为1个疗程，可用3个疗程。

3. 气血虚弱

【症状】 月经周期延后，量少、色淡、质稀，或闭经；面色萎黄，神疲肢倦，头晕眼花，心悸气短。舌质淡，苔薄白，脉细弱或沉缓。

【治法】 补气养血，和营调经。

【方药】 人参养荣汤；或滋血汤。

处方1： 人参养荣汤

黄芪12g	茯苓4g	党参10g	白术9g
炙甘草3g	当归9g	陈皮6g	远志6g
五味子4g	肉桂心3g后下	生姜6g	大枣6g
熟地黄9g	白芍18g		

7剂

用法：每日1剂，水煎服，一日分2～3次服。

处方2： 滋血汤

党参15g	山药15g	黄芪15g	茯苓10g

川芎 9g　　当归 10g　　白芍 12g　　熟地黄 15g

7 剂

用法：每日 1 剂，水煎服，一日分 2～3 次服。

【随症加减】若面色苍白，重用黄芪至 30g，加鸡血藤 15g；经来点滴即止，加枸杞子 15g、山茱萸 12g、丹参 15g、香附 10g；心悸失眠者，加炒酸枣仁 15g；脾虚食少者，加鸡内金 15g、砂仁 6g后下。

【中成药】

处方 1：八珍益母丸。水蜜丸每次 6g，每日 2 次，口服；4 周为 1 个疗程，可用 3 个疗程。

处方 2：复方阿胶浆。每次 20ml，每日 3 次，口服；4 周为 1 个疗程，可用 3 个疗程。

处方 3：薯蓣丸。每次 2 丸，每日 2 次，口服；4 周为 1 个疗程，可用 3 个疗程。

处方 4：气血双补丸。每次 1 袋，每日 2 次，口服；4 周为 1 个疗程，可用 3 个疗程。

4. 肝郁肾虚

【症状】经水早断；头晕耳鸣，腰膝酸软，闷闷不乐，胸闷叹息，多愁易怒，失眠多梦，胁腹胀痛，性功能减退。舌暗红，苔薄白或薄黄，脉细弦或沉弦。

【治法】疏肝理气，补肾填精。

【方药】益经汤；或理血补肾调经汤。

处方 1：益经汤

熟地黄 30g　　炒白术 30g　　山药 15g　　当归 15g
白芍 10g　　炒酸枣仁 10g　　牡丹皮 9g　　炒杜仲 9g
柴胡 3g　　北沙参 10g　　党参 10g

7 剂

用法：每日 1 剂，水煎服，一日分 2～3 次服。

处方 2：理血补肾调经汤

柴胡 6g　　白芍 10g　　赤芍 10g　　泽兰 10g

益母草 10g	鸡血藤 10g	怀牛膝 10g	刘寄奴 10g
苏木 10g	生蒲黄 10g包煎	女贞子 10g	覆盆子 10g
菟丝子 10g	枸杞子 10g		

7 剂

用法：月经期服药，即月经第一天开始连服 3～4 剂。中期服药：月经第 13 天开始连服 3～4 剂，若月经错后或稀发，则服药 3 剂，停药 7 天，再服 3 剂，以后停药 7 天再服。

【随症加减】 胸胁乳房胀痛明显者，加郁金 10g、橘叶 10g；肝郁化火者，加栀子 9g、夏枯草 15g；心烦不寐、颧红面赤者，加酸枣仁 15g（处方 1 不加）、五味子 9g、地骨皮 15g、生地黄 15g；肢冷尿频者，加乌药 9g、益智 15g、金樱子 15g；懒言少动、表情呆滞者，加菖蒲 15g、郁金 10g；心烦不寐者，加首乌藤 15g、煅龙骨 30g先煎、煅牡蛎 30g先煎。

【中成药】

处方 1： 妇科调经片。每次 4 片，每日 4 次，口服；或遵医嘱。

处方 2： 逍遥丸（浓缩丸）。每次 8 丸（9g），每日 3 次，口服；可配合补肾中成药同用，或遵医嘱。

处方 3： 归肾丸。每次 9g，每日 2～3 次，口服；可配合疏肝中成药同用，或遵医嘱。

5. 肾虚血瘀

【症状】 经水早断，阴道干涩；烘热汗出，五心烦热，性欲低下，或腰酸耳鸣，肢冷尿频。舌淡红或暗红，苔薄，脉细涩。

【治法】 益肾化瘀。

【方药】 一阴煎合桃仁散加减；或二至丸合桃红四物汤加减。

处方 1： 一阴煎合桃仁散加减

熟地黄 20g	山茱萸 15g	山药 15g	芍药 10g
麦冬 10g	川牛膝 10g	丹参 15g	甘草 3g
红花 9g	当归 10g	桃仁 9g	

7 剂

用法：每日 1 剂，水煎服，一日分 2～3 次服。

处方 2：二至丸合桃红四物汤加减

女贞子 30g	墨旱莲 20g	桃仁 9g	红花 9g
当归 10g	赤芍 10g	川芎 9g	熟地黄 20g
山茱萸 15g	巴戟天 15g	紫河车粉 3g冲服	

7 剂

用法：每日 1 剂，水煎服，一日分 2～3 次服。

【随症加减】 火盛躁烦者，加龟甲胶 10g烊化；肤燥口干者，加五味子 15g、石斛 10g、知母 12g；心虚不眠、多汗者，加酸枣仁 15g、五味子 9g、浮小麦 30g；气虚明显者，加党参 15g、炒白术 15g。

【中成药】

处方 1：定坤丹。每次半丸至 1 丸，每日 2 次，口服，或遵医嘱。

处方 2：女宝胶囊。每次 4 粒，每日 3 次，口服，或遵医嘱。

处方 3：调经促孕丸。每次 5g，每日 2 次。自月经周期第 5 天起连服 20 天；无周期者每月连服 20 天，连服3 个月，或遵医嘱。

6. 心肾不交

【症状】 经水早断；心烦失眠，心悸易惊，甚至情志失常，头晕健忘，腰酸乏力。舌红，苔少，脉细数。

【治法】 滋阴补血，养心安神。

【方药】 天王补心丹加减；或左归丸合黄连阿胶汤加减；或百麦安神饮加味。

处方 1：天王补心丹加减

生地黄 20g	党参 15g	玄参 10g	麦冬 15g
丹参 15g	当归 15g	茯苓 10g	酸枣仁 15g
远志 9g	五味子 9g		

7 剂

用法：每日 1 剂，水煎服，一日分 2～3 次服。

处方2：左归丸合黄连阿胶汤加减

熟地黄25g	山茱萸15g	山药15g	阿胶10g烊化
黄连6g	白芍10g	远志9g	枸杞子15g
五味子9g	酸枣仁15g	当归10g	

7剂

用法：每日1剂，水煎服，阿胶烊化后冲入中药汁中，分2～3次服用。

处方3：百麦安神饮加味

百合30g	淮小麦30g	莲子15g	首乌藤15g
大枣10g	甘草6g	山茱萸15g	巴戟天15g
当归10g	鸡血藤15g		

7剂

用法：每日1剂，水煎服，一日分2～3次服用。

【随症加减】 口干舌燥、舌红无苔者，加石斛12g、北沙参12g；潮热、盗汗明显者，加煅龙骨15g先煎、煅牡蛎15g先煎、浮小麦15g；夜热骨蒸者，加地骨皮15g。

【中成药】

处方1：天王补心丹。每次1丸，每日3次，口服；2～4周为1个疗程，或遵医嘱。

处方2：坤泰胶囊。每次4粒，每日3次，口服；4周为1个疗程，或遵医嘱。

处方3：交通心肾胶囊。每次3粒，每日3次，口服；2～4周为1个疗程，或遵医嘱。

三、日常调护

① 生活起居：调整生活方式，适当进行体育锻炼，保持良好的睡眠习惯。

② 饮食调理：忌食辛辣、油炸、寒凉之品，避免过多饮用咖啡、浓茶及酒类，宜食豆制品、奶类，如豆浆、豆腐，坚持喝牛

奶，多吃鱼虾及新鲜的水果和蔬菜。

③ 情志调摄：调畅情志，避免精神焦虑紧张及过度精神刺激。

（李艳红）

第七节　妊娠剧吐

妊娠剧吐指妊娠早期孕妇出现严重持续的恶心、呕吐，并引起脱水、酮症甚至酸中毒。中医称为“妊娠恶阻”。

一、西医诊断要点

确诊妊娠，多于妊娠6周至3个月内出现恶心呕吐，甚则食入即吐，伴厌油、择食、嗜酸等反应，尿酮体阳性，并排除相关疾病。若仅恶心多涎、择食、嗜酸，则为早孕反应。

二、中医辨证论治

1. 脾胃虚弱

【症状】妊娠早期，恶心呕吐不食，甚则食入即吐，口淡或呕吐清涎或食物；神疲思睡，脘腹胀闷，头晕倦怠。舌淡，苔白润，脉缓滑无力。

【治法】健脾和胃，降逆止呕。

【方药】香砂六君子汤。

党参 15g	白术 12g	茯苓 15g	甘草 6g
姜半夏 6g	陈皮 6g	木香 6g后下	砂仁 3g后下

7剂

用法：加生姜3片、大枣6枚，水煎服，早晚分2～3次服用。每日1剂。

【随症加减】呕吐不止，加姜竹茹6g；呕吐清涎甚者，重用茯苓至30g；脘闷甚者，加藿香梗12g。

【中成药】

处方1：香砂六君丸。每次6～9g，每日2～3次，口服，服至止呕为度。

处方2：香砂养胃丸（浓缩丸）。每次8丸，每日3次，口服，服至止呕即可停药。

处方3：香砂平胃颗粒。每次10g，每日2次，冲服，服至止呕为度，或遵医嘱。

【其他治法】

香开蒸汽法：用鲜香菜1把，加入紫苏叶3g、藿香3g、陈皮6g、砂仁6g，煎沸后倾入大壶内，将壶口对准患者鼻孔，令其吸气。本法适用于药入即吐者。

针刺：取穴内关、足三里、中脘、公孙。针用补法，针灸并用。每天1～2次，每次5～10min，至止呕为度。

食疗方：砂仁鲫鱼汤。材料：砂仁9g，鲜鲫鱼一尾约150g，生姜10g，葱白3g，胡椒10粒，食盐适量。先将砂仁装入洗净、去除内脏的鲫鱼鱼腹内，再将鲫鱼放置砂锅内，加水适量，武火煮沸后，放入生姜、葱白、胡椒及食盐，文火炖熟烂，饮汤食鱼。

2. 痰湿阻滞

【症状】妊娠早期，呕吐痰涎，口淡而腻，不思饮食；胸腹满闷，头晕目眩，心悸气短，四肢倦怠。舌淡，苔白腻，脉滑。

【治法】温化痰饮，和胃降逆。

【方药】小半夏加茯苓汤。

法半夏6g　　茯苓12g

7剂

用法：加生姜3片，水煎服，早晚分2～3次服用。每日1剂。

【随症加减】呕吐不止，加丁香6g[后下]、藿香6g[后下]；痰饮甚者，加苍术9g；腰骶酸软，加桑寄生15g、杜仲12g。

【中成药】

处方1：香砂和中丸。每次6～9g，每日2～3次，口服，服用至止呕即可。

处方2：理中丸。每次1丸，每日2次，口服，服用至止呕即可，或遵医嘱。

处方3：香砂养胃颗粒。每次1袋（5g），每日2次，冲服，服用至止呕即可，或遵医嘱。

【其他治法】

针刺：取穴阴陵泉、足三里、丰隆、中脘、幽门。针用平补平泻法，亦可灸。每天1～2次，每次5～10min，至呕止为度。

食疗方：白茯苓粉15g、粳米50g，煮粥，加盐少许，趁热服食。

3. 肝胃不和

【症状】妊娠早期，恶心呕吐酸水或苦水，恶闻油腻；胸满胁痛，嗳气叹息，头胀而晕，烦渴，口苦口干。舌淡红，苔微黄，脉弦滑。

【治法】抑肝和胃，降逆止呕。

【方药】苏叶黄连汤。

紫苏叶 15g　　黄连 3g

7剂

用法：每日1剂，水煎服，一日分2～3次服。

【随症加减】如呕甚伤津、舌红口干者，加北沙参12g、石斛15g；头晕头胀者，加菊花9g、钩藤15g[后下]；口苦咽干甚，加入黄芩9g；大便秘结，加入瓜蒌子15g。

【中成药】

处方1：和胃平肝丸。每次2丸（每丸6g），每日1～2次，服用至止呕即可。

处方2：舒肝和胃丸。大蜜丸每次2丸（每丸6g），每日2次，服用至止呕即可，或遵医嘱。

【其他治法】

针刺：取穴内关、太冲、中脘、足三里，针用泻法，操作在1min内完成，不留针。每天1～2次，至呕止为度。

食疗方：鲜竹茹30g，粳米50g。用竹茹煎水取汁，与粳米煮粥，晾凉，少少饮之。

4. 气阴两亏

【症状】呕吐不止，甚则呕吐带血样物，不能进食；精神萎靡，形体消瘦，眼眶下陷，双目无神，四肢乏力，低热口渴，尿少便秘，唇舌干燥。舌质红，苔薄黄而干或光剥，脉细滑数无力。

【治法】益气养阴，和胃止呕。

【方药】生脉散合增液汤。

人参 9g 另煎	麦冬 12g	五味子 6g	生地黄 12g
玄参 6g			

7 剂

用法：每日 1 剂，水煎服，一日分 2～3 次服。

【随症加减】剧吐不止，加姜半夏 9g；烦渴呕逆，加竹茹 6g、陈皮 6g、石斛 15g；大便不通者，加瓜蒌子 15g、火麻仁 12g、甘蔗汁适量、蜂蜜少许等。

【中成药】

处方 1：参麦颗粒。每次 25g，每日 3 次，冲服，服用至止呕即可。

处方 2：生脉颗粒。每次 5g，每日 3 次，冲服，服用至止呕即可，或遵医嘱。

处方 3：生脉饮。每次 10ml，每日 3 次，口服，服用至止呕即可，或遵医嘱。

【其他治法】

食疗方：北沙参 15g，麦冬 15g，法半夏 15g，甘草 6g，粳米 60g。先煎药物，去渣，取汁 1000ml，煮粳米成粥，分次服食。

三、日常调护

① 重视心理调护，保持乐观情绪，避免精神刺激。

② 饮食宜清淡、新鲜、营养丰富，避免肥甘厚腻滋补之品。呕吐频繁剧烈者应静卧休养。

③ 服用药物时可以少量频服，服用前可以鲜姜汁擦舌或药液中兑入少许鲜姜汁或服药后含姜片。

④ 病情严重者，可行中西医结合治疗，给予输液，纠正酸中毒及电解质紊乱。

（刘莹）

第八节　先兆流产

先兆流产指妊娠 28 周前，出现少量阴道流血，常为暗红色或血性白带，无妊娠物排出，相继出现阵发性下腹痛或腰背痛。妇科检查宫颈口未开，胎膜未破，子宫大小与停经周数相符。经休息及治疗，症状消失，可继续妊娠。中医称本病为“胎漏”“胎动不安”。

一、西医诊断要点

（1）病史　妊娠 28 周前出现少量阴道流血，暗红色或血性白带，未见妊娠物排出，可伴有阵发性下腹痛或腰酸痛。

（2）体征　在消毒情况下进行妇科检查，宫颈口闭，子宫大小与停经周数相符合。

（3）辅助检查

① 超声检查：妊娠囊形态规则、有胎心反射，确定胚胎或胎儿存活。

② 妊娠试验：动态血 β-HCG 的定量测定示其持续上升。

二、中医辨证论治

1. 肾虚证

【症状】妊娠期，阴道少许出血，色淡暗，或少许血性分泌物，腰酸腹坠痛，或伴头晕耳鸣、小便频数、夜尿多甚至失禁，或曾屡次堕胎。舌淡暗，苔白，脉沉细滑、尺弱。

【治法】固肾安胎。

【方药】寿胎丸。

菟丝子 15g　桑寄生 15g　续断 12g　阿胶 9g^烊化^

7 剂

用法：每日 1 剂，水煎服，阿胶烊化后冲入中药汁中，分 2～3 次服用。

【随症加减】若夜尿频多者，加益智 9g、覆盆子 9g、金樱子

12g；若阴道出血多或时间长，加鹿角霜9g先煎、艾叶6g。

【中成药】

处方1：滋肾育胎丸。每次5g，每日3次，淡盐水或蜂蜜水送服，服用至阴道出血停止2周以上。

处方2：孕康颗粒。每次1袋（8g），每日3次，早、中、晚空腹冲服，或遵医嘱，可服用至阴道出血停止2周以上。

【其他治法】

食疗方：人参9g炖服，每周2次，连续服用4周。

2. 气血虚弱

【症状】妊娠期，阴道少量流血，色淡红质稀，或腰腹胀痛或坠胀，伴神疲肢倦、面色㿠白或萎黄、心悸气短、肢软乏力。舌淡，苔薄白，脉细滑。

【治法】补气养血，固肾安胎。

【方药】胎元饮；或安奠二天汤。

处方1：胎元饮

人参9g另煎　当归6g　杜仲12g　白芍9g
熟地黄15g　白术12g　陈皮6g　炙甘草6g

7剂

用法：每日1剂，水煎服，一日分2～3次服。

处方2：安奠二天汤

人参9g另煎　熟地黄30g　白术12g　山药15g
炙甘草6g　山茱萸6g　杜仲12g　枸杞子9g
白扁豆10g

7剂

用法：每日1剂，水煎服，一日分2～3次服。

【随症加减】小腹空坠者，加黄芪15g；纳呆便溏者，去熟地黄、白芍，加麦芽15g、砂仁6g后下。

【中成药】

处方1：滋肾育胎丸。每次5g，每日3次，淡盐水或蜂蜜水送服，服用至阴道出血停止2周以上。

处方 2： 孕康口服液。每次 20ml，每日 3 次，早、中、晚空腹口服，可服用至阴道出血停止 2 周以上，或遵医嘱。

处方 3： 嗣育保胎丸。每次 2 丸，每日 2～3 次，口服，可服用至阴道出血停止 2 周以上，或遵医嘱。

3. 血热证

【症状】 妊娠期，阴道下血，色鲜红或色深红质稠，腰腹坠胀作痛，心烦不安，手心烦热，口干咽燥，或有潮热，小便短黄，大便秘结。舌红，苔黄而干或少苔，脉滑数或弦滑。

【治法】 滋阴清热，养血安胎。

【方药】 保阴煎。

生地黄 9g	熟地黄 15g	白芍 9g	山药 15g
续断 12g	黄芩 9g	黄柏 6g	甘草 6g

7 剂

用法：每日 1 剂，水煎服，一日分 2～3 次服。

【随症加减】 烦躁易怒、夜寐不安者，去黄柏，加栀子 9g、合欢皮 12g；下血较多者，加阿胶 9g烊化、墨旱莲 12g；腰酸者，加菟丝子 15g、桑寄生 12g。

【中成药】

处方： 固肾安胎丸。每次 6g，每日 3 次，在医生指导下服用。

4. 血瘀证

【症状】 孕前有子宫肌瘤或子宫内膜异位症、盆腔炎或孕后有跌仆闪挫或手术创伤，阴道出血量少，色暗滞或无出血，小腹拘急而痛，腰酸下坠。舌淡红或暗红或有瘀点，脉滑无力或弦滑。

【治法】 化瘀养血，固肾安胎。

【方药】 圣愈汤加减；或桂枝茯苓丸加减。

处方 1： 圣愈汤

当归 9g	川芎 6g	熟地黄 15g	白芍 9g
人参 9g另煎	黄芪 15g		

7 剂

用法：每日 1 剂，水煎服，一日分 2～3 次服。

处方 2：桂枝茯苓丸

桂枝 12g　　茯苓 15g　　赤芍 9g　　牡丹皮 9g
桃仁 6g

7 剂

用法：每日 1 剂，水煎服，一日分 2～3 次服。

【随症加减】 下血较多者去当归、川芎，加艾叶炭 6g、阿胶 9g烊化。

【中成药】

处方 1：安胎益母丸。每次 1 袋（3.2g），每日 2 次，口服，服用至阴道出血停止或在医生指导下服用。

处方 2：保胎无忧胶囊。每次 4～6 粒，每日 2～3 次，口服，在医生指导下服用。

三、日常调护

安胎尤需安心，以静养胎；孕后首忌交合，以免扰动胎元；适当休息，避免劳累，增加饮食营养。

（刘莹）

第九节　复发性流产

《复发性流产诊治专家共识（2022）》建议将与同一配偶连续发生 2 次及以上在妊娠 28 周之前的妊娠丢失定义为复发性流产，包括生化妊娠。本病属于中医学“滑胎”“数堕胎”范畴。

一、西医诊断要点

（1）临床表现　与同一配偶连续发生≥2 次的 28 周之前的妊娠丢失。

（2）包括生化妊娠，是指由医疗机构血 HCG 检查明确的、但未能经超声或组织学检查确认的妊娠后流产，强调流产的连续性。

（3）辅助检查　输卵管造影、宫腔镜、超声检查；夫妇双方染色体筛查；自身免疫因素、血栓前状态检查；卵巢功能及男方精液检查等。

二、中医辨证论治

本病特别注意强调防治并重，孕前调治，预培其损，消除致病因素；孕后及早保胎治疗，治疗期限应超过以往殒堕的时间。同时予以心理疏导，消除负面情绪。

1. 脾肾两虚

【症状】屡孕屡堕，甚或如期而堕；精神萎靡，面色晦暗，头晕耳鸣，腰酸膝软，气短懒言，纳少便溏，夜尿频多；舌淡或淡暗，苔白，脉沉弱。

【治法】补肾健脾，固冲安胎。

【方药】四君子汤合寿胎丸加减；或大补元煎加减；或安奠二天汤；或十圣散加减；或安胎加味八物汤加减。

处方1：四君子汤合寿胎丸加减

党参 15g　炒白术 15g　炙甘草 6g　阿胶 9g烊化
续断 15g　菟丝子 15g　桑寄生 15g　枸杞子 15g

7剂

用法：每日1剂，水煎服，阿胶烊化后冲入中药汁中，分2～3次服用。

处方2：大补元煎加减

党参 10g　山药 10g　熟地黄 10g　当归 9g
山茱萸 9g　枸杞子 15g　炙甘草 6g　菟丝子 15g

7剂

用法：每日1剂，水煎服，一日分2～3次服。

处方3：安奠二天汤

党参 20g　炒白术 20g　山药 15g　炒白扁豆 15g
山茱萸 15g　炒杜仲 10g　熟地黄 20g　枸杞子 10g
炙甘草 6g

7剂

用法：每日 1 剂，水煎服，一日分 2～3 次服。

处方 4：十圣散加减

党参 15g	黄芪 15g	白术 15g	砂仁 6g后下
熟地黄 15g	炙甘草 6g	当归 6g	菟丝子 15g
白芍 9g	续断 15g	肉苁蓉 10g	

7 剂

用法：每日 1 剂，水煎服，一日分 2～3 次服。

处方 5：安胎加味八物汤加减

党参 15g	黄芩 9g	阿胶 9g烊化	桑寄生 20g
白芍 10g	续断 20g	炒白术 15g	菟丝子 15g
当归 6g	山茱萸 10g		

7 剂

用法：每日 1 剂，水煎服，阿胶烊化后冲入中药汁中，分 2～3 次服用。

【随症加减】大便秘结者，加柏子仁 15g、生地黄 15g、桑椹 10g；手足心热、口干、盗汗者，加女贞子 15g、墨旱莲 15g；神疲肢软、气短懒言者，加黄芪 15g(处方 4 不加)；虚烦少眠者，加炒酸枣仁 15g、远志 10g；小腹冷痛者，加艾叶 9g、炮姜 9g。

【中成药】

处方 1：滋肾育胎丸。每次 5g(约 1/3 瓶盖)，每日 3 次，淡盐水或蜂蜜水送服。

处方 2：千金保孕丸。每次 1 丸，每日 2 次，口服，或遵医嘱。

处方 3：保胎灵胶囊。每次 3 粒，每日 3 次，口服，或遵医嘱。

处方 4：健身全鹿丸。大蜜丸每次 1 丸，每日 2 次，口服，或遵医嘱。

【其他治法】

穴位贴敷：菟丝子 30g、党参 15g、苎麻根 30g、桑寄生 30g、太子参 15g、黄芩 10g、白术 12g，共研粉末，于双侧肾俞、双侧脾俞、关元、气海贴敷。每日 1 次，每次 2～4h，连用 4 周。

灸法：双侧足三里、双侧肾俞，在距穴位3～4cm处施灸，以热度适中为度。每穴每次20min，每日1次，连续灸14天。

2. 气血虚弱

【症状】屡孕屡堕；面色苍白，神倦乏力，头晕眼花，心悸气短。舌质淡，苔薄白，脉细弱。

【治法】益气养血，固冲安胎。

【方药】泰山磐石散加减；或归脾汤加减；或八珍汤加减；或补中安胎饮加减。

处方1：泰山磐石散加减

党参10g	黄芪10g	白术10g	炙甘草6g
当归6g	续断15g	白芍10g	熟地黄10g
黄芩9g	砂仁3g后下	菟丝子15g	

7剂

用法：每日1剂，水煎服，一日分2～3次服。

处方2：归脾汤加减

白术10g	茯神9g	黄芪12g	龙眼肉12g
党参10g	紫苏梗6g	炙甘草6g	山茱萸10g
当归6g	枸杞子15g		

7剂

用法：每日1剂，水煎服，一日分2～3次服。

处方3：八珍汤加减

党参12g	白术12g	白芍10g	熟地黄12g
黄芩9g	续断15g	大枣10g	炙甘草5g
砂仁6g后下	阿胶10g烊化		

7剂

用法：每日1剂，水煎服，阿胶烊化后冲入中药汁中，分2～3次服用。

处方4：补中安胎饮加减

党参10g	白术10g	白芍10g	当归6g

熟地黄 10g　黄芩 9g　甘草 3g　紫苏叶 6g
枸杞子 10g

7 剂

用法：每日 1 剂，水煎服，一日分 2～3 次服。

【随症加减】小腹空坠不适，重用党参至 20g、黄芪至 20g，加升麻 6g、柴胡 6g；阴道下血者，加姜炭 8g、小蓟 10g；腰骶酸坠者，加续断 15g(处方 3 不加)、桑寄生 15g；便溏者，加白扁豆 10g、肉豆蔻 10g；脘腹胀满、呃逆欲吐者，加紫苏梗至 10g、焦麦芽 15g、柴胡 9g。

【中成药】

处方 1：孕康口服液。每次 20ml，每日 3 次，早、中、晚空腹口服。

处方 2：嗣育保胎丸。每次 2 丸，每日 2～3 次，口服，或遵医嘱。

处方 3：保胎丸。大蜜丸每次 1 丸，每日 2 次，口服，或遵医嘱。

3. 阴虚血热

【症状】屡孕屡堕，月经量少，或崩中漏下，经色紫红或鲜红，黏稠；形体消瘦，烦躁不宁，两颧潮红，口干咽燥，手足心热。舌红，苔少，脉细数。

【治法】滋阴清热，固冲安胎。

【方药】两地汤加减；或加减一阴煎加减；或阿胶济阴汤加减。

处方 1：两地汤加减

生地黄 20g　地骨皮 10g　麦冬 15g　阿胶 10g烊化
白芍 15g　北沙参 15g　女贞子 15g　墨旱莲 15g

7 剂

用法：每日 1 剂，水煎服，阿胶烊化后冲入中药汁中，一日分 2～3 次服。

处方 2：加减一阴煎加减

生地黄 15g　白芍 10g　麦冬 10g　熟地黄 15g
知母 9g　炙甘草 6g　侧柏炭 10g　女贞子 15g

7 剂

用法：每日 1 剂，水煎服，一日分 2～3 次服。

处方 3：阿胶济阴汤加减

阿胶 10g烊化	白术 8g	白芍 12g	砂仁 3g后下
黄芩 10g	香附 6g	麦冬 10g	炙甘草 6g

7 剂

用法：每日 1 剂，水煎服，阿胶烊化后冲入中药汁中，分 2～3 次服用。

【随症加减】阴道漏血不止、色红质稠者，加地榆炭 10g、盐黄柏 9g；腰痛甚者，加菟丝子 15g、桑寄生 20g；汗多烦躁者，加五味子 9g、浮小麦 15g；小便热涩者，加焦栀子 6g；火浮于上者，加黄芩 3g（处方 1、处方 2 加此药）；咽干口渴明显者，加石斛 10g、北沙参 15g（处方 2、处方 3 加此药）。

【中成药】

处方 1：固肾安胎丸。每次 6g，每日 3 次，口服，连续服用 14 天为 1 个疗程。

处方 2：孕妇金花片。每次 4 片，每日 2 次，口服，或遵医嘱。

4. 血瘀证

【症状】素有癥瘕之疾，屡孕屡堕，时有少腹隐痛或胀痛，肌肤无华。舌质紫暗或有瘀斑，苔薄，脉细弦或涩。

【治法】祛瘀消癥，固冲安胎。

【方药】桂枝茯苓丸加减；或当归芍药散加减。

处方 1：桂枝茯苓丸加减

桂枝 9g	茯苓 9g	牡丹皮 9g	白芍 10g
赤芍 9g	桃仁 6g	炙甘草 9g	

7 剂

用法：每日 1 剂，水煎服，一日分 2～3 次服。

处方 2：当归芍药散加减

当归 9g	白芍 15g	茯苓 9g	桑寄生 15g

川芎 9g　　　白术 15g　　　炙甘草 9g

7 剂

用法：每日 1 剂，水煎服，一日分 2～3 次服。

【随症加减】 神疲乏力者，加党参 15g、黄芪 15g；心烦易怒者，加柴胡 9g、百合 15g；形寒肢冷、手足不温者，加干姜 6g；小腹下坠、带下色白量多者，加党参 15g、山药 15g、续断 20g；若因伤瘀而痛、怕按者，加肉桂 3g后下。

注：对于本证型患者孕前调理过程中建议避孕，解除避孕后若仍需应用活血类药物治疗，需根据月经不同时期调整用药，强调“中病即止”，以防胎元不固。

【中成药】

处方 1： 桂枝茯苓胶囊。每次 3 粒，每日 3 次，饭后口服；疗程 12 周，或遵医嘱。

处方 2： 保胎无忧片。每次 4～6 片，每日 2～3 次，鲜姜汤送服。

三、日常调护

心理疏导，缓解负面情绪；积极配合治疗；卧床休息，避免劳累；严禁房事；增加营养，保持大便通畅。

（李艳红）

第十节　子宫内膜异位症

子宫内膜异位症是指子宫内膜组织（腺体和间质）在子宫体以外部位出现的疾病，是生育年龄妇女的多发病、常见病，其病变广泛、形态多样、极具侵袭性和复发性，具有性激素依赖的特点。本病属于中医“癥瘕”“血瘕”“痛经”“月经不调”“不孕”等范畴。

一、西医诊断要点

（1）症状　最典型的三联征为痛经、性交痛和排便困难。痛经，影响日常活动和生活；慢性盆腔痛；性交痛或性交后疼痛；与月经周期相关的胃肠道症状，尤其是排便痛；以及与月经周期相关的泌尿系统症状，尤其是血尿或尿痛；合并以上至少 1 种症状的不孕。具有以上 1 种或多种症状可以临床诊断子宫内膜异位症。

（2）体征（双合诊或三合诊妇检） 子宫后倾固定、附件可扪及活动度欠佳的囊性肿块，阴道后穹窿、直肠子宫陷凹、宫骶韧带痛性结节，阴道后穹窿紫蓝色结节。

（3）辅助检查 早期多无特殊表现。首选超声检查（经阴道/腹部/直肠）。

二、中医辨证论治

1. 气滞血瘀

【症状】经行少腹疼痛剧烈、拒按，月经量少、不畅、色紫暗有块，盆腔有结节、包块，伴经前乳胀、心烦易怒。舌暗红，苔薄，脉弦或沉弦。

【治法】理气消癥，化瘀止痛。

【方药】柴胡疏肝散合桃红饮加减；或血府逐瘀汤加减；或逍遥散合桃红四物汤加减；或琥珀散加减；或红花桃仁煎加减。

处方 1：柴胡疏肝散合桃红饮加减

柴胡 12g	白芍 10g	香附 12g	枳壳 10g
陈皮 9g	桃仁 9g	川芎 12g	炙甘草 6g
红花 9g	当归尾 10g	醋三棱 9g	醋莪术 9g

7 剂

用法：每日 1 剂，水煎服，一日分 2～3 次服。

处方 2：血府逐瘀汤加减

桃仁 12g	红花 9g	当归 10g	牛膝 9g
川芎 10g	桔梗 5g	赤芍 9g	五灵脂 10g包煎
枳壳 9g	甘草 9g	柴胡 6g	香附 10g

7 剂

用法：每日 1 剂，水煎服，一日分 2～3 次服。

处方 3： 逍遥散合桃红四物汤加减

柴胡 10g	当归 10g	茯苓 10g	白芍 10g
白术 10g	桃仁 10g	红花 10g	熟地黄 10g
川芎 15g	乳香 9g	没药 9g	炙甘草 6g

7 剂

用法：每日 1 剂，水煎服，一日分 2～3 次服。

处方 4： 琥珀散加减

琥珀粉 3g冲服	三棱 9g	莪术 9g	肉桂 5g后下
刘寄奴 15g	延胡索 15g	当归 10g	赤芍 10g
柴胡 9g	香附 12g		

7 剂

用法：每日 1 剂，水煎服，一日分 2～3 次服。

处方 5： 红花桃仁煎加减

红花 10g	当归 10g	桃仁 9g	赤芍 9g
香附 12g	乳香 9g	青皮 9g	川芎 15g
丹参 15g	没药 9g	延胡索 15g	

7 剂

用法：每日 1 剂，水煎服，一日分 2～3 次服。

【随症加减】 若气滞为主、胀甚于痛者，加川楝子 10g；血瘀为主、痛甚于胀，加用蒲黄 10g包煎、重用五灵脂至 15g包煎；疼痛剧烈者，加全蝎 5g、乌药 9g；若有癥瘕者，加血竭粉 3g冲服、皂角刺 15g；月经量多者，加炒蒲黄 10g包煎、茜草 15g、三七粉 3g冲服。

【中成药】

处方 1： 丹莪妇康煎膏。每次 15g，每日 2 次，口服；自月经前第 10～15 天开始，连服 10～15 天为 1 个疗程，经期可不停药，或遵医嘱。

处方 2： 血府逐瘀胶囊。每次 6 粒，每日 2 次，口服，经期不停药。

处方 3： 散结镇痛胶囊。每次 4 粒，每日 3 次，口服；于月经来潮第 1 天开始服药，连服 3 个月经周期为 1 个疗程，或遵医嘱。

处方 4： 丹七片。每次 3～5 片，每日 3 次，口服，或遵医嘱。

处方 5： 龙血竭胶囊。每次 4～6 粒，每日 3 次，口服，或遵医嘱。

处方 6： 丹鳖胶囊。每次 5 粒，每日 3 次，口服，或遵医嘱。

【其他治法】

穴位贴敷： 血竭、乳香、没药、蒲黄、五灵脂、醋延胡索各 20g，川椒和细辛各 10g。共研末，黄酒调匀，贴敷于神阙、气海、双侧地机、双侧三阴交。每日 1 次，每次 8～12h，连续贴敷 10 天为 1 个疗程。

2. 寒凝血瘀

【症状】 月经延后，经前或经期少腹剧痛、冷痛、坠胀痛，拒按，得热稍缓，量少不畅，色紫暗有块，常伴四肢厥冷、面色青白。舌紫暗，苔白，脉沉弦或紧。

【治法】 温经活血，化瘀止痛。

【方药】 少腹逐瘀汤加减；或桂枝茯苓丸加减；或温经汤加减。

处方 1： 少腹逐瘀汤加减

小茴香 9g	干姜 6g	延胡索 20g	没药 6g
当归 10g	川芎 10g	蒲黄 10g[包煎]	五灵脂 10g[包煎]
肉桂 5g[后下]	乌药 9g	刘寄奴 15g	

7 剂

用法：每日 1 剂，水煎服，一日分 2～3 次服。

处方 2： 桂枝茯苓丸加减

桂枝 15g	茯苓 10g	赤芍 10g	桃仁 9g
延胡索 15g	姜黄 10g	醋三棱 9g	醋莪术 9g

7 剂

用法：每日 1 剂，水煎服，一日分 2～3 次服。

处方 3： 温经汤加减

吴茱萸 3g	麦冬 9g	当归 15g	白芍 10g
川芎 12g	党参 10g	桂枝 15g	醋三棱 9g
醋莪术 9g			

7剂

用法：每日1剂，水煎服，一日分2～3次服。

【随症加减】若伴胃脘冷痛、便溏者，减赤芍（处方2、处方3），加吴茱萸3g、高良姜6g、炒白术15g；腹痛甚剧、肢冷汗出者，加川椒15g、制川乌9g^先煎1～2h^、制草乌9g^先煎1～2h^；若兼有胸闷腹胀、舌苔白腻等湿邪较重之症，加苍术15g、橘皮10g、泽兰15g、茯苓至20g；若腹部积块经久难消者，加玄参15g、生牡蛎30g^先煎^。

【中成药】

处方1：少腹逐瘀颗粒。每次1袋（5g），每日3次，温开水冲服，或遵医嘱。

处方2：艾附暖宫丸。大蜜丸每次1丸，每日2～3次，口服，或遵医嘱。

处方3：桂枝茯苓丸。每次1丸，每日1～2次，口服，或遵医嘱。

处方4：痛经丸。每次6～9g，每日1～2次，临经时口服。

【其他治法】

阴道后穹窿上药：活血止痛散（同仁堂），每次3g，用黄酒调成丸状，置于阴道后穹窿或触痛结节处，棉球填塞。2～3日更换1次，更换前阴道消毒，经期停用。1个月为1个疗程，连续用3个月。

隔药饼灸：附子、鹿角霜、肉桂打粉，黄酒调和后压制成药饼（3cm×0.5cm），放于穴位上，将2cm艾炷置于药饼上点燃，关元穴、次髎穴交替艾灸。每日1次，4周为1个疗程。

刮痧：以督脉、八髎穴、臀部、带脉、小腹为重点刮痧部位，每周1次，1个月为1个疗程，经期停止刮痧。

3. 瘀热互结

【症状】月经先期量多，小腹灼热疼痛，色红有块，块下痛减；盆腔结节包块触痛明显；烦躁易怒，溲黄便结。舌红有瘀点，苔黄，脉弦数。

【治法】清热凉血，化瘀止痛。

【方药】小柴胡汤合桃核承气汤加减；或清热调血汤加减；或

大黄牡丹皮汤加减。

处方1：小柴胡汤合桃核承气汤加减

柴胡 15g　黄芩 15g　党参 10g　法半夏 9g
炙甘草 9g　桃仁 10g　大黄 10g[后下]　桂枝 6g
芒硝 10g[冲服]

7剂

用法：每日1剂，水煎服，一日分2～3次服。

处方2：清热调血汤加减

当归 15g　川芎 15g　白芍 10g　生地黄 15g
黄连 9g　桃仁 10g　红花 10g　夏枯草 15g
牡丹皮 10g　莪术 9g　连翘 15g　延胡索 15g

7剂

用法：每日1剂，水煎服，一日分2～3次服。

处方3：大黄牡丹皮汤加减

大黄 10g[后下]　牡丹皮 10g　桃仁 12g　冬瓜子 30g
红花 10g　赤芍 15g　蒲黄 10g[包煎]　五灵脂 10g[包煎]

7剂

用法：每日1剂，水煎服，一日分2～3次服。

【随症加减】热毒炽盛者，加红藤 10g、败酱草 10g；经行量多者，加茜草 10g、大蓟 10g、小蓟 10g；经行发热者，加黄芩 15g（处方1不加）、青蒿 15g；腹部有触痛包块者，加连翘 15g、土鳖虫 10g、皂角刺 12g、夏枯草 15g；口苦咽干、烦躁易怒者，加栀子 15g、麦冬 15g、百合 15g。

【中成药】

处方1：妇科千金片。每次6片，每日3次，口服，或遵医嘱。

处方2：康妇消炎栓。每次1粒，每日1～2次，直肠给药。

处方3：复方丹参片。每次3片（小片），每日3次，口服，或遵医嘱。

【其他治法】

灌肠：三棱、莪术、赤芍、丹参、当归、川芎、桃仁、红花、延胡索、金银花、连翘各15g，浓煎取汁。用法用量：将灌肠中药液加热至37～43℃，以药液滴到手背不烫为度。患者排空大小便，取右侧卧位将肛管插入直肠12～14cm，缓慢滴入药液，每分钟30～40滴为佳，时间约15min，以下腹感觉温暖、舒适、无便意为宜，拔出肛管后卧床30min以上。每次50ml，每日1次，1个月为1个疗程，经期停用。

4. 气虚血瘀

【症状】经行腹痛，经行量多，色淡质稀有血块，肛门坠胀不适；面色少华，倦怠乏力，气短懒言。舌淡胖有瘀点，苔白或白腻，脉细或细涩。

【治法】益气化瘀止痛。

【方药】举元煎合桃红四物汤加味；或归肾丸加减；或补阳还五汤加味。

处方1：举元煎合桃红四物汤加味

党参15g	炙黄芪20g	炙甘草6g	升麻4g
炒白术10g	当归10g	熟地黄15g	川芎10g
白芍10g	桃仁10g	红花10g	没药9g

7剂

用法：每日1剂，水煎服，一日分2～3次服。

处方2：归肾丸加减

熟地黄25g	山药12g	山茱萸12g	茯苓10g
当归10g	枸杞子12g	菟丝子15g	桃仁10g
红花10g	川芎15g	白芍20g	炙甘草10g

7剂

用法：每日1剂，水煎服，一日分2～3次服。

处方3：补阳还五汤加味

黄芪30g	当归20g	赤芍15g	地龙10g
川芎10g	桃仁10g	红花10g	延胡索20g
蒲黄10g包煎	五灵脂10g包煎		

7剂

用法：每日1剂，水煎服，一日分2～3次服。

【随症加减】 腰背酸痛甚者，加桑寄生 15g、狗脊 15g、淫羊藿 15g；大便不实者，加补骨脂 10g、赤石脂 10g先煎；汗出畏冷者，加桂枝 15g、煅牡蛎 30g先煎；腹痛剧烈者，加艾叶 10g、小茴香 15g、乳香 9g、刘寄奴 15g；恶心呕吐者，加吴茱萸 3g、干姜 10g、姜半夏 9g。

【中成药】

处方 1： 止痛化癥片。每次 4～6 片，每日 2～3 次，口服，或遵医嘱。

处方 2： 女金丸。水蜜丸每次 5g，每日 2 次，口服，或遵医嘱。

处方 3： 调经止痛片。每次 6 片，每日 3 次，口服，或遵医嘱。

三、日常调护

① 有子宫内膜异位症家族史者定期检查，及早发现，及早治疗。

② 经期注意卫生，避免剧烈运动、性生活及经阴道操作等。

③ 做好避孕措施，避免或减少流产导致的医源性创伤。

④ 保持积极乐观的心态，缓解不良情绪。

（李艳红）

第十一节　产后恶露不净

产后恶露不净为中医病名，相当于西医“子宫复旧不全”“晚期产后出血”范围，是因血热、血瘀、气虚、气血运行失常或感染邪毒所致，是以恶露持续 3 周以上仍淋漓不净为主要表现的疾病。本病又称“恶露不尽”“恶露不止”。

一、诊断要点

（1）产后 3 周以上阴道仍有少量出血，伴恶露混浊或臭味，在恶露中可见坏死残留的胎盘组织和（或）胎膜组织；多数患者伴有腰痛及下腹部坠痛感。

（2）妇科及B超检查可确诊子宫复旧不良，或子宫轻度感染，或胎盘胎膜残留。妇科检查时可发现宫颈较软，子宫较同时期正常产褥子宫增大、质软，子宫可呈后倾后屈位，并有轻重不等的压痛，压痛较重者提示可能合并有子宫内膜炎、子宫肌炎或盆腔感染。

二、中医辨证论治

1. 气虚证

【症状】恶露过期不止，量多或淋漓不断，色淡，质稀，无臭气；面色㿠白，神疲懒言，四肢无力，小腹空坠。舌淡苔薄白，脉细弱。

【治法】补气摄血固冲。

【方药】补中益气汤加减。

党参 15g	黄芪 30g	炙甘草 6g	当归 12g
陈皮 6g	升麻 6g	柴胡 9g	白术 9g
艾叶 6g	阿胶 6g烊化	益母草 15g	

7 剂

用法：每日 1 剂，水煎服，阿胶烊化后冲入中药汁中，分 2～3 次服用。

【随症加减】兼腰膝酸软无力、畏寒肢冷者，加续断 12g、杜仲 12g、菟丝子 12g、淫羊藿 15g 以温补肾阳、固冲止血。若面色苍白明显者，加鸡血藤 15g、熟地黄 12g、白芍 12g 等以补血，同时加大党参用量至 30g。

【中成药】

处方 1：补中益气丸。小蜜丸每次 9g，每日 2～3 次，口服。

处方 2：五加生化胶囊。每次 6 粒，每日 2 次，口服，3 日为 1 个疗程。

处方 3：产复康颗粒。每次 20g，每日 3 次，冲服，5～7 日为 1 个疗程。

2. 血瘀证

【症状】恶露淋漓涩滞不爽，量时少或时多，色紫暗有块，小腹疼痛拒按。舌紫暗或边有瘀点，脉弦涩或沉而有力。

【治法】活血化瘀止血。

【方药】生化汤加减。

当归 15g	川芎 6g	花蕊石 9～15g先煎	炙甘草 6g
桃仁 9g	炮姜 6g	蒲黄 9～30g包煎	益母草 15g

7 剂

用法：每日 1 剂，水煎服，一日分 2～3 次服。

【随症加减】兼热者，加茜草 9g、红藤 15g、败酱草 30g、赤芍 9g 等以清热化瘀；兼气虚血亏者，加炙黄芪 30g、党参 12g 等以补虚化瘀；兼畏寒明显者，加炒艾叶 6g 等温经止血；兼胸胁胀痛者加柴胡 6g、制香附 9g 等疏肝理气。

【中成药】

处方 1：新生化片（颗粒）。每次 4 片，每日 2～3 次，口服，或遵医嘱。

处方 2：益母草丸。每次 1 丸，每日 2 次，口服，或遵医嘱。

处方 3：益母草胶囊。每次 2～4 粒，每日 3 次，口服，或遵医嘱。

处方 4：产后逐瘀胶囊。每次 3 粒，每日 3 次，口服，或遵医嘱。

3. 血热证

【症状】产后恶露过期不止，量较多，色紫红，质黏稠，有臭秽气；面色潮红，口燥咽干。舌质红，脉细数。

【治法】养阴清热止血。

【方药】保阴煎加减。

生地黄 12g	熟地黄 12g	黄芩 9g	黄柏 9g
白芍 9g	山药 9g	续断 12g	甘草 6g
益母草 15g	茜草 9g	贯众炭 9g	

7 剂

用法：每日 1 剂，水煎服，一日分 2～3 次服。

【随症加减】若感染邪毒，恶露臭秽兼有发热，可加野菊花

15g、蒲公英30g、金银花15g以清热解毒止血。

【中成药】

处方1：断血流片。每次3～6片，每日3次，口服。

处方2：宫血宁胶囊。每次1～2粒，每日3次，口服。

处方3：安宫止血颗粒。每次1袋，每日3次，冲服，7～10日为1个疗程。

【其他治法】

穴位按摩：选择关元、气海、子宫、足三里、三阴交等穴，施以点压、按揉法，30min/次，每日1次，连续治疗1周。

耳穴贴压：以王不留行贴于胶布上，再贴于肾、脾、肝、内生殖器、缘中等穴，贴压期间每天按压穴位3次，每穴1～2min，隔日1次，两耳轮换。

中药外敷：中药热敷包组成为艾叶、香附、小茴香、延胡索、川芎、当归各10g，牛膝15g，干姜8g，盐50g，将中药热敷包外敷水分、关元、气海、神阙、中脘、下脘、双侧天枢穴。每日1次，每次30min，连续治疗7天。

三、日常调护

产后母乳喂养、预防产褥感染、及时排尿、尽早下床活动是预防产后恶露不净最简单却最有效的措施。对于子宫后倾后屈位者，每天应行胸膝卧位2次，每次15～20min，以利于恶露排净。

（吴建辉）

第十二节　产后汗证

产后汗证为中医病名，包括产后自汗和产后盗汗两种。若因产后气血较虚，腠理不密，卫阳不固而出现汗出持续不止，动则甚者，称为“产后自汗”；若阴虚内热，浮阳不敛而寐中汗出湿衣，醒来即止者，称为“产后盗汗”。自汗、盗汗均是以在产褥期汗出过多、日久不止为特点，统称产后汗证。

一、诊断要点

（1）产后自汗系白昼汗多，动则益甚，持续不止。

（2）产后盗汗系入睡后周身溱溱汗出，醒后汗即止。

（3）产后数日内，微有汗出，可在数天后营卫自调而缓解，不属于产后自汗范围。

二、中医辨证论治

1. 气虚自汗

【症状】 产后汗出过多，不能自止，动则加剧；时有恶风身冷，气短懒言，面色㿠白，倦怠乏力。舌质淡，苔薄白，脉细弱。

【治法】 益气固表，和营止汗。

【方药】 黄芪汤加减；或麻黄根汤加减。

处方 1： 黄芪汤加减

黄芪 15～30g	炒白术 9g	防风 6g	熟地黄 12g
煅牡蛎 30先煎	茯苓 9g	麦冬 6g	炙甘草 6g

7 剂

用法：加大枣 6 枚，水煎服，一日分 2～3 次服。每日 1 剂。

处方 2： 麻黄根汤加减

麻黄根 9g	党参 12g	黄芪 15g	当归 12g
炒白术 9g	桂枝 6g	煅牡蛎 30g先煎	炙甘草 6g

7 剂

用法：每日 1 剂，水煎服，一日分 2～3 次服。

【随症加减】 兼手足冷者加炮姜 6g；兼口渴者加麦冬至 9g、五味子 6g；兼恶风者加防风 6g。

【中成药】

处方： 玉屏风颗粒。每次 5g，每日 3 次，冲服；4 周为 1 个疗程，可用 1～2 个疗程。

2. 阴虚盗汗

【症状】 产后睡中汗出，甚则湿透衣衫，醒后即止；面色潮红，头晕耳鸣，口燥咽干，渴不思饮，或五心烦热，腰膝酸软。舌质红，苔少，脉细数。

【治法】益气养阴，生津敛汗。

【方药】生脉散加减。

人参 6g[另煎]（或党参 12g）　麦冬 9g　五味子 6g
煅牡蛎 30g[先煎]　浮小麦 30g　山茱萸 9g　糯稻根 15g

7 剂

用法：每日 1 剂，水煎服，一日分 2～3 次服。

【随症加减】兼湿热内蕴、口干口苦、黏腻不适、纳差等症状，加茯苓 15g、生薏苡仁 15g、白术 9g 以清热除湿健脾。

【中成药】

处方：生脉饮。每次 10ml，每日 3 次，口服；4 周为 1 个疗程，可用 1～2 个疗程。

三、日常调护

① 精神放松，作息规律，居室避风但需空气流通。

② 饮食易消化、营养丰富、多水分，忌食辛辣生冷之物。汗出多而不止者，注意补充水分与电解质。

③ 衣着寒温适中，汗出后用温水擦浴并及时更换衣物。

（吴建辉）

第十三节　产后缺乳

产后乳汁甚少或全无，不能满足婴儿的需要，称为产后缺乳，又称“产后乳汁不行”“乳汁不足”“乳无汁”“乳汁不下”。产后缺乳的患者，多有先天乳腺发育不良，产时失血过多，产后情志不遂，产后过食肥甘、劳逸失常，哺乳不当或贫血等慢性病史。

一、诊断要点

临床表现为产妇在哺乳期中，乳汁甚少，不足以喂养婴儿，或乳汁全无；或原本泌乳正常，突然情志过度刺激后缺乳。缺乳仅为乳汁改变而无局部症状。

二、中医辨证论治

1. 气血虚弱

【症状】 产后乳汁甚少或全无，乳汁稀薄，乳房柔软无胀感；伴面色少华，倦怠乏力，气短懒言。舌淡苔薄白，脉细弱。

【治法】 补气养血，佐以通乳。

【方药】 通乳丹加减；或益源涌泉汤（何子淮经验方）；或通乳汤（周鸣岐经验方）；或韩百灵经验方；或通乳丹加减（孟维礼经验方）。

处方 1： 通乳丹加减

人参 6g另煎（或党参 12g）　黄芪 30g　当归 15g
麦冬 12g　通草 6g　桔梗 3g

7 剂

用法：猪蹄汤煎服，一日分 2 次服。

处方 2： 益源涌泉汤

党参 30g　黄芪 30g　当归 30g　羊乳根 30g
熟地黄 15g　焦白术 12g　天花粉 9g　王不留行 9g包煎
通草 5g

7 剂

用法：每日 1 剂，水煎服，一日分 2～3 次服。

处方 3： 通乳汤

党参 15g　黄芪 20g　当归 15g　王不留行 15g包煎
通草 7g　丝瓜络 10g　路路通 7g　知母 10g

7 剂

用法：每日 1 剂，水煎服，一日分 2～3 次服。

处方 4： 韩百灵经验方

人参 9g另煎　黄芪 15g　当归 15g　麦冬 15g

通草 10g　　桔梗 15g

7 剂

用法：猪蹄汤煎服，一日分 2 次服。

处方 5： 通乳丹加减（孟维礼经验方）

王不留行 18g[包煎]	巨胜子 15g	人参 9g[另煎]	黄芪 15g
当归 10g	麦冬 10g	通草 6g	桔梗 6g

7 剂

用法：猪蹄汤煎服，一日分 2～3 次服。

【随症加减】 气虚甚者，黄芪用至 30～45g；阴虚重者，加北沙参 12g；精血亏者，加鹿角霜 9g[先煎]；肝郁重者，加柴胡 9g、香附 9g、白芍 10g；失眠多梦者，加首乌藤 15g、酸枣仁 15g；肝气郁滞者，加柴胡 9g、青皮 7g、白芍 10g。

【中成药】

处方 1： 八珍丸。水蜜丸每次 6g，每日 2 次，口服，或遵医嘱。

处方 2： 十全大补丸。大蜜丸每次 1 丸，每日 2～3 次，口服，或遵医嘱。

处方 3： 通络生乳糖浆。每次 40ml，每日 3 次，口服，或遵医嘱。

处方 4： 催乳颗粒。每次 20g，每日 3 次，冲服，或遵医嘱。

处方 5： 催乳丸。每次 1 丸，每日 2 次，口服，或遵医嘱。

处方 6： 生乳灵。每次 100ml，每日 2 次，口服，或遵医嘱。

处方 7： 通乳冲剂。每次 30g，每日 3 次，冲服，或遵医嘱。

2. 肝郁气滞

【症状】 产后乳汁分泌少，甚或全无，乳房胀硬、疼痛，乳汁稠或有块；或伴胸胁胀满，情志抑郁，食欲不振，嗳气叹息。舌淡红，苔薄黄，脉弦或弦滑或弦数。

【治法】 疏肝解郁，通络下乳。

【方药】 下乳涌泉散加减；或韩百灵经验方加减；或舒肝通乳汤加减（孟维礼家传经验方）。

处方 1： 下乳涌泉散加减

当归 15g　　白芍 15g　　川芎 9g　　生地黄 15g

柴胡 6g　青皮 6g　天花粉 15g　漏芦 15g
通草 6g　桔梗 6g　白芷 6g　王不留行 15g包煎
甘草 3g

7 剂

用法：每日 1 剂，水煎服，一日分 2～3 次服。

处方 2：韩百灵经验方加减

当归 15g　白芍 15g　生地黄 15g　川芎 10g
柴胡 15g　青皮 10g　天花粉 15g　漏芦 15g
桔梗 15g　通草 15g　川楝子 10g　王不留行 15g包煎
甘草 10g

7 剂

用法：猪蹄汤煎服，一日分 2 次服。

处方 3：舒肝通乳汤加减

当归 15g　川芎 10g　柴胡 6g　瓜蒌 15g
天花粉 15g　郁金 10g　通草 3g　王不留行 10g包煎
丝瓜络 10g

7 剂

用法：每日 1 剂，水煎服，一日分 2～3 次服。

【随症加减】 兼脾虚湿阻者加佩兰 9g、藿香 9g后下、砂仁 3g后下、白术 15g 以醒脾通络。兼气滞血瘀者加益母草 15g、香附 9g。

【中成药】

处方 1：逍遥丸。小蜜丸每次 9g，每日 2 次，口服，或遵医嘱。

处方 2：下乳涌泉散。每次 1 袋（30g），每日 2 次，冲服，或遵医嘱。

3. 痰浊阻滞

【症状】 乳汁甚少或无乳可下，乳房丰满，按之松软无胀感，乳汁不稠，或伴形体肥胖、胸闷痰多、纳少便溏、食多乳少。舌淡胖、边有齿痕，苔白腻，脉弦滑或沉滑。

【治法】 健脾化痰，通络下乳。

【方药】苍附导痰丸合漏芦散加减；通乳饮（哈荔田经验方）。

处方1：苍附导痰丸合漏芦散加减

茯苓9g	法半夏6g	陈皮6g	甘草6g
苍术9g	香附9g	胆南星6g	枳壳9g
六神曲9g	当归12g	漏芦12g	

7剂

用法：加生姜3片，水煎服，一日分2～3次服。每日1剂。

处方2：通乳饮

防风4.5g	海桐皮12g	豨莶草9g	威灵仙9g
续断12g	当归12g	杭白芍9g	白薇9g
刘寄奴12g	王不留行12g包煎	漏芦12g	穿山甲4.5g
炒青皮4.5g	北细辛1.5g		

7剂

用法：每日1剂，水煎服，一日分2～3次服。服药后3h左右，以湿热毛巾热敷两乳，并轻轻按揉，以助乳腺通畅。

【中成药】

处方：香砂六君丸。每次6～9g，每日2～3次，口服。

【其他治法】

艾灸：主穴取膻中、乳根、少泽；血虚加肝俞、膈俞；气滞加内关、期门。每穴灸5～10min，每天1～2次。灸到有乳可通为止，一般1周左右。

耳针：取穴肝、脾、胃、内分泌、皮质下、交感、神门。每次取3～5个穴位，用毫针轻刺激各穴位，或用耳穴压豆法或磁珠贴压法，于哺乳前30min按压一次，每次约5min，每日按压5～6次。

三、日常调护

养成良好的哺乳习惯，按需哺乳，勤哺乳。忌气恼，忌烟、酒及辛辣、生冷、油腻食物。饮食应富有营养，少食多餐，多食新鲜蔬菜和水果，但勿过食咸味、酸味。多食催乳食物，如花生米、木耳、香菇等。

（吴建辉）

第十四节　产后身痛

产后身痛是发生于产后百日内特别是产褥期的一个高发病，以肢体、肌肉、关节等不适、疼痛、酸痛、重着、麻木或功能轻度受限为主要临床表现，常因遇冷、受潮、劳累及天气变化加重，亦称“产后风湿症状”“产后风湿痹痛”等。其对产后女性的身体健康影响很大，未经及时或规范治疗者，病情常迁延日久，严重影响患者的生活质量。

一、诊断要点

（1）多有产时或产后失血过多、感受风寒湿病史。

（2）产妇肢体关节酸痛、麻木，但局部无红肿灼热。

二、中医辨证论治

1. 血虚证

【症状】产后遍身关节疼痛，肢体腰脊酸楚、麻木，痛不甚剧，时作时止，头晕心悸，面色少华。舌淡少苔，脉细无力。

【治法】益气养血，温经通络。

【方药】人参养荣汤加减；或黄芪桂枝五物汤加减。

处方 1：人参养荣汤加减

当归 15g	鸡血藤 15g	熟地黄 12g	白芍 15g
桑寄生 15g	人参 9g另煎（或党参 12g）		黄芪 15g
白术 12g	炙甘草 6g	茯苓 12g	五味子 6g
陈皮 6g	桂枝 9g		

7 剂

用法：加生姜 3 片、大枣 6 枚，水煎服，一日分 2～3 次服。每日 1 剂。

处方 2：黄芪桂枝五物汤加减

黄芪 9g	桂枝 9g	芍药 9g	生姜 18g

7 剂

用法：加大枣 6 枚，水煎服，一日分 2～3 次服。每日 1 剂。

【随症加减】 若气虚甚者，重用黄芪至 30g、党参至 15g 等益气扶正；畏寒明显者加肉桂 3g后下、细辛 3g、小茴香 6g 等以温里散寒；出汗多者加煅龙骨 30g先煎、煅牡蛎 30g先煎、浮小麦 30g 等收敛固涩止汗；若湿阻中焦、舌苔厚腻加藿香 15g后下、厚朴 9g；舌红少津加百合 9g、北沙参 12g；食后胃胀纳呆者加砂仁 3g后下、六神曲 12g；下利泄泻加葛根 15g。

【中成药】

处方 1：人参养荣丸。大蜜丸每次 1 丸，每日 1～2 次，口服，或遵医嘱。

处方 2：十全大补丸。大蜜丸每次 1 丸，每日 2～3 次，口服，或遵医嘱。

处方 3：大活络丹。每次 1 丸，每日 2 次，口服，或遵医嘱。

处方 4：华佗再造丸。每次 4～8g，每日 2～3 次，口服，或遵医嘱。

2. 肾虚证

【症状】 产后腰绵绵作痛，腿软无力，不能久立，或足跟作痛，头晕耳鸣，五心发热，夜寐不宁。舌红少苔有裂纹，脉细数。

【治法】 滋阴益肾，濡养胞脉。

【方药】 左归丸合大营煎加减；或养荣壮肾汤加减。

处方 1：左归丸合大营煎加减

熟地黄 24g	山药 12g	枸杞子 12g	山茱萸 12g
菟丝子 12g	龟甲胶 12g烊化	鹿角胶 12g烊化	牛膝 9g
杜仲 12g	桑寄生 12g	桑枝 9g	炙甘草 6g

7 剂

用法：每日 1 剂，水煎服，龟甲胶、鹿角胶烊化后冲入中药汁中，分 2～3 次服用。

处方 2： 养荣壮肾汤加减

当归 12g	防风 10g	独活 12g	桂枝 12g
杜仲 12g	续断 12g	桑寄生 12g	

7 剂

用法：每日 1 剂，水煎服，一日分 2～3 次服。

【随症加减】 上半身痛加羌活 9g，下半身痛加独活 9g(处方 2 不加)，全身游走性疼痛则二者并用；治疗全身性风湿痹痛加威灵仙 15g、秦艽 9g；若足跟或脚踝痛可加熟地黄 24g(处方 1 不加)。

【中成药】

处方： 左归丸。每次 9g，每日 2 次，口服。

3. 血瘀证

【症状】 产后身痛，逐渐加剧，关节、腰骶部刺痛，恶露不畅，或见少腹胀痛拒按。舌质紫暗有瘀点，脉细涩。

【治法】 活血通络，散寒止痛。

【方药】 身痛逐瘀汤加减；或补阳还五汤加减；或桃红四物汤加减。

处方 1： 身痛逐瘀汤加减

秦艽 9g	当归 9g	香附 6g	川芎 6g
桃仁 9g	红花 6g	甘草 6g	羌活 6g
没药 6g	五灵脂 6g包煎	牛膝 9g	桑寄生 12g
杜仲 12g	地龙 6g		

7 剂

用法：每日 1 剂，水煎服，一日分 2～3 次服。

处方 2： 补阳还五汤加减

黄芪 30～50g	当归 9g	川芎 6g	桃仁 6g
地龙 6g	续断 12g	桂枝 9g	独活 9g
白芍 9g	炙甘草 6g	鸡血藤 15g	益母草 12g
防风 6g	杜仲 12g		

7 剂

用法：每日 1 剂，水煎服，一日分 2～3 次服。

处方 3：桃红四物汤加减

熟地黄 12g	当归 9g	白芍 9g	川芎 6g
桃仁 9g	红花 6g	没药 6g	秦艽 9g

7 剂

用法：每日 1 剂，水煎服，一日分 2～3 次服。

【随症加减】若肝郁不舒、筋失濡养，常用逍遥散、小柴胡汤、甘麦大枣汤等加减；气郁腹胀加紫苏叶 12g、枳壳 9g；气滞血瘀加郁金 9g、三七粉 3g冲服。

【中成药】

处方：身痛逐瘀丸。每次 15～30 粒，每日 2 次，口服。

4. 寒凝证

【症状】产后肢体不温，关节、腰骶部冷痛，恶露不畅，小腹冷痛。舌紫淡，脉涩。

【治法】补肾健腰，散寒止痛。

【方药】独活寄生汤加减；或趁痛散加减。

处方 1：独活寄生汤加减

黄芪 9g	人参 9g另煎	茯苓 6g	甘草 6g
独活 9g	秦艽 9g	防风 9g	桂枝 9g
细辛 3g	杜仲 9g	牛膝 9g	桑寄生 9g

7 剂

用法：每日 1 剂，水煎服，一日分 2～3 次服。

处方 2：趁痛散加减

黄芪 15g	当归 15g	白术 15g	甘草 6g
独活 15g	牛膝 9g	薤白 9g	桂枝 9g

7 剂

用法：每日 1 剂，水煎服，一日分 2～3 次服。

【随症加减】关节怕冷明显加小茴香 3g、干姜 3g、吴茱萸 1.5g 等；怕风重用黄芪至 30g；肢体疼痛明显加川芎 6g、姜黄 9g、羌活 9g；肢体沉重加藿香 15g后下、生薏苡仁 30g；若情志不畅、压力过大加柴胡 6g、香附 9g。

【中成药】

处方 1：独活寄生丸。大蜜丸每次 1 丸，每日 2 次，口服，或遵医嘱。

处方 2：香桂活血膏，外敷关节疼痛处。

处方 3：麝香止痛膏，外敷关节疼痛处。

【其他治法】

艾灸：足三里、委中、八风穴等，温和灸，每次 5～10min。也可灸背部督脉。

药浴疗法：用当归补血汤合三草四藤汤（毛德西教授经验方）。药物：黄芪 30g、当归 30g、豨签草 15g、老鹳草 15g、伸筋草 15g、络石藤 10g、鸡血藤 15g、海风藤 10g、青风藤 10g、秦艽 10g、威灵仙 15g。每次煎煮 20min，熏洗 30min 左右，每日 1 次，每剂药熏洗 2 次。可全身熏洗，也可局部熏洗。

三、日常调护

①日常注意保暖，避免寒湿之邪侵袭。②哺乳时不要固定一种姿势，可多种姿势交替进行。③保持心情舒畅，适当运动。④忌食辛辣之物。

（吴建辉）

第十五节　产后腰痛

一、诊断要点

女性产后自觉腰痛不能转侧，四肢沉重，步履艰难。

二、中医辨证论治

1. 肾亏血虚

【症状】 腰痛绵绵，胫膝酸软，眩晕耳鸣，手足麻木，面色苍白或萎黄。舌质淡，脉沉细。

【治法】 养血滋阴益肾。

【方药】 生脉散合人参养荣汤合炙甘草汤加减。

人参 9g另煎（或党参 12g）		黄芪 15g	白术 12g
炙甘草 6g	茯苓 12g	熟地黄 15g	当归 9g
白芍 9g	川芎 6g	杜仲 12g	续断 12g
桑寄生 12g	阿胶 6g烊化		

7 剂

用法：加生姜 3 片、大枣 6 枚，水煎服，阿胶烊化后冲入中药汁中，一日分 2～3 次服。每日 1 剂。

【随症加减】 若呈现出肾阴亏损的症状如脉象细数或滑数、舌光无苔、潮热盗汗、头晕耳鸣，可服用六味地黄丸（中成药）；若呈现肾阳虚症状，如脉沉细、舌上有白苔、怕冷尿频，需服桂附地黄丸（中成药）。

【中成药】

处方 1： 人参养荣丸。大蜜丸每次 1 丸，每日 1～2 次，口服；4 周为 1 个疗程，可用 1～2 个疗程。

处方 2： 六味地黄丸。大蜜丸每次 1 丸，每日 2 次，口服；4 周为1 个疗程，可用 1～2 个疗程。

处方 3： 桂附地黄丸。大蜜丸每次 1 丸，每日 2 次，口服；4 周为 1 个疗程，可用 1～2 个疗程。

2. 寒湿阻络

【症状】 腰痛，转侧不利，遇寒加重，腰腹冷，肢节酸楚。舌胖大有齿痕，苔白滑而腻，脉沉缓。

【治法】 温阳利湿。

【方药】 甘草干姜茯苓白术加味汤。

甘草 6g	干姜 12g	茯苓 12g	白术 6g
桑寄生 12g	威灵仙 15g	桂枝 9g	白芍 9g
片姜黄 9g			

7 剂

用法：每日 1 剂，水煎服，一日分 2～3 次服。

【随症加减】 寒湿重者加独活 9g、木瓜 9g；腰痛甚者加续断 9g、杜仲 15g。

【中成药】

处方 1: 腰痛宁胶囊。每次 4～6 粒，每日 1 次，口服，或遵医嘱。

处方 2: 祛风止痛丸。每次 2.2g，每日 2 次，口服，或遵医嘱。

处方 3: 复方南星止痛膏，外敷疼痛处。

3. 瘀血留滞

【症状】 腰痛如锥刺，痛处固定，胀痛或像针刺一样痛，活动后稍缓，或伴少腹疼痛。舌边可有瘀斑，脉弦涩。

【治法】 祛瘀通络。

【方药】 独活寄生汤加减。

独活 9g	桑寄生 9g	秦艽 9g	杜仲 9g
续断 9g	当归 9g	赤芍 9g	川芎 6g
丹参 9g	川牛膝 9g	桃仁 9g	土鳖虫 9g
甘草 6g			

7 剂

用法：每日 1 剂，水煎服，一日分 2～3 次服。

【随症加减】 兼气滞者，加柴胡 6g、制香附 9g 以疏肝理气止痛；兼寒湿者，加苍术 9g、桂枝 9g；兼风湿者，加防风 6g、秦艽 9g；兼湿热者，加黄柏 9g、栀子 9g、薏苡仁 30g 等。

【中成药】

处方 1: 疏风定痛丸。大蜜丸每次 1 丸，每日 2 次，口服，或遵医嘱。

处方 2: 活血止痛膏，外敷疼痛处。

三、其他治法

针灸疗法： 主穴取阿是穴、大肠俞、腰阳关、环跳、委中、昆仑。肾亏血虚者，加肾俞、命门、足三里；寒湿阻络者，加秩边、阴陵泉、三阴交；瘀血留滞者，加膈俞、血海、三阴交。每次留针30min，每日或隔日1次，14天为1个疗程。亦可酌情选取腰腿部穴位4～6个，采用温针灸法，效果更佳。

刺络拔罐：环跳、大肠俞、委中、阳陵泉，每次选1～2穴，用三棱针点刺3～5下，取大号玻璃罐，闪火法拔之，每穴出血量5～10ml。适用于疼痛急性发作者。

火罐疗法：以疼痛点为拔罐点，每个部位用5个左右的火罐，留罐10～15min后除罐。每次拔罐完成后叮嘱产妇起身稍微活动5min。每3天进行1次，持续治疗15天。

热敷疗法：配方为粗盐200g、独活30g、防风15g、秦艽15g、肉桂15g、细辛9g、桑寄生15g、牛膝15g、杜仲15g、当归15g、芍药15g、茯苓15g、甘草9g。将中药磨粉，入锅干炒。炒热后，加入250ml醋再炒，炒至醋汁完全吸入药中。把炒好的药粉分别放入两个大小合适的棉袋中。每次使用前将药袋上笼蒸15min，或微波加热15min，用多层干毛巾包裹药包，患者取仰卧位，腰枕药包。当药包慢慢冷却时，逐层拿掉包裹的毛巾。一般每天热敷40min左右。药袋可反复使用10天左右。

四、日常调护

①完善相关检查，排除产后腹直肌分离、子宫脱垂等影响。②注意休息，适当运动，不宜久站、久蹲、久坐，不睡太软的床。③注意腰部保暖。

（吴建辉）

第十六节　不孕症

不孕症以育龄期女性婚后或末次妊娠后，夫妇同居2年以上，配偶生殖功能正常，未避孕而不受孕为主要表现的疾病。中医学将原发性不孕称为“全不产”，将继发性不孕称为“断绪”。

一、西医诊断要点

（1）病史　女性未采取任何避孕措施，夫妇规律性生活至少一年而未孕。

（2）症状　无明显症状仅生育检查时发现，或可伴有痛经、带下异常、月经异常表现。

（3）妇科检查　可见宫颈赘生物、外生殖器发育异常、阴道分泌物异常增多、子宫体增大，附件区扪及包块或增厚。直肠子宫陷凹触痛结节，下腹压痛、反跳痛和异常包块。或可无明显异常。

（4）辅助检查

① 超声检查：监测卵泡发育情况及子宫内膜厚度；排查内生殖器有无畸形如子宫纵隔、卵巢发育不良，或提示宫腔盆腔异常结节、包块回声。

② 内分泌激素测定：月经周期第2～5日测定血清FSH（卵泡刺激素）、LH（促黄体素）、E_2（雌二醇）、T（睾酮）、PRL（催乳素）基础水平。任意时间可以测定AMH（抗米勒管激素）。

③ 感染因素检查：阴道分泌物常规检查；阴道分泌物衣原体、淋球菌培养检查；宫颈HPV（人乳头状病毒）筛查及TCT（宫颈液基细胞学）检查。

④ 输卵管通畅检查：子宫输卵管碘油造影或子宫输卵管超声造影或宫腔镜输卵管通液术。

⑤ 内镜检查：阴道镜排查宫颈疾病；宫腔镜排查宫腔粘连、宫腔内膜息肉、黏膜下肌瘤、子宫畸形等；腹腔镜可了解盆腔内子宫、输卵管、卵巢病变情况。

二、中医辨证论治

不孕症的诊治强调辨证与辨病相结合。

（一）肾虚证

1. 肾阳虚证

多见于西医诊断为黄体功能不健者。

【症状】婚久不孕，月经错后，量少色淡，或月经稀发、闭经；腰酸腿软，小腹冷，性欲淡漠，带下量多，清稀如水，小便清长，大便不实，眼眶暗，面部暗斑，或环唇暗。舌淡苔白，脉沉细尺弱或沉迟。

【治法】温肾益气，调补冲任。

【方药】毓麟珠；或右归丸；或促孕汤（国医大师朱南孙经验方）。

处方 1：毓麟珠

人参 9g[另煎]	白术 12g	茯苓 12g	白芍 9g
川芎 9g	炙甘草 6g	当归 12g	熟地黄 15g
菟丝子 15g	鹿角霜 9g[先煎]	杜仲 15g	川椒 6g

7 剂

用法：每日 1 剂，水煎服，一日分 2～3 次服。

处方 2：右归丸

熟地黄 15g	山药 15g	山茱萸 6g	枸杞子 12g
鹿角胶 9g[烊化]	菟丝子 15g	杜仲 12g	当归 9g
肉桂 6g[后下]	熟附片 6g[先煎]		

7 剂

用法：每日 1 剂，水煎服，鹿角胶烊化后冲入中药汁中，分 2～3 次服用。

处方 3：促孕汤（国医大师朱南孙经验方）

党参 30g	黄芪 30g	茯苓 12g	茯神 12g
白术 9g	熟地黄 12g	菟丝子 15g	当归 20g
白芍 9g	淫羊藿 12g	石菖蒲 12g	石楠叶 12g
巴戟天 12g			

7 剂

用法：每日 1 剂，水煎服，一日分 2～3 次服。

【随症加减】若腰痛如折、小腹冷甚者，加补骨脂 9g、仙茅 9g 等。环口暗，加川芎 9g(处方 1 不加)、桃仁 9g、赤芍 12g。

【中成药】

处方 1：右归丸。大蜜丸每次 1 丸，每日 3 次，口服；每 3 个月经周期为 1 个疗程，服用 2～3 个疗程。

处方 2：金匮肾气丸。大蜜丸每次 1 丸，每日 2 次，口服；每 3 个月经周期为 1 个疗程，服用 2～3 个疗程。

处方 3：桂附地黄丸。大蜜丸每次 1 丸，每日 2 次，口服；每 3 个月经周期为 1 个疗程，服用 2～3 个疗程。

2. 肾阴虚证

多见于西医诊断为子宫发育不良或黄体功能不健者。

【症状】婚久不孕，月经常提前，量少，色红，无血块，或月经尚正常或闭经，或经期延长甚则崩漏不止；形体消瘦，腰腿酸软，头昏眼花耳鸣，心悸失眠，性情急躁，口干，肌肤失润，阴中干涩，五心烦热，午后低热。舌偏红略干，苔少，脉细数。

【治法】滋阴养血，调冲益精。

【方药】养精种玉汤合五子衍宗丸；或左归丸。

处方 1：养精种玉汤合五子衍宗丸

当归 12g	白芍 12g	熟地黄 15g	山茱萸 6g
菟丝子 15g	覆盆子 9g	枸杞子 12g	五味子 6g
车前子 15g包煎			

7 剂

用法：每日 1 剂，水煎服，一日分 2～3 次服。

处方 2：左归丸

熟地黄 15g	山药 15g	山茱萸 6g	枸杞子 12g
川牛膝 12g	菟丝子 15g	鹿角胶 9g烊化	龟甲胶 12g烊化

7 剂

用法：每日1剂，水煎服，鹿角胶、龟甲胶烊化后冲入中药汁中，分2～3次服用。

【随症加减】 如五心烦热、午后潮热者，加牡丹皮9g、地骨皮12g、黄柏9g。

【中成药】

处方1： 滋肾育胎丸。每次5g，每日3次，淡盐水或蜂蜜水送服；每3个月经周期为1个疗程，服用2～3个疗程。

处方2： 麒麟丸。每次6g，每日2～3次，淡盐水送服；每3个月经周期为1个疗程，服用2～3个疗程。

处方3： 大补阴丸。大蜜丸每次1丸，每日2次，口服；每3个月经周期为1个疗程，服用2～3个疗程。

（二）肝郁证

多见于西医诊断为高催乳素血症或黄体功能不健者。

【症状】 婚久不孕，月经先后不定，经量多少不定，色暗，有小血块，经来腹痛，行而不畅；经前乳房胀痛或溢乳，烦躁易怒，或精神抑郁，善叹息。舌暗红，舌边有瘀点，苔薄白，脉弦细。

【治法】 疏肝解郁，理血调经。

【方药】 开郁种玉汤。

当归 9g	白术 12g	白芍 12g	茯苓 15g
牡丹皮 9g	香附 12g	天花粉 10g	

7剂

用法：每日1剂，水煎服，一日分2～3次服。

【随症加减】 如胸胁胀满者，加青皮9g、玫瑰花12g。梦多不眠者，加酸枣仁12g、首乌藤30g。乳胀有块者，加王不留行30g[包煎]、橘叶10g、橘核10g、路路通12g。

【中成药】

处方1： 逍遥丸（水丸）。每次6～9g，每日1～2次，口服；4周1个疗程，可用1～3个疗程。

处方2： 丹栀逍遥丸。每次6～9g，每日2次，口服；4周为

1个疗程，可用1～3个疗程。

处方3： 柴胡舒肝丸。大蜜丸每次1丸，每日2次，口服；4周为1个疗程，可用1～3个疗程。

（三）痰湿证

多见于西医诊断为多囊卵巢综合征者。

【症状】 婚后久不受孕，形体肥胖，经行延后，甚或闭经，带下量多、质黏稠；面色㿠白，头晕心悸，胸闷泛恶，面目虚浮。舌淡胖，苔白腻，脉滑。

【治法】 燥湿化痰，理气调经。

【方药】 苍附导痰丸（《女科证治秘方》）。

茯苓15g	法半夏12g	陈皮9g	甘草6g
苍术9g	香附12g	枳壳9g	胆南星12g
六神曲12g			

7剂

用法：加生姜3片，水煎服，早晚分2～3次服用。每日1剂。

【随症加减】 带下量多色黄者加生薏苡仁30g、芡实12g；梦多心悸者加远志6g、郁金12g；经闭日久不行者加皂角刺12g、石菖蒲9g、续断15g。

（四）血瘀证

可见于西医诊断为输卵管阻塞性不孕症或盆腔炎性疾病者。

【症状】 婚久不孕，月经多错后，经量多少不一，色紫黑，有血块，经来腹痛，甚至进行性加重；或经行不畅，淋漓难净，或经间出血，或肛门坠胀，或有性交痛。舌质紫暗或舌边有瘀点，苔薄白，脉弦或细弦涩。

【治法】 活血化瘀，调经助孕。

【方药】 少腹逐瘀汤；或膈下逐瘀汤；或四逆散。

处方1： 少腹逐瘀汤

小茴香9g	干姜6g	延胡索12g	没药6g

当归 12g　川芎 9g　肉桂 6g[后下]　赤芍 12g
生蒲黄 15g[包煎]　五灵脂 9g[包煎]

7 剂

用法：每日 1 剂，水煎服，一日分 2～3 次服。

处方 2：膈下逐瘀汤

当归 12g　川芎 9g　赤芍 12g　桃仁 9g
红花 9g　炒枳壳 12g　延胡索 12g　五灵脂 9g[包煎]
牡丹皮 9g　乌药 6g　制香附 12g　炙甘草 6g

7 剂

用法：每日 1 剂，水煎服，一日分 2～3 次服。

处方 3：四逆散

柴胡 9g　炒枳实 9g　炒白芍 12g　炙甘草 6g

7 剂

用法：每日 1 剂，水煎服，一日分 2～3 次服。

【随症加减】心烦易怒者，加郁金 9g、合欢皮 9g；月经量多、淋漓不净者，加续断 12g、鹿角霜 9g[先煎]；带下量多色黄者，加苍术 9g、败酱草 30g。

【中成药】

处方 1：桂枝茯苓胶囊。每次 3 粒，每日 3 次，经期停服；每 3 个月经周期为 1 个疗程，可用 1～3 个疗程。

处方 2：大黄䗪虫胶囊。每次 4 粒，每日 3 次，经期停服；4 周为 1 个疗程，可用 1～3 个疗程。

处方 3：少腹逐瘀丸。每次 1 丸，每日 2～3 次，经期停服；4 周为 1 个疗程；可用 1～3 个疗程。

（五）湿热瘀阻

可见于西医诊断为妇科炎性疾病或痛经者。

【症状】婚久不孕，月经先期，或经期延长，量多质稠，色鲜红或紫红，夹有血块；带下色黄量多，腰骶酸痛，少腹疼痛，或有少腹灼热感，经行尤甚，面红身热，口苦咽干，小便短赤，大便干结。舌红，苔薄黄或黄腻，脉滑数或弦数。

【治法】 清热祛湿，活血调经助孕。

【方药】 解毒活血汤。

连翘 12g	葛根 15g	柴胡 6g	枳壳 12g
当归 9g	赤芍 12g	生地黄 9g	红花 9g
桃仁 12g	甘草 6g		

7 剂

用法：每日 1 剂，水煎服，一日分 2～3 次服。

【随症加减】 带下量多、色黄加苍术 9g、败酱草 30g；腹痛明显加川楝子 9g、延胡索 9g；大便干结加枳实 9g、大黄 6g后下。

【中成药】

处方 1： 经带宁胶囊。每次 3～4 粒，每日 3 次，口服；4 周 1 个疗程，可用 1～2 个疗程。孕后停服。

处方 2： 妇科千金片。每次 6 片，每日 3 次，口服；4 周为 1 个疗程，可用 1～2 个疗程。孕后停服。

处方 3： 康妇炎胶囊。每次 3 粒，每日 3 次，口服；4 周为 1 个疗程，可用 1～2 个疗程。孕后停服。

处方 4： 妇炎消胶囊。每次 3 粒，每日 3 次，口服；4 周为 1 个疗程，可用 1～2 个疗程。孕后停服。

【其他治法】

中药保留灌肠： 红藤 30g、败酱草 30g、丹参 30g、黄芪 15g，浓煎成 100ml。患者排便后采取侧卧位，将肛管前端润滑，缓慢插入肛门 10～15cm，随后连接注射器，将注射器内的中药药液（40℃左右）缓慢推入肠道内，保留 30min 以上。每日 1 次，10 次为 1 个疗程，经期停药，连续 2～3 个疗程。

三、日常调护

不孕症是多因性疾病，是许多妇科疾病的一种后遗症或结局，因此加强日常调护非常必要。①注重生活规律，劳逸结合。②调整饮食，避免过食生冷肥甘厚味或不适当节食减重，损伤脾胃，影响月经，阻碍排卵。③另外要情志舒畅，乐观向上。④还应积极治疗带下、痛经等疾病以防治不孕症的发生，及时有效消除盆腔癥瘕积聚也可利于助孕。

（刘莹）

第十七节　盆腔炎性疾病后遗症

盆腔炎性疾病（pelvic inflammatory disease，PID）是女性内生殖器及其周围结缔组织和盆腔腹膜的炎症，主要包括子宫内膜炎、输卵管炎、输卵管卵巢脓肿及盆腔腹膜炎和肝周围炎。盆腔炎性疾病后遗症是PID的遗留病变，多是由于未能得到及时正确的治疗，迁延日久，缠绵难愈，以慢性盆腔痛、不孕、输卵管妊娠、炎症反复发作为主要表现。属于中医学“热入血室”“带下病”“妇人腹痛”“癥瘕”“不孕症”等范畴。

一、西医诊断要点

（1）病史　大多有PID发作史，或宫腔、盆腔手术史，或不洁性生活史。

（2）症状　下腹部疼痛或坠胀痛，痛连腰骶，常在劳累、性交后及月经前后加重。可伴有低热起伏、易疲劳、劳则复发、带下增多、月经不调、不孕等。

（3）妇科检查　子宫压痛、活动受限或粘连固定；宫体一侧或两侧附件增厚，或触及呈条索状增粗的输卵管，或触及囊性肿块，压痛；宫骶韧带增粗、变硬、触痛。

（4）辅助检查

① 实验室检查：白带常规、宫颈分泌物检测及血沉、血常规检查等可有异常发现。

② B超检查：可有一侧或两侧输卵管管壁增厚，或伴有输卵

管卵巢包块。

二、中医辨证论治

1. 湿热瘀结

【症状】 少腹胀痛，或痛连腰骶，经行或劳累时加重，或有下腹癥块；带下量多，色黄；脘闷纳呆，口腻不欲饮，大便溏或秘结，小便黄赤。舌暗红，苔黄腻，脉滑或弦滑。

【治法】 清热利湿，化瘀止痛。

【方药】 银甲丸（王渭川妇科经验方）加减；或仙方活命饮加减；或清热调血汤加减。

处方 1： 银甲丸加减

金银花 15g	连翘 12g	红藤 15g	紫花地丁 15g
蒲公英 15g	茵陈 10g	鳖甲 10g先煎	生蒲黄 10g包煎
椿皮 15g	川芎 10g	琥珀粉 3g冲服	

7 剂

用法：每日 1 剂，水煎服，一日分 2～3 次服。

处方 2： 仙方活命饮加减

金银花 15g	浙贝母 12g	赤芍 15g	皂角刺 15g
当归尾 10g	甘草 10g	乳香 9g	丹参 15g
没药 9g	陈皮 15g	川芎 15g	

7 剂

用法：每日 1 剂，水煎服，一日分 2～3 次服。

处方 3： 清热调血汤加减

当归 10g	川芎 10g	白芍 12g	黄连 8g
香附 12g	桃仁 9g	红花 9g	延胡索 15g
牡丹皮 10g	莪术 9g	败酱草 10g	薏苡仁 15g
土茯苓 15g			

7 剂

用法：每日 1 剂，水煎服，一日分 2～3 次服。

【随症加减】若湿邪甚，腹胀痛者，加茯苓 15g、厚朴 10g、大腹皮 10g；带下多、黄稠如脓者，加黄柏 10g、车前子 15g包煎、虎杖 10g；经血淋漓不净者，加五灵脂 10g包煎、地榆炭 15g；大便黏滞不爽者，加黄芩 10g、酒大黄 10g；若形成盆腔脓肿者，加红藤 15g、皂角刺 15g(处方 2 不加)、白芷 10g。

【中成药】

处方 1：妇科千金片。每次 6 片，每日 3 次，温开水送服；10～14 天为 1 个疗程，可用 2～3 个疗程，或遵医嘱。

处方 2：花红胶囊。每次 3 粒，每日 3 次，口服；7 天为 1 个疗程，必要时可连服 2～3 个疗程，每疗程之间休息 3 天。

处方 3：妇乐片。每次 5 片，每日 2 次，口服；2 周为 1 个疗程，或遵医嘱。

处方 4：金鸡颗粒。每次 1 袋（8g），每日 2 次，温开水冲服；10 天为 1 个疗程，必要时可连服 2～3 个疗程。

处方 5：金刚藤胶囊。每次 4 粒，每日 3 次，口服；2 周为 1 个疗程，或遵医嘱。

处方 6：康妇炎胶囊。每次 3 粒，每日 3 次，口服；2 周为 1 个疗程，或遵医嘱。

处方 7：妇炎康片。每次 6 片，每日 3 次，口服；10～14 天为 1 个疗程，或遵医嘱。

处方 8：盆炎净胶囊。每次 4～5 粒，每日 3 次，口服；7 天为 1 个疗程，可服 2～3 个疗程，或遵医嘱。

处方 9：宫炎平片。每次 3～4 片，每日 3 次，口服；7～10 天为 1 个疗程，或遵医嘱。

【其他治法】

中药灌肠：蒲公英 20g、红藤 20g、败酱草 20g、紫花地丁 20g、乳香 15g、没药 15g。前药加水浓煎，每次取 50ml(温度 40℃左右)，灌肠深度 10～15cm，保留 2h 以上。每日 1 次，10 次为 1 个疗程，经期停药，连续 2～3 个疗程。

2. 气滞血瘀

【症状】下腹部胀痛或刺痛，情志不畅则腹痛加重，经行量多有瘀块，瘀块排出则痛减；经前情志抑郁，胸胁、乳房胀痛，或婚久不孕，或伴带下量多，色黄质稠。舌体紫暗或有瘀点，苔白或黄，脉弦涩。

【治法】疏肝行气，化瘀止痛。

【方药】膈下逐瘀汤加减；或柴胡疏肝散合桂枝茯苓丸加减；或牡丹散加减；或当归芍药散加味。

处方 1：膈下逐瘀汤加减

当归 15g	赤芍 15g	川芎 10g	醋香附 10g
枳壳 10g	桃仁 10g	红花 10g	延胡索 15g
乌药 9g	牡丹皮 12g	甘草 10g	五灵脂 10g包煎

7 剂

用法：每日 1 剂，水煎服，一日分 2～3 次服。

处方 2：柴胡疏肝散合桂枝茯苓丸加减

柴胡 10g	白芍 12g	赤芍 15g	川芎 15g
枳壳 10g	陈皮 10g	香附 12g	茯苓 15g
桃仁 10g	牡丹皮 10g		

7 剂

用法：每日 1 剂，水煎服，一日分 2～3 次服。

处方 3：牡丹散加减

当归 12g	赤芍 12g	牡丹皮 10g	桂枝 9g
三棱 10g	莪术 10g	延胡索 15g	月季花 10g

7 剂

用法：每日 1 剂，水煎服，一日分 2～3 次服。

处方 4：当归芍药散加味

当归 10g	白芍 15g	川芎 9g	炒白术 12g
茯苓 12g	泽泻 15g	丹参 15g	香附 12g

7 剂

用法：每日 1 剂，水煎服，一日分 2～3 次服。

【随症加减】烦躁易怒、口苦者，加栀子10g、夏枯草15g；头痛头胀、夜寐难安者，加天麻9g、珍珠母30g先煎；胃脘胀满、不欲饮食者，加八月札10g、紫苏梗10g、焦六神曲15g。

【中成药】

处方1：坤复康胶囊。每次3～4粒，每日3次，口服；2～4周为1个疗程，或遵医嘱。

处方2：丹鳖胶囊。每次5粒，每日3次，口服；2～4周为1个疗程，或遵医嘱。

处方3：金鸡化瘀颗粒。每次10～20g，每日3次，温开水冲服，或遵医嘱。

3. 寒湿瘀滞

【症状】下腹冷痛或刺痛，腰骶冷痛，得温则减，带下量多、色白质稀；月经量少或月经错后，经色暗或夹血块，形寒肢冷，大便溏泄，或婚久不孕。舌质淡暗或有瘀点，苔白腻，脉沉迟或沉涩。

【治法】祛寒除湿，化瘀止痛。

【方药】少腹逐瘀汤加减；或温经汤加减；或苓桂术甘汤加味。

处方1：少腹逐瘀汤加减

桂枝15g	小茴香10g	炮姜10g	赤芍15g
茯苓15g	桃仁10g	当归10g	生蒲黄10g包煎
川芎12g	五灵脂10g包煎	没药10g	生薏苡仁15g
泽泻10g	延胡索15g		

7剂

用法：每日1剂，水煎服，一日分2～3次服。

处方2：温经汤加减

吴茱萸5g	桂枝15g	当归10g	川芎12g
法半夏9g	生薏苡仁15g	白芍15g	党参15g
阿胶10g烊化	甘草10g		

7剂

用法：每日 1 剂，水煎服，阿胶烊化后冲入中药汁中，一日分 2～3 次服。

处方 3： 苓桂术甘汤加味

茯苓 20g	桂枝 15g	白术 15g	炙甘草 6g
干姜 9g	泽兰 15g	益母草 15g	

7 剂

用法：每日 1 剂，水煎服，一日分 2～3 次服。

【随症加减】 若下腹冷痛较甚者，加乌药 9g、艾叶 9g；大便溏薄者，加炒白扁豆 12g、山药 20g、肉豆蔻 10g；带下量多、质稀，舌苔厚腻者，加炒苍术 15g、芡实 15g、金樱子 15g；漏下不止且血色暗淡者，加炮姜 9g、艾叶 9g。

【中成药】

处方 1： 桂枝茯苓胶囊。每次 3 粒，每日 3 次，饭后服；2 周为 1 个疗程，或遵医嘱。

处方 2： 宫炎康颗粒。每次 2 袋（18g），每日 2 次，温开水冲服；2 周为 1 个疗程，或遵医嘱。

处方 3： 少腹逐瘀胶囊。每次 3 粒，每日 3 次，温开水送服；2 周为 1 个疗程，或遵医嘱。

【其他治法】

中药灌肠： 桂枝 15g、丹参 20g、三棱 20g、莪术 15g、鸡血藤 20g、川楝子 15g。前药加水浓煎，每次取 50ml（温度 40℃左右，以不烫手为度），灌肠深度 10～15cm，保留 2h 以上。每日 1 次，10 次为 1 个疗程，经期停药，连续 2～3 个疗程。

刮痧法： 以平面刮法由上而下分段刮拭背部两侧的脾俞至肾俞、上髎至下髎，再刮腹部带脉、气海、关元，刮至出痧点或痧斑。每周 1 次，4 次为 1 个疗程。

灸罐法： 取穴肾俞、关元、归来、阴陵泉、三阴交，先艾条温灸各穴 15min，后拔火罐，留罐 10min。每日 1 次，10 次为 1 个疗程。

4. 气虚血瘀

【症状】 小腹隐痛或坠痛，缠绵日久，或痛连腰骶，或有下腹癥块，带下量多、色白质稀，经期延长或量多，经血淡暗；精神萎靡，体倦乏力，食少纳呆。舌淡暗或有瘀点，苔白，脉弦细或沉涩。

【治法】益气健脾，化瘀止痛。

【方药】理冲汤加减；或举元煎合失笑散加味。

处方1：理冲汤加减

生黄芪 30g	党参 15g	炒白术 15g	山药 15g
三棱 10g	莪术 10g	鸡内金 15g	蒲黄 10g包煎
五灵脂 10g包煎			

7剂

用法：每日1剂，水煎服，一日分2～3次服。

处方2：举元煎合失笑散加味

党参 15g	黄芪 15g	炒白术 15g	升麻 6g
蒲黄 10g包煎	五灵脂 10g包煎	山药 15	甘草 5g

7剂

用法：每日1剂，水煎服，一日分2～3次服。

【随症加减】兼有湿邪者，加薏苡仁15g、萆薢10g；腹泻者，重用炒白术至30g；阳气虚者，加肉桂5g后下、熟附片9g先煎、干姜9g；月经先期且经量较多者，处方1减三棱、莪术，处方2黄芪加量至30g，再加柴胡3g、荆芥炭9g。

【中成药】

处方1：丹黄祛瘀胶囊。每次2～4粒，每日2～3次，口服；6～8周为1个疗程，或遵医嘱。

处方2：止痛化癥胶囊。每次4～6粒，每日2～3次，口服；2周为1个疗程，或遵医嘱。

处方3：女金胶囊。每次3粒，每日2次，口服；30天为1个疗程，或遵医嘱。

【其他治法】

温针：取穴关元、归来、足三里、三阴交。患者排空小便，以1.5～2寸毫针刺入穴位，得气后，中等刺激1～2min，然后针柄上固定2cm长的艾段，点燃，待艾段燃尽针冷后出针。每日1次，

10 次为 1 个疗程。

5. 肾虚血瘀

【症状】 下腹绵绵作痛或刺痛，痛连腰骶，遇劳累则加重，喜温喜按；头晕耳鸣，畏寒肢冷，或伴月经后期或量少，经血暗夹血块，夜尿频多，或婚久不孕。舌淡暗，苔白，脉沉涩。

【治法】 温肾益气，化瘀止痛。

【方药】 温胞饮合桃仁饮加减；或杜断桑寄失笑散加减；或宽带汤加减。

处方 1：温胞饮合桃仁饮加减

巴戟天 15g	补骨脂 10g	菟丝子 15g	肉桂 5g[后下]
盐杜仲 15g	炒白术 15g	山药 15g	熟附片 9g[先煎]
桃仁 10g	红花 10g	党参 15g	丁香 6g[后下]

7 剂

用法：每日 1 剂，水煎服，一日分 2～3 次服。

处方 2：杜断桑寄失笑散加减

杜仲 15g	续断 15g	桑寄生 15g	生蒲黄 10g[包煎]
五灵脂 10g[包煎]	川牛膝 10g	红藤 10g	延胡索 15g
丹参 15g	川芎 10g		

7 剂

用法：每日 1 剂，水煎服，一日分 2～3 次服。

处方 3：宽带汤加减

巴戟天 15g	补骨脂 10g	肉苁蓉 10g	党参 15g
炒白术 15g	当归 10g	丹参 15g	川芎 15g

7 剂

用法：每日 1 剂，水煎服，一日分 2～3 次服。

【随症加减】 腹痛明显，兼小腹空坠者，加醋香附 12g、生黄芪 20g、升麻 6g；久不受孕者，加菟丝子 15g(处方 1 不加)、紫石英 15g[先煎]、香附 12g；口干舌燥、面红潮热者，减党参，加知母 12g、黄柏 12g、女贞子 15g；烦躁不宁、夜寐不安者，加酸枣仁 15g、五味子 9g。

【中成药】

处方 1： 妇宝颗粒。每次 20g，每日 2 次，温开水冲服；3 周为1 个疗程，或遵医嘱。

处方 2： 龙首颗粒。每次 1～2 袋，每日 3 次，温开水冲服；3 周为 1 个疗程，或遵医嘱。

【其他治法】

艾灸疗法： 选取关元、气海、神阙、中极，每日 1 次，每次每穴灸 15min，连续 1 周。

中药穴位贴敷： 桂枝、附子各 10g，干姜、细辛各 3g，当归、丹参各 15g。诸药共研细末，黄酒调和，贴敷于三阴交、气海、神阙、关元、阿是穴等穴位，贴敷时间 4～8h。每日 1 次，5 次为 1 个疗程，连续 3 个疗程。

三、日常调护

①注意外阴清洁，无妊娠意愿时做好避孕，尽量减少宫腔操作，发生阴道炎时及时治疗。②饮食清淡，忌辛辣、生冷的食物。③保持心情舒畅，注意保暖，劳逸适度。④盆腔炎发作和治疗期间避免性生活。

（李艳红）

第十八节　宫腔粘连

宫腔粘连是指因宫腔操作、感染等原因造成子宫黏膜基底层细胞受损，子宫壁粘连，导致宫腔形态异常的一种疾病。与妊娠有关的占 91%，一般发生于中期引产、产后或流产后过度刮宫。非妊娠引起的约占 9%，如子宫内膜结核、子宫肌瘤剔除术、诊断性刮宫术等。本病属于中医“月经过少”“闭经”“痛经”“不孕”等范畴。

一、西医诊断要点

（1）病史　宫腔操作史、生殖道感染史、盆腔结核史等。

（2）症状　主要是月经异常（月经量少或闭经）和生育功能障碍（不孕或复发性流产）。

（3）体征　多无异常体征。

（4）辅助检查

① 宫腔镜：诊断宫腔粘连的金标准，能在直视下观察宫腔形态特征，了解粘连的性质、部位、程度和范围并进行粘连评分。

② 经阴道超声：诊断宫腔粘连的有效方法，能明确粘连的部位、程度及子宫内膜厚度。

二、中医辨证论治

宫腔粘连目前无明确的中医治疗标准，基于其病因病机及临床表现，多为瘀、热、湿为患，伤及胞宫根本，故治疗上应结合女性生殖生理特点和术后病因病机，辨证以湿热瘀结、肾虚血瘀、气滞血瘀、寒凝血瘀、气血两虚为主，化瘀、补肾、理气贯穿始终。临床治疗中，依据宫腔粘连分离术后时间长短分期用药，结合辨证、辨病施治，疗效显著：第一阶段（术后1～2周），主要为湿热瘀结证，治疗以消炎活血、软化瘢痕、促生内膜为主；第二阶段（术后3～4周），主要为肾虚血瘀证、气滞血瘀证、寒凝血瘀证，治疗以防止纤维化、瘢痕化，改善内膜血流为主；第三阶段（术后＞4周），为气血两虚证，根据宫腔镜复查结果，继续防止瘢痕化、改善内膜微循环、促进内膜修复。

1. 湿热瘀结

【症状】继发性月经量少，久不受孕或复发性流产，小腹胀痛或痛连腰骶，带下量多、色黄或黄白；脘闷纳呆，口干或口黏不欲饮，大便溏或秘结，小便黄。舌暗或暗红，苔黄腻，脉滑或弦滑。

【治法】清热利湿，化瘀调经。

【方药】清热调血汤加减；或仙方活命饮加减。

处方1： 清热调血汤加减

桃仁 9g	红花 9g	当归 10g	川芎 10g
白芍 12g	莪术 9g	黄连 8g	牡丹皮 10g
香附 12g	败酱草 10g	土茯苓 10g	薏苡仁 15g

7剂

用法：每日1剂，水煎服，一日分2～3次服。

处方2： 仙方活命饮加减

金银花 15g	浙贝母 12g	赤芍 15g	皂角刺 12g
当归尾 10g	陈皮 12g	乳香 9g	土鳖虫 10g
醋莪术 9g	没药 9g	川芎 12g	土茯苓 10g

7剂

用法：每日1剂，水煎服，一日分2～3次服。

【随症加减】 若宫腔粘连术后阴道出血不净者，加茜草12g、侧柏炭15g；有反复粘连病史者，加生牡蛎30g先煎、生鸡内金15g。

【中成药】

处方1： 花红胶囊。每次3粒，每日3次，口服。

处方2： 丹黄祛瘀胶囊。每次2～4粒，每日2～3次，口服。

处方3： 宫炎康颗粒。每次2袋（18g），每日2次，冲服。

处方4： 妇炎康片。每次6片，每日3次，口服。

【其他治法】

灌肠疗法： 三棱、莪术、丹参、赤芍、皂角刺、红藤、败酱草各20g，浓煎取汁。用法用量：将灌肠液加热至37～43℃，以药液滴到手背不烫为度。患者排空大小便，取右侧卧位，术者将肛管插入直肠12～14cm，缓慢滴入药液，每分钟30～40滴为佳，时间约15min，以下腹感觉温暖、舒适、无便意为宜，拔出肛管后卧床30min以上。每次50ml，每日1次，1个月为1个疗程，经期停用；连续3个疗程。

2. 肾虚血瘀

【症状】 继发性月经量少，渐至闭经，久不受孕；头晕耳鸣，腰膝酸软，畏寒，性欲淡漠，小便频数或清长，大便溏或成形。舌淡红或暗，苔薄白，脉沉细。

【治法】 补肾益精，活血调经。

【方药】 归肾丸加味；或当归地黄饮合通瘀煎。

处方 1： 归肾丸加味

熟地黄 20g	山药 15g	山茱萸 15g	茯苓 10g
枸杞子 15g	炒杜仲 12g	菟丝子 15g	当归 10g
桃仁 9g	红花 10g		

7 剂

用法：每日 1 剂，水煎服，一日分 2～3 次服。

处方 2： 当归地黄饮合通瘀煎

当归 10g	熟地黄 15g	山药 10g	杜仲 10g
牛膝 9g	山茱萸 10g	红花 9g	炙甘草 6g
山楂 10g	香附 10g	乌药 9g	木香 6g后下

7 剂

用法：每日 1 剂，水煎服，一日分 2～3 次服。

【随症加减】 经血色淡质稀者，加紫河车粉 3g冲服、阿胶 10g烊化；夜尿频数者，加覆盆子 15g、益智 15g；阴虚有热者，加盐知母 12g、盐黄柏 12g；术前宫腔瘢痕重或反复行宫腔粘连分离术者，加醋三棱 9g、醋莪术 9g、皂角刺 12g。

【中成药】

处方 1： 女宝胶囊。每次 4 粒，每日 3 次，口服。

处方 2： 调经促孕丸。每次 5g，每日 2 次，口服。

处方 3： 归肾丸。每次 9g，每日 2～3 次，口服。

处方 4： 麒麟丸。每次 6g，每日 2～3 次，口服

【其他治法】

灌肠疗法： 三棱、莪术、丹参、没药、续断、牛膝各 20g，煎煮后取汁 50ml，灌肠方法同“湿热瘀结”。

中药离子导入： 取前药煎煮后取汁，纱布垫浸药后置于双侧小腹及骶部八髎穴处，离子导入仪导入治疗 40min。每日 1 次，15 次为 1 个疗程。

3．气滞血瘀

【症状】继发性月经量少，经色紫暗或夹血块，渐至闭经，小腹胀痛拒按，久不受孕；精神抑郁，烦躁易怒，胸胁胀满，嗳气叹息。舌质暗红或紫暗、有瘀点或瘀斑，苔薄白，脉沉弦或涩。

【治法】行气活血，祛瘀通经。

【方药】膈下逐瘀汤加减；或桃红四物汤加减。

处方1：膈下逐瘀汤加减

当归 12g	川芎 10g	赤芍 12g	桃仁 6g
红花 5g	枳壳 9g	没药 9g	五灵脂 10g包煎
乌药 10g	香附 10g	甘草 6g	

7剂

用法：每日1剂，水煎服，一日分2～3次服。

处方2：桃红四物汤加减

桃仁 10g	红花 10g	当归 10g	川芎 10g
熟地黄 15g	香附 12g	陈皮 10g	乳香 6g
没药 6g			

7剂

用法：每日1剂，水煎服，一日分2～3次服。

【随症加减】烦躁胁痛者，加柴胡10g、郁金10g、栀子8g；口干便秘、脉数者，加黄柏6g、知母9g、大黄8g后下；胞宫血滞日久、积块形成者，加醋鳖甲15g先煎、生牡蛎30g先煎、土鳖虫9g；行经不畅兼小腹冷痛者，加桂枝15g、刘寄奴15g。

【中成药】

处方1：血府逐瘀胶囊。每次6粒，每日2次，口服；1个月为1个疗程。

处方2：调经丸。大蜜丸每次1丸，每日2次，口服。

处方3：红花逍遥片。每次2～4片，每日3次，口服；1个月为1个疗程。

【其他治法】

中药灌肠及离子导入：当归、丹参、红花、赤芍、川芎、香附、皂角刺各20g，甘草10g。药物加水煎煮取汁后灌肠及离子导入，操作方法同“肾虚血瘀”。每日1次，15次为1个疗程。

4. 寒凝血瘀

【症状】 继发性月经量少，经血色暗或夹血块，渐至闭经，久不受孕；面色青白，形寒肢冷，或小腹疼痛拒按、得热痛缓。舌质紫暗，苔薄白，脉沉紧。

【治法】 温经散寒，活血通经。

【方药】 温经汤加减；或红花当归饮加减。

处方1： 温经汤加减

吴茱萸3g	当归10g	白芍10g	川芎9g
党参10g	桂枝9g	阿胶9g烊化	甘草6g
桃仁9g	赤芍10g	麦冬9g	

7剂

用法：每日1剂，水煎服，阿胶烊化后冲入中药汁中，一日分2～3次服。

处方2： 红花当归饮加减

桂枝10g	当归10g	红花10g	赤芍10g
牛膝10g	苏木12g	刘寄奴15g	艾叶9g

7剂

用法：每日1剂，水煎服，一日分2～3次服。

【随症加减】 若小腹冷痛者，加小茴香30g，炒热，与药渣混合，装入棉袋中，温度适宜时外敷小腹。

【中成药】

处方1： 化瘀舒经胶囊。每次3～4粒，每日3次，口服。

处方2： 少腹逐瘀胶囊。每次3粒，每日3次，温开水送服。

处方3： 桂枝茯苓胶囊。每次3粒，每日3次，餐后口服；1个月为1个疗程。

【其他治法】

中药灌肠及离子导入： 桂枝、当归、丹参、红花、三棱、莪术、皂角刺各 20g，药物取汁灌肠及离子导入，操作方法同“肾虚血瘀”。每日 1 次，15 次为 1 个疗程。

温针疗法：取肾俞、关元、气海、血海、归来、子宫穴、足三里、三阴交、太冲、地机，针刺后行平补平泻手法，足三里和子宫穴予温针灸，将长 2cm 艾条固定于针柄上点燃，以所灸部位皮肤红晕为度，20～30min 后起针。

5. 气血两虚

【症状】继发性月经量少，色淡质稀，点滴即净，渐至闭经，久不受孕；面色萎黄或㿠白，头晕眼花，心悸怔忡，失眠健忘，口唇爪甲色淡，皮肤不润，小腹空坠。舌质淡，苔薄白或少，脉细无力。

【治法】益气养血，和血调经。

【方药】滋血汤加减；或五补丸加减；或八珍汤加减。

处方 1：滋血汤加减

党参 10g	山药 15g	黄芪 15g	茯苓 15g
当归 10g	川芎 10g	白芍 15g	熟地黄 15g
鸡血藤 15g	醋莪术 9g		

7 剂

用法：每日 1 剂，水煎服，一日分 2～3 次服。

处方 2：五补丸加减

党参 15g	熟地黄 15g	茯苓 12g	川牛膝 10g
丹参 15g	山药 15g	当归 10g	桃仁 10g

7 剂

用法：每日 1 剂，水煎服，一日分 2～3 次服。

处方 3：八珍汤加减

党参 15g	白术 15g	茯苓 12g	炙甘草 6g
当归 12g	白芍 12g	川芎 10g	阿胶 10g烊化
鸡血藤 20g	红花 9g		

7 剂

用法：每日1剂，水煎服，阿胶烊化后冲入中药汁中，一日分2～3次服。

【随症加减】腰膝酸软者，加杜仲15g、续断15g；脾虚不思饮食者，加陈皮9g、砂仁6g(后下)、焦三仙各10g；脘腹胀满者，加厚朴8g、枳壳9g、橘皮9g。

【中成药】

处方1：妇科养荣丸。每次8丸，每日3次，口服。

处方2：鹿胎膏。每次10g，每日2次，温黄酒或温开水送下。

处方3：气血双补丸。每次1袋，每日2次，口服。

三、日常调护

①注意外阴清洁，发生生殖系统炎症时及时治疗。②无妊娠意愿时做好避孕，尽量减少宫腔操作。③饮食搭配合理，忌辛辣、生冷的食物。④保持心情舒畅，注意保暖，劳逸适度。

（李艳红）

第十九节　子宫肌瘤

子宫肌瘤是子宫平滑肌组织增生而形成的良性肿瘤，是女性最常见的良性肿瘤。其分型目前采用国际妇产科联盟子宫肌瘤9型分类方法。病情轻者一般无明显症状，严重者可引起不规则子宫出血、月经量过多、腹部疼痛、尿失禁、便秘、复发性流产、不孕症、继发性贫血等。本病属于中医学“癥瘕”“石瘕”“月经过多”“经期延长”“带下”范畴。

一、西医诊断要点

（1）症状　0～2型子宫肌瘤常表现为经期延长、经量增多或淋漓出血，多数患者发生继发性贫血，也可有痛经、阴道排液或分泌物增多等症状。较小的3～8型子宫肌瘤可无症状，肌瘤较大时可压迫膀胱、直肠、输尿管等出现相应压迫症状，如尿频、排便困难等，也可自己触及下腹部包块。

（2）体征　表现为子宫增大，呈球形或不规则，或与子宫相连的肿块；与肌瘤大小、部位及数目有关。0 型有蒂黏膜下肌瘤可从子宫颈口脱出至阴道。

（3）辅助检查　盆腔超声：肌瘤多呈类圆形或椭圆形低回声实性结节，单发或多发，大多界限清楚。较大肌瘤内部回声不均，可见片状低回声。肌瘤周围有较清晰的直条状血流，同时还表现为半环状、环状及弓状血流信号，肌瘤实质内可有稀疏或丰富点状、短线状、细条状和小分支血流或无血流信号。

二、中医辨证论治

临床上对诊断为巨大子宫肌瘤或短期内快速增大的肌瘤，或 0～2 型明显影响月经的肌瘤，或围绝经期肌瘤合并子宫内膜明显增厚者，建议手术治疗；对其他情况的肌瘤或子宫肌瘤剔除术后有效预防复发，可采用中医治疗。

1. 气滞血瘀

【症状】下腹部有肿块，触之有形，按之痛或不痛，小腹胀满，月经先后不定期，经行多有血块，经色暗淡；精神抑郁，胸闷不舒。舌质紫暗或有瘀斑，脉沉弦涩。

【治法】行气活血，化瘀消癥。

【方药】逍遥散合血府逐瘀汤加减；或香附汤合桂枝茯苓丸加减；或香棱丸。

处方 1：逍遥散合血府逐瘀汤加减

柴胡 10g	枳壳 10g	当归 10g	白芍 10g
白术 12g	茯苓 10g	桃仁 9g	红花 10g
牛膝 10g	川芎 9g	赤芍 10g	橘核 10g
甘草 9g	荔枝核 10g		

7 剂

用法：每日 1 剂，水煎服，一日分 2～3 次服。

处方 2：香附汤合桂枝茯苓丸加减

香附 12g	柴胡 9g	青皮 9g	川芎 9g

当归 10g	桂枝 9g	茯苓 10g	醋鳖甲 15g先煎
桃仁 9g	莪术 9g	赤芍 9g	夏枯草 15g

7 剂

用法：每日 1 剂，水煎服，一日分 2～3 次服。

处方 3：香棱丸

木香 10g后下	丁香 10g后下	小茴香 10g	三棱 12g
青皮 9g	枳壳 12g	川楝子 10g	莪术 12g

7 剂

用法：每日 1 剂，水煎服，一日分 2～3 次服。

【随症加减】乳房胀痛明显者，加丝瓜络 15g、路路通 15g；精神抑郁者，加郁金 10g、玫瑰花 10g；胸闷不舒者，加瓜蒌 12g、薤白 9g；小腹刺痛、经色暗夹血块明显者，加延胡索 15g、炒蒲黄 9g包煎、五灵脂 9g包煎。

【中成药】

处方 1：宫瘤消胶囊。每次 3～4 粒，每日 3 次，口服；1 个月经周期为 1 个疗程，连续服用 3 个疗程。

处方 2：红金消结胶囊。每次 4 粒，每日 3 次，口服。

处方 3：丹鳖胶囊。每次 5 粒，每日 3 次，口服。

2. 痰湿瘀结

【症状】下腹部有肿块，触之不坚，固定难移，经行量多、淋漓难净，经间带下增多；胸脘痞闷，腰腹疼痛。舌体胖大、紫暗，有瘀斑、瘀点，脉弦滑或沉涩。

【治法】化痰除湿，活血消癥。

【方药】苍附导痰丸合三棱煎加减；或二陈汤合活血汤加减。

处方 1：苍附导痰丸合三棱煎加减

苍术 12g	香附 12g	陈皮 9g	胆南星 6g
法半夏 9g	茯苓 10g	枳壳 12g	醋三棱 12g
醋莪术 12g	桂枝 12g		

7 剂

用法：每日 1 剂，水煎服，一日分 2～3 次服。

处方 2： 二陈汤合活血汤加减

法半夏 9g	陈皮 10g	茯苓 10g	苍术 15g
香附 15g	当归 10g	桃仁 9g	红花 9g
枳壳 10g	木香 5g后下	川芎 9g	丹参 15g

7 剂

用法：每日 1 剂，水煎服，一日分 2～3 次服。

【随症加减】 若脾胃虚弱、正气不足者，加党参 15g、白术 15g、黄芪 15g；胸脘痞闷、食少者，加鸡内金 15g、六神曲 10g；包块形成日久者，加鳖甲 10g先煎、生牡蛎 20g先煎；白带较多者，加秦皮 9g、白头翁 9g。

【中成药】

处方 1： 小金胶囊。每次 3～7 粒（每粒 0.35g），每日 2 次，口服；1 个月经周期为 1 个疗程，连续服用 3 个疗程。

处方 2： 鳖甲煎丸。每次 3g，每日 2～3 次，温开水送服。

处方 3： 散结镇痛胶囊。每次 4 粒，每日 3 次，口服；于月经来潮第 1 天开始服药，连服 3 个月经周期为 1 个疗程，或遵医嘱。

3. 气虚血瘀

【症状】 下腹部肿块，月经量或多或少，经血质稀，色暗有血块，小腹刺痛；神疲乏力，少气懒言，或婚久不孕，或曾反复流产，腰膝酸软，头晕耳鸣。舌淡暗或有瘀斑，苔薄，脉细或沉细涩。

【治法】 补气活血，消癥散结。

【方药】 补阳还五汤加减；或四君子汤合通血丸加减；或桂枝茯苓丸加味；或桂心消积丸加减。

处方 1： 补阳还五汤加减

生黄芪 40g	当归尾 10g	赤芍 10g	川芎 9g
红花 9g	桃仁 9g	党参 15g	鸡内金 15g

7 剂

用法：每日 1 剂，水煎服，一日分 2～3 次服。

处方 2： 四君子汤合通血丸加减

党参 15g	白术 15g	醋三棱 9g	土鳖虫 10g
赤芍 10g	苏木 12g	醋莪术 9g	刘寄奴 15g
川芎 9g	红花 10g	甘草 10g	

7 剂

用法：每日 1 剂，水煎服，一日分 2～3 次服。

处方 3： 桂枝茯苓丸加味

桂枝 15g	茯苓 15g	赤芍 15g	牡丹皮 10g
桃仁 9g	丹参 15g	醋莪术 9g	炙黄芪 15g
炒白术 15g	白扁豆 12g		

7 剂

用法：每日 1 剂，水煎服，一日分 2～3 次服。

处方 4： 桂心消积丸加减

肉桂 9g（后下）	当归 10g	赤芍 9g	醋鳖甲 10g（先煎）
桃仁 9g	厚朴 6g	醋莪术 9g	醋三棱 9g
党参 15g	炒白术 15g		

7 剂

用法：每日 1 剂，水煎服，一日分 2～3 次服。

【随症加减】 小腹冷痛者，加熟附片 9g（先煎）；腰酸耳鸣者，加肉苁蓉 15g、续断 15g；胸膈痞满者，加枳壳 9g、陈皮 10g；气虚日久，阳衰中寒，见泄泻腹痛者，加干姜 9g、肉豆蔻 10g；带下清冷、夜尿频数、腰腹下坠者，加乌药 9g、山药 15g、益智 15g。

【中成药】

处方 1： 止痛化癥胶囊。每次 4～6 粒，每日 2～3 次，口服；2 周为 1 个疗程。

处方 2： 妇科回生丸。每次 1 丸，每日 2 次，温黄酒或温开水送服。

处方 3： 宫瘤宁胶囊。每次 3 粒，每日 3 次，口服；3 个月经周期为 1 个疗程；或遵医嘱。

4. 湿热瘀阻

【症状】下腹部肿块，热痛起伏，触之剧痛，痛连腰骶，经行量多，经期延长；带下量多，色黄如脓，或赤白兼杂，身烦口渴，大便秘结，小便黄赤。舌暗红、有瘀斑，苔黄，脉弦滑数。

【治法】清热利湿，化瘀消癥。

【方药】大黄牡丹汤加减；或仙方活命饮加减。

处方 1：大黄牡丹汤加减

大黄 9g[后下]	牡丹皮 12g	桃仁 12g	冬瓜仁 9g
茯苓 15g	浙贝母 10g	丹参 20g	赤芍 10g

7 剂

用法：每日 1 剂，水煎服，一日分 2～3 次服。

处方 2：仙方活命饮加减

天花粉 12g	茯苓 12g	白芷 10g	当归 9g
赤芍 12g	乳香 6g	没药 6g	土鳖虫 10g
皂角刺 15g	陈皮 15g	连翘 10g	川芎 9g
三棱 9g	莪术 9g	甘草 9g	

7 剂

用法：每日 1 剂，水煎服，一日分 2～3 次服。

【随症加减】若疼痛甚者，加延胡索 15g、香附 12g；小腹胀甚者，加香附 12g、木香 6g[后下]；下腹热甚者，加金银花 10g、蒲公英 15g、败酱草 12g；包块坚牢日久者，加土鳖虫 10g(处方 2 不加)、水蛭 3g。

【中成药】

处方 1：宫瘤清胶囊。每次 3 粒，每日 3 次，口服，或遵医嘱。

处方 2：大黄䗪虫丸。水蜜丸每次 3g，每日 1～2 次，口服；3 个月经周期为 1 个疗程，或遵医嘱。

处方 3：小金丸。每次 1.2～3g，每日 2 次，捣碎，温黄酒或温开水送下；3 个月经周期为 1 个疗程，或遵医嘱。

三、日常调护

注意个人卫生，防止生殖器官感染；适度运动，提高机体免疫力；注意食物搭配，避免含有激素或类激素成分的保健品；选择适当避孕措施，避免人工流产；定期检查，及时发现并治疗与子宫肌瘤相关的疾病。

（李艳红）

参考文献

[1] 张奇文．中国当代名医验方选编妇科分册［M］．北京：中国中医药出版社，2013：238.

[2] 韩延华．韩百灵百年百名妇科专家［M］．北京：中国中医药出版社，2013：113-115.

[3] 孟国栋，杨援朝．孟维礼中医世家经验辑要［M］．西安：陕西科学技术出版社，2004：152-153.

[4] 刘云芝．推拿治疗产后腰腿痛［J］．按摩与导引，2007，10（23）：34.

[5] 曹泽毅．中华妇产科学（临床版）［M］．北京：人民卫生出版社，2010.

[6] 马宝璋．中医妇科学［M］．北京：上海科学技术出版社，1997.

[7] 谈勇．中医妇科学［M］．北京：中国中医药出版社，2016.

[8] 罗颂平，谈勇．中医妇科学［M］．2版．北京：人民卫生出版社，2012.

[9] 朱南孙．朱南孙妇科临床秘验［M］．北京：中国医药科技出版社，1994.

[10] 黄素英．中国百年百名中医临床家丛书——蔡小荪［M］．北京：中国中医药出版社，2022.

[11] 乐秀珍．妇科名医证治精华［M］．上海：上海中医药大学出版社，1995.

[12] 张丰强，郑英．首批国家级名老中医效验秘方精选［M］．北京：国际文化出版公司，1996.

[13] 中华医学会妇产科学分会内分泌学组及指南专家组．多囊卵巢综合征中国诊疗指南［J］．中华妇产科杂志，2018，01：2-6.

[14] 多囊卵巢综合征相关不孕治疗及生育保护共识专家组，中华预防医学会生育力保护分会生殖内分泌生育保护学组．多囊卵巢综合征相关不孕治疗及生育保护共识［J］．生殖医学杂志，2020，07：843-851.

[15] 中华医学会妇产科学分会产科学组，复发性流产诊治专家共识编写组．复发性流产诊治专家共识（2022）［J］．中华妇产科杂志，2022，57（9）：653-667.

[16] 中华医学会妇产科学分会妇科内分泌学组．异常子宫出血诊断与治疗指南（2022更新版）［J］．中华妇产科杂志，2022，07：481-490.

[17] 颜景杏，洪顺家．宫腔粘连诊疗研究的进展［J］．现代妇产科进展，2011（11）：910-912.

[18] Kodaman P H，Arici A. Intrauterine adhesions and fertility outcome：how to opti-

mize success [J]. Curr Opin Obstet Gynecol，2007，19（3）：207-214.
[19] 子宫肌瘤的诊治中国专家共识专家组．子宫肌瘤的诊治中国专家共识 [J]. 中华妇产科杂志，2017，12：793-800.
[20] 谢幸，孔北华，段涛．妇产科学 [M]. 9 版．北京：人民卫生出版社，2018.
[21] 曹泽毅．中华妇产科学 [M]. 3 版．北京：人民卫生出版社，2014.
[22] 刘敏如，谭万信．中医妇产科学 [M]. 2 版．北京：人民卫生出版社，2012.
[23] 胡国华，罗颂平．全国中医妇科流派名方精粹 [M]. 北京：中国中医药出版社，2016.
[24] 中华医学会妇产科学分会妇科内分泌学组．闭经诊断与治疗指南（2023 版）[J]. 中华妇产科杂志，2024，59（1）：9-10.

第十一章 儿科疾病

第一节 急性上呼吸道感染

急性上呼吸道感染是鼻腔、咽或喉部急性炎症的总称。它不是一个疾病诊断，而是一组疾病的总称。主要病原体是病毒，少数为细菌。通常病情轻、病程短，多可自愈，预后好。但发病率高，有时可伴有严重并发症，需积极防治。

一、西医诊断要点

根据患者受凉、疲劳等诱因，鼻咽部的卡他、炎症症状及相应体征，结合外周血常规检查结果等可作出本病的临床诊断。一般情况下无需进行病因诊断。需要注意急性喉炎、扁桃体炎所致的上气道梗阻情况，体格检查过程中需要注意判断患者是否具有呼吸频率增快以及吸气性三凹征等表现。

二、中医辨证论治

（一）常见证型

1. 风寒感冒

【症状】发热，恶寒，无汗，头痛，鼻流清涕，打喷嚏，咳嗽，口不渴，咽部不红肿。舌淡红，苔薄白，脉浮紧或指纹浮红。

【治法】辛温解表。

【方药】荆防败毒散加减。

羌活 6g	独活 6g	柴胡 6g	前胡 6g
枳壳 6g	茯苓 6g	荆芥 6g	防风 6g
桔梗 6g	川芎 6g	甘草 3g	

3 剂

用法：每日 1 剂，水煎服，一日分 2～3 次服。

【随症加减】头痛按不同部位加药，痛在后脑勺和项部，加蔓荆子 6g；痛在前额或者眉棱骨，加葛根 9g、白芷 6g、知母 6g；痛在头两侧连及耳部，加黄芩 6g；恶寒无汗，加桂枝 6g、麻黄 3g 以解表散寒；外寒里热证，加黄芩 9g、石膏 15g先煎、板蓝根 6g 以清热泻火。

【中成药】

处方 1：风寒感冒颗粒。8g/袋。3 岁以下每次 1/3～1/2 袋，每天3 次；3～6 岁每次 2/3～1 袋，每天 3 次；6 岁以上每次 1 袋，每天 3 次；温开水冲服。3 天为 1 个疗程。

处方 2：小儿柴桂退热颗粒。4g/袋，用于外感发热。1 岁以内每次 2g，1～3 岁每次 4g，4～6 岁每次 6g，7～14 岁每次 8g，每日 4 次，温开水冲服。3 天为 1 个疗程。

处方 3：葛根汤颗粒。6g/袋，用于风寒感冒。3 岁以下每次 1/3～1/2 袋，3～6 岁每次 2/3～1 袋，6 岁以上每次 1 袋，每日 3 次，温开水冲服。7～10 天为 1 个疗程。

处方 4：荆防颗粒。15g/袋。3 岁以下每次 1/3～1/2 袋，3～6 岁每次 2/3～1 袋，6 岁以上每次 1 袋，每日 3 次；温开水冲服。3 天为1 个疗程。

【其他治法】

推拿疗法：推攒竹 100 下，分推坎宫 100 下，揉太阳 100 下，清肺经 100 下，分阴阳 100 下，揉肺俞 100 下，揉外劳宫 100 下，掐阳池 200 下。3 天为 1 个疗程。

艾灸疗法：取穴大椎、风门、肺俞。用艾炷 1～2 壮，依次灸治，每穴 5～10min，以表面皮肤潮热为宜，每日 1～2 次，3 天为

1个疗程。

2. 风热感冒

【症状】发热，恶风，有汗或少汗，头痛，鼻塞，鼻流浊涕，打喷嚏，咳嗽，痰稠色白或黄，咽红肿痛，口干渴。舌质红，苔薄黄，脉浮数或指纹浮紫。

【治法】辛凉解表。

【方药】银翘散加减。

连翘 9g	金银花 9g	桔梗 6g	薄荷 6g后下
竹叶 9g	甘草 6g	荆芥 9g	淡豆豉 9g
牛蒡子 6g			

3剂

用法：每日1剂，水煎服，一日分2～3次服。

【随症加减】高热，加石膏15g先煎清热；咽红肿痛，加射干6g、板蓝根6g清热利咽；鼻塞明显，加辛夷6g、苍耳子6g通窍；咳嗽痰黄，加桑白皮9g、黄芩6g清肺热；大便秘结，加枳实9g、瓜蒌皮9g利肠通便。

【中成药】

处方1：小儿豉翘清热颗粒。用于风热感冒。6个月～1岁每次1～2g，1～3岁每次2～3g，4～6岁每次3～4g，7～9岁每次4～5g，10岁以上每次6g，每日3次，温开水冲服。3天为1个疗程。

处方2：芩香清解口服液。10ml/支，用于表里俱热证。6个月～3岁每次5ml，3～7岁每次10ml，7～14岁每次15ml，每日3次，口服。3天为1个疗程。

处方3：小儿退热口服液。10ml/支，用于风热感冒。5岁以下每次10ml，5～10岁每次20～30ml，每日3次，口服。

【其他治法】

推拿疗法：推攒竹100下，分推坎宫100下，揉太阳100下，清肺经100下，分阴阳100下，揉肺俞100下，推天柱200下，清天河水300下，退六腑300下。每日1次，3天为1个疗程。

针刺疗法：取穴大椎、曲池、外关、合谷，行针后取下，不留针。头痛加双侧太阳穴放血，咽喉疼痛明显加双侧少商放血，高热明显可大椎、耳尖放血。视病情可放血2～3次，每天1次。

3. 暑邪感冒

【症状】发热，无汗或汗出热不解，头晕，头痛，鼻塞，身重困倦，脘痞泛恶，心烦，食欲不振，或有呕吐、泄泻，小便短黄。舌质红，苔黄腻，脉数或指纹紫滞。

【治法】清暑解表。

【方药】新加香薷饮加减。

香薷6g　　金银花9g　　鲜扁豆花9g　　厚朴6g
连翘6g

3剂

用法：每日1剂，水煎服，一日分2～3次服。

【随症加减】偏热重，加黄连3g、栀子6g以清热；偏湿重，加佩兰6g、藿香6g祛暑化湿；呕吐甚，加姜半夏9g、竹茹9g降逆止呕；泄泻重，加葛根9g、黄芩9g、黄连3g、苍术6g清肠化湿。

【中成药】

处方1：藿香正气口服液。用于暑湿感冒。1岁以下每次1ml，1～6岁每次2～3ml，7～14岁每次5～10ml，每日2次，温开水冲服。3天为1个疗程。

处方2：健儿清解液。用于感冒夹杂食湿里滞。<1岁每次4ml，1～5岁每次8ml，6岁以上酌加，每日3次。

处方3：小儿暑感宁糖浆。100ml/瓶，用于暑季外感发热。1岁以下每次5ml，2～3岁每次5～10ml，4～6岁每次10～15ml，7～12岁每次15～20ml，每日3～4次，口服。

（二）兼夹证

由于儿童的生病理特点，往往会出现兼夹证。

① 夹痰：可见咳嗽明显，咳声重浊，喉中痰鸣，舌苔厚腻，脉浮滑数。偏于风寒者可加三拗汤及紫苏子9g，偏于风热者加桑白皮9g、黄芩9g。

② 夹滞：可见脘腹胀满，不思饮食，呕吐酸腐，口气秽浊，

大便秘结，小便短赤，舌苔厚腻，脉滑。需要加消导药物，如山楂、六神曲、麦芽、莱菔子、鸡内金、枳壳各 9g 等，或者可用中成药保和丸。

③ 夹惊：可见惊惕啼叫，睡眠不安，甚至出现惊厥，舌尖红，脉弦。需加安神镇静之品，如蝉蜕 6g、钩藤 9g后下、僵蚕 6g 等。

（三）临床心得

实际在临床应用时，可以小柴胡汤为底方，根据辨证及症状进行加减，如咽喉疼痛明显、扁桃体化脓者可联合银翘散加减，发热明显之热证者加石膏、知母，寒证者可予柴胡桂枝汤加减，夹滞者可联合保和丸加减。

三、日常调护

① 避免诱发因素。避免受凉，注意保暖；保持室内空气新鲜；在高发季节避免去人群密集的公共场所；戒烟；防止交叉感染。

② 增强免疫力。注意劳逸结合，加强体育锻炼，提高机体抵抗力。

③ 识别并发症并及时就诊。药物治疗后症状不缓解，或出现耳鸣、耳痛、外耳道流脓等中耳炎症状，或恢复期出现胸闷、心悸，眼睑浮肿、腰酸或关节疼痛者，及时就诊。

第二节　急性支气管炎

急性支气管炎是由感染、物理及化学刺激或过敏因素引起的支气管黏膜的急性炎症。常发生于寒冷季节或气温突然变冷时。

临床表现以咳嗽为主，起病先有鼻塞、流涕、咽痛、声音嘶哑等上呼吸道感染症状和/或伴有发热、恶寒、头痛、全身酸痛等全身症状，持续时间一般不超过 3 周。本病属于中医“咳嗽”范畴。

一、西医诊断要点

1. 临床表现

（1）症状　起病较急，常先有上呼吸道感染症状如鼻塞、咽痛，继之出现干咳或伴少量黏痰，痰量逐渐增多、咳嗽症状加剧，偶可痰中带血。不能根据痰的性状判断病原是病毒还是细菌。咳嗽和咳痰可延续 2～3 周才消失，通常＜30 天；但有研究显示，约 1/4 的患者咳嗽持续时间＞30 天。如果伴有支气管痉挛，可出现程度不同的胸闷、气喘。全身症状一般较轻，可有轻到中度发热，多在 3～5 天后降至正常。

（2）体征　两肺呼吸音多粗糙，伴或不伴干、湿啰音，啰音部位常常不固定，部分患者亦无明显体征。

2. 辅助检查

（1）血常规　多数病例外周血白细胞计数和分类无明显改变，细菌感染时白细胞总数和中性粒细胞可增多。

（2）X 线胸片　部分病例表现为肺纹理增粗，少数病例无异常表现。不建议对疑似急性支气管炎患者进行胸部常规影像学检查。当出现咯血、呼吸困难、肺部实变体征等症状或体征时需进行胸部影像检查。

二、中医辨证论治

1. 风寒咳嗽

【症状】咳嗽频作，咽痒声重，痰白质稀，鼻流清涕，恶寒无汗，或有发热。舌淡红，苔薄白，脉浮紧。

【治法】疏风散寒，宣肺止咳。

【方药】小青龙汤；或三拗汤。

处方 1：小青龙汤

麻黄 6g	白芍 9g	细辛 6g	干姜 6g
炙甘草 6g	桂枝 9g	法半夏 9g	五味子 6g

7 剂

用法：每日1剂，水煎服，一日分2～3次服。

处方2：三拗汤

麻黄6g　　苦杏仁6g后下　　甘草6g

7剂

用法：每日1剂，水煎服，一日分2～3次服。

【随症加减】若痰多者，加金沸草9g、紫苏子9g化痰止咳；若风寒束表重者，加荆芥9g、防风6g解表散寒；若风寒夹热或寒包热者，加黄芩9g、石膏15g先煎清里热；咽痒明显加桔梗6g、蝉蜕3g以利咽止痒。

【中成药】

处方1：杏苏止咳颗粒。12g/袋。1～3岁每次1/3袋，4～7岁每次1/2袋，8～14岁每次1袋，每日3次，温开水冲服，3天为1个疗程。

处方2：小青龙颗粒。1～3岁每次1/3袋，4～7岁每次1/2袋，8～14岁每次1袋，每日3次，温开水冲服，3天为1个疗程。

【其他治法】

拔罐疗法：用三棱针点刺大椎穴，以微出血为佳，然后用中型火罐拔于穴位上，5～10min起罐，隔日1次。用于外感咳嗽各证型。

中药外治法：白芥子、半夏、细辛各3g，麻黄、肉桂各5g，丁香0.5g。共研细末，外敷脐部。适用于风寒咳嗽。

2. 风热咳嗽

【症状】咳嗽不爽，吐黄色黏稠痰，不易咳出，口渴咽痛，鼻流浊涕，伴发热恶风、汗出头痛。舌质红，苔薄黄，脉浮数。

【治法】疏风清热，宣肺止咳。

【方药】桑菊饮。

桑叶6g　　菊花6g　　苦杏仁9g后下　　连翘6g
薄荷6g后下　　桔梗6g　　甘草6g　　芦根6g

7剂

用法：每日1剂，水煎服，一日分2～3次服。

【随症加减】热重者，加生石膏15g先煎、知母6g清热；痰多者，加浙贝母9g、瓜蒌9g化痰；咳重者，加炙枇杷叶9g包煎、前胡9g宣肺止咳；若喘促明显者，合用麻杏石甘汤（蜜炙麻黄9g、苦杏仁9g后下、炙甘草6g、石膏18g先煎）宣肺平喘。

【中成药】

处方1：金振口服液。10ml/支，用于风热咳嗽痰多者。6个月～1岁，每次5ml，每日3次；2～3岁，每次10ml，每日2次；4～7岁，每次10ml，每日3次；8～14岁，每次15ml，每日3次；口服，5～7天为1个疗程。

处方2：小儿清肺化痰口服液。10ml/支。1岁以内每次3ml，1～5岁每次10ml，5岁以上每次15～20ml，每日2～3次，口服，用时摇匀。

处方3：小儿消积止咳口服液。10ml/支，用于风热咳嗽。1岁以内每次5ml，1～2岁每次10ml，3～4岁每次15ml，5岁以上每次20ml，每日3次，口服，5天为1个疗程。

【其他治法】

中药外治法：取鱼腥草15g，青黛、蛤壳各10g，葱白3根，冰片0.3g。将前三味研末，取葱白、冰片与药末捣烂如糊状，外敷脐部。适用于风热咳嗽。

3. 风燥咳嗽

【症状】干咳痰少，不易咳出，或痰中带血，鼻燥咽干，咳甚则胸痛，或有发热，舌尖红，苔薄黄欠润，脉浮数。

【治法】疏散表邪，润肺化痰。

【方药】桑杏汤。

桑叶6g	浙贝母6g	香豉6g	栀子9g
梨皮6g	苦杏仁9g后下	南沙参9g	

7剂

用法：每日1剂，水煎服，一日分2～3次服。

【随症加减】伤津较重者，加麦冬9g、玉竹9g养阴生津；咽痛，加玄参6g、马勃6g包煎利咽；鼻衄，加生地黄6g、牡丹皮6g、白茅根 9g 凉血止血；大便干结，肺气不宣，腑气不通，加火麻仁 9g、生地黄 6g 以润肠泻下；若肺气不降，咳嗽剧烈，加紫菀 9g、款冬花 9g、前胡 6g 止咳平喘。

【中成药】

处方 1： 养阴清肺膏。100ml/瓶，用于阴虚燥咳。1～3 岁每次 5ml，4～6 岁每次 10ml，7～14 岁每次 10～20ml，每日 2～3 次，口服。

处方 2： 蜜炼川贝枇杷膏。110g/瓶，用于阴虚燥咳。1～3 岁每次 5～7g，4～6 岁每次 7～15g，7～14 岁每次 15～25g，每日 2～3 次，口服。

处方 3： 川贝清肺糖浆。100ml/瓶。1～3 岁每次 5～10ml，4～6 岁每次 10～15ml，7～14 岁每次 15～30ml，每日 3 次，口服。

【临床心得】 咳嗽为临床常见症状，五脏六腑皆可令人咳，所以治咳嗽不能单纯治肺，要注意调理脾胃，以振中州之气。外感咳嗽，多因肺的宣降失调导致，需酌情加止咳平喘药物，以顺畅肺气，缩短咳嗽疗程。

三、日常调护

① 多数患者预后良好，症状在几周内消退，极少患者需要进行长期随访。对于持续咳嗽（超过 8 周）者，可能有必要实施进一步评估，以排除其他病因，例如哮喘（包括咳嗽变异性哮喘）、支气管结核、胃食管反流病等，而不应该反复使用抗菌药物。

② 避免受凉、劳累，防止上呼吸道感染；改善生活卫生环境，避免过度吸入环境中的过敏原和污染物；参加适当的体育锻炼，增强体质。

第三节　支气管肺炎

支气管肺炎指病原体通过支气管侵入，引起细支气管、终末支气管、终末细支气管和肺泡的炎症。一年四季均可发生，但多见于冬春季；任何年龄均可患病，年龄越小，发病率越高，病情越重。因此，加强对本病的防治十分重要。

一、西医诊断要点

(1) 症状 发热、咳嗽、喘息是最常见的症状。年长儿可有胸痛，咯血少见。小于 2 月龄的婴儿可无发热，表现为吐沫、屏气(呼吸暂停) 或呛咳。持续发热伴咳嗽超过 3～5 天，应警惕肺炎的可能。

(2) 体征 呼吸增快和湿啰音提示肺炎，尤其是婴幼儿。但支原体肺炎多无典型湿啰音。呼吸频率增快标准：平静时观察 1min，小于 2 月龄≥60 次/min，2 月龄～1 岁≥50 次/min，1～5 岁≥40 次/min，5 岁以上≥30 次/min。随着病情加重，可出现呼吸浅快、胸壁吸气性凹陷、鼻扇、三凹征、呻吟和发绀，可有烦躁、萎靡、嗜睡、拒食等症状。

(3) 影像学检查

① X 线胸片。一般状况良好的门诊患儿可不进行 X 线胸片检查，对改善预后无明显影响。当病情严重或考虑有并发症或临床表现不典型者，需早期行 X 线胸片检查。

② CT。不推荐常规行胸部 CT 检查，有以下情况时建议行低剂量胸部 CT 检查：临床表现与胸片不一致；怀疑气道和肺部畸形、有严重并发症等情况时；疗效不佳，需要除外其他疾病如间质性肺疾病、肺结核等。一般无需进行增强 CT 检查，当临床疑诊血管畸形、肺部畸形、肿瘤或评价严重并发症等时，建议直接进行胸部增强 CT 扫描。

二、中医辨证论治

(一) 常证

1. 风寒闭肺

【症状】 恶寒发热，无汗，呛咳气急，痰白而稀，口不渴，咽不红。舌质不红，舌苔薄白或白腻，脉浮紧，指纹浮红。

【治法】辛温开闭，宣肺止咳。

【方药】华盖散加减；或小青龙汤加减。

处方1：华盖散加减

麻黄6g	紫苏子9g	苦杏仁9g后下	陈皮9g
桑白皮9g	茯苓6g	甘草6g	

4剂

用法：每日1剂，水煎服，一日分2～3次服。

处方2：小青龙汤加减

麻黄6g	白芍9g	细辛3g	干姜6g
炙甘草6g	桂枝9g	姜半夏9g	五味子6g

4剂

用法：每日1剂，水煎服，一日分2～3次服。

【随症加减】若恶寒身痛重，加桂枝6g(处方2不加)、白芷6g温散表寒；若寒邪外束，内有郁热，症见发热口渴、面赤心烦、苔白、脉数者，则宜用大青龙汤（麻黄6g、桂枝6g、炙甘草6g、苦杏仁9g、生姜9g、大枣9g、生石膏15g先煎）表里双解。

【中成药】

处方1：小青龙合剂。10ml/支。1～3岁每次5ml，4～6岁每次8ml，7～14岁每次10ml，每日3次，口服。

处方2：三拗片。0.5g/片。1～3岁每次0.5片，4～6岁每次1片，7～14岁每次2片，每日3次，口服。7天为1个疗程。

处方3：通宣理肺口服液。10ml/支，用于风寒闭肺证。3～7岁每次8ml，7岁以上每次10ml，每日2～3次，口服，3天为1个疗程。

【其他治法】

拔罐疗法：取双侧肩胛下部，拔火罐。每次5～10min，每日1次，5日为1个疗程。

2. 风热闭肺

【症状】发热恶风，微有汗出，咳嗽气急，痰多，痰黏稠或黄，口渴咽红，舌红，苔薄白或黄，脉浮数。重症则见高热，咳嗽微喘，气急鼻扇，喉中痰鸣，面赤，便干尿黄，舌红，苔黄，脉滑数，指纹浮紫或紫滞。

【治法】辛凉开闭，清肺止咳。

【方药】银翘散合麻杏石甘汤加减。

连翘 9g	金银花 9g	桔梗 6g	薄荷 6g后下
竹叶 9g	甘草 6g	荆芥 9g	淡豆豉 9g
牛蒡子 6g	麻黄 9g	苦杏仁 9g后下	石膏 15g先煎

4 剂

用法：每日 1 剂，水煎服，一日分 2～3 次服。

【随症加减】咳剧痰多者，加川贝母 9g、瓜蒌皮 9g、天竺黄 9g 清化痰热；热重者，加黄芩 6g、栀子 9g、板蓝根 9g、鱼腥草 9g 清肺泄热；夹有积滞者，加莱菔子 9g、全瓜蒌 9g 化痰通腑。

【中成药】

处方 1：小儿咳喘灵泡腾片。用于风热闭肺证。1～3 岁每次 1 片，3～5 岁每次 1.5 片，5～7 岁每次 2 片，每日 3 次，温开水泡腾溶解后口服。

处方 2：喜炎平注射液。儿童每日按体重 5～10mg/kg(0.2～0.4ml/kg)，最高剂量不超过 250mg，以 5%葡萄糖注射液或 0.9%氯化钠注射液 100～250ml 稀释后静脉滴注，控制滴速，每分钟 30～40 滴。每日 1 次，或遵医嘱。

【其他治法】

放血疗法：用三棱针点刺大椎穴，以微出血为佳，然后用中型火罐拔于穴位上，3～5min 起罐，隔日 1 次，2～3 次为 1 个疗程。

3. 痰热闭肺

【症状】发热，烦躁，咳嗽喘促，气急鼻扇，喉间痰鸣，口唇青紫，面赤口渴，胸闷胀满，泛吐痰涎。舌质红，舌苔黄腻，脉弦滑。

【治法】清热涤痰，泻肺定喘。

【方药】五虎汤合葶苈大枣泻肺汤加减。

麻黄 6g	苦杏仁 3g后下	甘草 6g	石膏 15g先煎
细茶 3g	葶苈子 9g包煎		

4 剂

用法：每日 1 剂，水煎服，一日分 2～3 次服。

【随症加减】痰盛者，加浙贝母 9g、天竺黄 9g、鲜竹沥 9g 清化痰热；热甚者，加栀子 9g、虎杖 6g 清泄肺热；热盛便秘、痰壅喘急，加生大黄 3g后下 通腑泄热，或予牛黄夺命散（白牵牛 1.5g、黑牵牛 1.5g、川大黄 1.5g、槟榔 1.5g，共为细末，取适量冷水调服，用于 3 岁以上患儿）；面唇青紫者，加丹参 9g、赤芍 9g 活血化瘀。

【中成药】

处方 1： 小儿肺热咳喘颗粒。用于痰热闭肺证。3 岁及以下每次 3g，每日 3 次；3 岁以上每次 3g，每日 4 次；7 岁以上每次 6g，每日 3 次；冲服。

处方 2： 清开灵软胶囊。0.4g/粒。4～6 岁每次 1 粒，每日 2 次；7～14 岁每次 1～2 粒，每日 3 次；口服（幼儿可剪开胶囊滴服）。

【其他治法】

中医定向透药：取生大黄、芒硝各等量，混合磨粉，用温水调稠糊状，外敷两侧肺俞穴，以中医离子透药仪透药治疗。每次 20min，每日 1 次，7 日为 1 个疗程。

4. 毒热闭肺

【症状】高热持续，咳嗽剧烈，气急鼻扇，喘憋，涕泪俱无，鼻孔干燥，面赤唇红，烦躁口渴，小便短黄，大便秘结。舌红而干，舌苔黄，脉滑数。

【治法】清热解毒，泻肺开闭。

【方药】黄连解毒汤合麻杏甘石汤加减。

黄连 9g	黄芩 6g	黄柏 6g	栀子 9g
麻黄 9g	苦杏仁 9g后下	甘草 6g	石膏 15g先煎

4 剂

用法：每日 1 剂，水煎服，一日分 2～3 次服。

【随症加减】热重者，加虎杖 6g、蒲公英 9g、败酱草 9g 清热解毒；腹胀、大便秘结者，加生大黄 3g[后下]、芒硝 6g[冲服]通腑泄热；口干鼻燥、涕泪俱无者，加生地黄 6g、玄参 6g、麦冬 6g 润肺生津；咳嗽重者，加前胡 9g、款冬花 9g 宣肺止咳；烦躁不宁者，加白芍 6g、钩藤 6g[后下]清心宁神。

【中成药】

处方 1： 小儿肺炎散。0.6g/袋。口服，每次 0.6～0.9g，每日 2 次，3 岁以下小儿酌减。

处方 2： 喜炎平注射液。儿童每日按体重 5～10mg/kg(0.2～0.4ml/kg)，最高剂量不超过 250mg，以 5%葡萄糖注射液或 0.9%氯化钠注射液 100～250ml 稀释后静脉滴注，控制滴速，每分钟 30～40 滴。每日 1 次，或遵医嘱。

处方 3： 热毒宁注射液。3～5 岁儿童最高剂量不超过 10ml，以 5%葡萄糖注射液或 0.9%生理盐水注射液 50～100ml 稀释后静脉滴注，滴速为 30～40 滴/min，每日 1 次；6～10 岁儿童每次 10ml，以 5%葡萄糖注射液或 0.9%生理盐水注射液 100～200ml 稀释后静脉滴注，滴速为 30～60 滴/min，每日 1 次；疗程 3 天，或遵医嘱。

5. 阴虚肺热

【症状】 病程较长，干咳少痰，低热盗汗，面色潮红，五心烦热。舌质红乏津，舌苔花剥、少苔或无苔，脉细数。

【治法】 养阴清肺，润肺止咳。

【方药】 沙参麦冬汤。

北沙参 9g	玉竹 6g	生甘草 3g	桑叶 6g
麦冬 9g	生白扁豆 6g	天花粉 6g	

7 剂

用法：每日 1 剂，水煎服，一日分 2～3 次服。

【随症加减】 余邪留恋、低热起伏者，加地骨皮 6g、知母 6g、黄芩 6g、鳖甲 15g[先煎]、青蒿 9g 滋阴清热；久咳者，加百部 9g、枇杷叶 9g[包煎]、百合 9g、诃子 6g 敛肺止咳；汗多者，加龙骨

15g先煎、牡蛎15g先煎、酸枣仁9g、五味子6g敛阴止汗。

【中成药】

处方1：养阴清肺口服液。用于阴虚肺热证。6岁以内每次3ml，7～10岁每次5ml，11～14岁每次10ml，每日2～3次，口服。

处方2：虚汗停颗粒。10g/袋。成人每次10g，每日3次；4岁以下儿童，每次5g，每日2次；4岁以上儿童，每次5g，每日3次；温开水冲服。

处方3：贞芪扶正颗粒。每次5g，每日2次，温开水冲服。3岁以下小儿酌减。

6. 肺脾气虚

【症状】咳嗽无力，喉中痰鸣，低热起伏不定，面白少华，动辄汗出，食欲不振，大便溏。舌质偏淡，舌苔薄白，脉细无力。

【治法】补肺健脾，益气化痰。

【方药】人参五味子汤。

太子参6g	白术6g	茯苓6g	五味子6g
麦冬6g	炙甘草6g		

7剂

用法：每日1剂，水煎服，一日分2～3次服。

【随症加减】咳嗽痰多者，去五味子，加法半夏6g、陈皮9g、苦杏仁9g后下化痰止咳；咳嗽重者，加紫菀6g、款冬花9g宣肺止咳；动则汗出重者，加黄芪6g、龙骨15g先煎、牡蛎15g先煎固表止汗；汗出不温者，加桂枝6g、白芍6g温卫和营；食欲不振者，加山楂9g、六神曲9g、麦芽9g健胃助运；久泻不止者，加白扁豆9g、山药9g、煨木香6g后下、煨诃子6g健脾止泻。

【中成药】

处方1：玉屏风颗粒。用于肺脾气虚证。<1岁每次2g，1～5岁每次2.5～5g，6～14岁每次5g，每日3次，温开水冲服。

处方2：黄芪精。10ml/支。1～5岁每次5ml，5岁以上每次10ml，每日2次，口服。

【其他治法】

中药外治法：白芥子末、面粉各30g，加水调和，用纱布包裹后，敷贴背部。每日1次，每次约15min，至皮肤发红为止，连敷3日。

7. 饮食积滞

【症状】有不节饮食史，咳嗽，咳吐黄痰，口臭或嗳气呕恶或腹胀，手足心热，大便干结，小便色黄。舌质红，苔白厚或黄厚腻，脉滑数。

【治法】健脾消积，化痰止咳。

【方药】二陈汤合保和丸加减。

法半夏9g	陈皮6g	茯苓9g	炙甘草6g
炒莱菔子9g	炒麦芽6g	焦山楂9g	黄芩9g
炒紫苏子6g	枇杷叶9g包煎	紫菀6g	百部6g
瓦楞子9g先煎			

7剂

用法：每日1剂，水煎服，一日分2～3次服。

【随症加减】大便秘结者，加瓜蒌子6g、大黄3g后下润肠通便；痰多色黄、黏稠难咳者，加瓜蒌皮6g、天竺黄6g、胆南星6g清肺化痰。

【中成药】

处方1：小儿消积止咳口服液。10ml/支。1岁以内每次5ml，1～2岁每次10ml，3～4岁每次15ml，5岁以上每次20ml，每日3次，口服；5天为1个疗程。

处方2：健儿消食口服液。10ml/支。3岁以内每次5～10ml，3岁以上每次10～20ml，每日2次，口服，用时摇匀。

（二）变证

1. 心阳虚衰

【症状】突然面色苍白，口唇青紫，呼吸困难，或呼吸浅促，额汗不温，四肢厥冷，烦躁不安，或神萎淡漠，肝脏迅速增大。舌质略紫，苔薄白，脉细弱而数，指纹青紫、可达命关。

【治法】温补心阳，救逆固脱。

【方药】参附龙牡救逆汤。

人参 3g另煎	熟附片 6g先煎	龙骨 15g先煎	牡蛎 15g先煎
白芍 6g	炙甘草 6g		

3 剂

用法：每日 1 剂，水煎服，一日分 2～3 次服。

【随症加减】气阴两竭者，加麦冬 6g、西洋参 6g 益气救阴；肝脏增大者，可酌加红花 9g、丹参 9g 活血化瘀。

2. 邪陷厥阴

【症状】壮热烦躁，神昏谵语，四肢抽搐，口噤项强，两目窜视。舌质红绛，指纹青紫，可达命关，或透关射甲。

【治法】平肝息风，清心开窍。

【方药】羚角钩藤汤合牛黄清心丸加减。

羚羊角 3g另煎	桑叶 6g	川贝母 9g	生地黄 15g
钩藤 9g后下	菊花 9g	茯神 9g	白芍 9g
生甘草 3g	黄连 6g	黄芩 9g	栀子 9g
郁金 6g			

3 剂

用法：每日 1 剂，水煎服，每日分 2～3 次服。

【随症加减】若昏迷痰多者，加石菖蒲 9g、胆南星 9g、竹沥 9g 豁痰开窍；高热神昏抽搐者，可选加紫雪丹、安宫牛黄丸、至宝丹开窍息风。

三、日常调护

① 积极锻炼身体，预防急性呼吸道感染。

② 加强营养，防止佝偻病及营养不良是预防重症肺炎的关键。

③ 保持室内空气流通，室温以 18～20℃ 为宜，相对湿度 60%。

④ 呼吸急促时，应保持气道通畅，随时吸痰；咳嗽剧烈时可

抱起小儿轻拍其背部，伴呕吐时应防止呕吐物吸入气管。

⑤ 重症肺炎患儿要加强巡视，监测呼吸、心率等，密切观察病情变化。

第四节 慢性咳嗽

2007 年 12 月，中华医学会儿科学分会呼吸学组和《中华儿科杂志》编辑委员会制定了《儿童慢性咳嗽诊断与治疗指南》，明确了儿童慢性咳嗽是指咳嗽症状持续>4 周。在此后的《中国儿童慢性咳嗽诊断与治疗指南（2013 年修订）》《中国儿童咳嗽诊断与治疗临床实践指南（2021 版）》《咳嗽的诊断与治疗指南（2021）》等多个指南中均使用这一定义。从病因角度，慢性咳嗽分为特异性咳嗽和非特异性咳嗽：前者指咳嗽是某些诊断明确的疾病的症状之一，如百日咳、肺结核、哮喘等；后者指咳嗽为主要或唯一表现、X 线胸片未见异常的慢性咳嗽，目前临床上的慢性咳嗽就是指这一类咳嗽。儿童慢性咳嗽多具有病程长、咳嗽反复发作的特点，中医学将其归属于“内伤咳嗽”“久咳”“久嗽”及“顽咳”等范畴。慢性咳嗽常见致病因素为痰、风、瘀，累及脏腑包括肺、脾、肝三脏，但又不局限于此三脏。

一、西医诊断要点

（1）呼吸道感染与感染后咳嗽的临床特征和诊断线索

①近期有明确的呼吸道感染史；②咳嗽呈刺激性干咳或伴少量白色黏痰；③X 线胸片检查无异常；④肺通气功能正常；⑤咳嗽通常具有自限性；⑥除外引起慢性咳嗽的其他原因。如果咳嗽时间超过 8 周，应考虑其他诊断。

（2）上气道咳嗽综合征的临床特征和诊断线索

①慢性咳嗽伴或不伴咳痰，咳嗽以清晨或体位改变时为甚，常伴鼻塞、流涕、咽干并有异物感、反复清咽、咽后壁黏液附着感，少数患儿诉头痛、头晕、低热等；②检查鼻窦区可有压痛，鼻窦开口处可见黄白色分泌物流出，咽后壁滤泡明显增生，呈鹅卵石样，有时可见咽后壁黏液样物附着；③针对性治疗，如抗组胺药和

白三烯受体拮抗剂、鼻用糖皮质激素等有效；④鼻窦炎所致者，鼻窦 X 线平片或 CT 片可见相应改变。

（3）咳嗽变异性哮喘的临床特征和诊断线索

①咳嗽持续＞4 周，常在夜间和（或）清晨发作或加重，以干咳为主；②临床上无感染征象，或经较长时间抗生素治疗无效；③支气管扩张剂等抗哮喘药物诊断性治疗有效；④排除其他原因引起的慢性咳嗽；⑤支气管激发试验阳性和（或）呼气流量峰值（PEF）每日变异率（连续监测 1～2 周）≥20%；⑥个人和（或）一、二级亲属有特应性疾病史，或变应原检测阳性。以上 1～4 项为诊断基本条件。

（4）胃食管反流性咳嗽的临床特征和诊断线索

①阵发性咳嗽，有时剧咳，多发生于夜间；②症状多出现在饮食后，喂养困难，部分患儿伴有上腹部或剑突下不适、胸骨后烧灼感、胸痛、咽痛等；③婴儿除引起咳嗽外，还可致窒息、心动过缓和背部呈弓形；④可导致患儿生长发育停滞或延迟。

（5）嗜酸性粒细胞性支气管炎的临床特征和诊断线索

①慢性刺激性咳嗽；②X 线胸片正常；③肺通气功能正常，无气道高反应性；④痰液中嗜酸性粒细胞相对百分数≥2.5%；⑤口服或吸入糖皮质激素治疗有效。

（6）心因性咳嗽的临床特征和诊断线索

①年长儿多见；②日间咳嗽为主，专注于某件事情或夜间休息时咳嗽消失；③常伴有焦虑症状；④不伴有器质性疾病，并除外引起慢性咳嗽的其他原因。

二、中医辨证论治

1. 风伏肺络

【症状】阵发性咳嗽，晨起及夜间咳嗽明显，遇冷空气或活动后加重，干咳无痰或少痰，咳剧或伴喘息，晨起鼻塞鼻痒，流涕，打喷嚏，眼痒。舌质淡红，苔薄白，脉浮数。

【治法】疏风祛邪，润肺止咳。

【方药】桑杏汤合三拗汤加减。

桑叶 3g　　苦杏仁 5g后下　　南沙参 6g　　川贝母 3g
栀子 3g　　淡豆豉 3g　　麻黄 3g　　甘草 3g

7 剂

用法：每日 1 剂，水煎服，一日分 2～3 次服

【随症加减】咳嗽重者，加蜜炙枇杷叶 9g包煎、蜜炙紫菀 6g、蜜炙款冬花 6g 润肺止咳；阴虚重者，加地骨皮 9g、玄参 6g 养阴清热；痰中带血者，加白及 3g、藕节 6g、白茅根 15g 清肺止血；流涕、打喷嚏甚者，加辛夷 6g、苍耳子 6g。

【中成药】

处方：蜜炼川贝枇杷膏。110g/瓶，用于阴虚燥咳。1～3 岁每次 5～7g，4～6 岁每次 7～15g，7～14 岁每次 15～25g，每日2～3次，口服。

2. 痰湿蕴肺

【症状】咳声重浊，痰多色白易咳或喉间痰鸣，神疲倦怠，胸闷纳呆，口不渴，大便溏。舌质淡，苔白腻，脉滑或指纹紫滞。

【治法】燥湿化痰，肃肺止咳。

【方药】三拗汤合二陈汤加减。

麻黄 6g　　苦杏仁 9g后下　　甘草 6g　　法半夏 9g
橘红 9g　　茯苓 6g　　甘草 6g

7 剂

用法：每日 1 剂，水煎服，一日分 2～3 次服。

【随症加减】痰涎壅盛者，加莱菔子 9g、紫苏子 9g 利气化痰；湿盛者，加苍术 6g、薏苡仁 9g 燥湿健脾；咳嗽重者，加款冬花 9g、紫菀 6g 化痰止咳；纳呆重者，加焦六神曲 9g、焦山楂 9g 醒脾消食；鼻塞、流涕者，加苍耳子 6g、辛夷 6g 醒鼻通窍；恶寒头痛者，加白芷 6g、川芎 6g 祛风止痛。

【中成药】

处方：橘红痰咳液。用于痰湿蕴肺证。10ml/支。<3 岁每次 5ml，每日 3 次；3～6 岁每次 10ml，每日 2 次；>6 岁每次 10ml，每日 3 次；口服。

3. 痰热壅肺

【症状】咳嗽，痰黄黏稠难咳，或闻喉间痰鸣，发热，口渴多饮，面赤唇红，尿少色黄，大便秘结。舌红苔黄腻，脉滑数或指纹紫。

【治法】清化痰热，肃肺止咳。

【方药】清金化痰汤。

黄芩 12g	栀子 12g	知母 9g	桑白皮 9g
瓜蒌子 9g	浙贝母 9g	麦冬 9g	橘红 9g
茯苓 6g	桔梗 6g	甘草 6g	

7 剂

用法：每日 1 剂，水煎服，一日分 2～3 次服。

【随症加减】痰多色黄、黏稠难咳者，加瓜蒌皮 6g、天竺黄 6g、胆南星 6g 清肺化痰；咳重、胸胁疼痛者，加郁金 9g、青皮 9g 理气通络；心烦口渴者，加石膏 15g[先煎]、地黄 6g 清心除烦；大便秘结者，加大黄 3g[后下] 润肠通便。

【中成药】

处方 1：小儿宣肺止咳颗粒。用于痰热壅肺证。每袋 8g。1 岁以内每次 1/3 袋，1～3 岁每次 2/3 袋，4～7 岁每次 1 袋，8～14 岁每次 1.5 袋，每日 3 次，温开水冲服；3 日为 1 个疗程。

处方 2：小儿清肺化痰口服液。10ml/支，用于痰热壅肺证。<1 岁每次 3ml，1～5 岁每次 10ml，5 岁以上每次 15～20ml，每日 2～3 次，口服。

4. 肝火犯肺

【症状】咽痒阵咳，早晚明显，情志变化时咳甚，咳吐黄痰，急躁易怒，夜卧不安，口苦，咽干。舌质红，苔少，脉弦。

【治法】疏肝清肺，止咳化痰。

【方药】小柴胡汤合泻白散加减。

柴胡 8g	黄芩 3g	党参 3g	清半夏 3g
地骨皮 5g	桑白皮 5g	甘草 3g	生姜 3g
大枣 2 枚			

7 剂

用法：每日 1 剂，水煎服，一日分 2～3 次。

【随症加减】睡眠欠佳者，加龙骨 15g先煎、牡蛎 15g先煎安神化痰；急躁易怒明显者，加夏枯草 6g 以泻肝火；咽干明显者，加牛蒡子 6g、桔梗 6g 利咽止咳。

【中成药】

处方 1：小柴胡颗粒。1 岁以内每次 1/2 袋，1～3 岁每次 2/3 袋，4～7 岁每次 1 袋，8～14 岁每次 2 袋，每日 3 次，温开水冲服；3 日为 1 个疗程。

处方 2：小儿清肺化痰口服液。10ml/支，用于痰热壅肺证。<1 岁每次 3ml，1～5 岁每次 10ml，5 岁以上每次 15～20ml，每日 2～3 次，口服。

5. 食火犯肺

【症状】咳嗽，咳吐黄痰，口臭或嗳气呕恶或腹胀，手足心热，大便干结，小便色黄。舌质红，苔白厚或黄厚腻，脉滑数。

【治法】消食安胃，降逆止咳。

【方药】消乳丸加减；保和丸加减。

处方 1：伤于乳者药用消乳丸（《婴童百问》）加减

香附 6g	炙甘草 3g	陈皮 3g	砂仁 6g后下
炒六神曲 6g	麦芽 6g	竹茹 3g	款冬花 3g
紫菀 3g	旋覆花 3g包煎	桔梗 3g	桑白皮 6g

4 剂

用法：每日 1 剂，水煎服，一日分 2～3 次服。

处方 2：伤于食者药用保和丸（《丹溪心法》）加减

六神曲 6g	法半夏 6g	茯苓 6g	陈皮 6g
连翘 6g	莱菔子 9g	炒山楂 6g	旋覆花 6g包煎
款冬花 9g	紫菀 9g	桔梗 6g	桑白皮 9g

4 剂

用法：每日 1 剂，水煎服，一日分 2～3 次服。

【随症加减】大便秘结者，加瓜蒌子 6g、大黄 3g后下润肠通便；痰多色黄、黏稠难咳者，加瓜蒌皮 6g、天竺黄 6g、胆南星 6g 清肺化痰。

【中成药】

处方：小儿消积止咳口服液。10ml/支。1岁以内每次5ml，1～2岁每次10ml，3～4岁每次15ml，5岁以上每次20ml，每日3次，口服；5天为1个疗程。

6. 肺脾气虚

【症状】咳嗽反复不已，咳声无力，痰白清稀，面色少华，神疲乏力，少气懒言，语声低微，自汗恶风，反复感冒，食少纳呆，便溏或便次多。舌质淡，苔白，脉沉细无力。

【治法】补肺益气，健脾化痰。

【方药】六君子汤。

党参 9g	白术 9g	茯苓 9g	炙甘草 6g
陈皮 3g	法半夏 6g		

7剂

用法：每日1剂，水煎服，一日分2～3次服。

【随症加减】气虚重者，加黄芪9g、黄精9g益气补虚；咳重痰多者，加远志6g、款冬花9g化痰止咳；食少纳呆甚者，加焦山楂9g、焦六神曲9g开胃助运。

【中成药】

处方：玉屏风口服液（颗粒）。用于肺脾气虚证。口服液：每支10ml，<1岁每次3ml，1～5岁每次5～10ml，6～14岁每次10ml，每日3次，口服。颗粒剂：每袋5g，<1岁每次2g，1～5岁每次2.5～5g，6～14岁每次5g，每日3次，温开水冲服。

7. 肺阴亏虚

【症状】干咳无痰或痰少难咳，或痰中带血，口渴咽干，喉痒，声音嘶哑，午后潮热或手足心热。舌红，少苔，脉细数。

【治法】滋阴润燥，养阴清肺。

【方药】沙参麦冬汤。

北沙参 9g	玉竹 6g	生甘草 3g	桑叶 6g
麦冬 9g	生白扁豆 6g	天花粉 6g	

7剂

用法：每日 1 剂，水煎服，一日分 2～3 次服。

【随症加减】阴虚重者，加地骨皮 6g、玄参 6g 养阴清热；咳嗽重者，加炙紫菀 6g、川贝母 9g 润肺止咳；咳重痰中带血者，加虎杖 6g、阿胶 6g烊化、白茅根 9g、侧柏叶 9g 清肺止血。

【中成药】

处方：养阴清肺口服液。用于阴虚肺热证。＜3 岁每次 5ml，每日 2 次；3～6 岁每次 5ml，每日 3 次；＞6 岁每次 10ml，每日 2 次；口服。

8. 肺胃气逆

【症状】阵发性呛咳，咳甚时嗳气呕恶，痰白清稀，腹部不适。舌质红，苔白腻，脉弦滑。

【治法】清热安胃，降逆止咳。

【方药】黄连温胆汤加减。

黄连 6g	竹茹 9g	枳实 9g	法半夏 9g
陈皮 6g	茯苓 9g	枳壳 6g	前胡 6g
芦根 15g	桔梗 6g	黄芩 6g	旋覆花 6g包煎
甘草 3g	生姜 2 片		

7 剂

用法：每日 1 剂，水煎服，一日分 2～3 次服。

【随症加减】嗳气、呕恶明显，加赭石 15g先煎、厚朴 6g 降气止呕；反酸明显，加瓦楞子 9g先煎、海螵蛸 9g先煎制酸。

【中成药】

处方：逍遥丸（水丸）。每袋 6g。1～3 岁每次 1～3g，3～6 岁每次3～6g，6～14 岁每次 6～9g，每日 1～2 次，口服。

三、日常调护

① 经常到户外活动，加强体格锻炼，增强小儿抗病能力。

② 饮食宜清淡、易消化、富含营养。咳嗽时防止食物呛入气管引起窒息。忌辛辣刺激、过甜过咸饮食。

③ 注意个人卫生，积极预防感冒。

④ 保持室内空气新鲜、流通。室温以 20～24℃为宜，相对湿

度约 60%。

⑤ 注意休息，保持环境安静。

⑥ 经常变换体位及轻拍背部，有助于排出痰液。

第五节　变应性鼻炎

儿童变应性鼻炎也称儿童过敏性鼻炎，是机体暴露于变应原后发生的主要由免疫球蛋白 E(IgE) 介导的鼻黏膜非感染性炎性疾病，是常见的过敏性疾病之一。本病已经成为儿童主要的呼吸道炎性疾病，发病率高。由于儿童患者的症状而易与普通感冒混淆，从而造成很多患儿发病后没有得到及时、正确的诊断和治疗。

一、西医诊断要点

儿童变应性鼻炎的诊断标准应根据患儿家族史和典型过敏史、临床表现以及与其一致的实验室检测结果制定。

① 症状：打喷嚏、清水样涕、鼻痒和鼻塞症状出现 2 个或以上。每天症状持续或累计在 1h 以上，可伴有呼吸道症状（咳嗽、喘息等）和眼部症状（包括眼痒、流泪、眼红和灼热感等）等其他伴随疾病症状。

② 体征：常见鼻黏膜苍白、水肿，鼻腔水样分泌物。

③ 实验室检测：过敏原检测至少 1 种过敏原皮肤点刺试验和（或）血清特异性 IgE 阳性；鼻分泌物检测高倍显微镜下嗜酸性粒细胞比例大于 5%为阳性。

由于婴幼儿皮肤点刺或者血清特异性 IgE 检测阴性率较高，同时婴幼儿变应性鼻炎的发病率较低，因此婴幼儿变应性鼻炎的诊断，皮肤点刺或者血清特异性 IgE 检测可不作为必要条件，仅根据过敏史、家族史、典型的症状及体征即可诊断。

二、中医辨证论治

1. 肺气虚寒

【症状】阵发性鼻塞，鼻痒，喷嚏频频，清涕如水，嗅觉减退，气短懒言，语声低怯，自汗，面色苍白，咳嗽痰稀或咳喘无力。舌质淡，苔薄白，脉细虚弱。

【治法】温肺散寒，益气固表。

【方药】温肺止流丹；或小青龙汤加减。

处方1：温肺止流丹

诃子 3g	甘草 6g	桔梗 9g	荆芥 6g
细辛 3g			

7剂

用法：每日1剂，水煎服，一日分2～3次服。

处方2：小青龙汤加减

麻黄 6g	白芍 9g	细辛 3g	干姜 6g
炙甘草 6g	桂枝 9g	法半夏 9g	五味子 6g
乌梅 9g			

7剂

用法：每日1剂，水煎服，一日分2～3次服。

【随症加减】畏风怕冷，加防风3g；鼻塞明显，可加白芷6g、土鳖虫6g等。

【中成药】

处方：小青龙合剂。10ml/支。1～3岁每次5ml，4～6岁每次8ml，7～14岁每次10ml，每日3次，口服。

2. 脾气虚弱

【症状】鼻塞鼻胀较重，鼻涕清稀，鼻塞不通，淋漓而下，嗅觉迟钝，面色萎黄无华，消瘦，食少纳呆，腹胀便溏，四肢倦怠乏力，少气懒言。舌淡胖、边有齿痕，苔薄白或腻，脉细弱无力。

【治法】补益脾胃。

【方药】补中益气汤。

黄芪 15g	党参 15g	白术 6g	炙甘草 6g
当归 9g	陈皮 6g	升麻 3g	柴胡 9g
生姜 9g	大枣 6g		

7剂

用法：每日 1 剂，水煎服，一日分 2～3 次服。

【随症加减】若腹胀便溏，清涕如水、点滴而下者，可酌加山药 6g、干姜 6g、砂仁 6g后下；若畏风怕冷，遇寒则喷嚏频频者，可酌加防风 6g、桂枝 6g；若四肢不温、畏寒腰痛者，可酌加肉桂 6g后下、熟附片 6g先煎、枸杞子 9g。

【中成药】

处方：玉屏风颗粒。5g/袋。1 岁以内每次 2g，1～5 岁每次 2.5～5g，6～14 岁每次 5g，每日 3 次，冲服。

3. 肾阳亏虚

【症状】鼻塞，鼻痒，喷嚏频作、连连不已，鼻流清涕，量多如注，面色苍白，形寒肢冷，小便清长，夜尿频，腰酸腿软，神疲倦怠。舌淡胖，舌苔白，脉沉细无力。

【治法】温补肾阳。

【方药】金匮肾气丸。

地黄 6g	山药 6g	山茱萸 9g	茯苓 6g
牡丹皮 9g	泽泻 6g	桂枝 6g	熟附片 6g先煎

7 剂

用法：每日 1 剂，水煎服，一日分 2～3 次服。

【随症加减】若喷嚏多、腰膝酸软者，可酌加枸杞子 9g、菟丝子 9g；若打喷嚏、流清涕，遇寒即甚者，可酌加黄芪 6g、防风 6g、白术 9g；若腹胀便溏、打喷嚏、流清涕者，可酌加白术 6g、黄芪 6g、砂仁 6g后下。

【中成药】

处方：金匮肾气丸。水蜜丸 5 粒/g。1～3 岁每次 10～15 粒，3～6 岁每次 15～20 粒，7～14 岁每次 20～25 粒，每日 2 次，口服。

4. 肺气郁滞

【症状】鼻塞，鼻痒，打喷嚏，清涕量多，嗅觉减退，喉部有痰，或伴咽干咽痒，面色少华，或伴怕冷。舌尖红苔白，脉弦细。

【治法】宣肺通窍。

【方药】桔梗玄参汤加减。

桔梗 9g	玄参 9g	苦杏仁 9g后下	橘皮 9g
法半夏 9g	茯苓 9g	甘草 6g	生姜 9g

7 剂

用法：每日 1 剂，水煎服，一日分 2～3 次服。

【随症加减】 兼有咳嗽有痰者，酌加炒紫苏子 9g、浙贝母 9g；兼有恶寒者，合用小青龙汤（麻黄 6g、芍药 9g、细辛 3g、炙甘草 6g、干姜 6g、桂枝 9g、五味子 6g、法半夏 9g）；兼有脾虚痰盛者，合用苓桂术甘汤（茯苓 12g、桂枝 9g、白术 9g、甘草 6g）。

【中成药】

处方： 通窍鼻炎颗粒。2g/袋。1～5 岁每次 1g，6～14 岁每次 2g，每日 3 次，温开水冲服。

5. 脾胃湿热

【症状】 鼻塞，鼻痒，打喷嚏，流浊涕或脓涕，嗅觉减退，口里有味，喜食膏粱厚味，大便干，小便黄。舌红，苔白厚或黄厚，脉滑数。

【治法】 清利湿热。

【方药】 温胆汤加减。

法半夏 9g	竹茹 6g	枳实 6g	陈皮 9g
茯苓 9g	黄芩 9g	白芷 9g	皂角刺 6g
甘草 6g			

7 剂

用法：每日 1 剂，水煎服，一日分 2～3 次服。

【随症加减】 兼有咳嗽有痰者，酌加炒紫苏子 9g、浙贝母 9g；兼有积食者，酌加鸡内金 6g、炒山楂 6g；便秘甚者，酌加火麻仁 15g 等。

【中成药】

处方： 清热祛湿颗粒。10g/袋。1～5 岁每次 5g，6～14 岁每次 10g，每日 2～3 次，温开水冲服。

6. 痰瘀互结

【症状】 鼻塞尤甚，鼻痒，打喷嚏，流浊涕或脓涕，嗅觉减退，喉部有痰，面色少华。舌暗红或伴瘀点，苔白厚，脉涩。

【治法】 活血通窍。

【方药】 通窍活血汤加减。

赤芍 6g	川芎 6g	桃仁 9g	大枣 6g
红花 6g	生姜 9g	白芷 12g	

7 剂

用法：每日 1 剂，水煎服，一日分 2～3 次服。

【随症加减】 兼有恶寒者，合用小青龙汤；兼有脾虚痰盛者，合用苓桂术甘汤。

【中成药】

处方： 血府逐瘀丸。9g/丸。1～5 岁每次 1/3～1/2 丸，6～14 岁每次 1/2～1 丸，每日 2～3 次，温开水送服。

三、日常调护

健康教育在儿童变应性鼻炎的防治体系中具有十分重要的意义。儿童变应性鼻炎的健康教育可以分为 3 个方面：首诊教育、强化教育（随诊教育）以及家庭和看护人员教育。主要内容包括：①过敏知识的普及，让患儿了解变应性鼻炎的病因、风险因素、疾病进程以及潜在危害；②告知患儿过敏原检查的必要性和主要检测方法；③指导患儿或监护人如何进行良好的环境控制，避免接触或尽可能少接触过敏原；④介绍药物和免疫治疗的疗效、疗程和潜在的不良反应，指导患儿用药以及治疗方案的调整。

第六节 支气管哮喘

支气管哮喘是一种以慢性气道炎症和气道高反应性为特征的异质性疾病。呼吸道症状的具体表现形式和严重程度具有随时间而变化的特点，并常伴有可逆性呼气气流受限和阻塞性通气功能障碍。本病相当于中医“哮喘”，哮喘的命名见于《丹溪心法》，亦称“哮证”等。

一、西医诊断要点

① 反复喘息、咳嗽、气促、胸闷，多与接触变应原，冷空气、物理和化学性刺激，呼吸道感染，运动及过度通气（如大笑和哭闹）等有关，常在夜间和（或）凌晨发作或加剧。

② 发作时双肺可闻及散在或弥漫性以呼气相为主的哮鸣音，呼气相延长。

③ 上述症状和体征经抗哮喘治疗有效，或自行缓解。

④ 除外其他疾病所引起的喘息、咳嗽、气促和胸闷。

⑤ 临床表现不典型者（如无明显喘息或哮鸣音），应至少具备以下 1 项。a. 证实存在可逆性气流受限。支气管舒张试验阳性：吸入速效 β_2 受体激动剂（如沙丁胺醇压力定量气雾剂 200～400μg）后 15min 第一秒用力呼气量（FEV1）增加≥12%；抗感染治疗后肺通气功能改善：给予吸入糖皮质激素和（或）抗白三烯药物治疗 4～8 周，FEV1 增加≥12%。b. 支气管激发试验阳性。c. 最大呼气流量峰值（PEF）日间变异率（连续监测 2 周）≥13%。

符合第 1～4 条或第 4、5 条者，可诊断为哮喘。

二、中医辨证论治

本病急性发作期，以邪实为主，治疗时当攻邪以治其标，并应分辨寒热，随证施治；慢性持续期以正虚邪恋为主，当标本兼顾；缓解期以正虚为主，当扶正以治其本。

（一）急性发作期

1. 寒性哮喘

【症状】咳嗽气促，喉间哮鸣，痰白清稀、呈黏沫状，形寒无汗，面色晦滞带青，四肢不温，口不渴，或渴喜热饮。舌质淡红，舌苔薄白或白腻，脉浮滑，指纹红。

【治法】温肺散寒，化痰定喘。

【方药】小青龙汤合三子养亲汤或合射干麻黄汤。

处方1：小青龙汤

麻黄6g	芍药9g	细辛3g	干姜6g
炙甘草9g	桂枝9g	五味子6g	姜半夏9g

7剂

用法：每日1剂，水煎服，一日分2～3次服。

处方2：三子养亲汤

紫苏子9g	白芥子6g	莱菔子9g

7剂

用法：每日1剂，水煎服，一日分2～3次服。

处方3：射干麻黄汤

射干9g	麻黄6g	生姜9g	细辛3g
紫菀9g	款冬花9g	五味子9g	姜半夏9g
大枣9g			

7剂

用法：每日1剂，水煎服，一日分2～3次服。

【随症加减】若表寒未解，已有入里化热之象，兼见口渴发热、烦躁汗出、舌苔转黄、脉象滑数，此为寒热夹杂，可在原方中加生石膏15g、黄芩6～9g清热，或改用大青龙汤（麻黄6g、桂枝9g、甘草9g、苦杏仁6g后下、石膏15g先煎、生姜9g、大枣9g）解表清里；若寒喘日久，寒邪易伤阳气，兼见哮喘剧烈、张口抬肩、面色苍白、多汗肢冷、脉微细之阳虚内寒之证，可加熟附片9g先煎、肉桂6g后下壮火益元。

【中成药】

处方：小青龙合剂。用于寒性哮喘。1～3岁每次5ml，4～6岁每次8ml，7～14岁每次10ml，每日3次，口服。

2. 热性哮喘

【症状】 咳喘哮鸣，声高息涌，痰稠色黄，发热面红，胸闷膈满，渴喜冷饮，小便黄赤，大便干燥或秘结。舌质红，舌苔黄腻，脉象滑数，指纹紫。

【治法】 清热化痰，止咳定喘。

【方药】 麻杏石甘汤；或定喘汤。

处方 1： 麻杏石甘汤

苦杏仁 9g后下　甘草 6g　生石膏 15g先煎　麻黄 6g

7 剂

用法：每日 1 剂，水煎服，一日分 2～3 次服。

处方 2： 定喘汤

白果 9g　麻黄 6g　款冬花 9g　桑白皮 9g
紫苏子 9g　法半夏 9g　苦杏仁 6g后下　黄芩 6g
甘草 6g

7 剂

用法：每日 1 剂，水煎服，一日分 2～3 次服。

【随症加减】 麻杏石甘汤偏于辛凉宣肺，适用于哮喘肺热有表证者；定喘汤清热化痰、止咳定喘，适用于哮喘痰热在里者。痰多者，可加天竺黄 6g、葶苈子 9g包煎 清化痰热；如肺阴已伤，痰热未清，去麻黄，加入南沙参 9g、麦冬 6g、玉竹 6g、川贝母 6g 清肺养阴。

【中成药】

处方 1： 小儿咳喘灵口服液。10ml/支，用于热性哮喘。2 岁以内每次 5ml，3～4 岁每次 7.5ml，5～7 岁每次 10ml，每日 3～4 次，口服。

处方 2： 小儿定喘口服液。用于热性哮喘。3～6 岁每次10ml，7～10 岁每次 15ml，10 岁以上每次 20 ml，每日 3 次，口服。

处方 3： 小儿肺热咳喘颗粒。用于小儿支气管哮喘急性发作期(热哮证)。3 岁及以下每次 3g，每日 3 次；3 岁以上每次 3g，每日 4 次；7 岁以上，每次 6g，每日 3 次；温开水冲服。

处方 4： 小儿肺热清颗粒。用于热哮证。1～3 岁每次 4g，3～7 岁每次 6g，7～12 岁每次 8g，12～14 岁每次 12g，每日 3 次，口服。疗程为 5 天。

（二）慢性持续期

1．痰邪恋肺，肺脾气虚

【症状】 早晚轻喘或动则发喘，晨起痰咳，遇寒作嚏，自汗懒言，神疲纳差，大便黏腻不爽。舌质淡，苔白腻，脉沉滑，指纹淡。

【治法】 补虚纳气，化湿除痰。

【方药】 金水六君煎。

当归 6g	熟地黄 9g	陈皮 6g	法半夏 9g
茯苓 9g	炙甘草 6g		

7 剂

用法：每日 1 剂，水煎服，一日分 2～3 次服。

【随症加减】 痰多难咳，加瓜蒌皮 6～15g、鱼腥草 15g 清热化痰；肺气虚弱者，加黄芪 9g、白术 9g 补肺益气；汗多，加浮小麦 15g 固涩止汗；脾气虚弱者加党参 9g、六神曲 9g 健脾益气；便溏者加薏苡仁 9g、熟地黄（用砂仁拌炒）6g 渗湿止泻；肾虚不纳者，加芡实 9g、菟丝子 9g、山药 12g、山茱萸 9g 补肾纳气。

【中成药】

处方： 小儿肺咳颗粒。1 岁以下每次 2g，1～4 岁每次 3g，5～8 岁每次 6g，每日 3 次，温开水冲服。

2．痰邪恋肺，肾虚不纳

【症状】 病程长，喘促迁延不愈，动则喘甚，面白少华，形寒肢冷，尿频或小便清长，伴见咳嗽痰多、喉间痰鸣。舌质淡，苔白或腻，脉细弱，指纹淡滞。

【治法】 降气化痰，补肾纳气。

【方药】射干麻黄汤合都气丸加减。

射干 9g	麻黄 6g	生姜 9g	细辛 6g
紫菀 9g	款冬花 9g	五味子 9g	法半夏 9g
大枣 9g	山茱萸 9g	茯苓 12g	牡丹皮 9g
熟地黄 9g	山药 9g	泽泻 6g	

7 剂

用法：每日 1 剂，水煎服，一日分 2～3 次服。

【随症加减】痰盛者，加厚朴 9g、陈皮 6g 燥湿化痰；咳痰黄稠者，加黄芩 9g、鱼腥草 15g 清热化痰；形寒肢冷者，加肉桂 6g后下、熟附片 6g先煎、淫羊藿 9g 温阳散寒。

（三）缓解期

1. 肺气虚弱

【症状】无喘促发作，面白少华，气短自汗，神疲懒言，形瘦或面黄，纳差便溏，易于感冒，晨起咳嗽，咳嗽无力，时有痰鸣。舌质淡，苔白腻，脉细缓。

【治法】益气固表。

【方药】人参五味子汤合玉屏风散加减。

太子参 6g	白术 6g	茯苓 6g	五味子 6g
麦冬 6g	炙甘草 6g	黄芪 9g	防风 3g

7 剂

用法：每日 1 剂，水煎服，一日分 2～3 次服。

【随症加减】汗多甚，加煅龙骨 30g先煎、煅牡蛎 30g先煎固涩止汗；喷嚏频作，加辛夷 6g、蝉蜕 6g 祛风通窍；痰多加僵蚕 3g、远志 9g化痰止咳；若咽干、舌红少津者，加玄参 9g、南沙参 9g 养阴润肺利咽；纳谷不香，加焦山楂 9g、谷芽 9g、砂仁 6g后下醒脾开胃消食；便溏，加苍术 9g、煨木香 6g后下、炮姜 9g 温运脾阳、化湿止泻；痰多、苔白腻，加白芥子 6g、苍术 9g、厚朴 9g 燥湿化痰。

【中成药】

处方 1：玉屏风颗粒。5g/袋。<1 岁每次 2g，1～5 岁每次 2.5～5g，6～14 岁每次 5g，每日 3 次，温开水冲服。

处方 2：黄芪精。10ml/支。1～5 岁每次 5ml，5 岁以上每次 10ml，每日 2 次，口服。

2. 脾气虚弱

【症状】面色萎黄，虚浮少华，倦怠乏力，晨起咳嗽，时有痰鸣，食少便溏。舌质淡，苔白腻，脉细缓。

【治法】健脾化痰。

【方药】六君子汤加减。

党参 9g	白术 9g	法半夏 9g	陈皮 6g
茯苓 12g	炒苦杏仁 9g后下	炒紫苏子 9g	薏苡仁 9g

7 剂

用法：每日 1 剂，水煎服，一日分 2～3 次服。

【随症加减】兼湿盛者，予参苓白术散加减；兼清阳不升者，予补中益气口服液；兼阳虚明显者，予苓桂术甘汤加减；兼纳谷不香者，加炒山楂 9g、谷芽 6g、砂仁 3g后下 醒脾开胃消食；兼便溏者，加苍术 6g、炮姜 6g 温运脾阳。

【中成药】

处方 1：参苓白术散。1 岁以内每次 2g，1～5 岁每次 3g，6～14 岁每次 6g，每日 2 次，口服。

处方 2：补中益气口服液。10ml/支。1 岁以内每次 3ml，1～5 岁每次 5ml，6～14 岁每次 10ml，每日 2～3 次，口服。

3. 肾气虚弱

【症状】无喘促发作，面色淡白无华，畏寒肢冷，动则气短，神疲乏力，大便清稀，遗尿或夜尿增多。舌质淡，苔薄，脉沉细。

【治法】补肾纳气。

【方药】金匮肾气丸加减。

熟地黄 9g	山茱萸 9g	山药 12g	泽泻 6g
茯苓 12g	牡丹皮 9g	肉桂 6g后下	熟附片 6g先煎

7 剂

用法：每日1剂，水煎服，一日分2～3次服。

【随症加减】 畏寒肢冷之肾阳虚明显者，加补骨脂9g、淫羊藿9g、鹿角6g温肾阳；动则气短，加蛤蚧6g补肾纳气；腰膝酸软、舌红苔少之肾阴虚者，去熟附片、肉桂，加制龟甲9g先煎、麦冬9g滋补肾阴；颧红潮热，加制鳖甲9g先煎、地骨皮9g清虚热；肾阴阳两虚者，加用参蛤散（每次3g，每日3次）、紫河车1.5～3g阴阳双补。

【中成药】

处方： 金匮肾气丸。水蜜丸5粒/g。1～3岁每次10～15粒，3～6岁每次15～20粒，7～14岁每次20～25粒，每日2次，口服。

4. 肺肾阴虚

【症状】 无喘促发作，时有咳嗽，干咳或咳痰不爽，面色偏红，形体消瘦，口干心烦，多语多动，手足心热，便干尿赤。舌红少津，苔花剥，脉细数，指纹淡红。

【治法】 滋阴补肾。

【方药】 六味地黄丸。

熟地黄9g	山茱萸9g	山药12g	茯苓12g
牡丹皮9g	泽泻9g		

7剂

用法：每日1剂，水煎服，一日分2～3次服。

【随症加减】 干咳少痰者，加南沙参9g、麦冬9g滋阴润肺；舌苔花剥者，加石斛6g、乌梅6g滋养阴津、酸甘敛阴；便干者，加肉苁蓉9g以滋阴润肠通便。

【中成药】

处方： 槐杞黄颗粒。1～3岁每次半袋，3～12岁每次1袋，12～14岁每次1～2袋，每日2次，温开水冲服。

【注意事项】 哮喘日久，兼有肝郁者，加用疏肝解郁药物，如柴胡6g、川芎9g、白芍9g；日久入络，夹有瘀滞，酌加活血化瘀药物，如桃仁6g。

三、其他治法

敷贴治疗：白芥子、延胡索各20g，甘遂、细辛各12g，共研细末，分成3份，每隔10天使用1份。用时取药末1份，加生姜汁调稠如1分钱币大，分别贴在肺俞、定喘、膈俞、膻中穴，贴0.5～2h揭去。若贴后皮肤发红，局部出现小疱疹，可提前揭去。贴药时间为每年夏天的初伏、中伏、末伏，连用3年。

针灸治疗：缓解期取肺俞、风门、大椎穴，施以提插捻转、平补平泻手法，不留针，行针后取出。每日1次，10天为1个疗程，可连续治疗2～3个疗程。发作期以肺俞、风门、足三里为主穴，同时再辨证配穴。

穴位注射：选取肺俞、足三里穴，以喘可治注射液1ml穴位注射。每日1次，1周为1个疗程，可治疗1～2个疗程。

推拿按摩：缓解期可清肺经2min，清肝经2min，补脾经2min，补肾经2min，逆运八卦2min，推三关（表）、退六腑（里）各100下，揉天突50下，揉定喘150下，分推膻中20下，揉按乳旁、乳根各150下，揉肺俞150下，开天门20下，推坎宫20下，推太阳20下。每日推1遍，观察3个月。

灌肠治疗：以各证型中药汤剂为基础制成高浓度的小剂量液体制剂40～100ml，待温度降至37～38℃灌肠。灌肠前嘱患儿排空大小便，取左侧卧位，臀部垫高10cm，用小儿灌肠器将药液缓慢注入，每次20～50ml，每日2次。灌肠后嘱患儿卧床休息，避免剧烈活动，使药液保留2～3h。

中药雾化吸入治疗：将中药汤剂煎煮2次，取汁200ml，患者采用面罩或喷嘴接受治疗，每次治疗20min，每日2次，疗程3～6天。

四、日常调护

（1）预防

① 注意气候变化，随时增减衣服，冬季外出防止受寒，预防外感诱发哮喘。

② 避免接触过敏原，如花粉、尘螨等致敏物质。在无法避免

接触过敏原或药物治疗无效时，可考虑针对过敏原进行特异性免疫治疗，需要在有抢救措施的医院进行。

③ 饮食起居要有节制，不宜过饱，勿食过甜、过咸及生冷之品。

④ 加强自我管理教育，将防治哮喘的知识教给患儿家长及家属，调动他们的抗病积极性，更好地配合治疗和预防。

（2）护理

① 发作时应保持安静，尽量减轻患儿的紧张情绪，室内空气要新鲜；饮食宜清淡易消化，可少量多次进食。

② 缓解期须注意营养，多晒太阳，适当活动，以增强体质，加速恢复。同时坚持规范化治疗。

第七节 腹 痛

腹痛指胃脘以下、脐之两旁及耻骨以上部位的疼痛。其中发生在胃脘以下、脐部以上部位的疼痛称为大腹痛；发生在脐周部位的疼痛，称为脐腹痛；发生在小腹两侧或一侧部位的疼痛，称为少腹痛；发生在下腹部正中部位的疼痛，称为小腹痛。诱发腹痛的原因很多，一般分功能性与器质性两种，其中功能性腹痛占腹痛的50%～70%，本节所讨论以功能性腹痛为主。

一、西医诊断要点

（1）病史　患儿可有外感寒邪、伤于乳食、脾胃虚寒、情志不畅等病史或诱因。

（2）临床表现　表现在胃脘部、脐周部位、小腹两侧或一侧、下腹部正中部位疼痛。腹痛时作时止、时轻时重，常有反复发作、发作后自行缓解的特点。疼痛性质可为隐痛、钝痛、胀痛、刺痛、掣痛。伴随腹痛出现的症状不多，可有啼哭不宁、腹胀等。

（3）辅助检查　血、尿、便检查，腹部X线检查，超声波检查等有助于临床诊断及鉴别诊断。腹腔穿刺、胃镜、腹腔镜、CT等检查可根据病情及临床需要选择。一般不需要其他理化检查。

二、中医辨证论治

1. 腹部中寒

【症状】 腹部疼痛，阵阵发作，得温则舒，遇寒痛甚，肠鸣辘辘，面色苍白，痛甚者额冷汗出，唇色紫暗，肢冷，或兼吐泻，小便清长，舌淡红，苔白滑，脉沉弦紧，或指纹红。

【治法】 温中散寒，理气止痛。

【方药】 养脏散。

木香 3g后下	当归 9g	肉桂 6g后下	沉香 3g后下
川芎 6g	丁香 3g后下		

7 剂

用法：每日 1 剂，水煎服，一日分 2～3 次服。

【随症加减】 腹胀加砂仁 6g后下、枳壳 9g 理气消胀；恶心呕吐加法半夏 9g、藿香 9g后下和胃止呕；兼泄泻加炮姜 6g、肉豆蔻 3g 温中止泻；抽掣阵痛加小茴香 6g、延胡索 9g 温中活血止痛。

【中成药】

处方 1： 良附丸。每次 3～6g，每日 2 次，口服。儿童剂量酌减，或遵医嘱。

处方 2： 丁桂儿脐贴。外用，贴于脐部，每次 1 贴，24h 后换药。

2. 乳食积滞

【症状】 脘腹胀满，疼痛拒按，不思乳食，嗳腐吞酸，或时有呕吐，吐物酸馊，或腹痛欲泻，泻后痛减，矢气频作，大便秽臭，夜卧不安，时时啼哭，舌淡红，苔厚腻，脉象沉滑，或指纹紫滞。

【治法】 消食导滞，行气止痛。

【方药】 香砂平胃散。

炒苍术 6g	陈皮 6g	厚朴 6g	炙甘草 6g
砂仁 3g后下	炒香附 6g	山楂 9g	六神曲 6g
炒麦芽 6g	麸炒枳壳 6g	炒白芍 9g	

7 剂

用法：每日 1 剂，水煎服，一日分 2～3 次服。

【随症加减】腹胀明显、大便不通者，加槟榔6g、莱菔子9g通导积滞；兼感寒邪者，加藿香9g后下、干姜6g温中散寒；食积郁而化热者，加生大黄3g后下、黄连3g清热通腑，荡涤肠胃之积热。

【中成药】

处方1：大山楂丸。9g/丸。1～3岁每次3g，4～6岁每次6g，7～14岁每次9～18g，每日1～3次，口服。

处方2：保和丸（小蜜丸）。1～3岁每次1g，4～6岁每次2g，7～9岁每次3～4g，10～14岁每次5～6g，每日2次，口服。

处方3：健胃消食口服液。10ml/支。1～3岁每次5ml，每日3次；3岁以上每次10ml，每日2次；口服。

3. 热结胃肠

【症状】腹部胀满，疼痛拒按，大便秘结，烦躁不安，烦热口渴，手足心热，唇舌鲜红。舌苔黄燥，脉滑数或沉实，或指纹紫滞。

【治法】通腑泄热，行气止痛。

【方药】小承气汤。

大黄12g后下　　炙厚朴6g　　炙枳实9g

7剂

用法：每日1剂，水煎服，一日分2～3次服。

【随症加减】若痞、满、燥、实、坚皆俱者，可选用大承气汤（大黄6g后下、厚朴9g、枳实6g、芒硝6g冲服）。若口干、舌质红少津者，加玄参9g、麦冬9g、生地黄9g以增水行舟。

【中成药】

处方：枳实导滞丸。每次6g，每日2次，口服。儿童剂量酌减，或遵医嘱。

4. 脾胃虚寒

【症状】腹痛绵绵，时作时止，痛处喜温喜按，面白少华，精神倦怠，手足不温，乳食减少，或食后腹胀，大便稀溏。唇舌淡白，脉沉缓，或指纹淡红。

【治法】温中理脾，缓急止痛。

【方药】小建中汤合理中丸加减。

桂枝6g　　白芍12g　　甘草3g　　大枣9g

党参 9g　　白术 9g　　生姜 9g　　饴糖 18g烊化
干姜 9g

7 剂

用法：每日 1 剂，水煎服，饴糖烊化后冲入中药汁中，一日分 2～3 次服。

【随症加减】 气血不足明显者，加黄芪 9g、当归 9g 补益气血；肾阳不足，加熟附片 6g先煎、肉桂 6g后下温补元阳；伴呕吐清涎者，加丁香 3g后下、吴茱萸 3g 温阳散寒；脾虚兼气滞者，用厚朴温中汤（厚朴 9g、橘皮 9g、炙甘草 6g、草豆蔻 6g、茯苓 6g、木香 6g后下、干姜 3g、生姜 3g）温中行气、燥湿除满。

【中成药】

处方 1： 附子理中丸（浓缩丸）。8 丸/3g。1～3 岁每次 3 丸，4～6 岁每次 6 丸，7 岁以上每次 8 丸，每日 2 次，口服。

处方 2： 小建中颗粒。15g/袋。1 岁以内每次 5g，1～5 岁每次 7.5g，6～14 岁每次 15g，每日 3 次，冲服。

5. 气滞血瘀

【症状】 腹痛经久不愈，痛有定处，痛如锥刺。舌紫暗或有瘀点，脉涩，或指纹紫滞。

【治法】 活血化瘀，行气止痛。

【方药】 少腹逐瘀汤。

小茴香 1.5g　　干姜 3g　　延胡索 3g　　没药 6g
当归 9g　　川芎 3g　　肉桂 3g后下　　赤芍 6g
生蒲黄 9g包煎　　炒五灵脂 6g包煎

7 剂

用法：每日 1 剂，水煎服，一日分 2～3 次服。

【随症加减】 兼胀痛者，加川楝子 9g、乌药 6g 理气止痛；有癥块或有手术、外伤史者，加三棱 6g、莪术 6g 散瘀消癥。这类药物易于伤津耗血，去病大半则止服，康复期应加用黄芪 6～9g 等培补元气。

【中成药】

处方 1： 元胡止痛片。1～3 岁每次 1 片，4～6 岁每次 2 片，7 岁及以上每次 4 片，每日 3 次，口服。

处方 2： 越鞠丸。3～7 岁每次 2g，＞7 岁每次 3g，每日 2 次，口服。

处方3：木香顺气丸。每次6～9g，每日2～3次，口服。儿童剂量酌减，或遵医嘱。

6. 脾肾阴虚

【症状】腹痛经久不愈，痛有定处，隐痛，按揉后缓解。舌质淡红伴裂纹，脉细。

【治法】养阴止痛。

【方药】玉女煎。

石膏15g先煎	熟地黄15g	麦冬9g	知母6g
牛膝6g	延胡索6g		

7剂

用法：每日1剂，水煎服，一日分2～3次服。

【随症加减】兼纳谷不香者，加炒山楂9g、炒谷芽9g、砂仁3g后下醒脾开胃；兼便溏者，加山药9g、炒薏苡仁9g健脾渗湿；兼呕吐者，加丁香6g后下、吴茱萸3g止呕。

【中成药】

处方：参麦颗粒。每次12.5～25g，每日3次，口服。儿童剂量酌减，或遵医嘱。

三、其他治法

针刺法：主穴取足三里、天枢、中脘。寒证腹痛加灸神阙；食积加针刺内庭；呕吐加针刺内关。快速进针，平补平泻，捻转或提插，不配合的儿童不留针，行针后拔针，配合者可留针15min，留至腹痛消失。

推拿疗法：每日1次，1周为1个疗程。

① 腹部中寒型：揉一窝风1min，揉外劳宫2min，补脾经3min，推三关1min，摩腹5min，拿肚角5下。

② 乳食积滞型：补脾经3min，顺运八卦2min，推四横纹1min，揉板门1min，清大肠经2min，揉中脘1min，揉天枢1min，分腹阴阳5下，拿肚角5下。

③ 热结胃肠型：顺运八卦2min，清胃经5min，退六腑2min，推四横纹1min。

④ 脾胃虚寒型：揉外劳宫1min，补脾经3min，顺运八卦

2min，补肾经 2min，推三关 1min，揉中脘 1min，按揉足三里 1min。

耳穴压豆：选穴胃、脾、肝、胆。实证加三焦、大肠。便秘加直肠。将生王不留行置于胶布中，贴压耳穴，并轻轻按压，每日按压 3～5 遍，每周换贴 2～3 次。多用于慢性腹痛。

中药外治法

① 公丁香 3g、豆蔻 3g、肉桂 2g、白胡椒 4g，共研细末，过 100 目筛，贮瓶备用。每晚取药末 1～1.5g，填敷脐中，再外贴万应膏。每日 1 次，7 天为 1 个疗程。用于腹部中寒证、脾胃虚寒证。

② 香附 60g，食盐 6g，生姜 9g。诸药混合捣烂炒热，用布包成2 份，轮流熨腹部。每日 1 次，7 天为 1 个疗程。用于腹部中寒证。

四、日常调护

病情严重者，需配合西医治疗。

① 注意饮食卫生，避免多食生冷之物；根据病因，给予相应饮食调护。

② 注意气候变化，防止感受外邪，避免腹部受凉。

③ 剧烈或持续腹痛者要卧床休息，及时检查腹部体征，并做必要的辅助检查，以利于鉴别诊断和及时处理。

④ 虚性寒性腹痛者应温服或热服药液；呕吐者，药液要少量多次分服。

第八节　厌　　食

厌食是以较长时期的食欲减退、厌恶进食、食量减少为临床特征的一种病症。古代中医文献中无小儿厌食的病名，而其中的“恶食”“不思食”“不嗜食”“不饥不纳”等的主要临床表现与本病相似。

患儿除食欲不振外，一般无其他明显不适，预后良好，但长期不愈者，可使气血生化乏源，抗病能力下降，而易罹患他症，甚或影响生长发育。该病进一步发展，可以转化为积滞或疳证。

一、西医诊断要点

（1）病史　有喂养不当、病后失调、先天不足或情志失调史。

（2）症状体征　长期食欲不振，厌恶进食，食量明显少于同龄正常儿童；面色少华，形体偏瘦，但精神尚好，活动如常；除外其他外感、内伤慢性疾病。

二、中医辨证论治

1. 脾失健运

【症状】食欲不振，厌恶进食，食而乏味，或伴胸脘痞闷、嗳气泛恶、大便不调，偶尔多食后则脘腹饱胀，形体尚可，精神正常。舌淡红，苔薄白或薄腻，脉尚有力。

【治法】和脾助运。

【方药】曲麦枳术丸。

炒白术 6g	山楂 9g	炒枳壳 6g	桔梗 3g
炒枳实 6g	陈皮 6g	炒麦芽 6g	炒六神曲 6g

7 剂

用法：每日 1 剂，水煎服，一日分 2～3 次服。

【随症加减】脘腹胀满，加木香 6g后下、莱菔子 9g 理气宽中；舌苔白腻，加佩兰 9g、豆蔻 6g后下等燥湿醒脾；暑湿困阻，加荷叶 3g后下、扁豆花 9g 消暑化湿；嗳气泛恶，加竹茹 6g 和胃降逆；大便偏干，加莱菔子 9g 导滞通便；大便偏稀，加山药 12g、薏苡仁 12g 健脾祛湿。

【中成药】

处方 1：小儿香橘丸。每次 1 丸，每日 3 次，口服。1 周岁以内小儿酌减。

处方 2：保和丸（小蜜丸）。1～3 岁每次 1g，4～6 岁每次 2g，7～9 岁每次 3～4g，10～14 岁每次 5～6g，每日 2 次，口服。

处方 3：山麦健脾口服液。每次 10ml，每日 2～3 次。

2. 脾胃气虚

【症状】不思进食，食而不化，大便偏稀夹不消化食物，面色少华，形体偏瘦，肢倦乏力。舌质淡，苔薄白，脉缓无力。

【治法】健脾益气。

【方药】参苓白术散。

白扁豆 6g	白术 9g	茯苓 9g	甘草 6g
桔梗 3g	莲子 6g	党参 6g	砂仁 3g后下
山药 12g	薏苡仁 9g		

7 剂

用法：每日 1 剂，水煎服，一日分 2～3 次服。

【随症加减】苔腻便稀者，可加苍术 9g 燥湿健脾；饮食不化，加焦山楂 9g、炒谷芽 9g、炒麦芽 9g 消食助运；汗多易外感，加黄芪 9g、防风 9g 益气固表；情志抑郁，加柴胡 6g、佛手 6g 解郁疏肝。

【中成药】

处方 1：儿康宁糖浆。6 岁以下每次 5ml，6 岁以上每次 10ml，每日 3 次，口服。

处方 2：健胃消食口服液。1～3 岁每次 5ml，每日 3 次；3 岁以上每次 10ml，每日 2 次。2 周为 1 个疗程。

处方 3：醒脾养儿颗粒。1 岁以内每次 2g，每日 2 次；1～2 岁每次 4g，每日 2 次；3～6 岁每次 4g，每日 3 次；7～14 岁每次6～8g，每日 2 次；温开水冲服。

3. 脾胃阴虚

【症状】不思进食，食少饮多，皮肤失润，大便偏干，小便短黄，甚或烦躁少寐，手足心热。舌红少津，苔少或花剥，脉细数。

【治法】滋脾养胃，佐以助运。

【方药】养胃增液汤。

石斛 6g	乌梅 9g	北沙参 6g	玉竹 6g
甘草 6g	白芍 6g		

7 剂

用法：每日1剂，水煎服，一日分2～3次服。

【随症加减】口渴烦躁者，加天花粉9g、芦根9g、胡黄连6g清热生津除烦；大便干结，加火麻仁9g、郁李仁9g、瓜蒌子9g润肠通便；夜寐不宁、手足心热，加牡丹皮9g、莲子心3g、酸枣仁9g清热宁心安神；食少不化，加谷芽9g、六神曲9g生发胃气；兼脾气虚弱，加山药12g、太子参12g补益气阴。

【中成药】

处方：小儿健胃糖浆。每次10ml，口服，每日3次，或遵医嘱。婴儿酌减。

4. 脾虚肝旺

【症状】食欲不振，胸胁胀满，性情急躁，时时欲哭，入睡困难，大便时干时稀。舌质红，苔黄腻，脉弦数。

【治法】疏肝理气，健脾助运。

【方药】逍遥散加减。

炙甘草4.5g	当归9g	茯苓9g	白芍9g
白术9g	柴胡9g		

7剂

用法：水煎服，一日分2～3次服。

【随症加减】肝郁明显者，加紫苏梗6g疏肝解郁；时有呕恶者，加旋覆花6g[包煎]降逆止呃；积滞明显，加炒麦芽6g、焦山楂9g、焦六曲6g消食和胃。

【中成药】

处方：逍遥丸（水丸）。每袋6g。1～3岁每次1～3g，3～6岁每次3～6g，6～14岁每次6～9g，每日1～2次，口服。

三、其他治法

体针　①脾失健运证：取四缝（点刺）、足三里、三阴交，用平补平泻法。②脾胃气虚证：取脾俞、胃俞、足三里、三阴交，用补法。③脾胃阴虚证：取足三里、三阴交、阴陵泉、中脘、内关，用补法。以上各型均用中等刺激，不留针，每日 1 次，10 次为1 个疗程。

耳穴： 取脾、胃、肾、神门、皮质下。将王不留行用胶布贴按于穴位，每日按压 3～5 遍，每遍 3～5min，以稍感疼痛为度。隔日 1 次，双耳轮换，10 次为 1 个疗程。

推拿： 每日 1 次，7 天为 1 个疗程。

① 脾失健运证：补脾经 5min，运内八卦 2min，清胃经 2min，掐揉掌横纹 5 遍，摩腹 5min，揉足三里 1min。

② 脾胃气虚证：补脾经 5min，运内八卦 2min，揉足三里 1min，摩腹 5min，捏脊 3 遍。

③ 脾胃阴虚证：揉板门 1min，补胃经 5min，运内八卦 2min，分手阴阳 1min，揉二人上马 1min，揉中脘 1min。

以上各证均可配合使用捏脊法。

中药外治法

① 高良姜、青皮、陈皮、苍术、薄荷、蜀椒各等量，研为细末，做成香袋，佩戴于胸前。

② 猪牙皂 30g，砂仁、茯苓、焦麦芽、六神曲、焦山楂、肉豆蔻各 12g，人参、白术各 10g，厚朴 9g，木香 6g，冰片 2g，麝香 0.4g。以上诸药粉碎，以凡士林调成膏状，敷于中脘、气海穴上，每日 1 换，3 日为 1 个疗程。

四、日常调护

① 婴儿 4～6 个月后应逐步添加辅食。

② 纠正不良饮食习惯，做到“乳贵有时，食贵有节”，不偏食、挑食，不强迫进食，饮食定时适量，荤素搭配，少食肥甘厚味、生冷坚硬等不易消化食物，鼓励多食蔬菜及粗粮，勿随便服用补品补药。

第九节　营养不良

营养不良是由于各种原因所致能量和（或）蛋白质缺乏的一种营养缺乏症。主要见于 3 岁以下婴幼儿，常伴多种微量元素缺乏，可能导致儿童生长障碍、抵抗力下降、智力发育迟缓、学习能力下降等，对其成年后的健康和发展也可产生长远的不利影响。本病在中医属于“疳证”范畴。按病程长短、病情轻重分为疳气、疳积、干疳三个阶段。

一、西医诊断要点

（1）病史　有喂养不当或病后饮食失调及长期消瘦史。

（2）症状体征　营养不良的早期表现是体重不增，继而体重逐渐下降，皮下脂肪减少或消失。皮下脂肪层厚度是判断营养不良程度的重要指标之一。营养不良初期，身高不受影响，但随病情加重，骨骼生长减慢，身高亦低于正常。轻度营养不良患者精神状态正常；重度营养不良患者可见精神萎靡、反应差、体温偏低、脉细无力、无食欲、腹泻与便秘交替。血浆白蛋白明显下降时出现凹陷性水肿，严重时感染形成慢性溃疡。重度营养不良可伴有重要脏器功能损害。

（3）实验室检查

① 血浆蛋白：血浆白蛋白浓度降低是最具特征性改变，但由于其半衰期较长（19～21 天），故不够灵敏。某些代谢周期短的血浆蛋白水平降低具有早期诊断价值，如维生素 A 结合蛋白、前白蛋白、甲状腺素结合前白蛋白、转铁蛋白等。

② 血浆胰岛素生长因子Ⅰ(IGFⅠ)：反应灵敏且不受肝功能的影响，故是营养不良早期诊断的灵敏可靠指标。

二、中医辨证论治

（一）主证

1. 疳气

【症状】形体略见消瘦，食欲不振，夜卧不安，面色少华，毛发稀疏，手足心热，入睡汗多，精神欠佳，性急易怒，大便干稀不调。舌质略淡，苔薄微腻，脉细或弦。

【治法】和脾健运。

【方药】资生健脾丸加减。

人参 6g另煎	白术 9g	茯苓 9g	薏苡仁 9g
莲子 3g	山药 12g	炒麦芽 9g	白扁豆 9g
麸炒枳实 9g	麸炒枳壳 6g	黄连 3g	豆蔻 6g后下
藿香 6g后下	泽泻 6g	桔梗 6g	山楂 9g
六神曲 9g	炙甘草 6g		

7 剂

用法：每日 1 剂，水煎服，一日分 2～3 次服。

【随症加减】食积生热则减去人参、白术、山药，加鸡内金 9g 消食化积，加连翘 6g、黄芩 6g 清泻胃火；脾虚肝旺而性急易怒者，加钩藤 6g后下 清热平肝；营卫不固、多汗易感者加重健脾之力，合玉屏风颗粒（中成药）益气实卫固表；大便干结者，加决明子 6g、郁李仁 9g 润肠通便；大便溏薄者，加苍术 6g、炮姜 6g 温中化湿；心脾积热、夜卧不宁者，加淡竹叶 6g、莲子心 2g 清泻心火。疳气时常加导滞之品如木香 3g后下、槟榔 6g 等，六腑以通为用，导滞方可使积滞有出路，使“出入平衡”，注意“消积必须导滞，导滞常兼清热”的“消、导、清”三字法则。

【中成药】

处方 1： 健儿素颗粒。每次 10～15g，每日 3 次，冲服。

处方 2： 乐儿康糖浆。1～2 岁每次 5ml，2 岁以上每次 10ml，每日 2～3 次，口服。

处方 3： 健胃消食口服液。每支 10ml，在餐间或饭后服用。每次剂量：1～3 岁 5ml，每日 3 次；3 岁以上 10ml，每日 2 次。

处方 4： 健脾八珍糕（党参、茯苓、薏苡仁、芡实、陈皮、白术、白扁豆、山药、莲子、粳米）。每日早、晚饭前热水化开后炖服，亦可干食。每次 3～4 块，婴幼儿每次 1～2 块。

2. 疳积

【症状】形体明显消瘦，肚腹胀大，甚则青筋暴露，面色萎黄，毛发稀疏结穗，食欲减退，精神烦躁，夜卧不宁，或伴有动作异常，揉鼻挖眉，吮齿磨牙，或善食易饥，大便下虫，或嗜食异物。舌质偏淡，苔腻，脉沉细而滑。

【治法】消积理脾。

【方药】肥儿丸加减。

六神曲 9g	黄连 3g	肉豆蔻 3g	使君子 9g
麦芽 9g	槟榔 6g	木香 6g后下	

7 剂

用法：每日 1 剂，水煎服，一日分 2～3 次服。

【随症加减】便秘及脾气暴躁者，加芦荟 2g 清肝泻火、疗疳通便；以食积为主，口臭明显、舌苔厚腻者，加焦山楂 9g 消积除疳；气积者，加大腹皮 6g、枳实 6g 行气导滞；血积者，加丹参 6g、郁金 6g、赤芍 6g 活血；虫积者，加苦楝皮 3g、榧子 3g、雷丸 3g 杀虫消积；肝火上扰者，加钩藤 6g后下、石决明 6g先煎平肝潜阳；阴虚潮热者，加地骨皮 6g、银柴胡 6g、知母 9g 清虚热。

【中成药】

处方 1： 疳积散。每次 9g，每日 2 次，用热米汤加少量糖调服；3 岁以内小儿酌减。

处方 2： 化积口服液。1 岁以内，每次 5ml，每日 2 次；2～5 岁，每次 10ml，每日 2 次；5 岁以上，每次 10ml，每日 3 次；口服。

处方 3： 肥儿丸。每丸 3g。每次 1～2 丸，每日 1～2 次，口服；3 岁以内小儿酌减。

3. 干疳

【症状】形体极度消瘦，皮肤干瘪起皱，大肉已脱，呈老人貌，毛发干枯，面色无华，精神萎靡，啼哭无泪，不思食，或见肢体浮肿，或见皮肤瘀点、瘀斑等。舌质淡嫩，苔少，脉细弱无力。

【治法】补益气血。

【方药】八珍汤。

人参 3g另煎	白术 9g	白茯苓 12g	当归 9g
川芎 9g	白芍 9g	熟地黄 9g	炙甘草 6g

7 剂

用法：每日 1 剂，水煎服，一日分 2～3 次服。

【随症加减】若四肢欠温、大便稀溏者，去熟地黄、当归，加肉桂 3～6g后下、炮姜 3～6g、巴戟天 6～9g 温补脾肾；唇干口裂、舌绛少苔者，加石斛 3～6g、西洋参 3～6g、乌梅 3～9g 生津敛阴；若出现面色苍白、呼吸微弱、四肢厥冷、脉微欲绝者，应急予独参汤（人参 30g）以回阳救逆固脱，紧急采取西医抢救措施。

【中成药】

处方 1：人参养荣丸（水蜜丸）。每 100 丸 6g。建议用法用量：1～3 岁每次 2g，每日 2 次；3～6 岁每次 4g，＞6 岁每次 6g，每日 1～2 次；口服。

处方 2：小儿生血糖浆。10ml/支。1～3 岁每次 10ml，3～5 岁每次 15ml，每日 2 次，口服。

（二）兼证

1. 眼疳

【症状】兼见两目干涩，畏光羞明，眼角赤烂，甚则黑睛混浊，白睛生翳，或夜间视物不明等。

【治法】养血柔肝，滋阴明目。

【方药】石斛夜光丸。

石斛 9g	羚羊角 6g另煎	水牛角 9g先煎	黄连 3g
白蒺藜 9g	防风 9g	川芎 9g	五味子 6g
青葙子 9g	肉苁蓉 6g	枳壳 6g	甘草 9g
熟地黄 9g	麦冬 9g	生地黄 9g	党参 9g
茯苓 9g	天冬 9g	枸杞子 9g	白菊花 9g
菟丝子 9g	决明子 9g	怀牛膝 9g	山药 9g
苦杏仁 9g后下			

7 剂

用法：每日 1 剂，水煎服，一日分 2～3 次服。

【随症加减】若偏于肝肾阴虚而火不甚者，可选用杞菊地黄丸（中成药）；肝热重者，选加谷精草 6～9g、石决明 3～15g先煎、夏枯草 6～9g 清肝泄热。

【中成药】

处方 1：明目地黄丸。大蜜丸每丸重 9g；浓缩丸每 8 丸相当于原生药 3g。建议用法用量：每次剂量为 1～3 岁 3g，3～6 岁 6g，>6 岁 9g，每日 2 次。

处方 2：石斛夜光丸。建议用法用量：水蜜丸，每次剂量为 1～3 岁 2g，3～6 岁 4g，>6 岁 6g，每日 2 次；小蜜丸，每次剂量为 1～3 岁 3g，3～6 岁 6g，>6 岁 9g，每日 2 次。

2. 口疳

【症状】兼见口舌生疮，甚则糜烂，秽臭难闻，面红唇赤，五心烦热，夜卧不宁，小便短赤。舌质红，苔薄黄，脉细数。

【治法】清心泻火，滋阴生津。

【方药】泻心导赤散。

生地黄 9g　木通 9g　黄连 3g　甘草梢 9g

7 剂

用法：每日 1 剂，水煎服，一日分 2～3 次服。

【随症加减】若大便秘结者，可加大黄 3g后下 以清热通便；心火盛者，加栀子 6g、连翘 9g 以泻火除烦；偏于阴虚者，加麦冬 9g、玉竹 9g 以滋阴生津。内服药的同时，可外用冰硼散或珠黄散涂搽患处。

【中成药】

处方 1：黄连上清丸。水丸或水蜜丸每次 3～6g，小蜜丸每次 6～12g(30～60 丸)，大蜜丸每次 1～2 丸，每日 2 次。儿童剂量酌减，或遵医嘱。

处方 2：锡类散。1.5g/瓶。每用少许，吹敷患处，每日 1～2 次。

处方 3：桂林西瓜霜。外用，喷、吹或敷于患处，每次适量，每日数次；重症者兼服，每次 1～2g，每日 3 次。

处方 4：冰硼散。吹敷患处，每次少量，一日数次。

3. 疳肿胀

【症状】兼见足踝浮肿，甚则四肢、全身浮肿，面色无华，神疲乏力，四肢欠温，小便短少。舌质淡嫩，苔薄白，脉沉缓无力。

【治法】健脾扶阳，利水消肿。

【方药】防己黄芪汤合五苓散加减。

防己 6g	黄芪 9g	白术 9g	炙甘草 9g
猪苓 9g	泽泻 15g	茯苓 9g	桂枝 6g

7 剂

用法：每日 1 剂，水煎服，一日分 2～3 次服。

【随症加减】若浮肿以腰以下肿甚，四肢欠温，偏于肾阳虚者，可加熟附片 6g(先煎)、补骨脂 9g、淫羊藿 9g 温补肾阳。

【中成药】

处方：金匮肾气丸。水蜜丸每 100 粒重 20g。1～3 岁每次10～15 粒，3～6 岁每次 15～20 粒，7～14 岁每次 20～25 粒，每日 2 次，口服。

三、其他治法

针灸疗法 ①体针：以太白、足三里、气海为主穴，配以中脘、脾俞、胃俞，每次取 4～5 穴，中等刺激，不留针。每日 1 次。②点刺：取穴四缝。常规消毒后，用三棱针在穴位上快速点刺，挤压出黄色黏液或血数滴。每周 1 次，可点刺 4～5 次。用于疳积证。

推拿疗法 ①疳气证：补脾经 5min，运内八卦 2min，揉板门 1min，揉足三里 1min，揉天枢 1min，捏脊 3～5 遍。②疳积证：补脾经 5min，清胃经 5min，清心经、肝经各 1min，掐揉四横纹 5 遍，分手阴阳、腹阴阳各 1min。③干疳证：补脾经、肾经各 5min，运内八卦 1min，揉足三里 1min。

穴位贴敷 疳积散敷脐：苦杏仁、桃仁、栀子、大枣、芒硝各 20g，共研细末备用。每晚睡前取药末 20g，加葱白 7 根、黄酒 2滴、鸡蛋清适量调匀，捏成圆形药饼，贴敷脐部神阙穴，外用纱布敷料固定，翌日清晨去除。连敷 5 次为 1 个疗程。用于疳积证。

四、日常调护

（1）预防

① 提倡母乳喂养，按时添加辅食。

② 纠正饮食偏嗜、贪吃零食、饥饱无常等不良饮食习惯。

③ 发现小儿体重不增或减轻时，要尽快查明原因，及时治疗。

（2）调护

① 病情较重的患儿要加强全身护理，防止褥疮、眼疳、口疳等并发症的发生。

② 定期测量患儿的身高、体重，以了解病情变化，观察治疗效果。

第十节　小儿腹泻

小儿腹泻是一组由多病原、多因素引起的以大便次数增多和大便性状改变为特点的消化道综合征。本病一年四季均可发生，夏秋季节尤其易于发病，不同季节发生的腹泻，临床表现有所不同。

一、西医诊断要点

根据发病季节、病史（包括喂养史和流行病学资料）、临床表现和大便性状易于作出临床诊断。

共同临床表现：消化道症状（大便性状改变，如稀糊便、水样便、黏液便、脓血便；大便次数增多，每日3次以上，甚至每日10～20次；可有恶心、呕吐、腹痛、腹胀、食欲不振等），全身症状（如发热、烦躁、精神萎靡、嗜睡，甚至惊厥、昏迷、休克，可伴有心、脑、肝、肾等其他器官系统受累表现），水、电解质及酸碱平衡紊乱（包括不同程度的脱水、代谢性酸中毒、低钾血症、低钠或高钠血症，也可有低钙血症、低镁血症）。

常见病原体所致急性感染性腹泻病的临床特点详见《儿童急性感染性腹泻病诊疗规范（2020年版）》。

二、中医辨证论治

1. 风寒泻

【症状】大便清稀，夹有泡沫，臭气不甚，肠鸣腹痛，或伴恶寒发热，鼻流清涕，咳嗽，舌质淡，苔薄白，脉浮紧，指纹淡红。

【治法】疏风散寒，化湿和中。

【方药】藿香正气散加减。

藿香 5g后下	紫苏 5g	白芷 5g	桔梗 3g
陈皮 5g	厚朴 5g	大腹皮 6g	法半夏 5g
炒白术 6g	茯苓 5g	甘草 3g	生姜 6g

3剂

用法：每日1剂，水煎服，一日分2～3次服。

【随症加减】风寒束表、恶寒发热较重者，加防风6g、羌活6g散风寒；大便质稀、色淡、泡沫多，加防风炭6g祛风止泻；腹痛甚、里寒重，加干姜3g、砂仁3g后下、木香6g后下温中散寒理气；腹胀明显，加木香6g后下、枳壳6g以行气除胀；夹有食滞者，去甘草，加焦山楂12g、鸡内金9g消食导滞；小便短少，加泽泻6g、车前子9g包煎渗湿利尿。

【中成药】

处方：藿香正气口服液。1岁以下每次1ml，1～6岁每次2～3ml，7～14岁每次5～10ml，每日2次，温开水冲服，用3～5天。

【其他治法】

推拿：分阴阳100下，揉外劳宫100下，推三关100下，摩腹5min，揉龟尾100下，运土入水200下。每日1次。

穴位贴敷：丁香2g、吴茱萸30g、胡椒30粒，共研细末。每次取1～3g，用醋调成糊状，敷贴脐部。每日1次。

2. 湿热泻

【症状】大便水样，或如蛋花汤样，泻下急迫，量多次频，气味秽臭，或泻下不爽，腹痛时作，食欲不振，或伴呕恶，神疲乏力，或发热烦闹，口渴，小便短黄。舌质红，苔黄腻，脉滑数，指纹紫。

【治法】清肠解热，化湿止泻。

【方药】葛根黄芩黄连汤。

葛根 15g　　黄芩 6g　　黄连 3g　　炙甘草 6g

3 剂

用法：每日 1 剂，水煎服，一日分 2～3 次服用。

【随症加减】热重泻频，加柴胡 9g，配合黄芩以内外热同清；发热口渴，加生石膏 30g先煎清热生津；湿重水泻，加车前子 9g包煎、苍术 9g 燥湿利湿；泛恶苔腻，加藿香 6g后下、佩兰 6g 芳化湿浊；呕吐，加竹茹 9g、姜半夏 9g 降逆止呕；腹痛，加白芍 6g、木香 6g后下理气止痛；纳差，加焦山楂 15g、焦六神曲 15g 运脾消食。

【中成药】

处方 1： 葛根芩连微丸。每次 1g，每日 3 次，口服，用 3 天。

处方 2： 苍苓止泻口服液。10ml/支。6 个月以下每次 5ml，6 个月～1 岁每次 5～8ml，1～4 岁每次 8～10ml，4 岁以上每次 10～20ml，每日 3 次，饭前口服。3 日为 1 个疗程，或遵医嘱。

处方 3： 小儿双解止泻颗粒。1 岁以内每次 2g，1～3 岁每次 4g，3～7 岁每次 6g，每日 3 次，温开水冲服。

【其他治法】

推拿： 分腹阴阳 100 下，清大肠经 200 下，清小肠经 200 下，退六腑 200 下，揉小天心 100 下，运水入土 100 下。每日 1 次。

3. 伤食泻

【症状】大便稀溏，夹有乳凝块或食物残渣，气味酸臭，或如败卵，脘腹胀满，便前腹痛，腹痛拒按，泻后痛减，嗳气酸馊，或有呕吐，不思乳食，夜卧不安。舌苔厚腻或微黄，脉滑实，指纹滞。

【治法】消食化滞，运脾和胃。

【方药】保和丸加减。

焦山楂 9g	炒六神曲 6g	法半夏 6g	茯苓 9g
陈皮 6g	连翘 6g	莱菔子 6g	

7 剂

用法：每日 1 剂，水煎服，一日分 2～3 次服用。

【随症加减】腹痛，加木香 6g[后下]、槟榔 6g 理气止痛；腹胀，加厚朴 9g、莱菔子加量以消积除胀；呕吐，加生姜 6g 和胃止呕；积滞化热，加黄连 3g 清热燥湿。

【中成药】

处方 1：保和丸（小蜜丸）。1～3 岁每次 1g，4～6 岁每次 2g，7～9 岁每次 3～4g，10～14 岁每次 5～6g，每日 2 次，口服。

处方 2：胃肠安丸。大丸 1 岁以内每次 1 丸，每日 2～3 次；1～3 岁每次 1～2 丸，每日 3 次；3 岁以上酌加，用 3 天。

处方 3：王氏保赤丸。每 120 丸重 0.3g，每支 30 丸。乳儿可以哺乳时将微丸附着于乳头上，与乳液一同呷下，若哺乳期已过，可将丸药嵌在小块柔软易消化食物中一起服下。具体如下：6 个月以下每次 5 粒；6～24 个月每次 6～36 粒（每超过 1 个月加 1 粒）；2～7 周岁每次 0.1～0.15g(40～60 粒，每超半岁加 5 粒)；7～14 周岁每次 0.15g(约 60 粒)。每日 2 次，或遵嘱医嘱。

【其他治法】

推拿：揉板门 100 下，清大肠经 300 下，补脾经 200 下，摩腹 5min，运内八卦 100 下，点揉天枢 100 下，掐十指节 5 下。每日 1 次。

4. 脾虚泻

【症状】大便稀，色淡不臭，多于食后作泻，时轻时重，疲倦，面色萎黄，腹胀纳呆，舌淡苔白，脉缓弱，指纹淡。

【治法】健脾益气，助运止泻。

【方药】参苓白术散加减；或七味白术散加减。

处方1：参苓白术散加减

白扁豆6g	炒白术9g	茯苓9g	甘草6g
桔梗3g	莲子6g	党参6g	砂仁3g后下
山药15g	炒薏苡仁9g		

7剂

用法：每日1剂，水煎服，一日分2～3次服用。

处方2：七味白术散加减

党参6g	茯苓9g	炒白术9g	木香6g后下
葛根15g	藿香6g后下	甘草3g	

7剂

用法：每日1剂，水煎服，一日分2～3次服用。

【随症加减】胃纳呆滞、舌苔腻，加苍术6g、陈皮6g、焦山楂15g芳香化湿、消食助运；腹胀不舒，加木香6g(处方2不加)、乌药6g理气消胀；腹痛，加白芍9g理气止痛；腹痛喜温、大便夹不消化物、舌淡，加炮姜9g温中散寒、暖脾助运；久泻不止、内无积滞者，加煨益智9g、肉豆蔻9g、石榴皮9g固涩止泻。

【中成药】

处方1：保儿安颗粒。10g/袋。1岁以下每次2.5g，2～3岁每次5g，4岁以上每次10g，每日2次，温开水冲服。

处方2：婴儿健脾颗粒。1岁以下每次1g，1～3岁每次4g，4～7岁每次8g，每日2次，口服。

处方3：小儿止泻安颗粒。6g/袋。1岁以内每次3g(1/2袋)，1～2岁每次6g(1袋)，每日3次；2～3岁每次12g(2袋)，每日2次；或遵医嘱。温开水冲服。

【其他治法】

推拿：推三关100下，补脾经300下，补大肠经300下，摩腹5min，推上七节骨100下，捏脊3～5遍，重按脾俞、胃俞、大肠俞各1min。每日1次。

5. 脾肾阳虚泻

【症状】久泻不止，大便清稀，澄澈清冷，完谷不化，或见脱肛，形寒肢冷，面色㿠白，精神萎靡，时露睛，舌淡苔白，脉细弱，指纹色淡。

【治法】温补脾肾，固涩止泻。

【方药】附子理中汤合四神丸加减。

党参 9g	炒白术 9g	炙甘草 9g	熟附片 9g先煎
干姜 6g	补骨脂 6g	吴茱萸 6g	肉豆蔻 6g
五味子 6g			

7 剂

用法：每日 1 剂，水煎服，一日分 2～3 次服用。

【随症加减】脱肛，加炙黄芪 10g、升麻 3g 升举中阳；久泻滑脱不禁，加诃子 9g、石榴皮 6g、赤石脂 9g先煎收敛固涩止泻。

【中成药】

处方 1：附子理中丸。小蜜丸每次 2～3g，每日 2～3 次，口服。

处方 2：小儿敷脐止泻散。5g/瓶。外用。用食醋调成糊状，敷于脐部，2 岁以下每次 1/4 瓶，2 岁以上每次 1/3 瓶；大便每日超过 20 次者，加敷涌泉穴，用量为 1/4 瓶，每 24 小时换药一次。

处方 3：幼泻宁颗粒。6g/袋。1～6 个月婴儿，每次 3～6g；6 个月至 1 岁，每次 6g；1～6 岁，每次 12g；每日 3 次，口服。

【其他治法】艾绒 30g，肉桂、小茴香各 5g，公丁香、桂丁香、广木香各 3g，草果、炒苍术各 6g，炒白术 6g。共研粗末，纳入肚兜口袋内，围于脐部。

【临床心得】临床常见牛奶蛋白质过敏或乳糖不耐受长期腹泻患者，一般选用参苓白术散加减，配合使用中药敷贴神阙穴、关元穴，每天一次（穴位敷贴中药选用茯苓、山楂、山药、鸡内金、六神曲、厚朴、砂仁、姜半夏、芒硝、大黄、炮姜、白术、陈皮、丁香、苍术、蒲公英、藿香、紫苏梗等）。

三、日常调护

① 适当控制饮食，减轻胃肠负担。对吐泻严重患儿可少量多次进食流质食物，以后随着病情好转，逐渐增加饮食量。忌食油腻、生冷及不易消化的食物。

② 保持皮肤清洁干燥，勤换尿布。每次大便后，要用温水清洗臀部，肛周涂已消毒过的植物油，扑上爽身粉，预防上行性尿道

感染和尿布皮炎。

③ 密切观察病情变化，包括呕吐及大便的次数、量和性质及尿量等，及早发现泄泻变证。

第十一节 便 秘

便秘是指大便秘结不通，排便次数减少或时间延长，或大便艰涩不畅的一种症状。它可以作为一种独立的疾病，也可以是其他疾病的症状之一。本病一年四季均可发生，在2～14岁的小儿中发病率为3.8%，且呈上升趋势，可能与目前儿童食谱和生活习惯的改变有关，如粗纤维类饮食明显减少、日常活动量明显不足等。经合理治疗，一般预后良好，少数迁延不愈者，可引起肛裂、脱肛或痔疮等。

一、西医诊断要点

诊断之前症状出现至少6个月且近3个月症状符合以下诊断标准。

（1）症状必须包括以下2项或2项以上：

① 至少25%的排便感到费力；

② 至少25%的排便为干球状便或硬便；

③ 至少25%的排便有不尽感；

④ 至少25%的排便有肛门直肠梗阻感或阻塞感；

⑤ 至少25%的排便需要手法帮助（如用手指帮助排便、盆底支持）；

⑥ 排便次数小于3次/周。

（2）在不使用泻药时很少出现稀便。

（3）没有足够的证据诊断肠易激综合征（IBS）。

二、中医辨证论治

1. 乳食积滞

【症状】大便秘结，脘腹胀痛，不思饮食，手足心热，小便黄少，或恶心呕吐。舌质红，苔黄厚，脉沉有力，或指纹稍紫。

【治法】消积导滞，清热和中。

【方药】乳积者，用消乳丸加减；食积者，用保和丸加减。

处方1：消乳丸

香附10g	甘草5g	陈皮5g	砂仁3g后下
六神曲10g	炒麦芽10g		

7剂

用法：每日1剂，水煎服，一日分2～3次服用。

处方2：保和丸

焦山楂12g	炒六神曲6g	法半夏6g	茯苓9g
陈皮6g	连翘6g	莱菔子6g	麦芽6g

7剂

用法：每日1剂，水煎服，一日分2～3次服用。

【随症加减】大便干结甚，加熟大黄6g、郁李仁9g、瓜蒌子9g清热润肠通便；腹胀甚者，加枳实9g、厚朴9g理气除胀；恶心呕吐甚，加藿香6g后下、竹茹6g和胃止呕。

【中成药】

处方1：保和丸（小蜜丸）。1～3岁每次1g，4～6岁每次2g，7～9岁每次3～4g，10～14岁每次5～6g，每日2次，口服；1周为1个疗程。

处方2：保和口服液。小于1岁者每次1/2支，1～3岁者每次1支，每日2次，口服。

处方3：王氏保赤丸。用法同“份食泻”。

处方4：健胃消食口服液。10ml/支。1～3岁每次5ml，每日3次；3岁以上每次10ml，每日2次，口服。

处方5：大山楂丸。9g/丸。1～3岁每次3g，4～6岁每次6g，7～14岁每次9～18g，每日1～3次，口服。

【其他治法】

推拿：清胃经3min，揉板门2min，拿肚角100下，推下七节骨100下，运内八卦100下，分腹阴阳100下。每日1次。

2. 燥热内结

【症状】 大便干结，排出困难，甚至便秘不通或如羊屎状，腹胀不适，或面赤身热，小便短黄，或口干口臭，或口舌生疮。舌质红，苔黄燥，脉数有力，或指纹色紫。

【治法】 清腑泄热，润肠通便。

【方药】 麻子仁丸合小承气汤加减。

火麻仁 10g	枳实 5g	厚朴 5g	大黄 5g后下
苦杏仁 5g后下	芍药 5g	石膏 15g先煎	栀子 5g
甘草 5g			

7 剂

用法：每日 1 剂，水煎服，一日分 2～3 次服用。

【随症加减】 纳差、口臭者，加炒莱菔子 9g、焦山楂 15g、鸡内金 9g 消积导滞；口干甚，加天花粉 9g、南沙参 9g、麦冬 9g 养阴生津止渴；身热面赤甚，加葛根 9g、黄芩 6g 解肌清热；口舌生疮重，加黄连 6g、栀子 9g 清热泻火解毒；腹胀痛，加木香 9g后下、槟榔 6g 行气导滞；若痞、满、燥、实、坚具备者，加芒硝 3g冲服软坚散结。

【中成药】

处方 1： 麻仁丸。小蜜丸 1～3 岁每次 3g，4～9 岁每次 6g，10～14 岁每次 9g，每日 1～2 次，口服，用药 1 周。

处方 2： 五仁润肠丸。3～7 岁者每次 1/2 丸，8 岁以上者每次 1 丸，每日 2 次，口服，用药 1 周。

【其他治法】

推拿： 清大肠经 3min，按揉膊阳池 3min，摩腹 5min，退六腑 1min，清脾经 1min。每日 1 次。

3. 脾气亏虚

【症状】 面色微黄无华，食欲不振，大便不干结，但努挣难下，便后疲乏，神疲气怯。舌淡苔薄，脉虚弱，或指纹淡红。

【治法】 健脾益气，润肠通便。

【方药】四君子汤加味。

党参 6g	白术 12g	茯苓 9g	木香 6g后下
莱菔子 9g	火麻仁 9g	枳壳 6g	槟榔 6g
炙甘草 6g			

7 剂

用法：每日 1 剂，水煎服，一日分 2～3 次服用。

【随症加减】汗多气短者，合生脉散益气生津、敛阴止汗；气虚下陷脱肛者，重用黄芪 15～30g，加升麻 6g、柴胡 6g 益气升阳举陷；若病久及肾，肾阳不足，不能蒸化津液以温润肠道，而见大便不干、排出困难、腹中冷痛、四肢欠温者，改用温脾汤（大黄 6g后下、当归 9g、干姜 9g、熟附片 6g先煎、人参 6g另煎、芒硝 6g冲服）温阳通便。

【中成药】

处方：生脉饮。10ml/支。1～2 岁每次 5ml，2～12 岁每次 10ml，每日 2 次，口服。

【其他治法】

推拿：揉中脘 100 下，揉脾俞 300 下，揉肾俞 100 下，摩腹 5min，补脾经 300 下，补肾经 100 下，推下七节骨 100 下。每日 1 次。

【临床心得】临床常见的便秘多由积食日久导致脾胃虚弱，甚至两者互为因果，临床常选择六君子汤及保和丸加枳术丸，根据临床实际情况酌加火麻仁、白芍、当归、玄参等。可配合使用刺四缝，但一定注意运脾，并嘱家长适当控制食量，及时断夜奶。

三、日常调护

① 适当调整饮食结构，饮食多样化。适当增加水果、蔬菜等富含粗纤维的食品，可尝试空腹喝蜂蜜水，适量进食酸奶。

② 顺时针按摩腹部，便秘严重者可临时予开塞露等通便，不宜常用；如需应用泻剂，需在医师指导下进行。

③ 密切观察病情变化。如有肛裂、脱肛或痔疮等发生，及时专科诊疗。

第十二节　汗　证

小儿汗证是指小儿汗出异常为主的一种证候，多见于婴幼儿及学龄前儿童。发于体质虚弱者，称为虚汗；睡时汗出，醒时汗止，称为盗汗；不分寤寐，无故汗出，称为自汗；时时冷汗微出，发根如贯珠，面额上濈濈然，称为惊汗；大汗不止，或汗出如油，肢冷息微，称为脱汗，提示病情危重；热病中，全身寒战，继之周身汗出，热退身凉，称为战汗，是正气抗邪、邪气由内达外的佳兆；若汗后神昏脉疾，继之再作战汗，为正不胜邪。根据汗出部位又可分为全身汗、头汗、手足汗等。

一、西医诊断要点

（1）临床表现　本病多见于2～6岁儿童，发病与体质因素、疾病因素、药物因素有一定的关系。小儿在安静状态下及正常环境中，全身或局部出汗过多，甚则大汗淋漓。排除因环境、活动等客观因素及疾病引起的出汗。

（2）实验室检查　本病依靠相关临床表现即可诊断，必要时可行血常规、微量元素测定、结核菌素试验、痰涂片（找抗酸杆菌）、抗链球菌溶血素O、红细胞沉降率、甲状腺功能、X线胸片等检查项目以鉴别引起小儿多汗的因素。

小儿多汗可作为某些疾病（如结核病、风湿热活动期、佝偻病活动期、病毒性心肌炎）的临床症状出现，应注意原发疾病的诊断与治疗。

二、中医辨证论治

1．肺脾两虚

【症状】以自汗为主，或伴盗汗，以头部、肩背部汗出明显，动则尤甚，神疲乏力，面色少华，平时易患感冒、食欲不振，容易积食。舌淡，苔薄，脉细弱。

【治法】益气固表。

【方药】屏风散合六君子汤合牡蛎散加减。

黄芪 12g	白术 12g	防风 6g	煅牡蛎 15g先煎
浮小麦 9g	麻黄根 9g	党参 6g	茯苓 9g
甘草 6g			

7 剂

用法：每日 1 剂，水煎服，一日分 2～3 次服用。

【随症加减】汗出过多、汗出不止，用煅龙骨 15g、煅牡蛎 15g 研极细末扑汗处；气短乏力、纳呆便溏，加山药 15g、炒白扁豆 9g、砂仁 9g后下；纳呆、嗳腐吞酸，加焦山楂 15g、炒莱菔子 9g。

【中成药】

处方 1：玉屏风颗粒。每袋 5g。每次剂量：<1 岁 2g，1～5 岁 2.5～5g，6～14 岁 5g，每日 3 次，温开水冲服，疗程 1 个月。

处方 2：童康片。0.2g/片。1～3 岁每次 1～2 片，4～6 岁每次 2～3 片，7 岁以上每次 3～4 片，每日 4 次，嚼碎后吞服。

处方 3：黄芪精。10ml/支。1～5 岁每次 5ml，5 岁以上每次 10ml，每日 2 次，口服。

2. 营卫失调

【症状】以自汗为主，或伴盗汗，汗出遍身而不温，微寒怕风，不发热或伴有低热，精神疲倦，胃纳不振。舌质淡红，苔薄白，脉缓。

【治法】调和营卫。

【方药】黄芪桂枝五物汤。

黄芪 9g	桂枝 9g	芍药 9g	生姜 9g
大枣 9g			

7 剂

用法：每日 1 剂，水煎服，一日分 2～3 次服用。

【随症加减】汗出较多，加煅龙骨 15g先煎、煅牡蛎 15g先煎、浮小麦 9g；若精神倦怠、食欲不振、面色无华者，加党参 6g、山药 12g。

【中成药】

处方 1：桂枝颗粒。5g/袋。每次 5g，每日 3 次，口服。儿童剂量酌减，或遵医嘱。

处方 2：黄芪精。10ml/支。1～5 岁每次 5ml，5 岁以上每次 10ml，每日 2 次，口服。

3. 气阴两虚

【症状】 以盗汗为主，也常伴自汗，形体消瘦，汗出较多，神萎不振，心烦少寐，寐后汗多，或伴低热，口干，手足心灼热，哭声无力，口唇淡红。舌质淡，苔少或见剥苔，脉细弱或细数。

【治法】 益气养阴。

【方药】 生脉散。

党参 9g　　麦冬 9g　　五味子 6g

7 剂

用法：每日 1 剂，水煎服，一日分 2～3 次服用。

【随症加减】 心慌、气短、乏力等心气虚症状明显，加黄芪 10g、白术 10g、浮小麦 10g；若睡眠汗出、心烦易惊，可用归脾汤治疗。

【中成药】

处方 1：虚汗停颗粒。每袋 10g。每次剂量：<4 岁 5g，每日 2 次；4 岁以上 5g，每日 3 次；冲服；疗程 1 个月。

处方 2：生脉饮。每次剂量：1～2 岁 5ml，2～12 岁 10ml，每日 2 次，口服；疗程 1 个月。

处方 3：槐杞黄颗粒。1～3 岁每次半袋，3～12 岁每次 1 袋，12～14 岁每次 1～2 袋，每日 2 次，温开水冲服。

4. 积滞化热迫蒸

【症状】 自汗或盗汗，以头部或四肢为多，汗出肤热，口臭，小便色黄，大便干结。舌质红，苔黄腻，脉滑数。

【治法】 消积和胃，清热泻脾。

【方药】 保和丸合泻黄散加减。

焦山楂 12g　　炒六神曲 6g　　法半夏 6g　　茯苓 9g
陈皮 6g　　连翘 6g　　莱菔子 6g　　麦芽 6g

藿香 6g后下　　栀子 3g　　石膏 15g先煎　　防风 3g

7 剂

用法：每日 1 剂，水煎服，一日分 2～3 次服用。

【随症加减】 热盛，加龙胆 6g、蒲公英 9g；大便秘结明显，加大黄 3g后下；积热内盛，汗出较甚，加知母 9g、地骨皮 9g、浮小麦 9g。

【中成药】

处方 1： 枳实导滞丸。每次 6g，每日 2 次，口服。儿童剂量酌减，或遵医嘱。

处方 2： 小儿百寿丸。3g/丸。每次 1 丸，1 周岁以内小儿每次 1/3～1/2 丸，每日 2 次，口服。

【临床心得】 临床上积滞化热迫蒸出汗者较多，可配合使用刺四缝治疗，并嘱家长适当控制食量，及时断夜奶。

三、日常调护

① 注意个人卫生，勤换衣被，保持皮肤清洁和干燥，拭汗时用柔软干毛巾或纱布，勿用湿冷毛巾，以免受凉。

② 汗出过多致津伤气耗者，应补充水分，吃容易消化而营养丰富的食物。勿食辛辣、煎炒、炙烤、肥甘厚味。多晒太阳，适当运动。

③ 室内温度、湿度要适宜。

第十三节　遗　尿

遗尿又称尿床，是指 3 岁后经常不能控制排尿或 5 岁后在睡中仍时有不自觉的排尿情况。本病多见于 10 岁以下的儿童，男性发病率较女性高，约 1.5∶1，且有明显的家族遗传倾向。本病虽然多数能自愈，但仍有 0.5%～2.0%的患儿尿床症状持续到成人。

一、西医诊断要点

（1）临床表现　小儿在熟睡时不自主地排尿。除夜间尿床外，日间常有尿频、尿急或排尿困难、尿流细等症状。注意有无遗传因素。

（2）查体　做全身详细体检，特别注意肛门括约肌张力是否正常、有无脊柱裂、会阴部感觉有无减退及下肢活动是否正常。

（3）辅助检查　尿常规、尿培养、X线检查观察有无脊柱裂，膀胱尿道造影观察有无机械性梗阻，尿流动力学检查、尿流率检查观察有无下尿路梗阻，膀胱内压测定观察有否无抑制性收缩。

二、中医辨证论治

1. 下元虚寒

【症状】睡中遗尿，醒后方觉，多则一夜数次，小便清长，面色苍白，腰膝酸软，形寒肢冷，智力可较同龄儿稍差，舌淡。

【治法】温补肾阳，固涩止遗。

【方药】菟丝子散。

菟丝子 10g　牡蛎 10g（先煎）　肉苁蓉 5g　五味子 5g
黑顺片 5g（先煎）

7 剂

用法：每日 1 剂，水煎服，一日分 2～3 次服用。

【随症加减】智力稍差，加人参 6g（另煎）、石菖蒲 9g、远志 6g；畏寒肢冷，加肉桂 9g（后下）、巴戟天 9g、韭菜子 9g；先天禀赋不足、早产或低体重儿，加鹿茸 6g、紫河车 9g；小便频数不止，加乌药 9g、桑螵蛸 9g、覆盆子 9g、补骨脂 9g。

【中成药】

处方 1：缩泉丸。每 20 粒重 1g。5～6 岁每次 3g，7～14 岁每次 3～6g，每日 3 次，口服。

处方 2：金匮肾气丸。水蜜丸 5 粒/g。1～3 岁每次 10～15 粒，3～6 岁每次 15～20 粒，7～14 岁每次 20～25 粒，每日 2 次，口服。

2. 肺脾气虚

【症状】睡中遗尿，白天尿频，面白无华，神疲乏力，少气懒言，食欲不振，大便溏薄，自汗出，易感冒。舌淡，苔薄白，脉缓弱。

【治法】健脾补肺，固摄止遗。

【方药】补中益气汤合缩泉丸加减。

黄芪 15g	党参 10g	炒白术 10g	当归 9g
陈皮 9g	升麻 3g	柴胡 3g	甘草 6g
乌药 9g	益智 9g	山药 15g	

7剂

用法：每日1剂，水煎服，一日分2～3次服用。

【随症加减】自汗易感冒，加防风9g；畏寒肢冷，加熟附片9g(先煎)、桂枝6g；纳差便溏，加砂仁6g(后下)、炮姜6g；不易唤醒者，加石菖蒲9g、麻黄9g。

【中成药】

处方1：补中益气丸。大蜜丸每次1/2丸，每日2～3次，口服，疗程1个月。

处方2：玉屏风颗粒。＜1岁每次2g，1～5岁每次2.5～5g，6～14岁每次5g，每日3次，温开水冲服。

处方3：醒脾养儿颗粒。1岁以内每次1袋（2g），1～2岁每次2袋（4g），每日2次；3～6岁每次2袋（4g），每日3次；7～14岁每次3～4袋（6～8g），每日2次；温开水冲服。

3. 心肾不交

【症状】梦中遗尿，寐不安宁，易哭易惊，白天多动少静，记忆力差，或五心烦热，形体较瘦。舌红少苔，脉沉细而数。

【治法】清心滋肾，安神固脬。

【方药】交泰丸合导赤散加减。

黄连 9g	肉桂 9g(后下)	生地黄 9g	甘草 6g
木通 6g	淡竹叶 9g		

7剂

用法：每日1剂，水煎服，一日分2～3次服用。

【随症加减】嗜寐难醒，加石菖蒲15g、远志9g。肾阳虚较著，可加熟附片9g(先煎)、淫羊藿9g；肾阴不足，加山茱萸15g、女贞子

9g、龟甲 15g先煎；尿床次数频繁，加煅牡蛎 15g先煎、乌药 9g；尿次多而尿量少，加黄芪 15g、升麻 9g、柴胡 9g；面色苍黄、少气懒言、纳差便溏，加党参 15g、白术 9g、山药 9g、炮姜 9g。

4. 脾肾气虚

【症状】病程日久，次数频多，精神倦怠，面色萎黄，饮食不振，畏寒怕冷，手足不温，大便稀薄，眼睑浮肿。舌质淡或有齿痕，苔薄腻，脉沉。

【治法】补肾健脾。

【方药】缩泉丸加味。

乌药 6g	山药 12g	益智 9g	菟丝子 9g
巴戟天 9g	茯苓 9g	桑螵蛸 6g	党参 9g
炙甘草 6g			

7 剂

用法：每日 1 剂，水煎服，一日分 2～3 次服用。

【随症加减】睡眠深不易唤醒者，加麻黄 9g、石菖蒲 9g。

【中成药】

处方：缩泉丸。每 20 粒重 1g。5～6 岁每次 3g，7～14 岁每次 3～6g，每日 3 次，口服。

5. 肝经湿热

【症状】睡中遗尿，小便黄而少，性情急躁，夜梦纷纭，或夜间磨牙，手足心热，面赤唇红，口渴多饮，甚或目睛红赤。舌红苔黄腻，脉滑数。

【治法】清热利湿，缓急止遗。

【方药】龙胆泻肝汤。

龙胆 6g	栀子 9g	黄芩 9g	通草 6g
柴胡 6g	生地黄 6g	泽泻 9g	车前子 9g包煎
甘草 6g	当归 3g		

7 剂

用法：每日 1 剂，水煎服，一日分 2～3 次服用。

【随症加减】若夜卧不宁、磨牙梦话显著者，加灯心草 6g、连翘 6g、茯神 9g 清心安神；若久病不愈，耗伤阴液，肝肾亏损，而见消瘦、低热、盗汗、舌红、脉细数，用知柏地黄丸（中成药，小于 4 岁的不建议口服）滋阴降火。

【中成药】

处方：龙胆泻肝颗粒。6g/袋。5～6 岁每次 3g，7～14 岁每次 6g，每日 2 次，温开水冲服。

三、其他治法

穴位贴敷治疗：桑螵蛸 10g，生麻黄 5g，益智 5g，五味子 5g，五倍子 5g，肉桂 5g，生牡蛎 10g。诸药研细粉，用适量醋调和，夜间敷神阙穴，每日 1 次。

四、日常调护

① 家长要多安慰鼓励孩子。

② 家长配合做行为治疗，让孩子形成排尿反射。鼓励孩子白天多喝水，练习憋尿，提高膀胱容量。

第十四节　抽动障碍

抽动障碍曾称多发性抽动症、抽动-秽语综合征，是起病于儿童和青少年时期，以不自主、反复、快速、突发、非节律性、刻板的一个或者多部位肌肉（群）抽动和（或）发声抽动为主要临床表现的慢性神经精神障碍。可能是常染色体显性遗传或多基因遗传。

一、西医诊断要点

（1）发病无季节性，起病年龄为 2～21 岁，以 5～10 岁最多见；病程持续时间较长，可自行缓解或加重。

（2）多因感受外邪、压力过大、精神紧张、情志失调、久看电视或久玩电子游戏、饮食不节等因素导致加重或反复。

（3）症状　抽动障碍主要以运动性抽动和发声性抽动为主，运动性抽动表现为不自主的肌肉抽动，可波及面部、颈部、肩部、躯干及四肢，发声性抽动表现为异常的发音，如喉中吭吭、咯咯、吼叫声、呻吟声、秽语等，抽动反复发作有“迅速、突发、刻板”的特点，呈多发性、慢性、波动性，时受意志的暂时控制。

（4）实验室检查　脑电图，头颅 MRI，血铅、抗链球菌溶血素 O、铜蓝蛋白测定，神经系统体征检查等有利于本病的鉴别诊断。

二、中医辨证论治

1. 肝亢风动

【症状】抽动频繁有力，多动难静，面部抽动明显，摇头耸肩，吼叫，任性，自控力无，甚至自伤自残，伴烦躁易怒，头晕头痛，或胁下胀满。舌红，苔白或薄黄，脉弦有力。

【治法】清肝泻火，息风镇惊。

【方药】天麻钩藤饮加减。

天麻 9g	钩藤 12g（后下）	石决明 18g（先煎）	栀子 9g
黄芩 9g	川牛膝 12g	杜仲 9g	益母草 9g
桑寄生 9g	首乌藤 9g	朱茯神 9g	

7 剂

用法：每日 1 剂，水煎服，一日分 2～3 次服。

【随症加减】抽动频繁者，加全蝎 3g、僵蚕 3g；喉中痰鸣怪声者，加竹茹 9g、地龙 3g；头晕头痛者，加川芎 6g、菊花 9g；头部抽动者，加葛根 9g、蔓荆子 6g；肢体抽动明显者，加鸡血藤 12g、木瓜 9g、伸筋草 6g 等。

【中成药】

处方 1：天麻钩藤颗粒。每次 1 袋（5g），每日 3 次，温开水冲服。儿童剂量酌减，或遵医嘱。

处方 2: 菖麻熄风片。4～6 岁每次 1 片，7～11 岁每次 2 片，12～14 岁每次 3 片，每日 3 次，口服。疗程 4 周。

2. 痰火扰心

【症状】 头面、躯干、四肢肌肉抽动，频繁有力，喉中痰鸣，怪声不断，或口出异声秽语，烦躁口渴，睡眠不安，便秘尿赤。舌质红，苔黄腻，脉滑数。

【治法】 泻火涤痰，清心安神。

【方药】 黄连温胆汤加减。

黄连 3g	竹茹 6g	枳实 6g	法半夏 6g
陈皮 9g	甘草 3g	生姜 6g	茯苓 4.5g
大枣 6g			

7 剂

用法：每日 1 剂，水煎服，一日分 2～3 次服。

【随症加减】 抽动甚者，合止痉散（全蝎、蜈蚣各等份，研为细末）平肝息风止痉；积滞内停者，加山楂 9g、麦芽 6g、槟榔 6g 消食导滞；睡眠不安者，加珍珠母 6g先煎、莲子心 6g 清心安神；怪声不断，加石菖蒲 3g、苍耳子 6g、蝉蜕 3g 疏风通窍；烦躁易怒者，加柴胡 6g、龙齿 15g先煎。

【中成药】

处方 1: 安神温胆丸。10g/丸。5～6 岁每次 1/2 丸，7～14 岁每次 1 丸，每日 2 次，口服。

处方 2: 当归龙荟丸。每次 2～3g，每日2～3 次，口服。

3. 脾虚肝旺

【症状】 腹部抽动明显，抽动无力，时发时止，时轻时重，喉中吭吭作响，面色萎黄，精神疲惫，食欲不振，睡卧露睛。舌质淡，苔白或腻，脉沉弦无力。

【治法】 益气健脾，平肝息风。

【方药】 缓肝理脾汤加减。

桂枝 3g	党参 6g	茯苓 6g	炒白芍 9g

炒白术 6g　　陈皮 6g　　炒山药 9g　　炒白扁豆 9g
炙甘草 3g

7 剂

用法：每日 1 剂，水煎服，一日分 2～3 次服。

【随症加减】喉中痰鸣者，加桔梗 3g、紫苏子 6g；食少便溏者，加六神曲 9g、麦芽 6g。

【中成药】

处方：逍遥丸（水丸）。每袋 6g。1～3 岁每次 1～3g，3～6 岁每次3～6g，6～14 岁每次 6～9g，每日 1～2 次，口服。

4. 阴虚风动

【症状】耸肩摇头，肢体震颤，筋脉拘急，咽干清嗓，挤眉眨眼，性情急躁，口出秽语，睡眠不安，形体消瘦，五心烦热，大便干结。舌质红绛，舌苔光剥，脉细数无力。

【治法】滋阴潜阳，柔肝息风。

【方药】大定风珠加减。

生白芍 18g　　阿胶 9g[烊化]　　生龟甲 12g[先煎]　　干地黄 18g
火麻仁 6g　　五味子 6g　　生牡蛎 12g[先煎]　　麦冬（连心）18g
炙甘草 12g　　鸡子黄 2 枚　　鳖甲 12g[先煎]

7 剂

用法：每日 1 剂，水煎服，阿胶烊化后与鸡子黄同冲入沸中药汁中，一日分 2～3 次服。

【随症加减】心神不定、惊悸不安者，加茯神 6g、钩藤 6g[后下]、炒酸枣仁 9g；血虚失养者，加制何首乌 6g、玉竹 6g、沙苑子 9g、天麻 6g 养血柔肝。

【中成药】

处方 1：九味熄风颗粒。每袋 6g。4～7 岁，每次 6g；8～10 岁，每次 9g；11～14 岁，每次 12g；温开水冲服；均每日 2 次，或遵医嘱，疗程 6 周。

处方 2：静灵口服液。每支 10ml。3～5 岁，每次半支，每日 2 次；6～14 岁，每次 1 支，每日 2 次；14 岁以上，每次1 支，每日 3 次；口服。

三、日常调护

① 增强体质，预防感冒，多做能分散注意力的游戏。

② 不看或少看电视、电脑，不看惊险刺激类节目及书籍，周围环境要尽量用冷色调，父母要少责罚，多安慰、鼓励。

③ 家长不要过度关注孩子的症状，不要提醒、批评，避免家庭纷争、家庭暴力等。

④ 饮食清淡，忌食辛辣刺激、兴奋性食物。

⑤ 要及时治疗鼻炎。

第十五节　过敏性紫癜

过敏性紫癜是一种以小血管炎为主要病变的全身性血管炎综合征。以非血小板减少性皮肤紫癜、关节肿痛、腹痛、便血、血尿、蛋白尿为主要临床表现。各年龄均可发病，常见发病年龄为 2～8 岁，男孩发病率高于女孩，一年四季均有发病，以春秋两季多见。本病相当于中医的“紫癜”“血证”“肌衄”等范畴。

一、西医诊断要点

多为急性起病，各种症状可以不同组合，出现时间先后不一，首发症状以皮肤紫癜为主，少数病例以腹痛、关节炎或者肾脏症状为首发症状。起病前 1～3 周常有呼吸道感染史，可伴有低热、食欲不振、乏力等全身症状。

（1）皮肤紫癜　多见于双下肢及臀部，呈对称分布，分批出现，较重者可累及双上肢、躯干及颜面部。紫癜形状大小不等，呈鲜红、紫红、淡红等，略高出皮肤，可伴有荨麻疹、血管神经性水肿等，严重者紫癜可融合成大疱，并伴出血性坏死。

（2）腹痛　具有反复及阵发的特性，部位以脐周或下腹部为主，可伴恶心、呕吐及便血，偶见肠套叠、肠梗阻或肠穿孔等肠道疾病。

（3）关节病变　主要累及膝、踝、肘、腕等大关节，以肿胀疼痛为主要表现，活动受限，可单发或多发，可伴有关节腔积液。关节病变可在数日内消失，可呈游走性，而不遗留关节畸形。

（4）约半数病人的毛细血管脆性试验阳性。血小板计数、出血时间或血块退缩时间、凝血时间正常，并排除血小板减少性紫癜。

二、中医辨证论治

1. 风热伤络

【症状】起病较急，皮肤紫癜色鲜红，下肢及臀部对称性分布，略高出皮肤，或有痒感，伴发热、腹痛、关节肿痛、尿血等。舌尖红，苔薄黄，脉浮数。

【治法】疏风清热，凉血止血。

【方药】银翘散加减。

连翘 9g	金银花 9g	桔梗 6g	薄荷 6g（后下）
竹叶 9g	甘草 6g	荆芥 9g	淡豆豉 9g
牛蒡子 6g			

7 剂

用法：每日 1 剂，水煎服，一日分 2～3 次服。

【随症加减】皮肤瘙痒者，加地肤子 6g、蝉蜕 9g、钩藤 9g（后下）祛风止痒；尿血者，加白茅根 9g、小蓟 9g、茜草 9g 凉血止血；腹痛者，可加木香 9g（后下）、延胡索 12g 行气止痛。

【中成药】

处方：银翘解毒颗粒。15g/袋。3～6 岁每次 1/2 袋，7～14 岁每次 1 袋，每日 3 次，温开水冲服。

2. 血热妄行

【症状】皮肤骤见青紫或鲜紫色瘀点瘀斑，此起彼伏，身热烦渴，面红目赤，可伴有齿衄、鼻衄，甚或便血、尿血。舌质红绛，苔黄燥，脉数有力。

【治法】清热解毒，凉血化斑。

【方药】犀角地黄汤加减。

赤芍 9g	地黄 12g	牡丹皮 12g	水牛角 15g（先煎）

7 剂

用法：每日 1 剂，水煎服，一日分 2～3 次服。

【随症加减】 皮肤紫癜多者，加藕节炭 12g、茜草炭 12g、地榆炭 12g、三七粉 3g吞服；鼻衄量多者，加白茅根 12g 凉血解毒；尿血者，加小蓟 6g、仙鹤草 6g。

【中成药】

处方 1： 荷叶丸。7 岁以上每次 4.5g(半丸)，每日 2 ～3 次，空腹温开水送服。用于血热妄行证。

处方 2： 白及粉。每次 1g，水冲服，每日 3 次，用于过敏性紫癜消化道出血。

处方 3： 雷公藤多苷片。1～1.5mg/(kg・d)，分 2～3 次口服。适用于过敏性紫癜反复不愈及各型紫癜性肾炎。单纯皮肤紫癜疗程 2～3 个月，紫癜性肾炎疗程 3～6 个月。

3. 湿热内蕴

【症状】 皮肤紫癜色红或暗红，下肢多见，呈对称分布，或有痒感，伴有关节痛、血尿等。舌质红，苔黄腻，脉滑数。

【治法】 清热利湿，凉血止血。

【方药】 四妙丸；或半夏泻心汤。

处方 1： 四妙丸

苍术 12g　黄柏 9g　牛膝 6g　薏苡仁 12g

7 剂

用法：每日 1 剂，水煎服，一日分 2～3 次服。

处方 2： 半夏泻心汤

清半夏 12g　黄连 3g　黄芩 9　干姜 9g
党参 9g　大枣 4 枚　炙甘草 9g

7 剂

用法：每日 1 剂，水煎服，一日分 2～3 次服。

【随症加减】 关节肿痛、活动受限者，加赤芍 9g、鸡血藤 12g、忍冬藤 6g；小便出血者，加小蓟 12g、石韦 6g；若腹痛较著者，则可加白芍 9g，与炙甘草相合取芍药甘草汤缓急止痛之功；泄泻者，黄连用至 9g，加葛根 15g、马鞭草 6g。用半夏泻心汤时，可改干姜为生姜以减轻热性，又防黄连、黄芩伤及脾胃；改人参为党参以健脾益气。便血者可加槐花 9g，以凉血止血。

【中成药】

处方：龙胆泻肝颗粒。6g/袋。5～6 岁每次 3g，7～14 岁每次 6g，每日 2 次，温开水冲服。

4. 阴虚火旺

【症状】皮肤有青紫点或斑块，时发时止，手足烦热，颧红咽干或午后潮红、盗汗，伴有齿衄、鼻衄、尿血。舌红，少苔，脉细数。

【治法】滋阴补肾，活血化瘀。

【方药】知柏地黄丸加减。

熟地黄 8g	山药 4g	山茱萸 4g	茯苓 3g
牡丹皮 3g	泽泻 3g	黄柏 3g	知母 3g

7 剂

用法：每日 1 剂，水煎服，一日分 2～3 次服。

【随症加减】若尿血重者，可另吞服三七粉 1g；低热者，加银柴胡 6g、地骨皮 6g；兼双下肢紫癜较重者，加仙鹤草 6g、紫草 3g、黄芩炭 6g 等凉血止血；兼咽喉不利者，加蝉蜕 3g、牛蒡子 6g、僵蚕 5g 等解毒利咽；大便臭秽难下者，加用酒大黄 6g 导滞通便；腹痛者加白芍 12g 缓急止痛，加枳实 6g、槟榔 6g 理气导滞；便血者，加槐花 9g 凉血止血；小便灼热者，加芦根 15g 利尿通淋；脾胃虚弱、大便黏腻者，方中山药改为炒山药 9g，加炒白术 9g；兼饮食难消者，加焦三仙各 9g、枳实 6g 等消食化积；兼蛋白尿者，加萆薢 6g 利湿泄浊；血尿者加小蓟 6g、蒲黄（炭）3g包煎、仙鹤草 6g 等收敛凉血止血。

【中成药】

处方：大补阴丸。9g/大蜜丸。5～6 岁每次 1/2～2/3 丸，7～14 岁每次 1 丸，每日 2 次，口服。

5. 气不摄血

【症状】病程较长，皮肤紫癜反复发作，呈淡紫色，面色苍黄，神倦乏力，头晕目眩，心悸少寐。舌淡，苔薄白，脉细弱。

【治法】补中益气，化瘀止血。

【方药】补中益气汤加减；或归脾汤加减。

处方1：补中益气汤加减

黄芪6g	党参6g	白术5g	当归5g
陈皮3g	升麻3g	柴胡3g	甘草5g

7剂

用法：每日1剂，水煎服，一日分2～3次服。

处方2：归脾汤加减

白术6g	当归6g	茯苓9g	黄芪6g
远志6g	龙眼肉6g	炒酸枣仁3g	党参6g
木香3g后下	炙甘草3g		

7剂

用法：每日1剂，水煎服，一日分2～3次服。

【随症加减】小儿为稚阴稚阳之体，原方中人参改为党参或太子参。关节肿痛者，加独活6g、威灵仙6g、防己3g、薏苡仁9g除湿止痛；腹痛、便血者，加白芍9g、地榆6g，木香用至6g，以理气止痛；食欲不振，加砂仁3g后下、六神曲6g醒脾消食；兼有风邪表证者，如鼻塞、流涕、恶寒、发热等，可酌加荆芥6g、防风3g、蝉蜕3g等疏风解表之品。

【中成药】

处方1：归脾丸（大蜜丸）。3～6岁1/3丸，6～9岁1/2丸，9岁以上1丸，每日2～3次，口服。对于3岁以下小儿，药丸要捣碎化开后再服。

处方2：人参归脾丸。9g/大蜜丸。5～6岁每次1/2～2/3丸，7～14岁每次1丸，每日2次，口服。

6. 脾肾两虚

【症状】多见于疾病后期，尿常规白蛋白、潜血持续弱阳性，迁延难愈者。皮肤紫癜色淡红，神疲乏力，食少纳呆，大便溏泄，小便清长。舌淡，脉细。

【治法】健脾益气，补肾助阳。

【方药】归脾汤合金匮肾气丸加减。

白术 6g	当归 6g	茯苓 9g	黄芪 6g
远志 6g	龙眼肉 6g	炒酸枣仁 3g	党参 6g
木香 3g后下	熟地黄 9g	山药 9g	泽泻 6g
炙甘草 3g			

7 剂

用法：每日 1 剂，水煎服，一日分 2～3 次服。

【随症加减】血尿，加蒲黄 6g包煎、小蓟 6g 收敛止血；可酌情加芡实 6g、鸡内金 6g 以培补先后天之脏。

【中成药】

处方：补肾健脾口服液。10ml/支。5～6 岁每次 1/2～2/3 支，7～14 岁每次 1 支，每日 2 次，早晚空腹服。

三、日常调护

① 注意寻找引起本病的各种原因，避免接触过敏原。

② 清除慢性感染灶，积极治疗上呼吸道感染。

③ 急性期或出血量多时，患儿宜卧床休息，限制活动，消除紧张情绪。

④ 密切观察腹痛、腹泻、黑便及关节疼痛、肿胀情况。

⑤ 发病期间饮食宜清淡，适当忌口，并多食富含维生素 C 的水果（菠萝、芒果除外）。

第十六节　鼻　出　血

鼻出血，又称鼻衄，是以鼻窍间歇性或持续性出血为临床特征的疾病，是儿科一种较为常见和多发的急症之一。引起鼻出血的原因很复杂，可由鼻部损伤引起，也可因脏腑功能失调而致。严重者可因出血过多导致贫血、虚脱，全身各系统功能紊乱，严重时可危及生命。

一、西医诊断要点

（1）本病发病与季节无明显关联，一年四季均可发生，但在冬春季节气候干燥时更易发病。

（2）症状和体征　鼻窍间歇性或持续性出血，具有突然、反复、来势急骤的特点。

（3）前鼻镜检查　可见鼻中隔前端黏膜糜烂或血痂附着。

（4）鼻内镜检查　用于明确鼻腔后部或隐匿部位的出血，应特别注意检查下鼻道穹隆顶部、中鼻道后上部、嗅裂鼻中隔部和蝶筛隐窝等区域。

（5）实验室检查　主要包括血常规、凝血功能、肝肾功能、凝血因子、心电图、血压监测等检查。

二、中医辨证论治

1. 肺经热盛

【症状】鼻中出血，点滴渗出或向外流，血色鲜红，伴鼻塞、咳嗽，或鼻腔干燥、灼热，或有发热，便秘。舌质偏红，脉数，指纹紫滞。

【治法】清肺泻火护阴。

【方药】泻白散加味。

地骨皮 12g　　桑白皮 12g　　炙甘草 3g　　黄芩 3g
侧柏叶 9g　　白茅根 9g

7 剂

用法：每日 1 剂，水煎服，一日分 2～3 次服。

【随症加减】鼻腔燥热者，加白芍 9g、南沙参 6g、麦冬 6g；鼻塞咳嗽者，加菊花 6g、桔梗 3g、浙贝母 9g；便秘者，加石膏 15g先煎、知母 9g、大黄 3g后下清泻肺热；阴伤较甚者，加玄参 6g、生地黄 6g 以养阴润肺。

【中成药】

处方：疏清颗粒。6g/袋。1 岁以下每次 3g，1～3 岁每次 6g，4～6 岁每次 9g，7 岁以上每次 12g，每日 3 次，温开水冲服。

【其他治法】

藕柏饮：生藕节500g，生侧柏叶100g。将两药洗净，同捣烂绞汁，加温开水服，分3～4次，1日服完。功能凉血化瘀止血，适用于实热衄血。

韭菜根鸡蛋：韭菜根120g，白糖30g，鸡蛋1枚。韭菜根与鸡蛋加水同煮至鸡蛋熟，去渣及蛋壳，汤汁调入白糖，吃蛋喝汤。顿服，1日1次。功能散瘀止血，适用于鼻衄。

2. 胃火炽盛

【症状】鼻中出血量多，血色深红，身热，口渴，便秘，鼻黏膜色红干燥。舌质红，舌苔黄，脉洪数或滑数，指纹色紫而深。

【治法】清胃泻火止血。

【方药】清胃散合调胃承气汤加减。

生地黄6g	当归身6g	牡丹皮9g	黄连6g
升麻3g	大黄12g后下	炙甘草6g	芒硝3g冲服

7剂

用法：每日1剂，水煎服，一日分2～3次服。

【随症加减】唇干口渴者，加天花粉6g、麦冬9g、玉竹6g清养胃阴。若出血难止，血热衄涌者，可用犀角地黄汤（芍药9g、地黄24g、牡丹皮12g、水牛角30g先煎）加减，另加黄芩6g、栀子6g等清热凉血止血。失血过多者，加黄精6g、桑椹9g以养血止血。

【中成药】

处方：双黄连口服液。10ml/支。1～3岁每次5ml，4～6岁每次10ml，7岁以上每次10～15ml，每日2～3次，口服。

3. 肝火上炎

【症状】鼻中出血常起于恼怒之后，血色稍暗，量或多或少，头痛头晕，口苦咽干，胸胁苦满。舌质红，舌苔黄，脉弦数，指纹紫滞而深。

【治法】清热泻火止血。

【方药】龙胆泻肝汤加减。

龙胆 3g	生地黄 6g	车前子 12g包煎	黄芩 6g
栀子 6g	牡丹皮 9g	泽泻 6g	柴胡 6g
生甘草 9g			

7 剂

用法：每日 1 剂，水煎服，一日分 2～3 次服。

【随症加减】急躁易怒者，加羚羊角粉 1.5g冲服、决明子 9g；头痛头晕者，加钩藤 6g后下；鼻出血量多者，加白茅根 15g、仙鹤草 6g、墨旱莲 6g 以凉血止血；肝阳上亢者，加赭石 15g先煎、钩藤 6g后下以平肝镇逆；阴液亏耗，口鼻干燥甚者，去车前子，加麦冬 6g、玄参 9g 以养阴生津；胁满、呕恶者，加郁金 6g、黄连 6g、竹茹 12g。

【中成药】

处方：龙胆泻肝颗粒。6g/袋。5～6 岁每次 3g，7～14 岁每次 6g，每日 2 次，温开水冲服。

4. 阴虚火旺

【症状】鼻衄量少而时出，或伴齿衄、便血、肌衄等出血，口干咽燥，兼有头昏耳鸣、腰膝酸痛、手足心热、盗汗。舌质红干，苔少或花剥，脉细数，指纹色紫。

【治法】滋阴泻火。

【方药】知柏地黄汤。

知母 12g	黄柏 12g	牡丹皮 9g	山茱萸 9g
熟地黄 12g	山药 12g	泽泻 9g	茯苓 9g

7 剂

用法：每日 1 剂，水煎服，一日分 2～3 次服。

【随症加减】鼻血多者，加白茅根 15g、仙鹤草 6g、藕节 6g 以凉血止血；虚火较甚而见低热、手足心热者，加地骨皮 9g、白薇 6g、知母 9g 以清退虚热。

【中成药】

处方 1：知柏地黄丸。小蜜丸：30 粒重 6g。3～6 岁每次 2g

（捣碎化开），>6 岁每次 3g，每日 2～3 次。

处方 2： 大补阴丸。9g/大蜜丸。5～6 岁每次 1/2～2/3 丸，7～14 岁每次 1 丸，每日 2 次，口服。

5. 脾不统血

【症状】 鼻衄量少，常反复发作，也可伴齿衄、便血、肌衄等出血，血色淡红，鼻黏膜色淡，面色无华，口淡不渴，神疲懒言，饮食量少，大便溏薄。舌质淡，舌苔薄白，脉缓弱，指纹色淡。

【方药】 归脾汤加减。

党参 15g	白术 12g	当归 12g	茯苓 12g
黄芪 15g	龙眼肉 9g	远志 9g	酸枣仁 9g
木香 9g后下	炙甘草 6g	生姜 6g	大枣 6g

7 剂

用法：每日 1 剂，水煎服，一日分 2～3 次服。

【随症加减】 反复出血、面黄神萎者，加阿胶 6g烊化、白芍 9g、龟甲胶 6g烊化；纳差、便溏甚者，加焦六神曲 9g、谷芽 9g、苍术 6g 健脾助运；出血量多者，加三七粉 1g冲服、血余炭 3g，以加强其止血作用；若大衄不止，失血过多，面色苍白，心神恍惚，有阴脱阳亡之危急证候，宜给予参附汤（人参、熟附片各 15g）以回阳救逆。

【中成药】

处方 1： 归脾丸（浓缩丸）。1～3 岁每次 3～4 丸（捣碎化开），4～7 岁每次 6～7 丸，>7 岁每次 8～10 丸，每日 3 次。

处方 2： 人参归脾丸。9g/大蜜丸。5～6 岁每次 1/2～2/3 丸，7～14 岁每次 1 丸，每日 2 次，口服。

三、其他治法

指压法： 医者以指端压迫患儿中指端正穴（定位：掌背中指指甲根两侧赤白肉际处，桡侧为左端正，尺侧为右端正），时间 2～3min，如出血不止，可延长到 5min。注意不可用力过大。如右鼻孔出血可指压患儿左手，左鼻孔出血指压右手，两侧出血压两手。

外治疗法

① 冷敷法：取坐位，以冷水浸湿毛巾或用冰袋敷于患儿前额或后颈部，以凉血止血。

② 鼻腔内有小出血点、溃疡、血痂而无活动性出血的患儿，可在鼻黏膜涂少量黄连油膏，每日1～3次，以滋润黏膜、泻火止血。

③ 将血余炭、马勃、百草霜、三七粉、云南白药等具有止血作用的药末吹入鼻腔，用于出血量少的鼻衄患儿。

④ 鼻中隔出血者，用马勃（消毒）敷于出血处，如还止不住，再用消毒的黄连油膏纱条蘸百草霜散（百草霜80%、花蕊石10%、禹余粮10%）填充出血的鼻腔，如仍不止，较大小儿可采用后鼻孔填塞法，亦可用肾上腺素棉球塞鼻孔。

四、日常调护

① 纠正小儿挖鼻的不良习惯，防止损伤鼻腔黏膜。

② 气候干燥季节，应常戴口罩，以保持鼻腔湿润，或在小儿鼻中隔黏膜常涂少量黄连油膏，以滋润黏膜。

③ 在气温变化较大的季节或小儿患感冒等疾病时，禁食辛辣燥热刺激性食物。哺乳婴儿时，乳母同样忌口，较大儿童应多吃水果蔬菜，尤其是莲藕。

④ 稳定患儿情绪，因为烦躁和紧张皆易加重鼻出血症状。

⑤ 观察患儿出血是否停止时，应特别注意有无鼻血流入咽部；鼻腔用药或填塞之后，要防止患儿掏挖。

⑥ 及时治疗上呼吸道疾病。

第十七节　性　早　熟

性早熟是指儿童青春期特征提早出现的一类生长发育异常的内分泌疾病，国际上一般把女孩8岁之前、男孩9岁之前出现第二性征发育定义为性早熟。本病女孩较男孩多见，男女比例约为1∶4。

性早熟在古代医学文献中无相应病名。

一、西医诊断要点

(1) 症状和体征　女孩在8岁之前、男孩在9岁之前出现性发育征象。一般女孩先有乳房发育、阴唇发育、色素沉着，接着阴道分泌物增多，出现阴毛、腋毛，最后月经来潮。男孩先睾丸增大，继之阴茎增粗，可有阴茎勃起，阴囊皮肤皱褶增加、着色，出现阴毛、腋毛、痤疮以及胡须、喉结，变声，甚至出现夜间遗精。患儿同时伴有线性生长加速。

(2) 实验室检查　血清黄体生成素、卵泡刺激素、雌二醇、催乳素、睾酮等性激素水平随着性早熟的进程而明显增高。促性腺激素释放激素（GnRH）激发试验可以帮助鉴别是否为中枢性性早熟。怀疑先天性甲状腺功能减退症伴性早熟时应检查甲状腺功能。

(3) 骨龄（左手包括腕关节X线摄片）　中枢性性早熟患儿骨龄往往较实际年龄提前。

(4) 超声检查　女孩应查子宫、卵巢、乳腺B超，男孩应查睾丸B超，可判断乳腺、子宫、卵巢、睾丸的发育程度，并排除器质性病变。怀疑肾上腺增生或器质性病变时可行腹部B超检查。

(5) 磁共振成像（MRI）　怀疑中枢神经系统病变时行头颅MRI平扫，重点观察下丘脑及垂体部位，必要时行增强扫描。

二、中医辨证论治

1. 阴虚火旺

【症状】女孩乳房发育或伴其他性征及内外生殖器发育，甚者月经提前来潮；男孩睾丸容积增大（≥4ml），或伴喉结突出、变声，或有遗精，或伴有潮热、盗汗、五心烦热、便秘。舌红或舌尖红，苔薄白或少苔，脉数或细数。

【治法】滋补肾阴，清泻相火。

【方药】知柏地黄丸。

知母 12g	黄柏 12g	牡丹皮 9g	山茱萸 9g
熟地黄 12g	山药 12g	泽泻 9g	茯苓 9g

7 剂

用法：每日 1 剂，水煎服，一日分 2～3 次服。

【随症加减】五心烦热明显，可加竹叶 12g、莲子心 9g；盗汗明显，可加地骨皮 9g、白薇 9g、青蒿 6g；乳房胀痛者，加三棱 6g、夏枯草 6g；阴道分泌物多，可加椿皮 12g；阴道出血者，加茜草 6g、小蓟 6g；阴虚明显者，加玄参 6g、龟甲 12g先煎、天冬 9g；心烦不宁者，加黄连 9g、酸枣仁 9g、百合 9g、栀子 9g。

【中成药】

处方 1：知柏地黄丸。小蜜丸，30 粒 6g。建议用法用量：3～6 岁，每次 2g(捣碎化开)，每日 2～3 次，口服；＞6 岁，每次 3g，每日 2～3 次，口服。

处方 2：大补阴丸。水蜜丸，每 200 粒 60g。建议用法用量：＜3 岁，每次 2g(捣碎化开)；3～6 岁，每次 4g；＞6 岁，每次 6g；每日 2 次，口服。

2. 肝经郁热

【症状】女孩乳核增大、触之疼痛，阴道分泌物增多；男孩睾丸增大，阴茎增粗，阴茎勃起，变声。伴胸闷不舒，心烦易怒，痤疮，便秘。舌红，苔黄或黄腻，脉弦数或弦细数。

【治法】疏肝解郁，清利湿热。

【方药】丹栀逍遥散加减。

牡丹皮 10g	栀子 8g	茯苓 10g	白术 10g
薄荷 3g后下	炙甘草 6g	柴胡 8g	白芍 10g
当归 8g			

7 剂

用法：每日 1 剂，水煎服，一日分 2～3 次服。

【随症加减】乳房胀痛明显，可加香附 9g、郁金 9g；带下色黄量多，可加黄柏 9g、椿皮 9g；口臭，可酌加黄连 6g；便秘者，加决明子 9g、火麻仁 12g；面部痤疮多，加桑白皮 9g、黄芩 6g 等。

【中成药】

处方 1：逍遥丸（水丸）。建议用法用量：1～3 岁每次 1～3g，3～6 岁每次 3～6g，6～14 岁每次 6～9g，每日 1～2 次，口服。

处方 2：龙胆泻肝颗粒。6g/袋。5～6 岁每次 3g，7～14 岁每次 6g，每日 2 次，温开水冲服。

3. 痰湿壅滞

【症状】女孩乳核增大，阴道分泌物增多，阴唇发育，色素沉着，甚或月经来潮；男孩提前出现睾丸增大，阴茎增粗。伴形体偏肥胖，胸闷叹息，肢体困重，口中黏腻，多食肥甘。舌体胖大和（或）苔腻，脉滑数。

【治法】健脾燥湿，化痰散结。

【方药】二陈汤。

法半夏 9g　陈皮 6g　茯苓 9g　甘草 6g
生姜 7 片　乌梅 1 个

7 剂

用法：每日 1 剂，水煎服，一日分 2～3 次服。

【随症加减】乳房硬结明显者，可加海藻 6g、昆布 6g、橘核 6g、浙贝母 12g、麦芽 6g、山慈菇 6g、丝瓜络 9g；脘腹胀满、不思饮食者，加焦三仙各 6g、炒稻芽 6g、薏苡仁 9g；带下量多清稀，加芡实 6g、苍术 6g；大便稀溏者，加山药 9g、白扁豆 6g；形体肥胖者，加荷叶 6g后下、牡丹皮 6、山楂 9g。

【中成药】

处方：六君子丸。9g/丸。5～6 岁每次 1/2～2/3 丸，7～14 岁每次 1 丸，每日 2 次，口服。

三、日常调护

① 女性孕期慎用含激素的食品及药物，哺乳期不服避孕药物。

② 儿童勿服用人参、鹿茸、紫河车等补品。需控制快餐食品、膨化油炸食品等的摄入。勿用保健品、牛初乳、蜂王浆、避孕药、女性护肤品、花粉、鸡胚、蚕蛹等。

③ 避免接触涉性影视、书籍等。

参考文献

[1] 王雪峰，尚云晓．儿童流行性感冒中西医结合防治专家共识［J］．中国中西医结合儿科学，2021，13（05）：369-374.

[2] 李颉，李华．中医药治疗小儿感冒的研究进展［J］．世界中医药，2018，13（08）：2068-2073，2078.

[3] 马亚楠，吴力群．小儿肺炎喘嗽证候特点与呼吸道病原相关性分析［J］．世界中西医结合杂志，2018，13（05）：678-682，686.

[4] 李幼瑾，丁丽凤，芮晓清，等．儿童变应性鼻炎中医证候规律研究［J］．浙江中医药大学学报，2018，42（07）：532-535.

[5] 吴雪，戴泽琦，李苗苗，等．治疗儿童呼吸系统疾病中成药的临床研究证据的概况性综述［J］．中国实验方剂学杂志，2023，29（06）：147-156.

[6] 郭米兰，张慧敏．儿童支气管哮喘急性发作期中医治疗的研究进展［J］．中国中医急症，2022，31（05）：934-936，940.

[7] 马金美，陈鲁．中医治疗小儿功能性腹痛的研究进展［J］．中国中西医结合儿科学，2017，9（04）：293-295.

[8] 龙娟，任梦瑶，赖海艳，等．中医外治法治疗小儿厌食症的临床应用近况［J］．广西中医药大学学报，2021，24（03）：77-80.

[9] 王昕，戎萍．中西医治疗小儿疳证近5年研究进展［J］．辽宁中医药大学学报，2021，23（08）：111-114.

[10] 张士发，茅双根．新生儿黄疸的诊断与治疗［J］．中华全科医学，2016，14（07）：1064-1065.

[11] 韩新民，汪受传，虞舜，等．小儿泄泻中医诊疗指南［J］．中医儿科杂志，2008，（04）：1-3.

[12] 李柱烨．推拿治疗小儿便秘的古代文献与实证研究［D］．南京中医药大学，2017.

[13] 沈时鹏，杜江滨，张继成．玉屏风颗粒治疗小儿汗证70例［J］．中国药业，2014，23（24）：118-119.

[14] 刘智胜．儿童抽动障碍诊断要点［J］．中国实用儿科杂志，2012，27（07）：481-485.

[15] 王仲易，杜可，李晨，等．中医儿科临床诊疗指南·小儿遗尿症（修订）［J］．中

医儿科杂志，2018，14（01）：4-8.

[16] 谷庆隆，高兴强，罗征秀，等．儿童鼻出血诊断与治疗——临床实践指南（2021年）[J]. 中国实用儿科杂志，2021，36（10）：721-724.

[17] 丁樱，孙晓旭，毕玲莉，等．过敏性紫癜中医诊疗指南［J]. 中医儿科杂志，2011，7（06）：1-4.

[18] 林甦，杨文庆，俞建．中医儿科临床诊疗指南·性早熟（修订）[J]. 中医儿科杂志，2016，12（03）：1-5.

[19] 陈奇，张伯礼．中国中成药药效与应用丛书——儿科卷［M]. 北京：科学出版社，2021.

（张艾民　张新光）